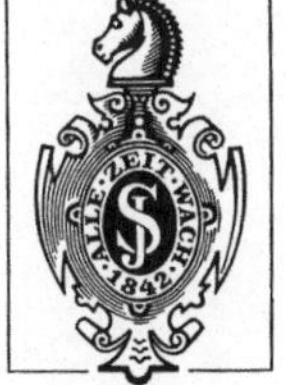

J. Lütschg (Hrsg.)

Aktuelle Neuropädiatrie 1990

Neugeborenenneurologie
Nichtinvasive Untersuchungsmethoden
Anfallsleiden, neurometabolische bzw. neurodegenerative Erkrankungen
Infektionskrankheiten des ZNS
Extrapyramidale Erkrankungen
Medikamentöse Therapie in der Neurologie

Mit 189 Abbildungen und 84 Tabellen

Springer-Verlag
Berlin Heidelberg New York
London Paris Tokyo
Hong Kong Barcelona
Budapest

Priv.-Doz. Dr. med. J. Lütschg
Kinderklinik
Kantonsspital Bruderholz
CH-4101 Bruderholz

ISBN-13:978-3-642-76834-7 e-ISBN-13:978-3-642-76833-0
DOI: 10.1007/978-3-642-76833-0

CIP-Titelaufnahme der Deutschen Bibliothek
Aktuelle Neuropädiatrie 1990 – Berlin ; Heidelberg ; New York ; London ; Paris ; Tokyo ; Hong Kong ; Barcelona ; Budapest : Springer.
Teilw. Zusatz zum Hauptsachtitel: ... Jahrestagung der Gesellschaft für Neuropädiatrie. – Teilw. im Hippokrates-Verl., Stuttgart. – Teilw. im Verl. Thieme, Stuttgart
ISSN 0721-6106
NE: Gesellschaft für Neuropädiatrie
1990 (1991)
ISBN-13:978-3-642-76834-7

Softcover reprint of the hardcover 1st edition 1991

Gesamtverarbeitung: K. Triltsch, 8700 Würzburg
2125/3140/543210 – gedruckt auf säurefreiem Papier

Ich möchte
Herrn Dr. *Michael Mandel* und Frau *Anne-Marie Marchal*
für die große redaktionelle Mitarbeit ganz herzlich danken.

Vorwort

Der vorliegende Band „Aktuelle Neuropädiatrie 1990" stellt die Ergebnisse, welche an der 16. Jahrestagung der Gesellschaft für Neuropädiatrie in Basel vom 15.–16. 11. 1990 vorgetragen wurden, vor. Schwerpunkte sind verschiedene Aspekte der Neugeborenen Neurologie, der nicht-invasiven Untersuchungsmethoden, der medikamentösen Therapie von neurologischen Erkrankungen, der extrapyramidalen Störungen und verschiedene Aspekte neurometabolischer Erkrankungen. Daneben werden auch neuere Resultate aus der Epileptologie und der Infektionskrankheiten des ZNS behandelt.

Bei den Problemen aus der Neugeborenen Neurologie werden verschiedene Aspekte der Neugeborenenkrämpfe und der Atemregulationsstörungen von Neugeborenen dargestellt. Es soll v.a. auf die Schwierigkeiten eingegangen werden, die das Erfassen derartiger Regulationsstörungen darstellt.

Ein zentrales Kapitel sind die *nicht-invasiven Untersuchungsmethoden*. Gerade in den letzten Jahren wurde die Palette dieser Methoden stark erweitert. Bei den bildgebenden Verfahren steht der MRI im Zentrum. Daneben können mit der Magnetresonanz-Spektroskopie auch die Stoffwechselvorgänge des Neugeborenen Gehirns studiert werden. Wesentlich für die Durchblutungsmessungen im Gehirn sind die Doppler-Untersuchungen und die Single Proton Emission Tomographie (SPECT). Die Grenzen der beiden Methoden werden in zwei Artikeln diskutiert. Daneben wurden die neurophysiologischen Methoden durch die schmerzlose Magnetstimulation erweitert. Damit kann die Physiologie und Pathophysiologie der motorischen Bahnen studiert und untersucht werden.

Im Kapitel medikamentöse Therapie soll gezeigt werden, daß die medikamentöse Therapie neurologischer Erkrankungen viele neue wichtige Ansätze bietet. Vor allem in der Therapie von extrapyramidalen Störungen, aber auch von neuromuskulären Störungen konnten verschiedene Fortschritte gemacht werden.

Wie schon bei früheren Tagungen wurden wieder verschiedene Resultate von neurometabolischen Erkrankungen vorgestellt.

Dank der Unterstützung durch die Gesellschaft für Neuropädiatrie konnte die Tradition der Veröffentlichung der Beiträge an unserer Jahrestagung fortgesetzt werden. Es ist zu hoffen, daß die Beiträge der Mitglieder weiterhin für diese Art von Publikation eingesetzt werden können.

Basel, Juli 1991 — Jürg Lütschg

Inhaltsverzeichnis

Neugeborenenneurologie

Nichtinvasive Untersuchungsmethoden

Anfallsleiden

Neurometabolische bzw. neurodegenerative Erkrankungen

Infektionskrankheiten des ZNS

Extrapyramidale Störungen

Medikamentöse Therapie in der Neurologie

Verschiedene Themata

Autorenverzeichnis

Aksu, F., Dr. med., Univ. zu Lübeck, Klinik f. Neuropädiatrie, Kahlhorststr. 31–35, D-2400 Lübeck

Albani, M., Prof., Univ.-Kinderklinik Hamburg-Eppendorf, Martinistr. 52, D-2000 Hamburg 20

Amato, M., PD, Abt. f. Neonatologie Kantonsspital Aarau, CH-5000 Aarau

Apak, Selcuk, Prof., Istanbul Tip Fakültesi Gelisim Nörolijisi Bilim Dali, Capa/Istanbul, TR-34390 Istanbul

Avgustidou, Persa, Dr., Univ.-Kinderklinik, Hippokrates Hospital, GR-54642 Thessaloniki

Bachmann, Eva, Dr., Ostschweizerisches Kinderspital, CH-9006 St. Gallen

Bärlocher, K., Prof., Ostschweizerisches Kinderspital, Claudiusstr. 6, CH-9006 St. Gallen

Barth, P. G., F.R.G., NL-Amsterdam

Bauer, H., Dr., Institut für Soziale Pädiatrie, Univ. München, Heighofstr. 63, D-8000 München 70

Bauersfeld, U., Dr., Univ.-Kinderklinik Zürich, Steinwiesstr. 75, CH-8032 Zürich

Bellettini, A., Dr., Kinderklinik der Universität Mailand, I-20146 Mailand

Benninger, C., PD, Neuro-Pädiatrie, Univ. Heidelberg, INF 150, W-6900 Heidelberg

Bentele, K. H. P., Prof., Univ.-Kinderklinik, Martinistr. 52, D-2000 Hamburg

Bernert, G., Dr., Kinderklinik der Stadt Wien-Glanzing, Glanzinggasse 37, A-1190 Wien

Bode, PD, Kinderspital, Römergasse, CH-4000 Basel

Böhm, N., Dr., Pathologisches Institut, Sek. Paidopathologie Freiburg, D-7800 Freiburg

Boesch, Ch., Dr., Univ.-Kinderspital Zürich, Steinwiesstr. 75, CH-8032 Zürich

Boltshauser, E., Prof., Univ.-Kinderspital Zürich, Steinwiesstr. 75, CH-8032 Zürich

Bongartz, G., Dr., Inst. für klinische Radiologie der Universität Münster, D-4400 Münster

Bossi, A., Dr., Institut für medizinische Statistik, I-20146 Mailand

Brandt, Ingeborg, Prof., Univ.-Kinderklinik, Adenauerallee 119, D-5300 Bonn 1
Bremer, H. J., Dr., Univ.-Kinderklinik, INF 150, D-6900 Heidelberg
Brück, W., Dr., Univ.-Kinderklinik, Abt. Neuropathologie, Robert-Koch-Str. 40, D-Göttingen
Bruhn, A., Dr., Institut f. Biophysikalische Chemie, D-3400 Göttingen
Brunelli, G., Dr., Kinderklinik der Universität Mailand, I-20146 Mailand
Brunner, P. O., Dr., Spectrospin Fällanden, CH-8117 Fällanden

Caliska, M., Dr., Kinderklinik der Universität Istanbul, TR-34390 Istanbul
Cantz, M., Dr., Inst. f. Pathochemie u. allg. Neurochemie, Universität, INF 150, D-6900 Heidelberg
Christen, H.-J., Dr., Univ.-Kinderklinik, Robert-Koch-Str. 40, D-3400 Göttingen
Christensen, E., Dr., Klinische Genetik, Universität, DK-Kopenhagen
Claussen, M., Dr., Univ.-Kinderklinik, Martinistr. 52, D-2000 Hamburg
Coban, A., Dr., Kinderklinik der Universität, TR-34390 Istanbul
Cohen, M., Dr., Genetische Beratungsstelle LMU München, D-8000 Cordes, M., Dr., Strahlenklinik, Univ.-Klinikum Rudolf Virchov, FU Berlin, D-1000 Berlin
Corell, J., Dr., Orthopädische Kinderklinik Aschau (Chiemgau), D-Aschau (Chiemgau)
Corinovis, I., M.D., Institut für medizinische Statistik, Universität, I-20146 Mailand
Czachurski, J., Dr., I. Physiologisches Institut der Universität, D-6900 Heidelberg

Deeg, K. H., Dr., Univ.-Kinderklinik, Loschgestr. 15, D-8520 Erlangen
Despland, P. A., Prof., Centre EEG-EMG et diagnostic neurophysiologique, CHUV, CH-1011 Lausanne
Dietrich, J., Dr., Städt. Kinderklinik, Hirschlandstr. 91, D-7300 Esslingen
Dralle, D., Dr., Klinikum der Justus-Liebig-Universität, Feulgenstraße 12, D-6300 Gießen
Duc, G., Prof., Univ.-Kinderklinik, Steinwiesstr. 75, CH-8032 Zürich

Fahrendorf, G., Dr., Institut f. klinische Radiologie der Universität, D-4400 Münster
Felber, S., Dr., Institut f. Magnetresonanztomographie, A-6020 Innsbruck
Fichsel, H., Prof., Univ.-Kinderklinik, Neuropädiatrie, Adenauerallee 119, D-5300 Bonn 1
Förster, Ch., Prof., Dr. v. Haunersches Kinderspital der Univ., Lindwurmstr. 4, D-8000 München 2
Forst, R., Dr., Orthopädische Klinik RWTH Aachen, D-5100 Aachen
Frei, F., PD, Department of Anaesthesia, Kantonsspital, CH-4031 Basel
Fuchs, V., Dr., Univ.-Kinderklinik, Neuropädiatrie, Adenauerallee 119, D-5300 Bonn 1

Funke, Roswitha, Dr., Neuropädiatrie, Behandlungszentrum, Krankenhausstr. 20, D-8098 Vogtareuth

Gander, C., Dr., Centre EEG-EMG et diagnostic neurophysiolgique, CHUV, CH-1011 Lausanne
Giebel, A., Dr., Institut f. Soziale Pädiatrie, Univ. München, Heigihofstr., D-8000 München 70
Gieselmann, V., Dr., Biochemisches Institut, D-2000 Göttingen
Gökhan, S., Dr., Kinderklinik der Universität, TR-34390 Istanbul
Götze, H., Dr., Städt. Kinderklinik, Hirschlandstr. 97, D-7300 Esslingen
Goller, U., Dr., Univ.-Kinderklinik, D-7800 Freiburg
Good, M., Dr., Univ.-Kinderspital, Steinwiesstr. 75, CH-8032 Zürich
Grathwohl, A., Prof., Abt. Hämatologie, Dept. Innere Medizin, Kantonsspital, CH-4031 Basel
Griebel, Verena, Dr., Univ.-Kinderklinik, Entwicklungsneurologie, Frondsbergstr. 23, D-7400 Tübingen
Grodd, W., Dr., Abt. F. Neuroradiologie, Universität, Hoppe-Seyler-Str., D-7400 Tübingen
Grunert, D., Dr., Kinderklinik der Universität, Rümelinstr. 23, D-Tübingen
Gysler, Regula, Dr., Ostschweizerisches Kinderspital, CH-9006 St. Gallen

Haffner, B., Dr., Univ.-Kinderklinik f. Kinderheilkunde, A-6020 Innsbruck
Hafner, H. P., Dr., MR-Zentrum der Universität, Kantonsspital, CH-4031 Basel
Hanefeld, F., Prof., Universitäts-Kinderklinik, Robert-Koch-Str., D-3400 Göttingen
Hassink, R.-I., Dr., Kinderklinik Kantonsspital Bruderholz, CH-41101 Bruderholz
Herschkowitz, N., Prof., Med. Univ.-Kinderklinik, Inselspital, CH-3010 Bern
Hess, Ch., Prof., Neurologische Klinik, Inselspital, CH-3010 Bern
Hessler, M., Dr., Zentr. f. Kinderheilkunde, Justus-Liebig-Univ., Neuropäd., Feulgenstr. 12, D-6300 Gießen
Hiltbrunner, B., Dr., Ciba-Geigy AG, CH-4000 Basel
Hoffmann, G., Dr., Univ.-Kinderklinik, INF 150, D-6900 Heidelberg
Hoovey, Z., Dr., Clemenshospital, Düesbergweg 124, D-4400 Münster
Hunziker, U., Dr., Univ.-Kinderklinik, Steinwiesstr. 75, CH-8032 Zürich
Hüppi, P., Dr., Abt. f. Entwicklungsstörungen, Kinderspital Bern, CH-3000 Bern

Imhof, H., Dr., Institut f. Kernspintomographie der Universität, A-1190 Wien
Illi, O., Dr., Univ.-Kinderklinik, Steinwiesstr. 75, CH-8032 Zürich
Issakainen, Dr., Kantonsspital Aarau, Buchserstr., CH-5000 Aarau

Kanakoudi-Tsakalidou, Florentia, Dr., Univ.-Kinderklinik, Hippokrates Hospital, GR-54642 Thessaloniki

Kaufmann, M. A., Dr., Department of Anaesthesia, Kantonsspital, CH-4031 Basel
Ketelsen, U. P., Dr., Univ.-Kinderklinik, D-7800 Freiburg im Breisgau
Kirsch, C. M., Dr., Radiologische Klink Grosshadern, Universität, D-8000 München
Klepel, Helene, Prof., Kinderneuropsychiatrie, Klinik f. Neurol. u. Psych., Med. Akademie, Magdeburg
Klose, U., Dr., Abt. f. Neuroradiologie, Universität, Hoppe-Seyler-Str., D-7400 Tübingen
Köhler, M., Dr., Univ.-Kinderklinik, Albert-Schweitzer-Str. 33, D-4400 Münster
König, S., Dr., I. Physiologisches Institut, Im Neuenheimer Feld 150, D-6900 Heidelberg
Kohler, J., Dr., Kinderklinik der Universität, Robert-Koch-Str. 40, D-3400 Göttingen
Kontopoulos, E., Dr., Univ.-Kinderklinik, Hippokrates Hospital, GR-54642 Thessaloniki
Kotlarek, F., Prof., Kinderklinik der RWTH, D-5100 Aachen
Krägeloh-Mann, Ingeborg, Dr., Univ.-Kinderklinik, Entwicklungsneur., Frondsbergstr. 23, D-7400 Tübingen
Kuchelmeister, K., Dr., Institut f. Neuropathologie der Univ., Albert-Schweitzer-Str. 33, D-4400 Münster
Kurlemann, G., Dr., Univ.-Kinderklinik, Albert-Schweitzer-Str. 33, D-4400 Münster

Laimbacher, J., Dr., Ostschweizerisches Kinderspital, CH-9006 St. Gallen
Lakomek, M., Dr., Univ.-Kinderklinik, Robert-Koch-Str. 40, D-3400 Göttingen
Largo, Remo, Prof., Univ.-Kinderklinik, Steinwiesstr. 75, CH-8032 Zürich
Laub, M. C., Dr., Neuropädiatrie, Behandlungszentrum, Krankenhausstr. 20, D-8097 Vogtareuth
Lauffer, H., Dr., Univ.-Kinderklinik, Loschgestr. 15, D-8520 Erlangen
Lee, C., Dr., Institut f. klinische Mikrobiologie u. Immunologie, Kantonsspital, CH-9007 St. Gallen
Lipinski, G. C., Dr., Rehabilitationsklinik f. Kinder, Neuropädiatrie, D-6903 Neckargmünd
Löhr, C., Dr., Zentr. Kinderheilkunde, Justus-Liebig-Univ., Neuropäd., Feulgenstr. 12, D-6300 Gießen
Lütschg, J., PD, Kinderklinik, Kantonsspital, CH-4101 Bruderholz

Markakis, E., Dr., Kinderklinik der Universität, Robert-Koch-Str. 40, D-3400 Göttingen
Martin, E., Dr., Univ.-Kinderspital, Steinwiesstr. 75, CH-8032 Zürich
Matschke, I., Dr., Univ.-Kinderklinik, Robert-Koch-Str. 40, D-3400 Göttingen
Mayr, U., Dr., Univ.-Klinik f. Neurologie, Anichstr. 35, A-6020 Innsbruck

Menges, E. M., Dr., Univ.-Kinderklinik, Funktionsbereich Neuropädiatrie, D-4400 Münster
Merkenschlager, A., Dr., Dr. von Haunersches Kinderspital, Lindwurmstr. 4, D-8000 München 2
Micallef, J., Dr., Ostschweizerisches Kantonsspital, Claudiusstr. 6, CH-9006 St. Gallen
Michael, T., Dr., Univ.-Kinderklinik (KAVH), Heubnerweg 6, D-1000 Berlin 19
Michaelis, R., Prof., Univ.-Kinderklinik, Entwicklungsneurologie, Frondsbergstr. 23, D-7400 Tübingen
Millner, M., Dr., Univ.-Kinderklinik, Infektionsabteilung, Auenbruggerplatz, A-8036 Graz
Mittermaier, G., Dr., Univ.-Kinderklinik, Im Neuenheimer Feld 150, D-6900 Heidelberg
Mores v. A., Dr., Kinderklinik u. Institut f. Humangenetik, FU, Heubnerweg 6, D-1000 Berlin 19
Molinari, L., Dr., Univ.-Kinderklinik, Steinwiesstr. 75, CH-8032 Zürich
Müllegger, R. R., Dr., Neuropädiatrie, Univ.-Kinderklinik, A-8036 Graz
Müller, H., Dr., Univ.-Kinderklinik, D-7800 Freiburg

Neuhäuser, G., Prof., Zentr. Kinderheilkunde, Justus-Liebig-Univers., Neuropäd., Feulgenstr. 12, D-6300 Gießen

Oberst, Ursula, Dr., Neuropädiatrie, Behandlungszentrum, Krankenhausstr. 20, D-8097 Vogtareuth
Özmen, M., Dr., Kinderklinik der Universität, TR-34390 Istanbul
Otremb, H., Dr., Ostschweizerisches Kinderspital, Claudiusstr. 6, CH-9006 St. Gallen

Palm, D. G., Prof., Univ.-Kinderklinik, Albert-Schweitzer-Str. 33, D-4400 Münster
Panteliadis, Ch., Prof., I. Univ.-Kinderklinik, Hippokrates Hospital, GR-54642 Thessaloniki
Pardaslos, G., Dr., Univ.-Kinderklinik, Hippokrates Hospital, GR-54642 Thessaloniki
Penzien, J. M., Dr., Med. Univ.-Kinderklinik, Inselspital, CH-3010 Bern
Petersen, G., Prof., Med. Univ. Lübeck, Klinik f. Neuropädiatrie, Kahlhorststr. 31–35, D-2400 Lübeck
Pietz, J., Dr., Univ.-Kinderklinik, Im Neuenheimer Feld 150, D-6900 Heidelberg
Pilz, A., Dr., Institut f. Hirnforschung, Universität, D-7400 Tübingen

Ramaekers, V., Dr., Kinderklinik der RWTH, D-5100 Aachen
Rating, D., Prof., Univ.-Kinderklinik, Im Neuenheimer Feld 150, D-6900 Heidelberg
Rau, G., Dr., Helmholtz-Institut f. Biomedizinische Technik, RWTH, D-5100 Aachen

Real, F., Dr., Univ.-Kinderklinik, Steinwiesstr. 75, CH-8032 Zürich
Redemann, E., Dr., Institut f. Soziale Pädiatrie, Universität, Heigihofstr. 63, D-8000 München 70
Riederer, M., Dr., Univ.-Kinderklinik, Steinwiesstr. 75, CH-8032 Zürich
Ring-Mrozik, E., Dr., Dr. v. Heunersches Kinderspital, Universität, Lindwurmstr. 4, D 8000 München 2
Rosenkranz, A., Prof., Kinderklinik der Stadt Wien-Glanzing, A-1190 Wien
Rossi Livia, Prof., Univ.-Kinderklinik Mailand, Priv.: Via Frua 24, I-20146 Milano
Rosskamp, R., Dr., Univ.-Kinderklinik, Neuropädiatrie, Adenauerallee 119, D-5300 Bonn 1
Rupprecht, Th., Dr., Univ.-Kinderklinik, Loschgestr. 15, D-8520 Erlangen

Sailer, Michaela, Dr., Univ.-Klinik f. Kinderheilkunde, A-6020 Innsbruck
Sammeck, R., AOR, Zentrum Anatomie, Abt. Neuroanatomie, D-3400 Göttingen
Sauer, M., Dr., Univ.-Kinderklinik, D-7800 Freiburg im Breisgau
Sauter, R., Dr., Städt. Kinderklinik, Hirschlandstr. 97, D-7300 Esslingen
Schäfer, H., Dr., Univ.-Kinderklinik, Im Neuenheimer Feld 150, D-6900 Heidelberg
Schauseil-Zipf, U., Dr., Kinderklinik der Universität zu Köln, Joseph-Selzmann-Str. 9, D-5000 Köln 41
Scheffner, D., Prof., Univ.-Kinderklinik KAVH, Heubnerweg 6, D-1000 Berlin 19
Scheidegger, D., Prof., Department of Anaesthesia, Kantonsspital, CH-4031 Basel
Schimeck, M. G., Dr., Biometrie, Univ.-Kinderklinik, Auenbruggerplatz, A 8036 Graz
Schimeck, M. G., Dr., Einheit Biometrie, Univ.-Kinderklinik, Auenbruggerplatz 30, A 8036 Graz
Schmitt, H., Dr., Institut f. Neuropathologie, Universität, INF 150, D-6900 Heidelberg
Schmitt-Mechelke, Th., Dr., Univ.-Kinderklinik, Mainz, Langenbeckstr. 1, D-6500 Mainz
Schneider, J., Dr., Helmholtz-Institut f. Biomedizinische Technik, RWTH, D-5100 Aachen
Schneider, A., Dr., A-8036 Graz
Schöning, M., Dr., Kinderklink der Universität, Rümelinstr. 23, D-7400 Tübingen
Schranz, D., Dr., Univ.-Kinderklinik, Langenbeckstr. 1, D-6500 Mainz
Schwab, M., Dr., , Pathol. Inst. d. Univ. Freiburg, D-7800 Freiburg
Seller, H., Dr., I. Physiologisches Institut der Universität, D-6900 Heidelberg
Siemes, H., Prof., Rittberg Kinderklinik, Carstenstr. 58, D-1000 Berlin 45
Silny, J., Dr., Helmholtz-Institut f. Biomedizinische Technik, RWTH, D-5100 Aachen

Sommacal, D., Dr., Ostschweizerisches Kinderspital, Claudiusstr. 6, CH-9006 St. Gallen
Sontheimer, D., Dr., Univ.-Kinderklinik, Im Neuenheimer Feld 150, D-6900 Heidelberg
Speer, Ch., Dr., Univ.-Kinderklinik, D-3400 Göttingen
Spemer, J., Dr., Kinderklinik u. Institut f. Humangenetik, Freie Univ., Heubnerweg 6, D-1000 Berlin 19
Stanek, G., Dr., Hygieneinstitut der Universität, A-1090 Wien
Steinlin, Maja, Dr., Univ.-Kinderklinik, Steinwiesstr. 75, CH-8032 Zürich
Stephani, U., PD, Georg-Augus-Universität, Robert-Koch-Str. 40, D-3400 Göttingen
Stollhoff, K., Dr., Univ.-Kinderklinik, Martinistr. 52, D-2000 Hamburg 20
Stopfkuchen, H., Dr., Univ.-Kinderklinik, Langenbeckstr. 1, D-6500 Mainz
Straßburg, H., Prof., Kinderklinik der Universität Würzburg, Joseph-Schneider-Str. 2, D-8700 Würzburg

Tegtmeyer, F., Dr., Med. Univ. zu Lübeck, Klinik f. Pädiatrie, Kahlhorststr. 31–35, D-2400 Lübeck
Tragöwer, R., Dr., Univ.-Kinderklinik, Anichstr. 35, A-6020 Innsbruck
Trefz, F. K., Dr., Univ.-Kinderklinik, INF 150, D-6900 Heidelberg
Turina, M., Dr., Univ.-Kinderklinik, Steinwiesstr. 75, CH-8032 Zürich

Uekötter, J., Dr., Pädiatrie, Clemens-Hospital, Düesbergweg 124, D-4400 Münster

Vassella, F., Prof., Med. Univ.-Kinderklinik, Inselspital, CH-3010 Bern
Veelken, N., Dr., Zentralkrankenhaus Augsburg, Kinderklinik, Stenglinstr., 8900 Augsburg
Volk, B., Dr., Pathol. Inst. d. Univ. Freiburg, D-7800 Freiburg
von Wild, K., Prof., Neurochirurgie, Clemens-Hospital, Düesbergweg 124, D-4400 Münster

Waibel, P., Dr., Ostschweizerisches Kinderspital, CH-9006 St. Gallen
Walther, B., Dr., Univ.-Kinderklinik, Langenbeckstr. 1, D-6500 Mainz
Wawschinek, O., Dr., Institut f. Med. Biochemie, Universität, Auenbruggerplatz, A-8036 Graz
Weisser, Ch., Dr., Univ.-Kinderklinik, D-7800 Breiburg im Breisgau
Weissert, M., Dr., Ostschweizerisches Kinderspital, CH-9006 St. Gallen
Weissofner, A., Dr., Ostschweizerisches Kinderspital, Claudiusstr. 5, CH-9006 St. Gallen
Wenzel, D., Prof., Neuropädiatrie, Univ.-Kinderklinik f. Kinder u. Jugendliche, Loschgestr. 15, D-8520 Erlangen
Wilichowski, E., Dr., Univ.-Kinderklinik, Päd./Neuropäd., Robert-Koch-Str. 40, D-3400 Göttingen
Wilken, B., Dr., Med. Univ. zu Lübeck, Klinik f. Pädiatrie, Kahlhorststr. 31–35, D-2400 Lübeck
Willi, u., PD, Univ.-Kinderklinik, Steinwiesstr. 75, CH-8032 Zürich

Wimberger, D., Dr., Neurologische Univ.-Klinik, A-1190 Wien
Winstanley, S., Dr., Centre EEG-EMG et diagnostic neurophysiologique, CHUV, CH-1011 Lausanne
Wölfel, D., Dr., Univ.-Kinderklinik, Loschgestr. 15, D-8520 Erlangen
Wolff, M., Dr., Univ.-Kinderklinik, Neuropädiatrie, Rümelinstr. 19–23, D-7400 Tübingen

Zentner, J., Dr., Neurochirurgie, Univ.-Klinikum, Rümelinstr. 19–23, D-7400 Tübingen
Zoder, G., Dr., Kinderklinik der Stadt Wien-Glanzing, Glanzinggasse 37, A-1190 Wien
Zundel, Dorothee, Dr., Univ.-Kinderklinik, Päd./Neuropädiatrie, Robert-Koch-Str. 40, D-3400 Göttingen
Zürrer, M., Dr., Univ.-Kinderklinik, Steinwiesstr. 75, CH-8032 Zürich

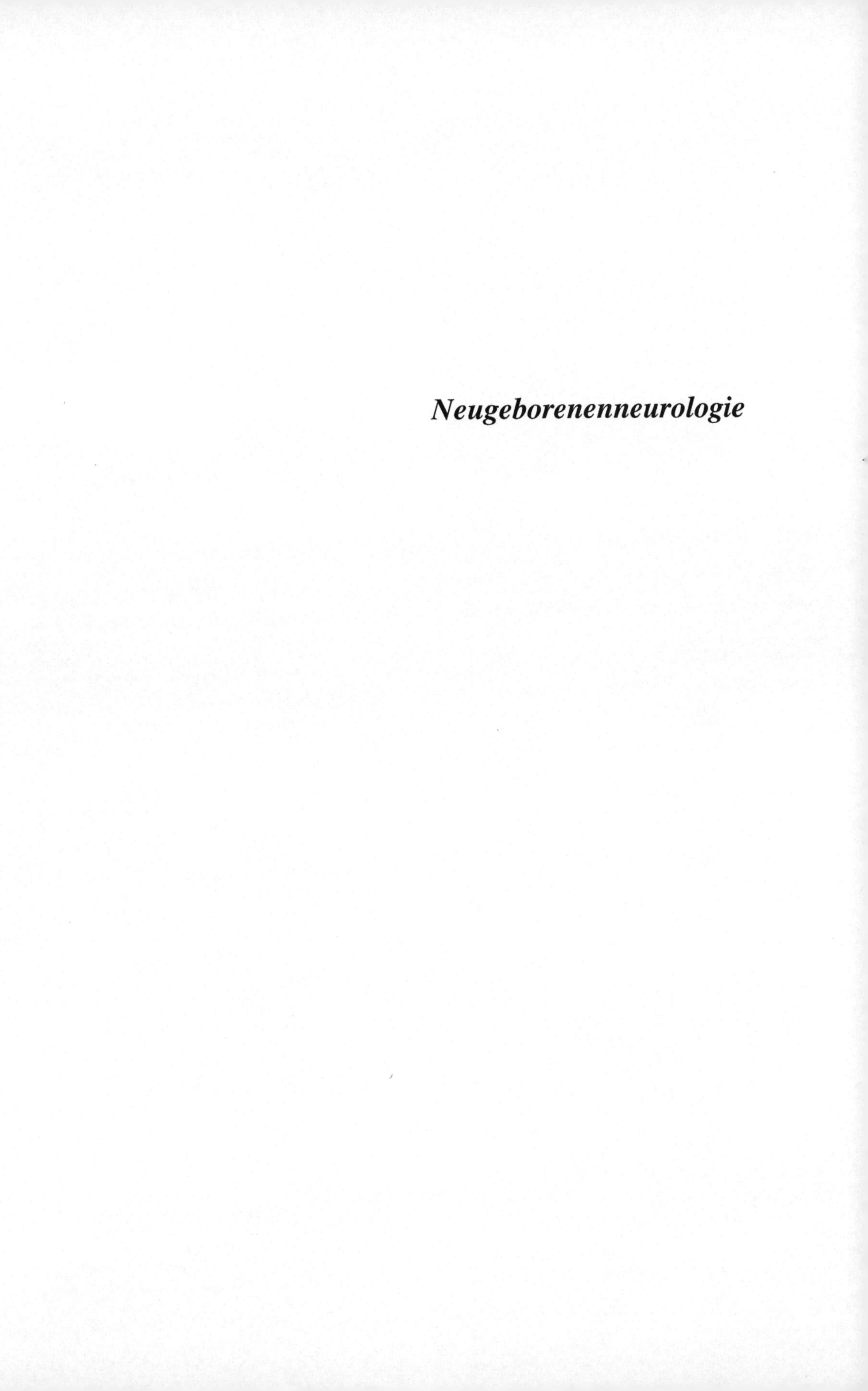

Neugeborenenneurologie

Phenytoin-Komedikation als effektive Therapie bei Phenobarbital-resistenten Neugeborenenkrämpfen

T. Schmitt-Mechelke, B. Walther, D. Schranz, H. Stopfkuchen

Zerebrale Krampfanfälle sind in der Neonatalperiode ein häufiges Symptom einer neurologischen Störung. Die Angaben über ihre tatsächliche Inzidenz in unselektierten Kollektiven schwanken zwischen 4,2 und 12 auf 1000 Neugeborene (Brown u. Minns 1980; Volpe 1989); wesentlich häufiger allerdings ist der Neonatologe mit dem Problem der Neugeborenenkrämpfe konfrontiert: auf Früh- und Neugeborenen-Intensivstationen beobachtet man zerebrale Anfälle bei bis zu 20 % der Patienten (Gal et al. 1982; Painter 1989).

Es besteht im wesentlichen Übereinstimmung darüber, daß repetitive Anfallsaktivität gravierende Auswirkungen auf die Perfusion und den Metabolismus des unreifen Gehirns des Neonaten haben kann, daß Neugeborenenkrämpfe zu permanenten strukturellen und funktionellen Schäden führen können und daß sie deswegen konsequent behandelt werden sollen.

Phenobarbital ist hierbei Mittel der ersten Wahl. Nach verschiedenen Autoren wird in Abhängigkeit von Anfallsätiologie und maximal toleriertem Serumspiegel unter einer PHB-Monotherapie bei 33–85 % der betroffenen Früh- und Neugeborenen Anfallsfreiheit erzielt (Brown u. Minns 1980; Gal et al. 1982; Painter et al. 1986; Van Orman u. Darrvish 1985; Volpe 1989). Allerdings erschweren mangelhafte, nichtstandardisierte bioelektrische und klinische Anfallsdefinitionen einen Vergleich der hierüber publizierten Studien.

Persistieren die Neugeborenenkrämpfe trotz hochnormaler PHB-Serumkonzentrationen um 40–50 mg/l, wird allgemein Phenytoin als zusätzliches Antikonvulsivum empfohlen (Dodson et al. 1982; Fenichel 1985; Johnston u. Freeman 1981; Painter et al. 1986; Volpe 1989).

Seit 1984 wurde an der Universitätskinderklinik Mainz bei PHB-resistenten Neugeborenenkrämpfen dieser Therapieempfehlung gefolgt und seitdem 117 Früh- und Neugeborene innerhalb der Neonatalperiode mit einer Phenytoin-Komedikation behandelt. Über die dabei gemachte klinische Erfahrung mit der Applikation der Substanz, der Effizienz der Therapie sowie über die wesentlichsten Daten zu Mortalität und Morbidität im Kollektiv soll im folgenden berichtet werden.

Patienten

Die Studiengruppe setzt sich aus 80 Frühgeborenen mit Gestationsaltern von 25–37 Wochen und 37 Reifgeborenen zusammen (Tabelle 1). Die Geburtsge-

Tabelle 1. Phenytoin-Komedikation bei PHB-resistenten Neugeborenenkrämpfen

	Alle Neugeb.	Frühgeborene	Reifgeborene
n	117	80	37
GA (Wo.)	25–43	25–37	38–43
MW (+SD)	33,6 (+5,2)	30,8 (+3,5)	40,1 (+1)
Geburtsgew. (g)	600–4100	600–3650	2040–4100
MW (+SD)	2130 (+1080)	1600 (+835)	3270 (+515)
männl. : weibl.	1,29:1	1,28:1	1,31:1
Apgar-Werte (+SD)			
1 min	5,4 (+3,0)	4,4 (+2,5)	7,4 (+2,8)
5 min	7,4 (+2,4)	6,6 (+2,4)	9,1 (+1,4)
10 min	8,3 (+2,8)	7,9 (+1,9)	9,1 (+1,4)

wichte rangieren von 600–4100 g; das kleinste Frühgeborene wurde mit einem Konzeptionsalter von 27 Wochen bei einem Gewicht von 700 g behandelt. Wie in allen neonatologischen Risikokollektiven überwiegen auch in diesem männliche Patienten bei einem Geschlechtsquotienten von etwa 1,3:1. Die Apgar-Werte veranschaulichen die peripartale Asphyxie als wesentlichen ätiologischen Faktor insbesondere bei den Frühgeborenen.

Ätiologie

Anhand der retrospektiven Analyse anamnestischer, klinischer, biochemischer, bildgebender und neurophysiologischer Befunde war eine Klassifikation in die folgenden ätiologischen Untergruppen möglich:

Die hypoxisch-ischämische Enzephalopathie stellt bei 40 der 117 Patienten (34,2 %) die Hauptanfallsursache sowohl bei Früh- als auch bei Reifgeborenen dar.

Bei den intrakraniellen Blutungen (n = 23, 19,6 %) überwiegen bei den Frühgeborenen die typischen sonographisch verfizierbaren peri- und intraventrikulären Hämorrhagien; sub- oder epidurale Blutungen nach Geburtstrauma oder im Rahmen einer Koagulopathie treten bei den Reifgeborenen demgegenüber in den Hintergrund.

ZNS-Infektionen (n = 7; 5,9 %) und Fehlbildungen (n = 7; 5,9 %) waren ebenso wie hereditäre Stoffwechselstörungen (n = 3; 2,6 %) seltene Ursachen.

Bei 6 Reifgeborenen (5,1 %) erlaubten typische Merkmale im neonatalen EEG oder der klinische Verlauf die Diagnose benigner Neugeborenenkrämpfe.

Eine definitive Anfallsursache konnte bei insgesamt 31 Patienten (26,5 %) – unter diesen 27 Frühgeborene – nicht ermittelt werden.

Vergleicht man Angaben aus anderen Studien über die Verteilung der verschiedenen ätiologischen Faktoren bei Neugeborenenkrämpfen generell

(Mizrahi u. Kellaway 1984; Levy et al. 1985; Lombroso 1974), ergibt sich in der vorliegenden Studiengruppe ein relativ höherer Anteil für die Gruppe der intrakraniellen Blutungen und die Gruppe mit unklarer Anfallsätiologie, während Neugeborene mit prognostisch günstigen Anfällen aufgrund passagerer metabolischer Störungen (z.B. Hypoglykämie, Hypokalzämie) verständlicherweise nicht vertreten sind.

Indikation

Die Mehrzahl der Patienten (n = 81) litt an einem neonatalen Status epilepticus, definiert als kontinuierliche klinisch beobachtbare Anfallsaktivität (inklusive sog. subtiler Krampfanfälle) mit gravierender Beeinträchtigung der Vigilanz in den interiktalen Phasen. Es handelte sich hierbei überwiegend um schwerkranke intensivtherapiepflichtige Früh- und Neugeborene, deren klinischer Verlauf durch ein Multiorganversagen kompliziert war. Rezidivierende, nicht statusartig gehäufte Anfälle veranlaßten bei 29 Patienten die Doppelmedikation. Bei 5 Neugeborenen wurden klinisch stumme bioelektrische Anfälle bei EEG-Ableitungen registriert, und 2 Patienten erhielten das Medikament als adjuvante Therapie im Rahmen einer ACTH-Medikation bei bereits manifester BNS-Epilepsie.

Applikation

Die Art der Phenytoin-Applikation wird kontrovers diskutiert. Viele Faktoren beeinflussen die Verfügbarkeit der Substanz beim kritisch kranken Neugeborenen. Variabilität in der Plasma-Eiweiß-Bindung, Konkurrenz um die Plasma-Eiweiß-Bindung mit anderen Pharmaka, beeinträchtigte Leberfunktion im Rahmen eines Multiorganversagens, Reife des oxidativen Eliminationsstoffwechsels und Ausmaß der vorangegangenen Enzyminduktion machen es unmöglich, Verteilungsvolumen und Serumspiegel bei Einzelbolusinjektionen mit hinreichender Genauigkeit vorherzusagen. Nach einer von Albani 1977 veröffentlichten Empfehlung bevorzugten wir daher bei 82 Patienten die kontinuierliche Dauertropfinfusion mit einer entsprechenden Lösung (Phenhydan®-Infusionskonzentrat) über einen separaten intravenösen Zugang, wobei am ersten Behandlungstag mit einer Dosis von 20–30 mg DPH/kg KG begonnen und der individuelle Erhaltungsbedarf anhand wiederholter Serumspiegelbestimmungen ermittelt wurde. Bei 11 Patienten wurde die Dauertropfinfusion mit einem Startbolus begonnen; lediglich 2 Patienten erhielten repetitive Bolusinjektionen. Von Beginn an oral wurde die Substanz bei 22 Neugeborenen mit weniger akuter Klinik verabreicht.

Pharmakokinetik

Wie schnell werden mit diesem Regime therapeutische Serumspiegel erreicht? Von 44 Patienten liegen Serumspiegelbestimmungen zum Zeitpunkt 24 h nach

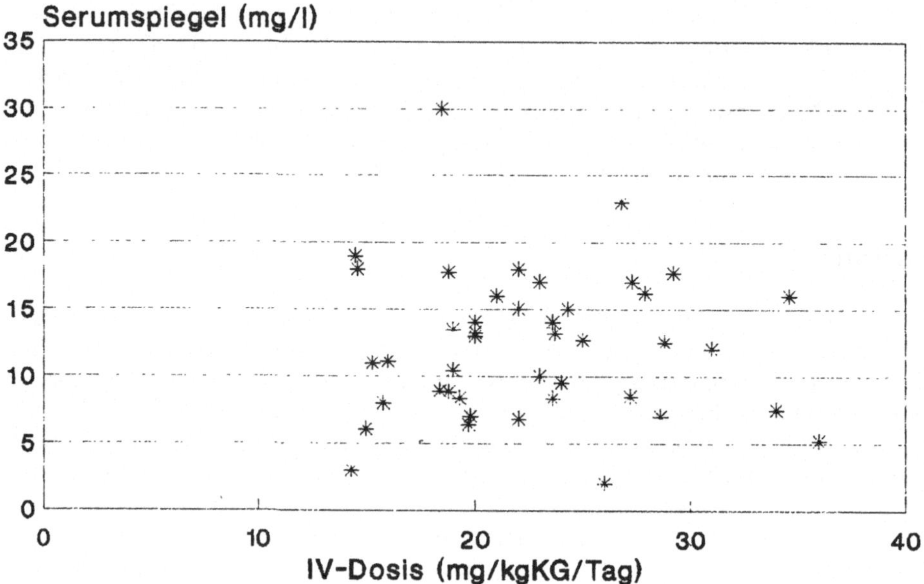

Abb. 1. IV-Dosis und Serumspiegel nach 24 h

Beginn der parenteral begonnenen Komedikation vor. Die Abb. 1 veranschaulicht die extreme Variabilität in der Pharmakokinetik dieser Substanz und unterstreicht die Notwendigkeit häufiger Serumspiegelkontrollen. Eine zuverlässig vorhersagbare Dosis-Spiegel-Beziehung besteht nicht. Mit einer Dosis von 15–35 mg Phenytoin/kg KG waren bei über 75 % der Patienten nach 24 h therapeutische Serumspiegel von mindestens 10 mg/l erreicht. Akute kardiovaskuläre oder toxische Nebenwirkungen wurden unter diesem Regime nicht beobachtet.

Bei mehreren Patienten erlaubte die Unterbrechung der kontinuierlichen intravenösen Zufuhr und die anschließende wiederholte Serumspiegelbestimmung die Bestimmung der Halbwertszeit der Substanz; auch diese zeigt eine erhebliche Varianz; die ermittelten Werte liegen zwischen 13,6 und 233 h. Die Elimination von Phenytoin beim kritisch kranken Neonaten folgt dabei offensichtlich nicht berechenbaren Gesetzmäßigkeiten. In Einzelfällen wurde sogar sekundär ein Anstieg der Serumspiegelkonzentration beobachtet, der einem Rückflutungsphänomen entsprochen haben könnte. Diese klinische Erfahrung deckt sich nur z.T. mit Ergebnissen anderer Autoren (Bourgeois u. Dodson 1981; Dodson 1982; Loughnan et al. 1977; Painter et al. 1978), die die neonatale Metabolisierung der Substanz überwiegend bei sonst gesunden Probanden untersuchten und dabei eine geringere Variabilität in der Pharmakokinetik der Substanz ermittelten.

Tabelle 2. Therapieerfolg

n	Alle 84	Frühgeb. 59	Reifgeb. 25
Responder	66 (79%)	46 (78%)	20 (80%)
– total	42 (50%)	27 (46%)	15 (60%)
– relativ	24 (29%)	19 (32%)	5 (20%)
Therapieresistent	18 (21%)	13 (22%)	5 (20%)

Effizienz

Bei n = 84 Patienten erlaubte die standardisierte Dokumentation von Anfallshäufigkeit und -intensität die retrospektive Beurteilung der Effektivität (Tabelle 2). Bei den als totale Responder bezeichneten Patienten wurde komplette Anfallsfreiheit erzielt. Als relative Response wurde eine Reduktion der Anfallshäufigkeit um mehr als 50% definiert. 66 von 84 Neugeborenen sprachen demnach auf die Behandlung an; diese Quote von knapp 80% deckt sich mit vergleichbaren Untersuchungen aus der Literatur (Albani 1977; Painter et al. 1981). Signifikante Unterschiede zwischen Früh- und Neugeborenen bestehen hierbei nicht.

Unter den 20% therapieresistenten Fällen finden sich einige Frühgeborene, bei denen die beobachtbare Anfallsmorphe aus einer stimulusinduzierten symmetrischen tonischen Elevation der Extremitäten, orofazialen Automatismen und deutlichen vegetativen Begleitphänomenen im Sinne einer rasch einsetzenden Zyanose und Bradykardie bestand.

Dieses Phänomen wird von mehreren Autoren (Mizrahi 1989; Volpe 1989) als sog. „Tonic brain stem release"-Ereignis bezeichnet und ätiologisch der Freisetzung primitiver Strecksynergismen aus dem Hirnstamm oder anderen subkortikalen Strukturen durch Wegfall einer kortikalen Inhibition zugeordnet. Sie werden damit primär nicht als konvulsiv eingeordnet. Ihre Therapieresistenz gegenüber der antikonvulsiven Doppelmedikation unterstützt diese Hypothese.

Effizienz und Serumspiegel

Bei dem als Obergrenze des therapeutischen Bereichs angegebenen Serumspiegel von 20 mg/l hatten erst 50 von 66 Patienten ein Ansprechen auf die Therapie gezeigt (Abb. 2); weitere 12 Patienten profitierten von einer Steigerung des Serumspiegels bis auf 25 mg/l. Akzidentelle oder kurzfristig bewußt in Kauf genommene noch höhere Konzentrationen bis maximal 32,5 mg/l führten bei weiteren 4 Patienten zum Sistieren oder Nachlassen der Anfallsaktivität. Akute kardiovaskuläre oder toxische Nebenwirkungen wurden dabei nicht beobachtet. Unter den Nebenwirkungen bei längerdauernder Anwendung der Substanz

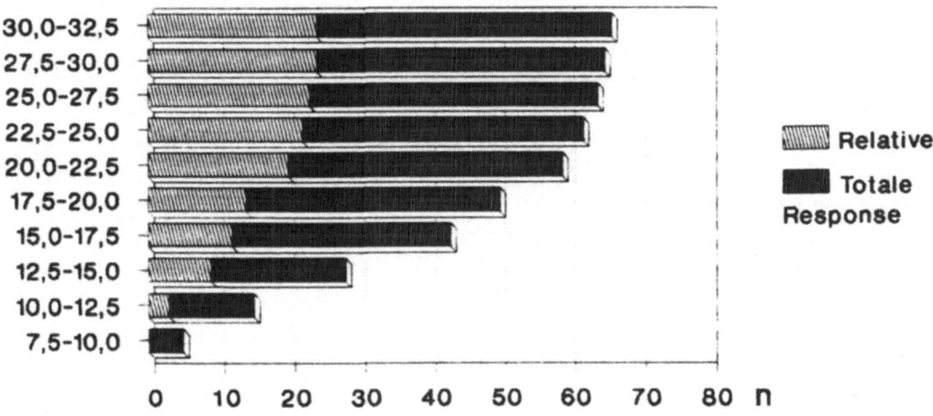

Abb. 2. Response vs. Serumspiegel (kumuliert, n = 66)

dominierten die Zeichen der Hepatotoxizität mit Transaminasenanstieg und Aggravierung einer vorbestehenden Cholestase sowie die Induktion oder Verstärkung einer rachitischen Stoffwechsellage, insbesondere bei den Frühgeborenen unter 1500 g Geburtsgewicht.

Gastrointestinale Symptome mit Erbrechen wurden gelegentlich bei oraler Anwendung beobachtet. Bei einem Frühgeborenen kam es im zeitlichen Zusammenhang mit der Umstellung von parenteraler auf orale Erhaltungstherapie zu einer nekrotisierenden Enterokolitis, als deren Ursache die hohe Osmolarität der verwendeten oralen Zubereitungsform zumindest nicht ausgeschlossen werden konnte.

Effizienz und Ätiologie

Patienten verschiedener ätiologischer Gruppen unterscheiden sich nicht wesentlich hinsichtlich des Behandlungserfolges.

Am höchsten war die Response-Quote bei Patienten mit PHB-resistenten Anfällen aufgrund einer intrakraniellen Blutung (17/19 = 89%) bzw. bei solchen mit unklarer Anfallsursache (20/23 = 87%). Patienten mit ZNS-Fehlbildungen (2/6), konnatalen Stoffwechselstörungen (1/2) und hypoxisch-ischämischen Enzephalopathien (18/24 = 75%) sprachen weniger gut auf die Behandlung an.

Prognose

Hinsichtlich der Prognose liegen für das Gesamtkollektiv der 117 behandelten Neonaten Nachuntersuchungsergebnisse für die neonatale Mortalität und die Epilepsieinzidenz im 1. Lebensjahr vor (Tabelle 3).

Tabelle 3. Follow-up: Neonatale Mortalität und BNS-Epilepsieinzidenz im 1. Lebensjahr

	[n]	BNS-Epilepsie	Neonatale Mortalität
Gesamtes Kollektiv	117	39 (33,3 %)	19 (16,2 %)
– Frühgeborene	80	26 (32,5 %)	14 (18,8 %)
– Reifgeborene	37	13 (35,1 %)	4 (10,8 %)
Responder	66	19 (28,8 %)	12 (18,2 %)
Therapieresistent	18	10 (55,6 %)	4 (22,2 %)
Ätiologie:			
H.-I. Enzephalopathie	40	20 (50,0 %)	7 (17,5 %)
Intrakran. Blutung	23	7 (30,4 %)	7 (30,4 %)
ZNS-Infektionen	7	3 (42,8 %)	3 (42,8 %)
ZNS-Fehlbildungen	7	5 (71,4 %)	1 (14,3 %)
Benigne Ngb.-Anfälle	6	0	0
Stoffwechselstörungen	3	2 (66,6 %)	1 (33,3 %)
Unklar	31	2 (6,4 %)	1 (3,2 %)

Demnach verstirbt ein Sechstel der Neugeborenen mit PHB-resistenten Krampfanfällen in der Neonatalperiode, ein Drittel erkrankt im Laufe des 1. Lebensjahres an einer symptomatischen BNS-Epilepsie. Früh- und Reifgeborene unterscheiden sich dabei nicht signifikant in ihrer Prognose. Allerdings ist die BNS-Epilepsie-Inzidenz bei den ehemals therapieresistenten Patienten signifikant höher als bei den Respondern.

Ob dieser Unterschied zurückzuführen ist auf die Schwere der zugrundeliegenden ZNS-Läsion bei den Nicht-Respondern oder den additiven schädigenden Effekt nichtkontrollierbarer Anfallsaktivität oder auf beides, kann retrospektiv nicht beantwortet werden. Die spätere BNS-Epilepsie-Inzidenz ist relativ hoch bei Patienten mit hypoxisch-ischämischer Enzephalopathie, ZNS-Fehlbildungen und Stoffwechselstörungen. Patienten mit unklarer Anfallsursache haben eine gute Prognose, ihr relatives Risiko für eine symptomatische Epilepsie im 1. Lebensjahr ist gering.

Zusammenfassung

- Phenytoin ist ein effektives Antikonvulsivum zur Kontrolle PHB-resistenter Krampfanfälle bei Früh- und Neugeborenen.
- Zur Anfallskontrolle können Serumspiegel von bis zu 30 mg/l notwendig werden; diese werden ohne akute Nebenwirkungen toleriert.
- Hinsichtlich der Pharmakokinetik der Substanz variieren Serumspiegelanstieg unter Dauertropfinfusion, Erhaltungsbedarf und Halbwertszeit stark mit Art und Dauer der Applikation. Häufige Serumspiegelbestimmungen zur Therapiesteuerung sind obligat.
- Die Prognose PHB-resistenter Neugeborenenkrämpfe ist ernst; bei einer Mortalität von 16 % besteht ein Risiko von 33 % für die Entwicklung einer (BNS-)Epilepsie im 1. Lebensjahr.

Literatur

Ahdab-Barmada M, Painter MJ, Moossy J (1983) Infantile cerebellar atrophy: The role of neonatal seizures. *Neurology (NY)* 33 (Suppl 2): 216

Aicardi J (1983) Neonatal and infantile seizures. In: Morselli PL, Pippenger CE, Penry JK (eds) *Antiepileptic drug therapy in pediatrics.* Raven Press, New York

Albani M (1977) An effective dose schedule for phenytoin treatment of status epilepticus in infancy and childhood. *Neuropädiatrie* 8: 286–292

Albani M (1983): Phenytoin in infancy and childhood. In: Delgado-Escueta AV, Wasterlain CG, Treiman DM, Porter RJ (eds) *Advances in neurology,* Vol 34: Status epilepticus. Raven Press, New York

Albani M, Wernicke I (1983) Oral phenytoin in infancy: Dose requirement, absorption, and elimination. *Pediatr Pharmacol* 3: 229–236

Bergman I, Painter MJ, Hirsch RP, Crumrine PK, David R (1983) Outcome in neonates with convulsions treated in an intensive care unit. *Ann Neurol* 14: 642–647

Boer HR, GAL P (1982) Neonatal seizures – A survey of current practice. *Clin Pediatr* 21: 453–457

Bourgeois PFD, Dodson WE (1981) Phenytoin kinetics in newborns. *Pediatr Res* 15: 493

Bourgeois BFD, Dodson WE (1983) Phenytoin elimination in newborns. *Neurology* (NY) 33: 173–178

Brown JK, Minns RA (1980) Epilepsy in neonates. In: Tyrer JH (ed) *The treatment of epilepsy.* MTP Press, Lancaster, pp 161–202

Chiba K, Ishizaki T, Miura H, Minagawa K (1980) Michaelis-Menten pharmacokinetics of diphenylhydantoin and application in the pediatric patient. *J Pediatr* 96: 479–484

Connell J, Oozeer R, De Vries L, Dubowitz LMS, Dubowitz V (1989) Clinical and EEG response to anticonvulsants in neonatal seizures. *Arch Dis Child* 64: 459–464

Dodson WE (1982) Nonlinear kinetics of phenytoin in children. *Neurology (NY)* 32: 42- 48

Dodson WE (1983) Antiepileptic drug use in newborns and infants. In: Pedley TA, Meldrum BS (eds) *Recent advances in epilepsy.* Churchill Livingstone, Edinburgh

Dodson WE (1987) Special pharmacokinetic considerations in children. *Epilepsia* 28/4 (Suppl 1): 56–70

Dodson WE (1988) Aspects of antiepileptic treatment in children. *Epilepsia* 29 (Suppl 3): 10–14

Dodson WE, Bourgeois BFD, Ferrendelli JA (1982) Phenobarbital and phenytoin in neonatal seizures. *Neurology (NY)* 32: 1405

Fenichel GM (1985) *Neonatal neurology.* Churchill Livingstone, New York

Gal P, Toback J, Boer HR, Erkan NV, Wells TJ (1982) Efficacy of phenobarbital monotherapy in treatment of neonatal seizures – relationship to blood levels. *Neurology (NY)* 32: 1401–1404

Garrettson LK, Jusko JW (1975) Diphenylhydantoin elimination kinetics in overdosed children. *Clin Pharmacol Ther* 17: 481–491

Haslam RHA, Blake DA, Rogers HJ Longstreth J, Lietman PS (1977) Postnatal disposition of diphenylhydantoin and diphenylhydantoin-diazepam interaction. In: Blaw ME, Rapin I, Kinsbourne M (eds) *Topics in child neurology.* Spectrum Publ., New York, pp 63–70

Johnston MV, Freeman JM (1981) Pharmacologic advances in seizure control. *Pediatr Clin North Am* 28: 179–194

Kellaway P, Mizrahi EM (1987) Neonatal seizures. In: Lüders H, Lesser RP (eds) *Epilepsy: Electroclinical syndromes.* Springer, Berlin Heidelberg New York Tokyo, pp 13–47

Kruse K (1982) On the pathogenesis of anticonvulsant-drug-induced alterations of calcium metabolism. *Eur J Pediatr* 138: 202–205

Kumar SP (1985) Adverse drug reactions in the newborn. *Ann Clin Lab Sci* 15 (3): 195–203

Levy SR, Abroms IF, Marshall PC, Rosquete EE (1985) Seizures and cerebral infarction in the fullterm newborn. *Ann Neurol* 17: 366–370

Lombroso CT (1974) Seizures in the newborn. In: Vinken PJ, Bruyn GW (eds) *The epilepsies.* North Holland, Amsterdam, pp 189–219

Loughnan PM, Greenwald A, Purton WW, Aranda JV, Watters G, Neims AH (1977) Pharmacokinetic observations of phenytoin disposition in the newborn and young infant. *Arch Dis Child* 52: 302–309

Meyer FP, Walther H, Quednow B (1977) Zur Bindung von Diphenylhydantoin und Phenobarbital an die Serumproteine beim Neugeborenen und Erwachsenen in therapeutisch relevanten Konzentrationen. *Pädiat Grenzgeb* 16: 1–7

Mirkin BL (1971) Diphenylhydantoin: Placental transport, fetal localization, neonatal metabolism, and possible teratogenic effects, *J Pediatr* 78: 329–337

Mizrahi EM (1989) Clinical and neurophysiologic correlates of neonatal seizures. *Clev Clin J Med* 56 (Suppl I): 100–104

Mizrahi EM, Kellaway P (1984) Characterization of seizures in neonates and young infants by time-synchronized electroencephalographic/polygraphic/video monitoring. *Ann Neurol* 16: 383

Neims AH, Loughnan PM, Watters G, Greenwald A (1977) Perinatal neuropharmacology: The importance of pharmacokinetic considerations. In: Blaw ME, Rapin I, Kinsbourne M (eds) *Topics in child neurology.* Spectrum Publ., New York, pp 47–61

Orman CB van, Darrvish HZ (1985) Efficacy of phenobarbital in neonatal seizures. *Can J Neurol Sci* 12: 95–99

Painter MJ (1989) Therapy of neonatal seizures. *Clev Clin J Med 56* (Suppl I): 124–131

Painter MJ, Bergman I, Crumrine P (1986) Neonatal seizures. *Pediatr Clin North Am* 33: 91–109

Painter MJ, Minnigh B, Mollica L, Alvin J (1987) Binding profiles of anticonvulsants in neonates with seizures. *Ann Neurol* 22: 413

Painter MJ, Pippinger C, MacDonald H, Pitlick W (1978) Phenobarbital and diphenylhydantoin levels in neonates with seizures. *J Pediatr* 92: 315–319

Painter MJ, Pippinger C, Wasterlain C, Barmada M, Pitlick W, Carter G, Abern S (1981) Phenobarbital and phenytoin in neonatal seizures: Metabolism and tissue distribution. *Neurology (NY)* 31: 1107–1112

Rane A (1974) Urinary excretion of diphenylhydantoin metabolites in newborn infants. *J Pediatr* 85: 543–545

Rane A, Lunde PKM, Jalling B, Yaffe SJ, Sjöqvist F (1971) Plasma protein binding of diphenylhydantoin in normal and hyperbilirubinemic infants. *J Pediatr* 78: 877–882

Rochefort MJ, Wilkinson AR (1987) Randomised trial of four anticonvulsants in the newborn (abstract). *Arch Dis Child* 62: 646

Volpe JJ (1987) *Neurology of the newborn.* Saunders, Philadelphia

Volpe JJ (1989) Neonatal seizures: Current concepts and revised classification. *Pediatrics* 84: 422–428

Whelan HT, Hendeles L, Haberkern CM, Neims AH (1983) High intravenous phenytoin dosage requirement in a newborn infant. *Neurology (NY)* 33: 106–108

Wiriyathian S, Kaojarern S, Rosenfeld CR (1982) Dilantin toxicity in a preterm infant: Persistent bradycardia and lethargy. *J Pediatr* 100: 146–149

Therapieresistente epileptische Syndrome bei Neugeborenen und jungen Säuglingen

U. Stephani, I. Matschke, F. Hanefeld

Therapieresistente epileptische Anfälle und Syndrome stellen eine besondere ärztliche und wissenschaftliche Herausforderung dar. Nach Schmidt (1986) und Aicardi (1988) müssen zur Diagnose eines therapieresistenten epileptischen Syndroms mehrere Kriterien erfüllt sein:

1. Sicherung des epileptischen Charakters eines Anfalls und Abgrenzung von nichtepileptischen Paroxysmen (z.B. Schlafmyoklonien).
2. Ausschluß bekannter auslösender und prozeßhafter pathogenetischer Faktoren (z.B. metabolische, entzündliche vaskuläre oder neoplastische Störungen).
3. Korrekte Klassifikation der epileptischen Anfälle.
4. Anwendung dem Anfallstyp entsprechender Medikamente 1. Ordnung (einzeln und in Kombination; adäquate, maximal tolerierte Dosierung) und 2. Ordnung; dabei muß immer wieder neu über den Nutzen einer Antiepileptika-Mono- bzw. -Polytherapie für den Patienten entschieden werden.
5. „Compliance" des Patienten bzw. der Eltern des pädiatrischen Patienten. Bei Einhaltung dieser Kriterien bleibt eine Gruppe von Patienten mit partiell (Therapieresistenz gegen die meisten Medikamente; Reduktion der Anfallsintensität und -frequenz, aber keine Anfallsfreiheit) und komplett therapieresistenten Anfällen übrig (Therapieresistenz gegen alle Medikamente; keine Reduktion der Anfälle).

Das *Ziel dieser Arbeit* ist die Darstellung des klinischen Spektrums von 17 Neugeborenen und jungen Säuglingen (jünger als 3 Monate, 7 Mädchen und 10 Jungen) mit partiell und komplett therapieresistenten epileptischen Syndromen, die wir in den letzten Jahren beobachtet haben. Die Mehrzahl der Kinder blieb mehrere Wochen stationär in der Kinderklinik, z.T. auf der Intensivstation. Anfallsfreiheit für mehr als Tage bis wenige Wochen konnte nicht erzielt werden. Alle wurden im Verlauf statomotorisch und mental schwerst retardiert, ihr Muskeltonus war ausgeprägt hyperton im Sinne einer Dezerebrationsrigidität, in der Mehrzahl verloren sie jeden Kontakt zu ihrer Umwelt, insbesondere den visuellen Kontakt, alle wurden mikrozephal, 4 verstarben.

Bei 2 Patienten gelang keine Klassifikation (Tabelle 1). Es wurde 4mal ein Otahara-Syndrom (oder EIEE: early infantile epileptic encephalopathy: frühinfantile epileptische Enzephalopathie) diagnostiziert, 3mal ein EMEE (early myoclonic epileptic encephalopathy: frühe myoklonisch-epileptische Enzephalopathie, nach Aicardi 1985), 3mal ein West-Syndrom unbekannter Ätiolo-

Tabelle 1. Therapieresistente epileptische Syndrome bei 17 Neugeborenen und jungen Säuglingen: Diagnosen, Verteilung (*n* Anzahl), auffällige Familienanamnese (*FA*), auffällige Schwangerschaft (*IU*), auffällige Perinatalzeit (*PN*) und Lebenstag des 1. Anfalls (*1. Anf.*) „enceph" steht für Enzephalopathie

	n	FA	IU	PN	1. Anf
● Ulegyrie	1				2
● Aminoazidopathie	1				17
● Verd. auf Mitochondriozytopathie	1		1		42
● Dysmyelinisierung	2	2		1	2/11
● West-Syndr. (unbek. Ätiologie)	3	1	3	1	20–90
● „Early myoclonic epil. enceph."	3				8–70
● „Early infantile epil. enceph."	4		2	1	1–23
● Klassifikation unklar	2				1/43

Keine Organazidopathie
Keine Peroxisomopathie
Keine Defizienz lysosomaler Enzyme
Keine Harnstoffzyklusstörung

gie, 2mal eine Dysmyelinisierung (V.a.M.Pelizaeus-Merzbacher) und je einmal eine Mutochondriozytopathie, Aminoazidopathie und Ulegyrie. Die einzige ätiologische Diagnose war nichtketotische Hyperglyzinämie.

Die Familienanamnese (FA, s. Tabelle 1) war bei den Patientinnen mit Dysmyelinisierung (Schwestern) und einem Kind mit West-Syndrom auffällig, das einen Onkel mit einer ätiologisch ungeklärten mentalen Behinderung hatte. Die Schwere der Komplikationen während der Schwangerschaft (IU) und der Geburt (PN) korrelierte nicht mit der Schwere der neurologischen Dysfunktion nach Beginn der Myoklonien. Mütterliche Hypertension, vorzeitige Wehentätigkeit und Kalzifikation der Plazenta waren Komplikationen bei wenigen Schwangerschaften, insbesondere bei denen der Kinder mit West-Syndrom und EIEE. Geburt mit Forzeps-Hilfe, silentes Kardiotokogramm und perinatale kardiale Arrhythmie waren Probleme bei der Geburt, kein Kind erlitt eine Asphyxie, alle Patienten waren Reifgeborene. Bei Geburt waren Länge, Kopfumfang und Gewicht der Kinder normal.

Der erste Krampfanfall (1. Anf.) wurde zwischen dem 1. und 90. Lebenstag beobachtet (Tabelle 1, letzte Spalte). Bei den postpartal zunächst unauffälligen Patienten trat kurz vor dem ersten Anfall eine Muskeltonusstörung auf. Tabelle 2 gibt Formen und topische Verteilung der Anfälle wieder: Tonische Muster (Ton) traten gehäuft bei Patienten mit EIEE auf. Häufig waren multifokale ((m)fok), z.T. wandernde („erratische") Myoklonien. Anfälle im Gesicht (Ges) gingen mit Lidmyoklonien, Schmatzautomatismen und tonischer Bulbusdeviation der Augen einher. Generalisierte Anfälle (gen) waren kaum zu beobachten. Vegetative Symptome beinhalteten Apnoe-/Tachypnoe- oder Bradykardie-Attacken (Tabelle 2).

Die Patienten mit Otahara-Syndrom (Clarke et al. 1987) und mit EMEE (nach Aicardi 1985) zeigten früh einsetzende myoklonische Krampfanfälle, meistens in der Neugeborenenperiode mit „Burst-suppression"-Muster und

Tabelle 2. Formen und topische Verteilung der Anfälle von 17 Neugeborenen mit therapieresistenten epileptischen Syndromen; *n* Anzahl der Patienten (s. auch Tabelle 1), *Ton* tonische Anfälle, *(m)fok* fokale oder multifokale Anfälle, *Ges* gesichts-betonte Myoklonien oder tonische Bulbusdeviationen, *gen* generalisierte myoklonische Anfälle, *Veg* im Vordergrund stehende vegetative Symptomatik

	n	Ton	(m)fok	Ges	gen	Veg	Pat. Nr
● Ulegyrie	1	+	+	+		+	1
● Aminoazidopathie	1	+	+				2
● V.a.Mitochondriozytopathie	1	+	+	+	+		3
● Dysmyelinisierung	2		+	+		+	4/5
● West-Syndr. (unbek. Ätiologie)	3	1	3	2		2	6–8
● „Early myoclonic epil. enceph."	3	2	1	2			9–11
● „Early infantile epil. enceph."	4	4	3	3		2	12–15
● Klassifikation unklar	2	2	1	1	2		16/17

Fehlen der normalen Hintergrundaktivität im EEG. Bei den Patienten mit Otahara-Syndrom traten neben myoklonischen häufig tonische Anfälle auf. Die EEG-Veränderungen wechselten vom „Burst-suppression"-Muster zu Hypsarrhythmie, später entwickelten sich multifokale Spike-wave-Aktivität und hochamplitudige rhythmische Verlangsamung (Abb. 1).

Bei den Patienten mit EMEE fanden sich besonders häufig ein partialer oder generalisierter erratischer Myoklonus und faziale Automatismen. Bei Patienten mit dieser Diagnose soll der Übergang zur Hypsarrhythmie bzw. multifokal Spike-wave-Pattern nur selten beobachtet werden.

Bei den Patienten mit West-Syndrom begannen die Anfälle meist jenseits der Neugeborenenperiode mit BNS-Anfällen, fokalen klonischen und tonischen Bewegungen des Gesichtes und vegetativen Symptomen wie Apnoe und Zyanose. Die EEG-Veränderungen bestanden in Hypsarrhythmie, in hochamplitudiger rhythmischer Verlangsamung und multifokaler Spike-wave-Aktivität (Abb. 1).

Bei den Schwestern mit Verdacht auf eine Dysmyelinisierung (Verdacht auf M. Pelizaeus-Merzbacher) fand sich anfänglich ein „Burst-suppression"-Muster im EEG.

Eine nichtketotische Hyperglyzinämie wurde bei einem Jungen diagnostiziert, dessen überwiegend tonische Anfälle am 17. Lebenstag begannen. Im Alter von 12 Jahren zeigte sein EEG ein „Burst-suppression"-Muster (s. Beitrag von Korenke et al., in diesem Buch, S. 233). Bei einem Kind mit klonischen Anfällen begannen die Krampfanfällen am 2. Lebenstag, die neuropathologische Diagnose war Ulegyrie (s. Kasuistik).

Die Abfolge von früher multifokaler Spike-wave-Aktivität gefolgt durch „Burst-suppression"-Muster im EEG scheint prognostisch ungünstig zu sein, jedenfalls verstarben 2 Patienten (mit EMEE-Patient 11; mit EIEE-Patient 14), die diese Abfolge im EEG hatten. Das gleiche gilt möglicherweise für die Kombination von myoklonischen Anfällen und EEGs ohne eindeutige klassische hypersynchrone Aktivität, wie dies bei den Patienten mit Ulegyrie (Nr. 1) und einer Patientin mit Dysmyelinisierung (Nr. 5) erkennbar ist.

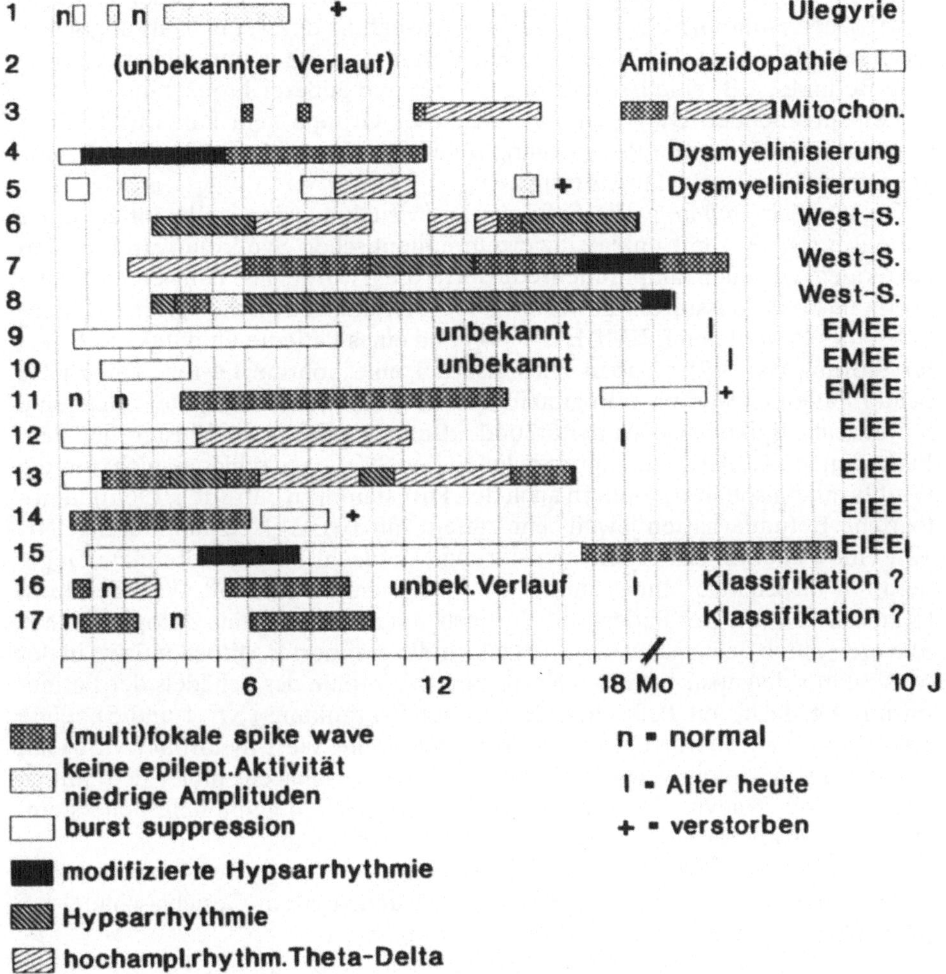

Abb. 1. EEG-Befunde der 17 Patienten im Verlauf ihrer Krankheit

Bei allen Patienten wurden neben den Routineanalysen (Elektrolyten, Glukose etc.) nach Möglichkeit die *Untersuchungen* in Blut, Urin, Liquor und Leukozyten durchgeführt, mit denen metabolische Störungen, u.a. angeborene Störungen des Harnstoffzyklus, der motochondrialen und peroxisomalen Funktionen, lysosomale Enzymdefizienzen, Amino- und Organazidopathien, mit denen Infektionen und entzündliche Erkrankungen des ZNS ausgeschlossen werden (Saudubray et al. 1989). Zusätzlich zu den EEG-Untersuchungen (im Anfall, in verschiedenen Vigilanzstadien, mit Polygraphie) wurden auch evozierte Potentiale (akustisch, visuell, somatosensibel) abgeleitet und mittels kranialer Computertomographie und Kernspintomographie strukturelle Hirnanomalien dieser Kinder ausgeschlossen. Alle Kinder wurden ophthalmologisch untersucht.

Im Rahmen dieser *Multidiagnostik* ergaben sich bei den meisten Patienten keine spezifischen pathologischen Befunde mit Ausnahme der wenigen ätiologischen Diagnosen (s. oben). Die bildgebenden Verfahren zeigten nur uncharakteristische Befunde, z.B. eine Erweiterung innerer und äußerer Liquorräume. Trotz der entsprechenden Diagnostik war in dieser Gruppe kein Patient mit einer Organazidopathie, einer Peroxisomopathie, einer lysosomalen Enzymdefizienz oder einer Harnstoffzyklusstörung.

Es gab auch *pathologische Befunde:* Die visuell evozierten Potentiale einer Patientin (Nr. 16) mit unklassifiziertem epileptischen Syndrom waren in den kortikalen Anteilen amplitudenreduziert, dies wurde als Hinweis auf eine kortikale Funktionsstörung gewertet. Die Ableitung akustisch evozierter Potentiale eines Patienten mit EMEE (Nr. 11) und eines Patienten mit unklassifizierter Störung (Nr. 17) ergaben Hinweise auf eine pontine Läsion. Die EEGs beider Patienten waren bei Beginn ihrer Erkrankung normal, später folgte eine multifokale Spike-wave-Aktivität und „Burst suppression"-Muster bei dem Patienten mit EMEE. Die zugrunde liegenden Störungen schienen nicht nur die Großhirnhemisphären, sondern auch den Hirnstamm zu betreffen. Ophthalmologische Befunde hatten jeweils ein Patient mit EIEE (Netzhautblutung, Nr. 12), eine Patientin mit Dysmyelinisierung (Verdacht auf tapetoretinale Degeneration im Elektroretinogramm, Nr. 5) und ein Patient mit West-Syndrom (Katarakt, Nr. 6). Der Patient mit Verdacht auf mitochondriale Zytopathie (Nr. 3) wurde durch den Nachweis ultrastrukturell veränderter Mitochondrien in der Muskulatur diagnostiziert. Die Kernspintomographie des Schädels der Patientin mit Verdacht auf Pelizaeus-Merzbacher-Erkrankung (Nr. 4 und 5) zeigte eine Hypo- bzw. Dysmyelinisation. Ein Patient mit West-Syndrom (Nr. 6) hat neben seinem Minderwuchs einen striären Naevus sebaceus hinter dem linken Ohr: Dieser Naevus ist zur Diagnose eines Schimmelpfennig-Feuerstein-Mims-Syndroms nach Einsicht in die Literatur zu klein.

Im übrigen haben wir bei einigen Patienten den Eindruck einer veränderten Gesichtsmorphe mit schmalem Hirnschädel und breitem Gesichtsschädel bei prominenten, ödematös geschwollenen Wangen.

Die im folgenden aufgeführten *Medikamente* haben fast alle Patienten ohne Erfolg einzeln und in Kombinationen erhalten: Vitamin B_6, Phenobarbital, Clonazepam, Phenytoin, Valproat, ACTH (oder Dexamethason), Carbamazepin und Primidon. Kurzfristige Reduktion von Anfällen war durch die Gabe einzelner Medikamente zu erzielen. Die ACTH-Behandlung führte in einigen Fällen zu einer vorübergehenden Anfallsreduktion. Eine Komedikation von Phenobarbital und Phenytoin war bei unseren Patienten nicht hilfreich. Einige Patienten erhielten als Komedikation Gamma-Vinyl-GABA, Acetazolamid, Sultiam, Brom und Carnitin, auch mit diesen Medikamenten war ein dauerhafter Therapieerfolg nicht zu erzielen.

Zum Schluß die *Kasuistik* des Patienten mit Ulegyrie:
Dieser Patient zeigte am 2. Lebenstag nach unauffälliger Schwangerschaft und Geburt eine Hyperexzitabilität, massiven irregulären Myoklonus aller Extremitäten und des Gesichtes, zusätzlich traten Apnoen auf. Das interiktale EEG war normal. Im CT fanden sich Marklagerhypodensitäten und Hinweise für eine zerebelläre Dysplasie. Im Verlauf traten eine schwere Entwicklungsverzögerung und eine spastische Diplegie ein. Auch bei diesem

Patienten fiel der schmale Hirnschädel im Vergleich zum breiten Gesichtsschädel mit dem aufgedunsen wirkenden Weichteilgewebe auf. Er exprimierte vegetative Symptome in Form von Tachykardie- und Bradykardie-Attacken, Apnoeanfällen, Hypersalivation und verstarb im Rahmen einer prolongierten Apnoe. Bei der neuropathologischen Untersuchung zeigte sich eine ausgeprägte *Ulegyrie* rechtsbetont mit Nekrose des angrenzenden Markes und der Basalganglien. Eine Ulegyrie ist definiert als eine mit der Tiefe der kortikalen Sulci zunehmende Vernarbung der Rindenschichten, wobei die Rindenschichten der oberflächlichen Gyri unauffällig bleiben (Friede 1989). Außerdem zeigten sich bei dem Patienten neuronale Zelluntergänge im Hirnstamm und im Kleinhirn, die Purkinje-Zellen waren verschwunden. Ulegyrie und Sklerose werden von den Neuropathologen nach Hypoxie beobachtet, für die es jedoch anamnestisch und klinisch bei diesem Patienten keine Hinweise gab.

Ich fasse zusammen:

1. 11 der 17 Kinder präsentierten ihre Anfälle im ersten Lebensmonat, 6 in der ersten Lebenswoche.
2. Alle Kinder entwickelten nach zuerst normalem Kopfumfang einen ausgeprägten Mikrozephalus, fast alle zeigten eine schwerste Retardierung, Störung des Muskeltonus und fehlendes visuelles Fixieren. 4 Kinder verstarben.
3. Nur bei einem Patienten war es uns möglich, eine ätiologische Diagnose zu stellen.
4. Kinder mit tonischen und/oder polymorphen Anfällen, bei denen trotz schwerer epileptischer Anfälle keine epileptische Aktivität im EEG ausgebildet wird, haben eine besonders ungünstige Prognose.

Zusatztherapie mit Vigabatrin (Gamma-Vinyl-GABA) zur Behandlung therapieresistenter Neugeborenenkrämpfe

C. E. Petersen, B. Wilken, F. Aksu, F. Tegtmeyer

Einleitung

Zerebrale Anfälle sind eine häufige Manifestation zentralnervöser Störungen bei Neugeborenen. Nach Durchführung diagnostischer Maßnahmen und fehlender spezifischer Therapie ist Phenobarbital antikonvulsives Medikament der ersten Wahl [3, 10]. Zur weiteren Therapie wird Phenytoin trotz der Gefahr einer Kleinhirnschädigung eingesetzt. Bei Versagen dieser Therapie existiert kein gängiges Konzept. Der erfolgreiche Einsatz von Vigabatrin als Zusatztherapie bei zwei Patientinnen wird im folgenden dargestellt und diskutiert.

Kasuistik

Anamnese

Beide Kinder wurden nach unauffälliger Schwangerschaft zum Termin (Pat. L. S.), bzw. 10 Tage über Termin (Pat. L. M.) spontan geboren. Die Apgar-Werte betrugen jeweils 9/10. Rezidivierende Neugeborenenkrämpfe führten am 1. bzw. 4. Lebenstag zur Verlegung in das pädiatrische Zentrum.

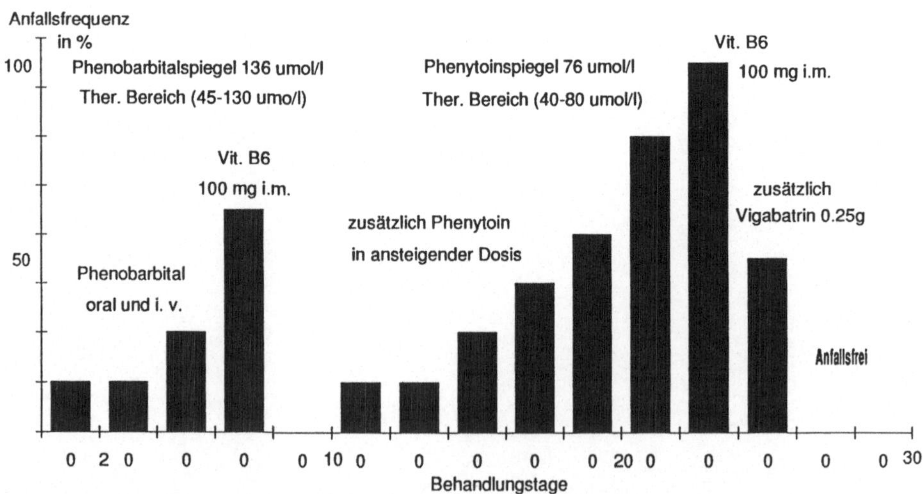

Abb. 1. Patientin L.S.: Anfallsfrequenz und therapeutische Maßnahmen

Untersuchungsbefunde

Die diagnostischen Maßnahmen einschließlich CT und MRT des Schädels ergaben Normalbefunde. Eine ätiologische Klärung der zerebralen Anfälle gelang nicht. Im EEG fanden sich jeweils eine fokale Erregbarkeitssteigerung über dem mittleren Kortex.

Verlauf

Eine Frequenzzunahme der tonisch-klonischen zerebralen Anfälle war zu beobachten. Bei der Pat. L. S. wurde durch die i. v. Gabe von Vitamin B_6 – bei ausreichendem Plasmaspiegel – eine kurzfristige Anfallsfreiheit erzielt. Die antikonvulsive Therapie mit Phenobarbital und dann zusätzlich Phenytoin brachte lediglich passagere Besserungen. Erst durch Zugabe von Vigabatrin jeweils 0,25 g/Tag, in einer Dosis, kam es innerhalb von 2 bzw. 3 Tagen zum vollständigen Sistieren der Krampfanfälle.

Langzeitverlauf

Bei beiden Kindern konnte beginnend mit 6 Monaten die antikonvulsive Medikation langsam und erfolgreich ausgeschlichen werden. Zuletzt setzten wir Vigabatrin ab. Krampfanfälle sind bei den jetzt 5 Jahre und 1 Jahr alten Kindern nicht wieder aufgetreten. Der neurologische Status ist normal. Im Denver-Entwicklungstest schneiden beide Kinder altersentsprechend ab. Die akustisch und visuell evozierten Potentiale ergaben normwertige Latenzen.

Vigabatrin

Gamma-Vinyl-GABA ist ein irreversibler Hemmer der GABA-Transaminase und bremst den enzymatischen Abbau von GABA. Diese als Neurotransmitter synthetisierte Substanz wird in synaptischen Vesikeln der Nervenendigung gespeichert und auf bestimmte Reize hin freigesetzt. Die Wirkung besteht in einer vermehrten Durchlässigkeit der postsynaptischen Membran für Cl^--Ionen, was zu einer Hyperpolarisation führt. Der enzymatische Abbau nach Wiederaufnahme in die Nervenendigung und die Gliazelle wird durch GABA-Transaminase eingeleitet [5, 6].

Als Therapieschwerpunkt für Gamma-Vinyl-GABA haben sich die therapieresistenten komplex-partiellen Anfälle herauskristallisiert [1, 7, 9, 11]. Signifikante Nebenwirkungen in Form einer Anfallsfrequenzsteigerung wurde beim Einsatz bei Kindern mit Lennox-Gastaut-Syndrom beschrieben [7]. Andere Nebenwirkungen wie Schwindel, Müdigkeit und Gewichtszunahme waren selten, passager und führten zu keinem Therapieabbruch [1]. Interaktionen und allergische Reaktionen wurden nicht gesehen. Dies wird auf die besonderen pharmakologischen Eigenschaften von Vigabatrin, wie vollständige Wasserlöslichkeit, fehlende Eiweißbindung und unmetaboliserte renale Ausscheidung zurückgeführt. Die im Tierexperiment bei hohen Dosen beobachtete Mikrovakuolisierung der Myelinscheiden der weißen Substanz ist beim Menschen bisher nicht nachgewiesen worden. Darüber hinaus konnte an Hunden und Ratten gezeigt werden, daß diese neuropathologischen Veränderungen reversibel sind [2].

Zusammenfassung

Zwei reife Neugeborene mit idiopathischen, therapieresistenten zerebralen Anfällen behandelten wir nach Ausschöpfung des üblichen Regimes mit einer Zusatzmedikation mit Vigabatrin. Die Dosierung bewegte sich mit einer einmaligen Tagesdosis von 0,25 im Rahmen der üblichen Empfehlungen von 50 mg/kg KG/Tag. Unter dieser Zusatztherapie kam es innerhalb von 2 bzw. 3 Tagen zu einem völligen Sistieren der Anfallstätigkeit. Die Synthese des aktiven Neurotransmitters GABA ist Vitamin B_6-abhängig. Bei einem der beiden Kinder sahen wir eine passagere Reduktion der Anfallsfrequenz unter der Gabe von Vitamin B_6, die jedoch bei ausreichenden Blutspiegeln im Verlauf keinen Effekt mehr brachte. Beide Kinder entwickelten sich nach problemlosem Ausschleichen der antikonvulsiven Medikation altersentsprechend. Nebenwirkungen des Vigabatrins wurden nicht beobachtet. Auch die visuell und akustisch evozierten Potentiale waren unauffällig.

Diese erfreulichen Verläufe bei Versagen der herkömmlichen Therapie lassen Vigabatrin als geeignetes Zusatzmedikament bei therapieresistenten idiopathischen Neugeborenenkrämpfen erscheinen.

Möglicherweise ist Vigabatrin in der Lage Phenytoin mit seinen schwerwiegenden Nebenwirkungen als Mittel der 2. Wahl bei Neugeborenenkrämpfen zu ersetzen. Größere Studien zur Klärung dieser Fragestellung erscheinen notwendig zu sein.

Literatur

1. Besser R, Krämer G, Thümler R (1989) Vigabatrin bei therapieresistenten Epilepsien. Aktuel Neurol 16: 82–92
2. Butler W (1989) The neuropathology of vigabatrin. Epilepsia 30 (Suppl): 15–17
3. Curtis PD, Matthews TG, Clarke TA et al. (1988) Neonatal seizures: the Dublin Collaborative Study. Arch Dis Childh 63: 1065–1068
4. Dam M (1989) Long-term evaluation of vigabatrin (gamma vinyl GABA in epilepsy. Epilepsia 39 (Suppl): 26–30
5. Gale K (1989) GABA in epilepsy: The pharmacologic basis. Epilepsia 30 (Suppl): 1–11
6. Löscher W (1987) Neurophysiologische und neurochemische Grundlagen der Wirkung von Antiepileptika. Fortschr Neurol Psychiat 55: 145–157
7. Luna D, Dulac O, Pajot N, Beaumont D (1989) Vigabatrin in the treatment of childhood epilepsies: A single-blind placebo-controlled-study. Epilepsia 30: 430–437
8. Matsumoto RR (1989) GABA receptors: are cellular differences reflected in function? Brain Res Rev 14: 203–225
9. Riekkinen PJ, Pitkanen A, Ylinen A, Sivenius J, Halonen T (1989) Specificity of vigabatrin for the GABAergic system in human epilepsy. Epilepsia 30 (Suppl): 18–22
10. Scher MS, Painter MJ (1989) Controversies concerning neonatal seizures. Pediatr Clon North Am 36 (2): 281–310
11. Treiman DM (1989) Gamma vinyl GABA: Current role in the management of drug-resistant epilepsy. Epilepsia 30 (Suppl): 31–35

Zentral bedingte Atemstörungen bei Neugeborenen

K. Bentele

Zentral bedingte Atemstörungen Neugeborener müssen wir betrachten unter dem Aspekt ihrer

- Phänomenologie,
- Pathogenese in Kenntnis der Physiologie und Pathophysiologie der Entwicklung,
- Diagnostik,
- Therapie,
- Prognose und
- Prävention.

Zentral bedingte Störungen der Atmung betreffen prinzipiell die

- *Atemantriebe* und/oder die
- *Koordination*

a) der Atemmuskulatur untereinander:
Muskulatur der oberen Atemwege,
Interkostalmuskulatur,
Diaphragma,

b) der Atemaktivität mit anderen Vitalfunktionen Neugeborener:
Saugen, Schlucken > Trinken,
Stimmbildung,
Körperbewegungen,
Ausscheidungsfunktionen.

Störungen der Atemantriebe

Atemfrequenz und Atemtiefe reflektieren die Atemantriebsfunktion. Störungen der Atemfrequenz zeigen sich als Tachy- oder Bradypnoe, als diskontinuierliche, periodische Atmung sowie als Atempausen, die als inaktive Apnoen prolongiert vorkommen können.

Störungen der Atemtiefe beeinträchtigen neben anderen Faktoren das Atemzugvolumen und führen so zur Hypopnoe. Das Atemzugvolumen ist wesentlich an die Inspirationszeit gebunden, die wiederum von der Funktion zentraler Atemantriebe abhängt.

Sind Kontinuität und Tiefe des Atmens gleichzeitig gestört, so ist das Atemminutenvolumen vermindert. Die Konsequenz daraus wird als zentral bedingte alveoläre Hypoventilation bezeichnet, die in der Folge zur Hyperkapnie und sekundär auch zur Hypoxämie führt.

Koordinationsstörungen der Atemmuskulatur

Koordinationsstörungen der an der Atmung beteiligten Muskulatur zeigen sich vorwiegend als mangelnde Koordination der neuronalen Steuerung von Diaphragma und der Muskulatur der oberen Atemwege.

Diese hält während der In- und Exspirationsphase als Gegenspieler der aktiven (M. constrictor pharyngis) und der passiven kollabierenden Einflüsse (Sog bei Inspiration, Adhäsionskräfte der Mukosa, Tonusminderung dilatierender Muskeln im Pharynxbereich infolge Schlaf, Krankheit, Medikamente etc.) die oberen Atemwege offen. Eine die oberen Atemwege dilatierende Funktion haben folgende Muskeln:

- M. alae nasi,
- M. genioglossus (Venter anterior),
- M. geniohyoideus,
- M. stylopharyngeus.

Infolge solcher Koordinationsstörungen der oberen Atemwege treten funktionelle Obstruktionen auf: *obstruktive Apnoen,* die komplett oder inkomplett, kurz oder prolongiert vorkommen. Gehen sie einer inaktiven Apnoe voran oder setzen sie als obstruktive Komponente eine inaktive Apnoe fort, so liegt eine *gemischte Apnoe* vor.

Die während obstruktiver Apnoen verstärkte Atemaktivität bedingt einen erhöhten Sauerstoffverbrauch. Dies führt bei gleichzeitiger Reduktion der Sauerstoffzufuhr infolge der Atemwegsobstruktion zu einer Hypoxämie und je nach deren Ausmaß zu einer Gewebshypoxie.

Störungen der Koordination von Atmung und anderen Vitalfunktionen

Sie beziehen sich in erster Linie auf die Koordination des Atmens mit dem Trinken und somit mit dem Saugen und Schlucken. Abhängig von der Entwicklung der Atem- und Nahrungswege sowie von Art und Grad der Störung der neuronalen Steuerungsfunktionen sind Atmen und Trinken zeitlich aufeinander feinabgestimmt möglich oder aber beeinträchtigt. Hypo- oder Apnoen, oft mit obstruktivem Anteil, Hyperkapnie, Bradykardie und Hypoxämie sind dann die Folgen.

Ursachen zentral bedingter Atemstörungen Neugeborener

Diese sind zahlreich und reichen von der altersabhängigen Unreife der Atemantriebsfunktionen Frühgeborener, über prä-, peri- und/oder postnatal erworbene Läsionen bis zu diskreten oder komplexen angeborenen Fehlbildungen funktionstragender Neuronenverbände.

Angeborene Fehlbildungen des Zentralnervensystems, insbesondere der Hirnstammregion, prädisponieren für funktionelle Defizite der Atmung, deren Ausprägung von Art und Ausmaß der Fehlbildung, aber auch vom Entwicklungsstadium des Zentralnervensystems abhängt.

Grundvoraussetzung für das Verständnis zentraler Atemstörungen bei Neugeborenen ist daher die Kenntnis der normalen Entwicklung der Atemkontrollfunktionen, von der pränatalen Atemaktivität des Feten über die perinatale Umstellung von intra- auf extrauterine Bedingungen bis hin zur neo- und postneonatalen Adaptation.

Pränatale Entwicklung der autonomen Kontrolle der Atmung

Fetale Atembewegungen und Atemmuster

Erste fetale Atembewegungen kommen bereits ab der 10. Woche der Schwangerschaft vor. Dynamische Ultraschalluntersuchungen zeigten in Longitudinalstudien (de Vries et al. 1982) auch quantitative Aspekte der pränatalen Entwicklung der Atemtätigkeit (Abb. 1).

Der Fetus verbringt einen zunehmend größeren Zeitanteil mit Atembewegungen, die am Anfang der Entwicklung in sog. „bursts“ auftreten, später als längerwerdende Episoden im Wechsel mit zunächst noch langen inaktiven Phasen. Schließlich entwickelt sich periodisches Atmen mit immer kürzeren Atempausen, ein Atemmuster, das in sehr unterschiedlichem Ausmaß fast alle Frühgeborene auch postnatal zeigen. Das fetale Atmen gewinnt also zunehmend an Kontinuität.

Diese Aktivität der fetalen Atemantriebe wird durch verschiedene Faktoren beeinflußt. Zu einer Zunahme der fetalen Atemtätigkeit kommt es z.B. 1–3 h nach Mahlzeiten und während des Schlafens der Mutter (relative Hyperkapnie), außerdem auch bei exogener CO_2-Belastung.

Eine Abnahme fetalen Atmens ist nachweisbar bei Hypoxämie und nach Alkoholingestion der Mutter. Bereits 0,25 g/kg KG der Mutter können in der Frühschwangerschaft die fetale Atmung über mehrere Stunden fast ganz zum Verschwinden bringen. Ähnlich wirkt sich die Einnahme von Methadon bei drogenabhängigen Müttern aus.

Störenden Einfluß auf Entwicklung und Aktivität der Atemantriebe des Feten haben auch all die Faktoren, die für die Entstehung der intrauterinen Wachstumsretardierung und der Apnoen Neugeborener von Bedeutung sind: Hypoglykämie, Ischämie, Anämie, Hypoxie und Infektionen, um die wichtigsten zu nennen (Naeye 1979).

Eine vollständige Suppression der Atemantriebe tritt bei gesunden reifgeborenen Kindern während der Spontangeburt (Ariagno 1979; Karlberg u. Wennergreen 1986) ein. Die Abnahme der fetalen Atemantriebe durch ungünstige pränatale Bedingungen entspricht ebenso wie die Suppression des kindlichen Atmens unter der Geburt einem protektiven Reflex mit dem Ziel, den Sauerstoffbedarf zu senken, wenn die Sauerstoffzufuhr beeinträchtigt ist.

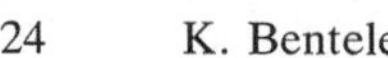

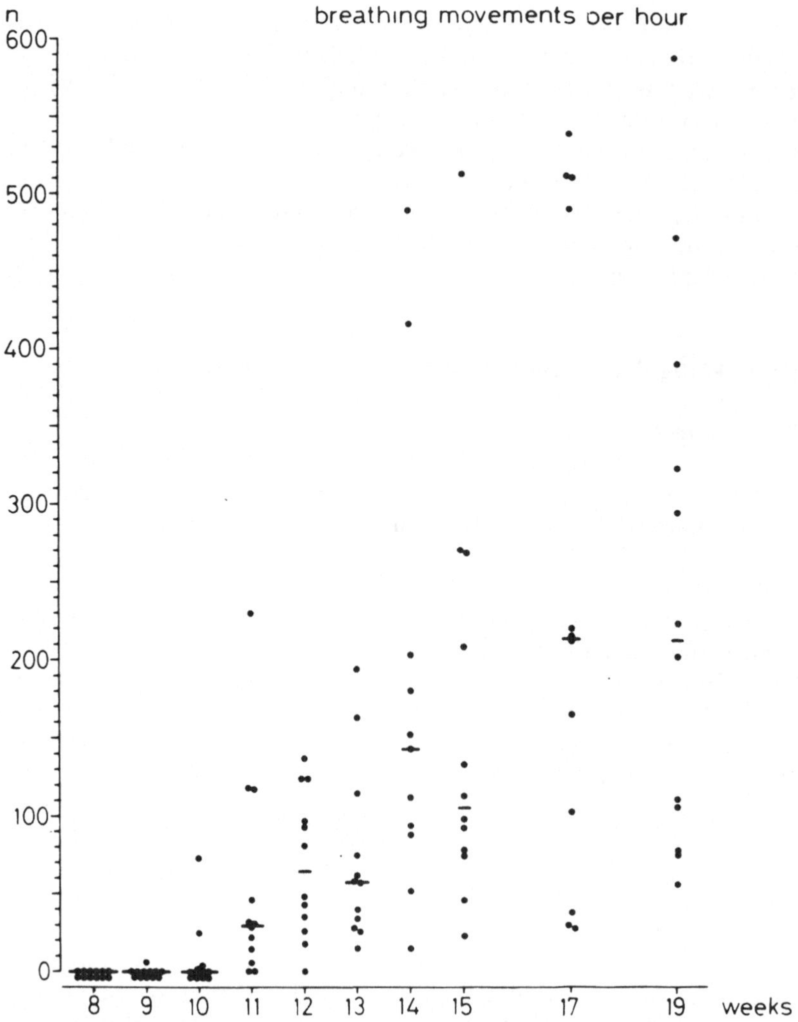

Abb. 1. Quantität der Atembewegungen gesunder Feten in Relation zum Gestationsalter. (Nach de Vries et al. 1982)

Peri- und neonatale Entwicklung der Atemkontrolle

Chemorezeptorfunktion

Unmittelbar nach der Geburt kommt es zu einer grundlegenden Neuadjustierung der Sensibilität der zentralen und der peripheren Chemorezeptoren, dem „resetting“ (Karlberg u. Wennergreen 1986) (Abb. 2).

Die zentralen Chemorezeptoren befinden sich auf der Ventralseite der Medulla oblongata. Sie reagieren auf Änderungen des CO_2-Partialdruckes bzw. auf konsekutive Änderungen des pH-Wertes.

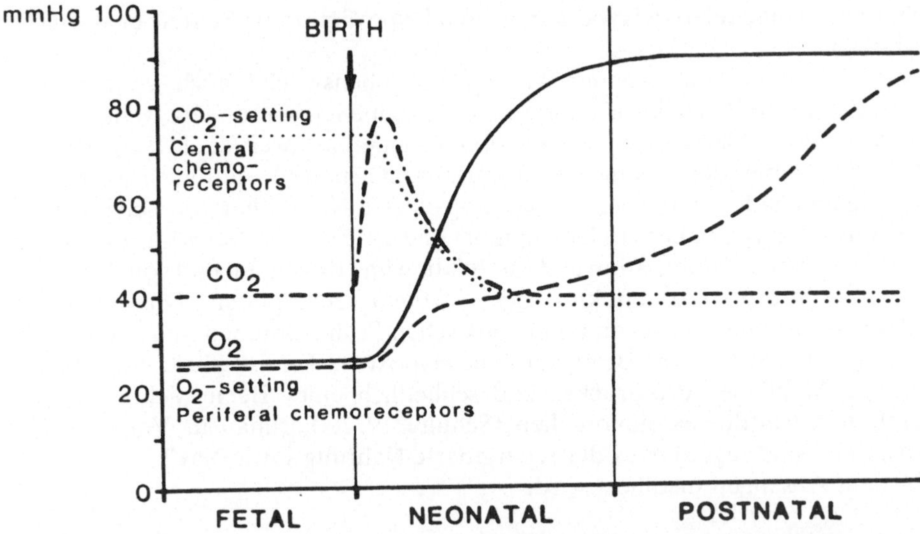

Abb. 2. „Resetting", neonatale und postneonatale Adaptation der Sensitivität der zentralen und peripheren Chemorezeptoren und Entwicklung der Blutgaspartialdrücke für CO_2 und O_2, (Nach Karlberg u. Wennergreen 1985)

Die peripheren Chemorezeptoren liegen in den Karotiskörperchen in der Aufzweigung von A. carotis interna und externa und im Aortenbogen. Sie reagieren auf Änderungen des Sauerstoffpartialdruckes. Die Empfindlichkeit der zentralen Chemorezeptoren auf CO_2 steigt direkt nach der Geburt stark an, die der peripheren O_2-Rezeptoren dagegen nur in geringerem Maße.

Die Hyperkapnie stellt gegenüber der Hypoxämie nicht nur in dieser Phase, sondern auch während der Neonatal- und frühen Postneonatalzeit den vorrangigen Atemantrieb dar. Beide Chemorezeptorgruppen reagieren aber in Abhängigkeit von Postnatal- und Konzeptionsalter immer sensibler und prompter, sowohl auf akute als auch auf langsamere Änderungen der Blutgaspartialdrücke (Henderson-Smart u. Cohen 1988).

Rezidivierende Hypoxämien können die Reaktion der Chemorezeptoren auf akute Hypoxämien und Hyperkapnien sowie die Aufwachreaktion signifikant beeinträchtigen (Fewell u. Konduri 1988). Dies ist von großer Bedeutung für die Fähigkeit Neugeborener zur spontanen Termination von Apnoen.

Entwicklungsprofil der Blutgaswerte

Entsprechend der o.g. Entwicklung zeigen auch normale Frühgeborene bis zu 8 Wochen nach dem errechneten Termin noch eine ungünstige Konstellation ihrer Blutgase. In abnehmendem Ausmaß haben sie bei nichtinvasiver, kontinuierlicher transkutaner Messung noch relativ hohe CO_2- und relativ niedrige O_2-Partialdrücke. Sie weisen daher physiologischerweise in diesem Altersabschnitt noch eine relative Hyperkapnie und Hypoxämie auf (Bentele et al. 1987) (Abb. 3).

Auch Reifgeborene können bis zur 6. Lebenswoche noch verminderte Sauerstoffwerte (Partialdruck und Sättigung) haben, insbesondere während des Trinkens und Schlafens (Carse et al. 1981; Hoppenbrouwers et al. 1986; Mok et al. 1986). Neben den Chemorezeptoren für CO_2 und O_2 sind auch solche für Sekrete und andere Substanzen (Nahrung etc.) in Nase, Pharynx (Davies et al. 1989) und Larynx bekannt (Downing u. Lee 1975). Ihre Aktivität führt über afferente Bahnen, Integration und Modulation im Hirnstamm und von dort über efferente Neurone zu reflektorischen, protektiven Apnoen. Diese können jedoch bei unreifen, kranken und hypoxischen Frühgeborenen und Säuglingen prolongiert sein und mit Bradykardien, Hypoxien, Tonusverlust, Vigilanzabnahme, Abfall des Blutdruckes und schließlich einer Beeinträchtigung des zerebralen Blutflusses einhergehen (Schulte 1977; Perlman u. Volpe 1985). Auslösend sind zugeführte oder regurgitierte Nahrung sowie NaCl-Lösung, die vor dem Absaugen instilliert wird.

Mechano- und Thermorezeptoren

Weiterhin sind Mechano- und Thermorezeptoren von großer Bedeutung für Antrieb und Koordination der Atmung. Die führende Rolle während der ersten Lebensmonate kommt dabei im Tierexperiment nacheinander der Thermo-, der Mechanosensoren- und dann der Chemorezeptorkontrolle zu (Johnson 1985). Die Mechanorezeptoren für Druck und Strömung der Atemluft werden durch Barotrauma unter Druckbeatmung (Bhutani et al. 1981), liegenden Tuben und Sonden, aber auch durch Absaugen, Infektionen etc. lädiert und funktionell kompromittiert.

Diese Störmechanismen haben nicht nur veränderte afferente Informationen an die Medulla oblongata zur Folge, sie wirken sich ebenso auf die Reaktionsmöglichkeiten der oberen Atemwege wie auf die zentralen efferenten Impulse aus und fördern so diskoordiniertes Atmen und vor allem obstruktive Apnoen.

Transnasal liegende Magensonden beeinträchtigen darüber hinaus den nasalen Luftstrom und erhöhen den Atemwegswiderstand sehr stark (Stocks u. Godfrey 1978; Stocks 1980). Vermehrte Atemarbeit und damit mehr CO_2Produktion sowie erschwertes Abatmen von CO_2 sind die Komplikationen. In kritischen Situationen, z.B. nach der Extubation dekompensieren Frühgeborene dabei rascher. Sie sollten deshalb von solchen transnasalen Sonden passager befreit werden!

Entwicklung des Apnoeprofiles

Entsprechend ihrer noch unreifen Atemantriebe und der ungünstigen Konstellation der Blutgase zeigen Frühgeborene mit Erreichen des errechneten Termines noch ein unreifes Atemmuster (Abb. 3). Im Vergleich zu reifgebo-

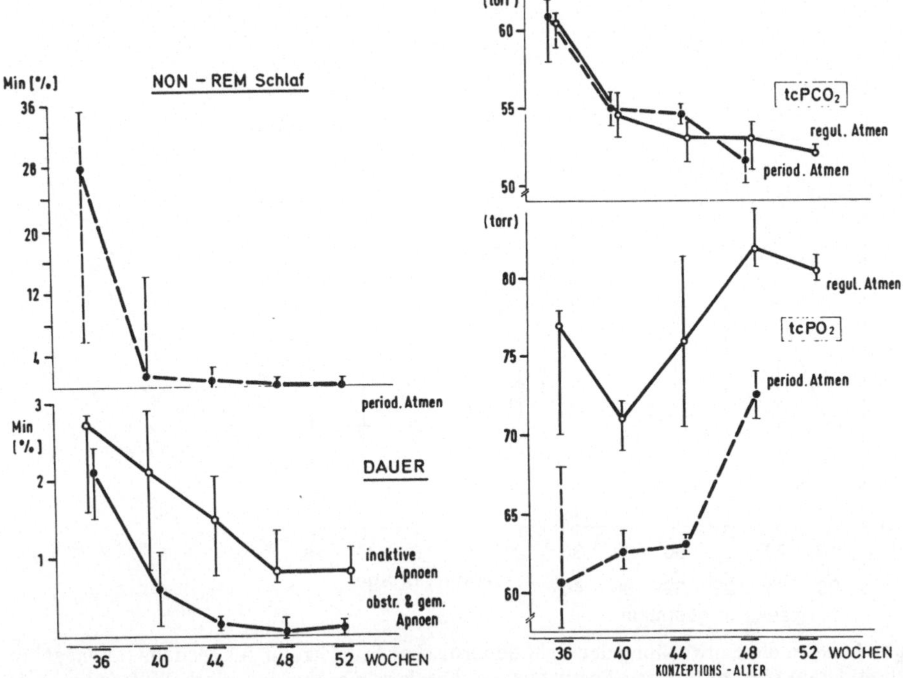

Abb. 3. Entwicklungsprofil (quantitativ) von periodischem Atmen, inaktiven, obstruktiven und gemischten Apnoen, transkutan gemessenen Partialdrücken für CO_2 ($tcpCO_2$) und O_2 ($tcpO_2$) während regulärer und periodischer Atmung in Abhängigkeit vom Konzeptionsalter gesunder frühgeborener Kinder im Non-REM-Schlaf

renen Kindern weisen sie signifikant mehr periodische Atmung und Apnoen während des Schlafens auf. Diese Unterschiede betreffen die Häufigkeit und Dauer der Apnoen. Obwohl normale Frühgeborene kaum gemischte und obstruktive Apnoen haben, ist es gerade diese Apnoeart, die sie von reifen Kontrollkindern signifikant unterscheidet (Albani et al. 1985).

Entwicklung neuronaler Strukturen und Funktionen in der Medulla oblongata

Parallel zur Entwicklung der Chemorezeptoraktivität, des Blutgas- und Apnoeprofils verläuft die Entwicklung der axodendritischen Synapsenbildung in der Formatio reticularis der Medulla oblongata des Hirnstamms. Die Ausbildung der dendritischen Fortsätze, der „dendritic spines", erreicht etwa in der 36. Woche ihren Höhepunkt und nimmt dann bis zum 6. Monat ziemlich kontinuierlich wieder ab (Takashima u. Becker 1985; Quattrochi et al. 1985).

Diese zunehmende Synapsenbildung ermöglicht als morphologisches Substrat die weitere funktionelle Entwicklung, die sich nicht nur in einer kontinuierlichen Abnahme der Apnoen (s. Apnoeprofil), sondern auch in einer parallellaufenden Abnahme der Latenzzeiten evozierter Hirnstammpotentiale

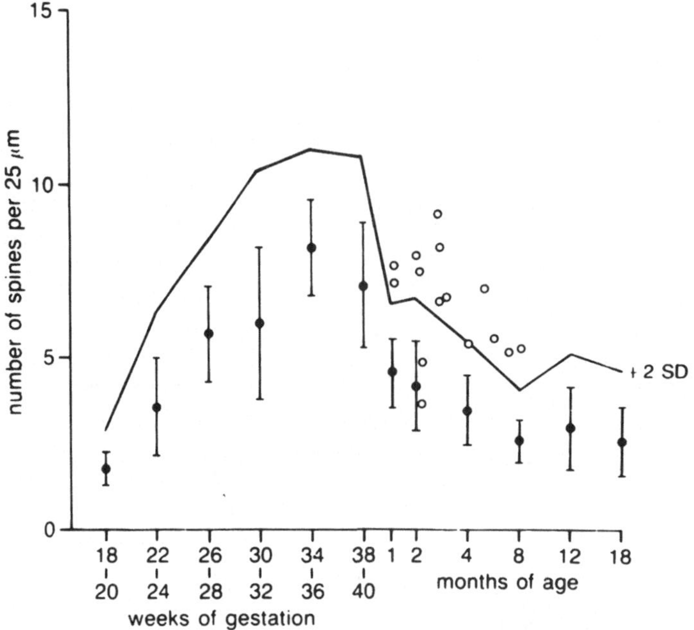

Abb. 4. Normale Entwicklung der Zahl dendritischer Fortsätze in der Medulla oblongata in Relation zum Gestations- und Postnatalalter. Die fast ausnahmslos oberhalb der oberen 2. Standardabweichung gelegenen Zeichen (o) stellen die Werte von Kindern dar, die an einem SIDS verstorben sind. (Nach Takashima et al. 1985)

als Parameter neuronaler Aktivität zeigt (Henderson-Smart et al. 1983). Dabei sind die Latenzzeiten Frühgeborener mit klinischem Apnoesyndrom signifikant verlängert.

Neurotransmittersysteme

Im Verlauf dieser morphologischen und funktionellen Entwicklung der zentralen Atmungskontrolle spielen nach neueren Erkenntnissen zahlreiche Neurotransmitter eine bedeutende Rolle. Auch für diese Neurotransmittersysteme dürfte es eine physiologische Entwicklung geben und zwar für die Sekretion, den „turn over", die Bindung an die Rezeptoren postsynaptischer Membranen und das „re-uptake" der Substanzen in den verschiedenen Teilsystemen, den exzitatorischen und den inhibitorischen (von Euler u. Lagercrantz 1987). Diese Neurotransmittersysteme sind auf ganz verschiedene Weise störbar.

Für eine Vielzahl von Neurotransmittersubstanzen ist mittlerweile auch eine Wirkung als neurotrope Faktoren bei der Entwicklung von Neuronen und Synapsen und auch bei der Migration von Neuronen und ihren Dendritenfortsätzen in ihre Destinationsareale bekannt.

Als wichtige Neurotransmitter bekannt sind bisher:
– Dopamin, Epinephrin und Norepinephrin,

- Beta-Endorphine und Enkephaline,
- Serotonin, Azetylcholin,
- Adenosin, Glutamin, Glyzin,
- Gamma-Aminobuttersäure (GABA),
- Prostaglandine,
- Neuropeptid Y und Substanz P,
- Sleep Inducing Proteins,
- Releasing Hormone für TSH und STH,
- Leukotriene und andere.

Die meisten dieser Substanzen spielen auch eine wesentliche Rolle in der Steuerung der Schlaf- und Aufwachmechanismen (Arousal) und haben daher eine so hervorragende Bedeutung in der schlafabhängigen Atemkontrolle.

Gestörte und/oder abnorme Entwicklung

Apnoeprofil Frühgeborener mit peri- und neonatalen Komplikationen

Frühgeborene, die ein schweres neonatales Atemnotsyndrom mit oder ohne Zeichen einer bronchopulmonalen Dysplasie überwunden haben, zeigen verglichen mit normalen Frühgeborenen persistierend signifikant mehr und länger gemischte und obstruktive Apnoen (Bentele et al. 1985).

Zahlreiche Mechanismen können zur Prolongation von Schlafapnoen und potentiell zu rekurrierenden Hypoxämien führen, insbesondere:

- Fortwirken apnoe-induzierender Reize (z.B. Hypo-, Hyperthermie),
- Akute Hypoxämie und Hyperkapnie (Störung apnoeterminierender Mechanismen),
- Inkoordination der Atemmuskulatur (pharyngeal vs. diaphragmal),
- Arousal-Defizit (in Abhängigkeit von Alter und Schlafphase),
- Verengung der oberen Atemwege (flektierte Kopflage, Stenosen),
- Läsionen der Atemwege nach Langzeitintubation und Beatmung mit Beeinträchtigung der Mechanorezeptoren für Druck (Dehnung) und Atemströmung,
- Funktionsstörungen und Läsionen des Hirnstammes, Hyperämie, Ischämie, Hypoxie, Blutung, Infektion, Medikamente, etc.).

Die Prolongation einer Apnoe bedeutet besonders bei noch kleinen oder kranken Frühgeborenen fast immer, daß diese Apnoe im Verlauf obstruktiv wird, auch wenn sie primär inaktiv begann (Wulbrand et al. 1987). Die o.g. Mechanismen erschweren die spontane Auflösung inaktiver Apnoen. Bei Wiedereinsetzen der rhythmischen Aktivität des Diaphragmas werden die oberen Atemwege in Pharynx und Larynx nicht oder nur inadäquat offengehalten (Carlo u. Martin 1985).

Das Zusammenspiel der Aktivierung der Muskulatur des Mundbodens, vor allem des M. genioglossus, und des Diaphragmas zeigen folgende Abbildungen: (Abb. 5) unter spontaner Beendigung einer inaktiven Apnoe, (Abb. 6) im

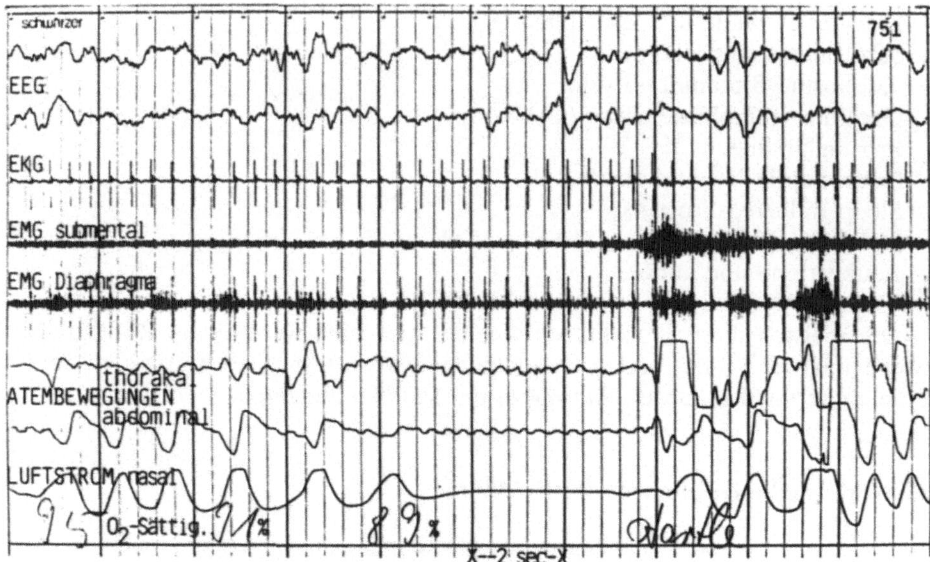

Abb. 5. Inaktive Apnoe von ca. 6 s Dauer. Der Übergang in eine obstruktive Phase wird dadurch verhindert, daß wenige Millisekunden vor Wiedereinsetzen der rhythmischen Aktivität des Diaphragmas (EMG Diaphr.) eine Zunahme (Rekrutierung) der Aktivität der submentalen Muskulatur (M. genioglossus) eintritt. Dadurch wird den kollabierenden Kräften im Pharynx infolge des bei Inspiration entstehenden Unterdruckes durch aktives Vorverlagern des Zungengrundes entgegengewirkt und der pharyngeale Atemweg offengehalten

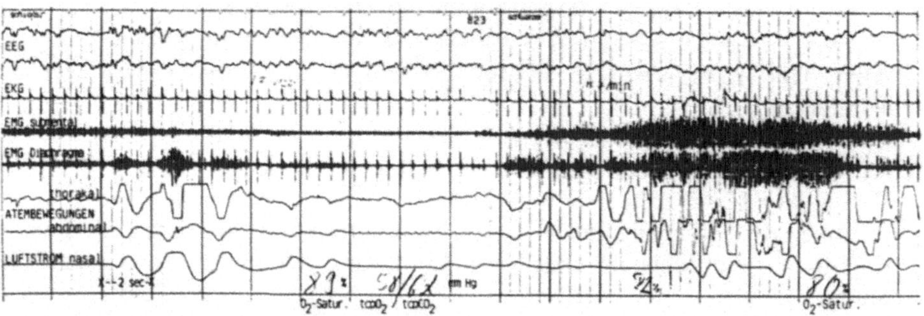

Abb. 6. Gemischte Hypo-/Apnoe, die zu Beginn inaktiv ist und in ihrem Verlauf obstruktiv wird. Diese Obstruktion wird durch eine zunächst inadäquate Rekrutierung bzw. Zunahme der Aktivität der submentalen Muskulatur während des Wiedereinsetzens der rhythmischen Aktivität des Diaphragmas nicht primär verhindert. Es kommt zu einem Abfall der Sauerstoffsättigung von 89 auf 80%. Erst nach ca. 8 s hat die Aktivität der submentalen Muskulatur so stark zugenommen, daß die funktionelle Obstruktion der oberen Atemwege spontan überwunden wird

Verlauf einer gemischten Apnoe, die primär inaktiv ist und dann obstruktiv wird. Die Aktivierung der submentalen Muskulatur kann bei Frühgeborenen fast ganz ausbleiben (Abb. 7) oder fortgesetzt diskoordiniert und ungenügend sein, selbst unter Theophyllin (Abb. 8).

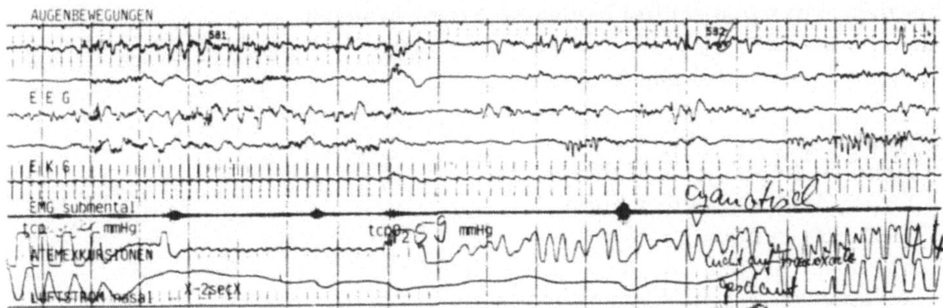

Abb. 7. Gemischte Apnoe (inaktiv-obstruktive) von 26 s Dauer mit Bradykardie, Hypoxämie ($tcpO_2$ 59 > 44) und Zyanose. Das submentale EMG zeigt nur ab und zu eine kurze phasische Aktivitätszunahme. Der einsetzenden Obstruktion wird daher nicht entgegengewirkt. Es tritt eine spontane Termination ein. Der Beginn dieser Apnoe geht mit sehr steilen Wellen im EEG einher. Es kann sich daher zu Beginn um eine konvulsiv bedingte Apnoe handeln.

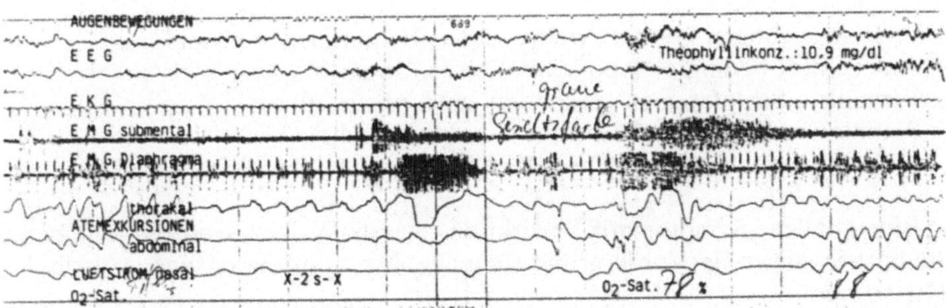

Abb. 8. Obstruktive Hypo-/Apnoe über ca. 20 s mit rhythmischer Aktivität des Diaphragmas (EMG) und diskoordinierter und gegen Ende der Apnoe verzögerter Aktivitätszunahme der Mundbodenmuskulatur. Beachtenswert sind das Ausbleiben einer Bradykardie und das Abfallen der O_2-Sättigung auf 78 % (subnormal). Das Theophyllin verhindert offenbar nur die Bradykardie, nicht aber die obstruktive Apnoe selbst und auch nicht die begleitende Sauerstoffdesaturation

Obstruktive und gemischte Apnoen sind signifikant häufiger bei:
- Frühgeborenen gegenüber Reifgeborenen (Albani et al. 1985),
- Frühgeborenen nach Atemnotsyndrom (Bentele et al. 1985),
- Säuglingen mit Near Miss SIDS (Guilleminault et al. 1979),
- Säuglingen, die an einem SIDS sterben (Kahn et al. 1988),
- Frühgeborenen mit neurologischen Problemen (Butcher-Puech et al. 1985),
- Neugeborenen mit Atemstörungen während des Trinkens (Bentele et al. 1988).

Die Tatsache, daß neurologisch gestörte Neugeborene und Säuglinge mehr obstruktive Apnoen haben, stützt unsere Annahme, daß auch in allen anderen oben angeführten Gruppen neurologische Defizite für das Auftreten obstruktiver und gemischter Apnoen prädisponieren.

Spezielle Ursachen zentral bedingter Atemstörungen

Fehlbildungen und Anlagestörungen

Zu diesen gehören (Übersicht bei Brazy et al. 1987):
- Arnold-Chiari-Typ-II-Malformation,
- Dandy-Walker-Malformation,
- Joubert-Syndrom,
- Möbius-Syndrom,
- Achondroplasie mit kleinem Foramen „magnum“,
- familiäre Lissenzephalie,
- Miller-Dieker-Syndrom,
- medulläre Hypoplasie mit Tegmentumnekrosen,
- kongenitale zentrale Hypoventilation (CCHS),
- andere, seltene Syndrome.

Die Atemstörungen bei der Arnold-Chiari-II-Malformation sind
- eine zentral bedingte Hypoventilation (s. unten),
- vermehrte Schlafapnoen (besonders auch obstruktive),
- Anfälle von Atemanhalten (breath holding spells),
- ein laryngealer Stridor (Parese des N. laryngeus recurrens).

Eine ähnliche Symptomatik bewirkt das Dandy-Walker-Syndrom. Die beim Joubert-Syndrom im Vordergrund stehende Atemstörung ist eine episodische Hyperpnoe.

Prädisponierend für *gemischte* und *obstruktive* Apnoen sind:
- Möbius-Syndrom,
- Achondroplasie,
- Down-Syndrom,
- Piere-Robin-Sequenz (isoliert und im Rahmen übergeordneter Syndrome),
- Zerebralparesen,
- myotonische Dystrophie (kongenitale Form),
- neonatale Form der Myasthenie,
- kongenitale Myopathien.

Besonders die nemaline und die myotubuläre Myopathie können neben der Muskelhypotonie von Geburt an eine Hypo- oder Apnoe verursachen.

Das Syndrom der kongenitalen zentral bedingten Hypoventilation kommt sowohl isoliert als auch im Rahmen komplexerer (s. oben) Fehlbildungssyndrome vor. Das Leitsymptom ist die Hyperkapnie, die vorwiegend aus einer verminderten Empfindlichkeit der zentralen Chemorezeptoren auf CO_2 resultiert. Aufgrund der inhibitorischen Einflüsse des Schlafes auf die zentralen Atemantriebsmechanismen nimmt die Hypoventilation im Schlaf zu oder setzt nur während des Schlafes (Non-REM-Schlaf) ein (Guilleminault et al. 1982).

Die Diagnose dieses Syndroms ist daher nach Ausschluß pulmonaler Ursachen durch Nachweis eines abnormen Anstiegs des CO_2-Partialdrucks zu stellen. Dies erfolgt entweder durch kontinuierliche transkutane Messung ($tcpCO_2$) und/oder durch Registrierung des CO_2-Gehalts der Ausatemluft (endtidales CO_2) während des ruhigen Schlafs. Bestätigt wird die Diagnose durch Nachweis einer zu geringen Zunahme der Ventilation nach Belastung bzw. Anreichern der Atemluft mit CO_2 (Bentele u. Albani 1988).

Ursachen des Syndroms der kongenitalen zentralen Hypoventilation

Man findet je nach Ausmaß entweder gar keine oder unterschiedlich stark ausgeprägte neuropathologische Veränderungen im Hirnstamm und in anderen Hirnregionen (Brazy et al. 1987):

a) Gliosen mit oder ohne Defizit an Neuronen
   - in der Formatio reticularis der Medulla oblongata,
   - in einzelnen Kernen von Hirnnerven,
   - in Kerngebieten des Hirnstammes mit Relaisfunktion in der Atemregulation (Corpora amygdala),
   - im Hypothalamus,
   - im Kortex (Gyrus cinguli).
b) Axonale Veränderungen
   - im N. phrenicus, die mit einer Variation im Muskelfaserformat und einer Prädominanz der Typ-I-Fasern von Diaphragma und Interkostalmuskulatur einhergehen können.
c) Atrophische Veränderungen
   - der Karotiskörperchen, die zu einer zusätzlichen Funktionsstörung der peripheren Chemorezeptoren und damit zu einer mangelnden Reaktion auf Hypoxämie führen.

Hypoventilationssyndrome, Hypopnoen, Bradypnoen und Apnoen treten auch infolge akuter und/oder chronischer Läsionen des ZNS auf.

Akute Läsionen und Störungen des ZNS

Akute Läsionen, die eine primäre Apnoe oder Hypopnoe verursachen, kommen meist infolge einer traumatischen Geburt vor. Wesentliche Folgen von Geburtstraumen sind einzeln oder in Kombination:

- Hirnstammnekrosen bei schwerer perinataler Asphyxie,
- infratentorielle Blutungen,
- die hohe Hämatomyelie (Ursprung des N. phrenicus).

Hirnstammläsionen kommen unter perinataler Asphyxie auch selektiv vor (Roland et al. 1988). Eine Korrelation zwischen abnormer Atemkontrolle und perinatal erworbenen Infarkten im Hirnstamm und im Zerebellum wurde von Takashima u. Becker (1989) beschrieben. Solche, z.T. diskrete Infarkte führen zu Apnoen, zu plötzlichem Tod oder infolge konsekutiver tegmentaler Gliosen des Hirnstammes ggf. zu persistierenden Störungen der Atmungskontrolle.

Auch während der Neonatalzeit können akute Läsionen und Störungen funktionstragender Strukturen der Atemkontrolle auftreten. Häufig sind sie die Folge von intrakraniellen Blutungen und oder Infektionen.

Akute metabolisch bedingte Ursachen zentraler Atemstörungen sind insbesondere Hypoglykämie und Hypokalzämie, die meist im Rahmen einer primären Asphyxie oder anderer neonataler Grunderkrankungen vorkommen.

Eine wesentliche Ursache zentraler Atemstörungen (sowohl akut als auch chronisch) liegt in der Beeinträchtigung der Thermokontrolle der Atmung infolge einer inadäquaten Umgebungstemperatur. Verläßt diese den für das Gestationsalter und Geburtsgewicht eines Kindes angemessenen und als Thermoneutralpflegezone definierten Bereich (Hey u. Katz 1970; Sauer et al. 1984) in Richtung einer Hypo- oder Hyperthermie, so sind massive Störungen des Atemantriebs bis hin zum sog. Kälte- oder Wärmetod die Folge.

Chronische Läsionen als Ursache zentraler Atemstörungen

Chronische Läsionen mit Atemantriebs- und Koordinationsstörungen treten als Komplikation auf bei:

1. angeborenen Tumoren des Hirnstammes und der hinteren Schädelgrube (Teratome, Astrozytome u.a.),
2. degenerativen Erkrankungen des ZNS, z.B.
   - der infantilen neuroaxonalen Dystrophie,
   - der spinalen Muskelatrophie Werdnig-Hoffmann mit Verlust der Kerne des N. hypoglossus,
   - der familiären infantilen Multisystematrophie,
   - der Degeneration von Thalamus und Hirnstamm.

Diagnostik zentral bedingter Atemstörungen

Periodisches Atmen und inaktive Apnoen werden als physiologische Atemmuster kontinuierlich durch Registrieren der Atemexkursionen (Impedanz, Piezoelement, Dehnungsmeßelemente, andere Sensoren) als Respirogramm quantitativ erfaßt und ggf. aufgezeichnet. Die Hinzunahme der Registrierung von EKG und transkutaner Messung von Sauerstoffpartialdruck ($tcpO_2$) oder Sättigung (O_2-Sat) gestattet in Form der Kardio- bzw. Oxykardiorespirographie gleichzeitig die Erfassung möglicher Konsequenzen abnorm ausgeprägten periodischen Atmens und prolongierter Apnoen: der Bradykardien und Hypoxämien (Übersicht bei Cassidy 1983; Solimano et al. 1986; Rooth et al. 1987; Southall et al. 1987).

Obstruktive und gemischte Apnoen werden infolge der fortgesetzten Atemexkursionen mittels o.g. Methodik nicht oder nur ganz selten erfaßt (Bentele 1989; Muttit et al. 1988). Falls auch Herzaktion und/oder Blutgaswerte registriert werden, ist über die Erfassung von Bradykardien und Hypoxämien indirekt auf obstruktive und gemischte Apnoen zu schließen.

Ein quantitatives Erfassen von Apnoen mit obstruktiver Komponente ist nur mittels Registrieren des nasalen (und oralen) Luftstroms über Thermistor oder CO_2-Messung in der Ausatemluft möglich. Dies sind aber sehr aufwendige und noch artefaktreiche Methoden, die bisher fast ausschließlich polygraphischen Ableitungen unter Laborbedingungen mit ständiger Kontrolle vorbehalten sind. Technische Verbesserungen werden jedoch zukünftig den klinischen Routineeinsatz bei prädisponierten Patienten ermöglichen.

In der klinischen Realität werden nach wie vor auch auf modernen Intensivpflegestationen mit kardiorespirographischer Routineüberwachung nur ein Teil klinisch relevanter, auch prolongierter inaktiver Apnoen erfaßt (Southall et al. 1983). Besonders obstruktive und gemischte Apnoen bleiben unter konventioneller Überwachung zum großen Teil unentdeckt (Muttit et al. 1988). Da diese Apnoeformen Symptom einer zugrundeliegenden Störung des ZNS sein können, häufig mit Hypoxämie einhergehen und daher prognostische Aussagen ermöglichen, ist ihr diagnostisches Entgehen besonders problematisch.

Konvulsiv bedingte Apnoen werden polygraphisch mit Ableitung des EEG und der Atemtätigkeit registriert (s. Beitrag Schulte, in diesem Buch, S.).

Störungen der Koordination von Atmen und anderen Vitalfunktionen, vor allem dem Trinken und somit dem Saug- und Schluckakt, werden diagnostiziert durch

1. genaues Beobachten der Atemtätigkeit *und*
2. fortgesetztes Registrieren von Atemtätigkeit, Herzaktion und Sauerstoffspannung oder -sättigung während des Trinkens

Der ausschließlich klinischen Beobachtung des Atmens während des Trinkens entgehen obstruktive Apnoen, Bradykardien und vor allem Hypoxämien (Bentele et al. 1989).

Hyperkapnien, die infolge einer zentral bedingten Hypoventilation auftreten, werden mittels der kontinuierlichen Registrierung des transkutanen CO_2-Partialdruckes ($tcpCO_2$) erfaßt und eventuell als Kapnogramm aufgezeichnet.

Die Diagnostik morphologischer Ursachen zentraler Atemstörungen erfolgt in Kenntnis der anamnestischen und klinischen Daten durch Darstellung zentraler Strukturen mittels bildgebender Verfahren, in erster Linie mittels der kaum belastenden und keinen Transport und keine Sedierung erfordernden Sonographie, bei ganz speziellen Fragestellungen aber auch mittels der kranialen Computer- (CCT) und der Magnetresonanz- oder Kernspintomographie (MRT).

Zur Diagnostik funktioneller Störungen im Bereich des Hirnstammes kann neben der neurologischen Untersuchung der Hirnstammreflexe die Ableitung evozierter Hirnstammpotentiale beitragen. Damit hat man Parameter, die in Kenntnis der physiologischen Entwicklung in Abhängigkeit vom Konzeptionsalter Neugeborener eine Aussage über eine retardierte oder abnorme Entwicklung ermöglichen (Lütschg 1985, 1986).

Therapie zentral bedingter Atemstörungen bei Neugeborenen

Treten zentrale Atemstörungen infolge einer Grunderkrankung oder spezifischen Funktionsstörung des ZNS auf, so zielt ihre Therapie auf die Beseitigung dieser ursächlichen Störungen, sofern diese therapeutisch zu beeinflussen sind.

Ist eine Grunderkrankung nicht erkennbar oder nicht therapierbar, bedürfen abnorme Atemmuster zur Verhinderung rezidivierender Hypoxämien einer symptomorientierten Therapie. Das gilt insbesondere für prolongierte Apnoen ohne und mit Obstruktion der oberen Atemwege, aber auch für Atemstörungen mit zentraler Hypoventilation.

Therapeutisch kommen bei Beeinträchtigung zentraler Atemantriebsfunktionen prinzipiell *vier Ansätze* in Frage:

1. kontrollierte Sauerstoffzufuhr,
2. zentral stimulierende Medikamente,
3. mechanische Atemhilfen,
4. Stimulation des Diaphragma (phrenic nerve pacing).

Die Anwendung von Sauerstoff setzt die Kenntnis der Normalwerte für paO_2- und O_2-Sättigung in Abhängigkeit vom Alter voraus. Eine Hyperoxie ist besonders bei Frühgeborenen ebenso zu vermeiden wie eine Hypoxämie. Temperatur und Feuchtigkeit des Sauerstoffes sind nach den Regeln der Neonatologie zu adjustieren. Eine Normoxämie ist wesentliche Voraussetzung für das Funktionieren der zentralen CO_2-Rezeptoren.

Als die Atemantriebe stimulierende Medikamente werden Theophyllin oder Koffein eingesetzt. Frühgeborene bauen einen großen Teil des Theophyllins rasch zu Koffein um. Mit Dopxapram gibt es in Europa vergleichsweise noch wenige Erfahrungen bei Frühgeborenen.

Die Indikation für die Anwendung beider Medikamente muß begründet sein. Eine unbegründete prophylaktische Anwendung ist abzulehnen, da potentielle Nebenwirkungen subtil und langfristig sein können (Bentele et al. 1990).

Kontrollen der Serumkonzentration sind unabdingbar, vor allem bei Verdacht auf Nebenwirkungen sowie bei Komedikation mit anderen Medikamenten, die im Körper mit den Methylxanthinen interagieren und deren Serumkonzentration zu ändern vermögen. Die Indikation zur Weiterführung der Therapie mit Methylxanthinpräparaten bedarf rechtzeitig einer Überprüfung. Bei Fortbestehen dieser Indikation ist die Dosierung der Entwicklung des Körpergewichts anzupassen.

Der Einsatz mechanischer Atemhilfen bedarf ebenfalls einer klaren Indikation. Ziele sind die Aufrechterhaltung von Ventilation und Oxygenierung sowie das Offenhalten der oberen Atemwege.

Indikationen bei zentral bedingten Atemstörungen sind:

- prolongierte inaktive Apnoen und Hypoventilationssyndrome, die durch Therapie der Grunderkrankung und/oder durch Xanthinpräparate nicht zu eliminieren sind, z.B. bei Fehlbildungen, Tumoren und anderen Hirnstammläsionen sowie Atemantriebsstörungen infolge von Medikamenten;

- obstruktive Atemstörungen und Apnoen, die zur Behebung des neurogenen Kollapses der pharyngealen Atemwege der „Aufweitung" durch nasopharyngeales CPAP bedürfen.

Bei permanenter, z. T. auch unilateraler Zwerchfellparese infolge Läsionen (meist hohe Hämatomyelie) im Ursprungsbereich des N. phrenicus (C2–C4) oder bei Kindern mit einem kongenitalen, zentral bedingten Hypoventilationssyndrom (Guilleminault et al. 1982) mit Veränderungen im Hirnstamm, Halsmark und ggf. auch im N. phrenicus selbst (s. oben) kann nach exakter morphologischer und funktioneller Vordiagnostik einschließlich der Nervenleitgeschwindigkeit des N. phrenicus die Implantation eines sog. „Zwerchfellschrittmachers" erwogen werden.

Dieses Verfahren kann in manchen Fällen eine mechanische Dauerbeatmung ersetzen, ist aber keineswegs unproblematisch. Sie ist wie diese mit zahlreichen Komplikationen behaftet. Nur wenige Zentren haben genügend Erfahrung mit der Diagnostik der Syndrome, dem Prozedere der Implantation, der Feineinstellung des Pacers in bezug auf Reizfrequenz und Stärke, der kurz- und langfristigen Betreuung der Patienten. Große Erfahrungen hiermit hat man wohl in Chicago. Dort erfolgen aufgrund der vielen Implikationen des Pacings prospektive Untersuchungen unter vielen Aspekten: der Technik, der Entwicklung und Veränderungen in der Muskulatur des Diaphragmas und im N. phrenicus sowie der Voraussetzungen zu einer besseren Compliance der Patienten und Familien (Brouillette et al. 1983; Brouillette 1988, persönliche Mitteilung).

Prognose zentral bedingter Atemstörungen

Da die Atemstörungen fast ausschließlich Symptome sind, hängt die Prognose von Art, Ausmaß und Therapiebarkeit der Grunderkrankung ab. Bleiben Atemstörungen mit Hypoxiefolgen aber unentdeckt, kann dies die Entwicklung zusätzlich signifikant beeinträchtigen. Zur Langzeitprognose von Kindern mit zentraler Hypoventilation ohne primäre neuromuskuläre, kardiale oder pulmonale Erkrankung liegen inzwischen einzelne Untersuchungen mit unterschiedlichem Ergebnis vor. Die Mehrzahl bedarf nur im Schlaf der Beatmung (zumeist über ein Tracheostoma), zeigt Komplikationen wie Herzinsuffizienz und hypoxische Anfälle fast nur in der Anfangszeit, kann zuhause mit viel Unterstützung betreut werden, hat eine „geringe Morbidität" und „keine Mortalität" (Oren et al. 1987).

Prävention

Langfristig anzustreben ist eine Senkung der Frühgeburtenrate und die Verhinderung prä-, peri- und postnataler Komplikationen, auch bei Reifgeborenen. Grundvoraussetzung dafür ist die Kenntnis der Physiologie und Pathophysiologie der fetalen und neonatalen Atemregulation. Nur dadurch ist die

Antizipation potentieller Komplikationen und bestenfalls deren Prävention oder Früherkennung und ggf. Therapie möglich. Schwere Fehlbildungssyndrome, sofern diese nicht von selbst zu einem Abort führen, sollten schon während der Frühschwangerschaft diagnostiziert werden können.

Literatur

Albani M, Bentele KHP, Budde C, Schulte FJ (1985) Infant sleep apnea profile: Preterm vs term infants. Eur J Pediatr 143: 261–268

Ariagno RL (1979) Development of respiratory control. In: Korobkin R, Guilleminault C (eds) Advances in perinatal neurology, Vol I. S P Medical and Scientific Books, New York, pp 245–280

Bentele KHP, Albani M (1988) Are there tests predictive for prolonged apnea and SIDS. A review of epidemiological and function studies. Acta Paediatr Scand 342 (Suppl): 3–21

Bentele KHP, Albani M, Budde C, Schulte FJ (1985) Sleep apnea profile in preterm infants recovering from respiratory distress syndrome. Arch Dis Childh 60: 547– 554

Bentele KHP, Ancker U, Albani M (1987) Transcutaneous blood gases and sleep apnea profile in healthy preterm infants during early infancy. Adv Exp Med Biol 220: 89–94

Bentele KHP, Albani M, Schulte FJ (1988) Abnormal breathing patterns and hypoxemia associated with feeding beyond the neonatal period. Pediatr Res 23 (Abstracts)

Bentele K (1989) Häusliche apparative Überwachung von Risikoneugeborenen. Monatsschr Kinderheilkd 137 (8): 509

Bentele KHP, Claussen M, Albani M, Wolf G, Hellwege HH (1991) Episoden disorganisierten Atmens mit Änderungen des $tcpO_2$ bei Frühgeborenen vor und unter der Therapie mit Theophyllin. (In Vorbereitung)

Brazy JE, Kinney HC, Oakes WJ (1987) Central nervous system structural lesions causing apnea at birth. J Pediatr 111: 163–175

Brouillette RT, Ilbawi MN, Hunt CE (1983) Phrenic nerve pacing in infants and children: A review of experience and report on the usefulness of phrenic nerve stimulation studies. J Pediatr 102: 32–39

Butcher-Puech MC, Henderson-Smart DJ, Holley D, Lacey JL, Edwards DA (1985) Relation between apnoea duration and type and neurological status of preterm infants. Arch Dis Childh 60: 953– 958

Bhutani VK, Rubenstein SD, Schaffer TH (1981) Pressure-induced deformation in immature airways. Pediatr Res 15: 829

Carse EA, Wilkinson AR, Whyte PL, Henderson-Smart DJ, Johnson P (1981) Oxygen and carbon dioxide tensions, breathing and heart rate in normal infants during the first six month of life. J Dev Physiol 3: 85–100

Carlo WA, Martin RJ (1985) Regulation of respiratory muscles in infants and children. In: Millner A, Martin RJ (eds) Neonatal and pediatric respiratory medicine, Vol 2. Butterworth, London, pp 17–36

Cassidy G (1983) Transcutaneous monitoring in the newborn infant. J Pediatr 103: 837–848

Davies AM, Koenig JS, Thach BT (1989) Characteristics of upper airway chemoreflex prolonged apnea in human infants. Am Rev Resp Dis 139: 668–673

Downing SE, Lee JC (1975) Laryngeal chemosensitivity: a possible mechanism for sudden infant death. Pediatrics 55: 640–649

Euler C von, Lagercrantz H (eds) (1987) Neurobiology of the control of breathing. Karolinska Institute Nobel Conference Series 1987. Raven Press, New York

Fewell JE, Konduri GG (1988) Repeated exposure to rapidly developing hypoxemia influences the interaction between oxygen and carbon dioxide in initiating arousal from sleep in lambs. Pediatr Res 24: 28–33

Guilleminault C, Ariagno R, Korobkin R, Nagel L, Baldwin R, Coons S, Owen M (1979) Mixed and obstructive sleep apnea and near miss for sudden infant death syndrome: 2. Comparison of near miss and normal control infants by age. Pediatrics 64: 882–891

Guilleminault C, McQuitty J, Ariagno AL et al. (1982) Congenital central hypoventilation syndrome in six infants. Pediatrics 70: 684–694
Henderson-Smart DJ, Cohen GL (1988) Chemical control of breathing in early life. Ann NY Acad Sci 533: 276–288
Henderson-Smart DJ, Pettigrew AG, Campbell DJ (1983) Clinical apnea and brainstem neural function in preterm infants. N Engl J Med 308: 353–357
Hey EN, Katz G (1970) The optimum thermal environment for naked babies. Arch Dis Childh 45: 328–334
Hoppenbrouwers T, Hodgman JE, Arakawa K, Cabal L, Durand M (1986) Transcutaneous gases in early infancy. Pediatr Res 20: 413 (Abstracts)
Johnson P (1985) The development of breathing. In: The physiological development of the fetus and newborn. Jones CT, Nathanielsz PW (eds). Academic Press, London, pp 201–210
Kahn A, Blum D, Rebuffat E et al. (1988) Polysomnographic studies in infants who subsequently died of sudden infant death syndrome. Pediatrics 82: 721–727
Karlberg P, Wennergreen G (1986) Respiratory control during onset of breathing. In: Monset-Couchard M (ed). Cardiovascular and respiratory physiology in the fetus and neonate. Colloque INSERM, Vol 133. John Libbey, London, 131–144
Lütschg J (1985) Evozierte Potentiale bei komatösen Kindern. Methodik und klinische Anwendung. G. Fischer, Stuttgart
Lütschg J (1986) Evozierte Potentiale bei neonataler Asphyxie. In: Neuhäuser G (Hrsg) Entwicklungsstörungen des Zentralnervensystems. Kohlhammer, Stuttgart, S. 148–149
Mathew OP (1985) Maintenance of upper airway patency. J Pediatr 106: 863–869
Mok JYQ, McLoughlin FJ, Pintar M, Hak H, Amaro-Galvez R, Lewison H (1986) Transcutaneous monitoring of oxygenation: What is normal? J Pediatr 108: 365–371
Muttit SC, Finer NN, Tierney AJ, Rossmann J (1988) Diagnosis of neonatal apnea: nurse vs computer. Pediatrics 82: 713–720
Naeye RL (1979) Neonatal apnea: underlying disorders. Pediatrics 63: 8–12
Oren J, Kelly DH, Shannon DC (1987) Long-term follow-up of children with congenital central hypoventilation syndrome. Pediatrics 80: 375–378
Perlman JM, Volpe JJ (1985) Episodes of apnea and bradycardia in the preterm newborn: impact on cerebral circulation. Pediatrics 76: 333–338
Quattrochi JJ, McBride PB, Yate AJ (1985) Brainstem immaturity in sudden infant death syndrome: a quantitative rapid golgi study of dendritic spines in 95 infants. Brain Res 325: 39–46
Roland EH, Hill A, Norman MG, Flodmark O, MacNab AJ (1988) Selective brainstem injury in an asphyxiated newborn. Ann Neurol 23: 89–92
Rooth G, Huch A, Huch R (1987) Transcutaneous oxygen monitors are reliable indicators of arterial oxygen tension (if used correctly). Pediatrics 79: 283–286
Sauer PJ, Dane HJ, Visser HKA (1984) New standards for the neutral thermal environment of healthy very low birth weight infants during the first week of life. Arch Dis Childh 59: 18–22
Schulte FJ (1977) Apnea. Clin Perinatol 4: 65–76
Schulte FJ (1979) Developmental aspects of the neuronal control of breathing. In: Falkner F, Tanner JM (eds) Human growth, Vol 3. Plenum Press, New York
Schulte FJ, Albani M, Schnizer H, Bentele K (1982) Neuronal control of neonatal respiration – sleep apnea and the sudden infant death syndrome. Neuropediatrics 13 (Suppl): 3–14
Solimano AJ, Smyth JA, Mann TK, Albersheim SG, Lockitch G (1986) Pulse oximetry advantages in infants with bronchopulmonary dysplasia. Pediatrics 78: 844–849
Southall DP, Bignall S, Stebbens VA, Alexander JR, Rivers RPA, Lissauer T (1978) The clinical reliability of pulse oximeter and transcutaneous pO_2-measurements in neonatal and paediatric intensive care. Arch Dis Childh 62: 882–888
Southall DP, Levitt GA, Richards JM et al. (1983) Undetected episodes of prolonged apnea and severe bradycardia in preterm infants. Pediatrics 72: 541–551
Stocks J (1980) Effects of nasogastric tubes on nasal resistence in infants. Arch Dis Childh 55: 17–20
Stocks J, Godfrey S (1978) Nasal resistance durig infancy. Respir Physiol 34: 233–246

Takashima S, Becker LE (1989) Relationship between abnormal respiratory control and perinatal brainstem and cerebellar infarctions. Pediatr Neurol 5: 211–215

Takashima S, Mito T, Becker LE (1985) Neuronal development of the medullary reticular formation in sudden infant death syndrome and premature infants. Neuropediatrics 16/2: 76–79

Vries JIP de, Visser GHA, Prechtl HFR (1982) The emergence of fetal behaviour. I. Qualitative aspects. Early Human Dev 7: 301–322

Wulbrand H, Bentele KHP, Albani M, Schulte FJ (1987) Pattern of submental and diaphragmatic muscle activity during mixed and obstructive apnea in infants recovering from bronchopulmonary dysplasia (BPD) Pediatr Res 22: 222 (Abstracts)

Prognostische Wertigkeit kardiorespiratorischer Dysregulationen im Schlaf von Früh- und Neugeborenen

D. Dralle, M. Hessler, C. Löhr, G. Neuhäuser

Einleitung

Beim Neugeborenen ist die Variabilität der Herzfrequenz abhängig vom Schlaf-Wach-Verhalten und unterliegt Reifungsprozessen (Harper et al. 1976). Miyazaki et al. (1979) fanden bei reifen Neugeborenen mit schweren EEG-Veränderungen eine stark eingeschränkte Variabilität der Herzfrequenz, und Schechtman et al. (1989) beschrieben dieses Phänomen bei Kindern, die später einem „sudden-infant-death-syndrome" (SIDS) erlagen.

Korrelationen zwischen regelmäßiger Herz- und Atemtätigkeit sind als physiologisch bekannt. Dysregulationen können bei verschiedenen zerebralen Erkrankungen beobachtet werden (Albani et al. 1985; Booth et al. 1983; Martin et al. 1986; Stein et al. 1983). Bei High-risk-Neugeborenen wiesen Rother et al. (1987, 1988) mit Hilfe von Power- und Kohärenzspektren Störungen der Variabilität der Herzfrequenz in Abhängigkeit von der Atmung nach, konnten aber hieraus keine prognostischen Schlüsse ziehen, wenn sie die Kinder noch bis zu 2 Jahren entwicklungsneurologisch untersuchten.

Die Frage der prognostischen Wertigkeit kardiorespiratorischer Dysegulationen im Schlaf von High-risk-Früh- und Neugeborenen ist von praktischer Relevanz und sollte deshalb erneut geprüft werden.

Eigene Untersuchungen

Bei 73 High-risk-Patienten (48 High-risk-Frühgeborene mit multifaktoriellen Risiken, 25 Neugeborene mit Mißbildungssyndromen) sowie 46 Low-risk-Früh- und Neugeborenen wurde die Herzaktivität über einen Frequenzintegrator, die Atmung mit einem Elongationsgeber erfaßt. Die Untersuchung erfolgte über 3 h im Schlaf (zwischen 2 Fütterzeiten). Der Anteil regelmäßiger Herzfrequenz (Abweichung zwischen zwei RR-Intervallen <5 %) wurde zum Anteil regelmäßiger Atmung in Beziehung gesetzt und als „kardiorespiratorischer Quotient" (QCR) definiert. Periodische Atmung galt als unregelmäßig.

Low-risk-Früh- und Neugeborene wurden zwischen dem 5. und 15. Lebenstag untersucht. Ein relativ großer Anteil regelmäßiger Herzfrequenz kam bei den jüngsten Frühgeborenen vor, fiel nach der 34. Schwangerschaftswoche (SSE) ab, um bei reifen Neugeborenen wieder anzusteigen. Die Atmung wurde mit zunehmender Entwicklung regelmäßiger. Dementsprechend zeigte der

Tabelle 1. Regelmäßigkeit der Herzfrequenz (*HFr*) und der Atmung (*ATr*) in Prozent der Gesamt-Schlaf-Zeit (%*TST*) sowie Berechnung des kardiorespiratorischen Quotienten (*QCR*) bei Low-risk-Früh- und Neugeborenen (Medianwerte)

Konzeptionsalter (SSW)	n	HFr (%TST)	ATr (%TST)	QCR
30–33	12	7,7	10,5	0,62
34–35	12	4,9	10,3	0,78
36–37	11	5,8	16,3	0,37
38–41	11	6,4	32,7	0,19
			p<0,01	p<0,05

QCR eine Altersabhängigkeit, er fiel mit steigendem Konzeptionsalter ab (Tabelle 1).

High-risk-Neugeborene hatten zwischen dem 5. und 15. Lebenstag im Vergleich zu Low-risk-Kindern eine vermehrt regelmäßige Herzfrequenz. Dementsprechend war der QCR erhöht (Tabelle 2).

High-risk-Frühgeborene mit multifaktoriellen Risiken wurden untersucht, sobald sie nicht mehr in intensivmedizinischer Überwachung waren, ihr Konzeptionsalter betrug zwischen 30 und 39 Schwangerschaftswochen. Sie hatten altersabhängig eine zunehmend unregelmäßige Herzfrequenz. Der

Tabelle 2. Regelmäßigkeit der Herzfrequenz (*HFr*) und der Atmung (*ATr*) in Prozent der Gesamt-Schlaf-Zeit (%*TST*) sowie Berechnung des kardiorespiratorischen Quotienten (*QCR*) bei High-risk-Neugeborenen mit Down-Syndrom (*DS*), Hydrozephalus und Meningomyelozele (*Hy., MMC*) sowie mit komplexen zerebralen Mißbildungen (*Kompl. M*) (Medianwerte)

Pat.	n	HFr (%TST)	ATr (%TST)	QCR
DS	11	7,3	21,2	0,34*
Hy., MMC	7	14,2	33,8	0,3
Kompl. M.	7	12,5	41,5	0,31

* p <0,05 im Vergleich zur Kontrollgruppe von Low-risk-Neugeborenen

Tabelle 3. Regelmäßigkeit der Herzfrequenz (*HFr*) und der Atmung (*ATr*) in Prozent der Gesamt-Schlaf-Zeit (%*TST*) sowie Berechnung des kardiorespiratorischen Quotienten (*QCR*) bei High-risk-Frühgeborenen (Medianwerte)

Konzeptionsalter (SSW)	n	HFr (%TST)	ATr (%TST)	QCR
30–33	7	10,6	8,6	1,0
34–35	12	7,3	9,2	0,9
36–37	16	8,4	11,8	0,8
38–41	13	4,8	7,3	0,6

Anteil regelmäßiger Atmung blieb in den verschiedenen Altersstufen konstant und ließ keine Entwicklungstendenz erkennen. Der QCR aber war altersabhängig und bei Risikopatienten im Vergleich zu Low-risk-Frühgeborenen erhöht (Tabelle 3).

Eine zusammenfassende Darstellung der QCR-Werte einzelner Patientengruppen findet sich in Abb. 1.

Im Alter zwischen 5 und 7 Jahren konnten 38 Kinder nachuntersucht werden. Bei 21 war die Durchführung des Körperkoordinationstestes für Kinder (KTK) und des HAWIVA möglich (Tabelle 4), 17 Patienten [ehemalige High-risk-Früh- (n=3) und Neugeborene (n=14)] waren wegen schwerer Behinderung nicht zu testen. Eine Korrelation konnte weder zwischen QCR und motorischer Entwicklung noch zwischen QCR und geistigen Fähigkeiten nachgewiesen werden (Abb. 2 und 3).

Diskussion

Kardiorrespiratorische Regulationen werden beeinflußt von Chemo- und Barorezeptoren (Harris et al. 1987), deren Afferenzen über den IX. und X. Hirnnerven zum Nucleus tractus solitarii (Lipski et al. 1977; Spyer et al. 1987), zum Nucleus ambiguus und paragigantocellularis (Guyenet et al. 1987) und zur ventrolateralen Medulla geleitet werden (Barman 1987; Caverson u. Ciriello 1987).

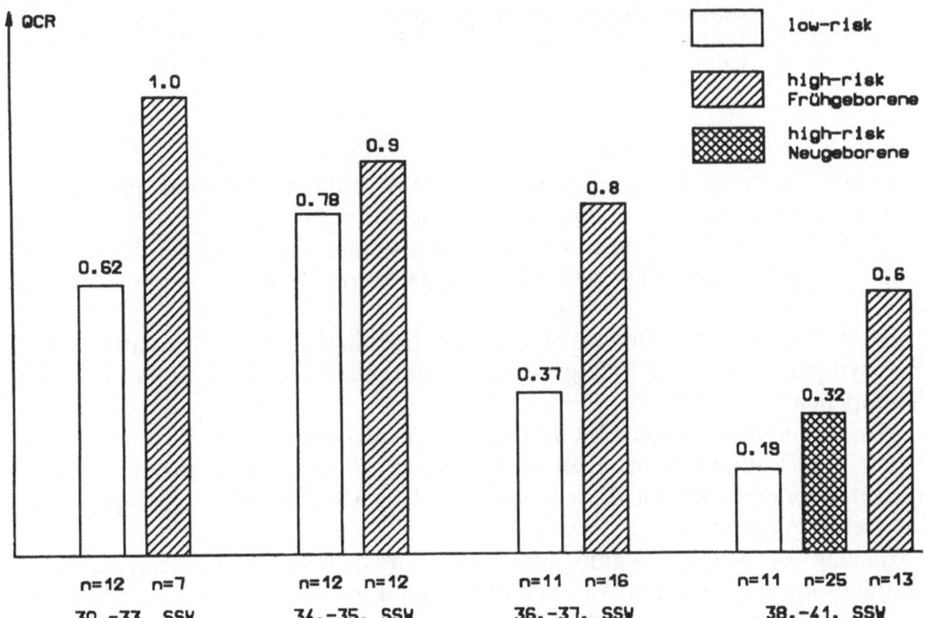

Abb. 1. Kardiorespiratorischer Quotient (QCR) bei Low-risk- und High-risk-Früh- und Neugeborenen

Tabelle 4. Kardiorespiratorischer Quotient (*QCR*) in Abhängigkeit zum Motorik-Quotienten (*MQ*) und dem HAWIVA (*V* Verbalteil, *H* Handlungsteil, *R* Rechenteil, *Z* Zusatzteil.

Pat. Nr.	QCR	MQ	HAWIVA			
			V	H	R	Z
1	0,1	70	77,5	77,5	92,5	100,0
2	0,6	97	*	92,5	*	77,5
3	0,7	59	100,0	100,0	100,0	107,5
4	2,3	67	115,0	115,0	92,5	115,0
5	1,1	93	112,5	92,5	115,0	115,0
6	0,7	93	77,5	107,5	77,5	115,0
7	0,1	70	85,0	115,0	107,5	137,5
8	3,6	96	107,5	130,0	115,0	115,0
9	0,4	69	92,5	100,0	100,0	107,5
10	0,9	73	92,5	85,0	107,5	100,0
11	1,3	104	100,0	107,5	122,5	100,0
12	0,3	63	100,0	100,0	107,5	92,5
13	0,1	88	100,0	122,5	100,0	107,5
14	0,7	74	100,0	100,0	85,0	115,0
15	0,5	74	100,0	107,5	100,0	92,5
16	1,5	67	115,0	100,0	115,0	115,0
17	1,0	83	100,0	100,0	85,0	92,5
18	0,2	70	107,5	122,5	130,0	92,5
19	1,0	72	*	85,0	*	85,0
20	15,5	83	*	92,5	*	107,5
21	1,8	67	*	92,5	*	107,5

* = nicht wertbar bei fremdsprachigen Kindern
Pat. Nr. 1– 5: Low-risk-Frühgeborene 30.–33. SSW
6–11: Low-risk-Frühgeborene 34.–35. SSW
12–18: Low-risk-Frühgeborene 36.–37. SSW
19–21: High-risk-Frühgeborene

Zentrale Einflüsse kommen vom ventralen Thalamus (Varner 1987), vom Hypothalamus und hier besonders vom Nucleus paraventricularis (Sawchenko et al. 1987), von dem damit in Verbindung stehenden limbischen System mit dem Amygdala-Komplex und der Formatio reticularis (Langhorst et al. 1987).

Efferenzen werden vom Hirnstamm hauptsächlich über den Sympathikus und Parasympathikus an die Erfolgsorgane weitergeleitet (Bachoo u. Polosa 1987; Koeppchen et al. 1987).

Auf Grund der Komplexität im Zusammenspiel verschiedener Neuronenverbände sind Funktionsstörungen im einzelnen oft nicht zu lokalisieren. Andererseits aber bietet gerade diese Komplexität die Möglichkeit zur Kompensation bei Fehlregulationen.

Bislang ist wenig bekannt über die Entwicklung kardiorespiratorischer Regulationsmechanismen. Bei Schaffeten sind im letzten Drittel der Schwangerschaft Aktivitäten von Chemorezeptoren abzuleiten, die aber – außer bei Stimulation durch Isoprenalin – noch nicht zur Beeinflussung der fetalen Atmung führen. Am Tag der Geburt werden die Entladungen der Chemore-

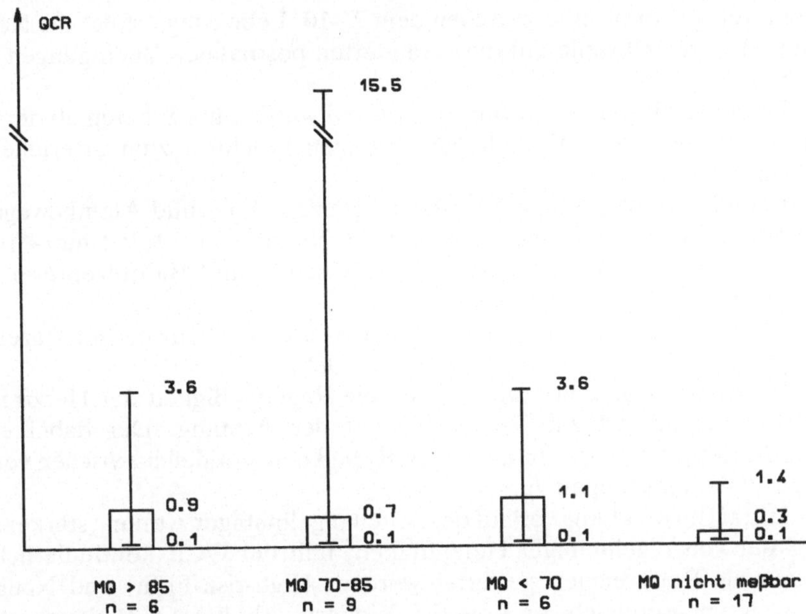

Abb. 2. Korrelationen zwischen dem QCR und dem Motorik-Quotienten (MQ)

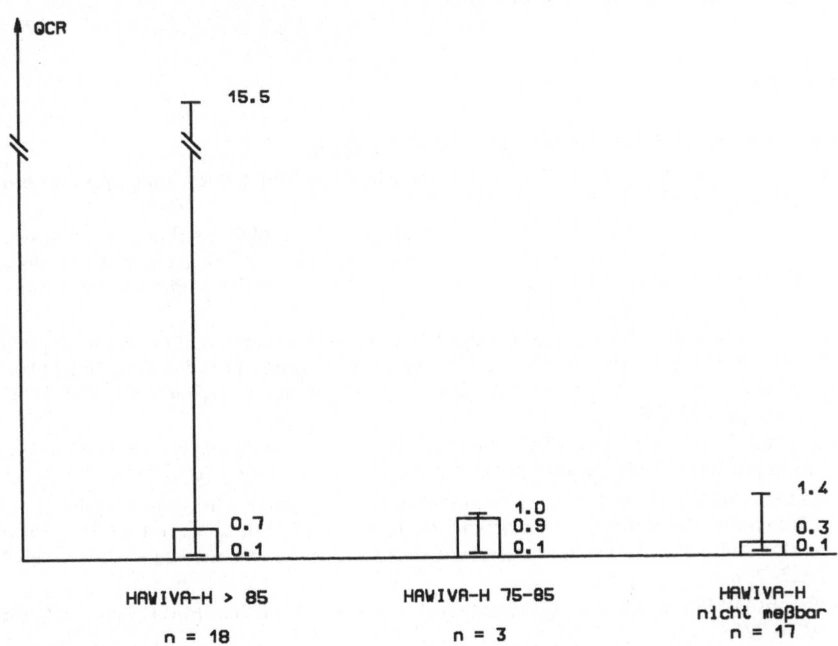

Abb. 3. Korrelation zwischen dem QCR und dem Handlungsteil des HAWIVA

zeptoren gestoppt, und zwischen dem 2.–10. Lebenstag erfolgt die Neueinstellung der Reizschwelle auf die veränderten postnatalen Bedingungen (Hanson 1988).

Fetale Reaktionen von Barorezeptoren wurden bei Schafen ab dem 85. Tag nachgewiesen. Ihre Entladungen erfolgen synchron zum arteriellen Druck (Hanson 1988).

Beim Menschen sind während der Fetalzeit Herz- und Atembewegungen zu beobachten (Ahlfeld 1898; Erbkam 1837; Nijhus et al. 1982; Timor-Trisch et al. 1980), eine direkte Untersuchung der Chemo- und Barorezeptoren ist nicht möglich.

Extreme starre Pulsfrequenz gilt beim Feten als Hinweis auf Dezerebration (Kero et al. 1978; van der Moer et al. 1985).

In der vorliegenden Studie wurde die Regelmäßigkeit der Herzfrequenz in Beziehung gesetzt zur Regelmäßigkeit der Atmung. Der dabei ermittelte kardiorespiratorische Quotient (QCR) ließ den Vergleich zwischen verschiedenen Patientengruppen zu.

Da im Entwicklungsverlauf der Anteil regelmäßiger Atmung stärker zunimmt als der von regelmäßiger Herztätigkeit, fällt der QCR kontinuierlich ab und kann als Reifezeichen gewertet werden. High-risk-Früh- und Neugeborene hatten im Vergleich zu Low-risk-Kindern erhöhte QCR-Werte. Im Alter zwischen 5 und 7 Jahren war ein Zusammenhang zwischen motorischer oder intellektueller Entwicklung und dem QCR nicht mehr nachweisbar.

Zusammenfassend läßt sich sagen, daß kardiorespiratorische Funktionsstörungen auf akute zentralnervöse Dysregulationen hinweisen, für eine Langzeitprognose aber nicht geeignet sind.

Literatur

Ahlfeld F (1898) Lehrbuch der Geburtshilfe. Leipzig

Albani M, Bentele KHP, Budde C, Schulte FJ (1985) Infant sleep apnea profile: preterm vs. term infants. Eur J Pediatr 143: 261–268

Bachoo M, Polosa C (1987) Lack of evidence of coupled oscillator mechanisms in the generation of sympathic rhythms. In: Ciriello J, Calaresu FR, Renaud LP, Polosa C (eds) Organisation of the autonomic nervous system. Central and peripheral mechanisms. Alan R. Liss, New York, pp 189–202

Barman SM (1987) Electrophysiological analysis of the ventrolateral medullospinal sympathoexcitatory pathway. In: Ciriello J, Calaresu FR, Renaud LP, Polosa C (eds) Organisation of the autonomic nervous system. Central and peripheral mechanisms. Alan R. Liss, New York, pp 239–249

Booth CL, Morin VN, Waite SP, Thoman EB (1983) Periodic and non-periodic sleep apnea in premature and fullterm infants. Dev Med Child Neurol 25: 283–296

Caverson MM, Ciriello J (1987) Ventrolateral medullospinal neurons involved in the control of circulation. In: Ciriello J, Calaresu FR, Renaud LP, Polosa C (eds) Organisation of the autonomic nervous system. Central and peripheral mechanisms. Alan R. Liss, New York, pp 227–237

Erbkam D (1837) Lebhafte Bewegungen eines viermonatlichen Fötus. Neue Z Geburtskd 5: 324–326

Guyenet PG, Sun MK, Brown DL (1987) Role of GABA and excitatory aminoacids in medullary baroreflex pathway. In: Ciriello J, Calaresu FR, Renaud LP, Polosa C (eds)

Organisation of the autonomic nervous system. Central and peripheral mechanisms. Alan R. Liss, New York, pp 215–225

Hanson MA (1988) The importance of baro- and chemoreflexes in the control of the fetal cardiovascular system. J Dev Physiol 10: 491–511

Harper RM, Hoppenbrouwers T, Sterman MB, Mc Ginty DJ, Hodgman JE (1976) Polygraphic studies of normal infants during the first six months of life. I. Heart rate and variability as a function of state. Pediatr Res 10: 945–951

Harris MC, Banks D, Stokes WN, Jamieson S (1987) Carotid body chemoreceptors and forebrain activation. In: Ciriello J, Calaresu FR, Renaud LP, Polosa C (eds) Organisation of the autonomic nervous system. Central and peripheral mechanisms. Alan R. Liss, New York, pp 337–345

Kero P, Atila K, Ylitalo V, Valikämi I (1978) Decreased heart rate variation in decerebration syndrome: Quantitative clinical criterion of brain death. Pediatrics 62: 307–311

Koeppchen HP, Abel HH, Klüssendorf D (1987) Brainstem generation of specific and non-specific rhythms. In: Ciriello J, Calaresu FR, Renaud LP, Polosa C (eds) Organisation of the autonomic nervous system. Central and peripheral mechanisms. Alan R. Liss, New York, pp 179–188

Langhorst P, Lambertz M, Schulz G, Stock G (1987) Role played by amygdala complex and common brainstem system in integration of somatomotor and autonomic components of behaviour. In: Ciriello J, Calaresu FR, Renaud LP, Polosa C (eds) Organisation of the autonomic nervous system. Central and peripheral mechanisms. Alan R. Liss, New York, pp 347–361

Lipski J, Mc Allen RM, Spyer KM (1977) The carotid chemoreceptor input to the respiratory neurones of the nucleus of tractus solitarius. J Physiol 269: 197–210

Martin RJ, Miller MJ, Calo WA (1986) Pathogenesis of apnea in preterm infants. J Pediatr 109: 733–741

Miyazaki S, Watanabe K, Hara K (1979) Heart rate variability in full-term normal and abnormal newborn infants during sleep. Brain Dev 1: 57–60

Moer PE van der, Gerretsen G, Visser GHA (1985) Fixed fetal heart rate pattern after intrauterine accidental decerebration. Obstet Gynecol 65: 125–127

Nijhus JG, Prechtl HRF, Martin CB, Bots RSGM (1982) Are there behavioural states in the human fetus? Early Hum Dev 6: 177–195

Rother M, Zwiener V, Eiselt M, Witte H, Zwacka G, Frenzel J (1987) Differentiation of healthy newborns at risk by spectral analysis of heart rate fluctuations and respiratory movements. Early Hum Dev 15: 349–363

Rother M, Zwiener V, Witte H, Eiselt M, Frenzel J (1988) Objective characterisation and differentiation of sleep states in healthy newborns and newborns at risk by spectral analysis of heart rate and respiratory rhythms. Acta Physiol Hung 71: 383–393

Sawchenko PE, Cunningham ET, Levin MC (1987) Anatomic and biochemical specifity in central autonomic pathways. In: Ciriello J, Calaresu FR, Renaud LP, Polosa C (eds) Organisation of the autonomic nervous system. Central and peripheral mechanisms. Alan R. Liss, New York, pp 267–281

Schechtman VL, Harper RM, Kluge KA, Wilson AJ, Hoffman HJ, Southall DP (1989) Heart rate variation in normal infants and victims of the sudden infant death syndrome. Early Hum Dev 19: 167–182

Spyer MK, Mifflin SW, Withington-Wray DJ (1987) A diencephalic control of the baroreceptor reflex at the level of the nucleus tractus solitarius. In: Ciriello J, Calaresu FR, Renaud LP, Polosa C (eds) Organisation of the autonomic nervous system. Central and peripheral mechanisms. Alan R. Liss, New York, pp 307–314

Stein JM, Fallon M, Merisalo RL, Kennedy JL (1983) The frequency of apnea and bradycardia in a population of healthy normal infants. Neuropediatrics 14: 73–75

Timor-Trisch IE, Dierker LJ, Hertz RH, Chik L, Rosen MG (1980) Regular and irregular human fetal respiratory movement. Early Hum Dev 4: 315–324

Varner KJ, Gebber GL, Barman SM, Huang ZS (1987) The medial thalamus as a potential generator of sympathetic tone. In: Ciriello J, Calaresu FR, Renaud LP, Polosa C (eds) Organisation of the autonomic nervous system. Central and peripheral mechanisms. Alan R. Liss, New York, pp 203–212

Neurologische Prognose bei Small-for-Date (SGA)-Kindern – Eine Studie von 96 SGA-Kindern mit Geburtsgewicht bis 1500 g

N. Veelken, K. Stollhoff, M. Claussen

Einführung

Seit 50 Jahren werden Kinder mit einer intrauterinen Wachstumsretardierung als gefährdet hinsichtlich ihrer neurologischen Entwicklung angesehen [6, 16]. Die meisten Studien beziehen sich auf Kollektive von etwa am Termin geborenen sog. „small-for-gestational-age (SGA)"-Kindern, die mit reifen, normalgewichtigen Kindern verglichen werden. Untersuchungen über die Entwicklung von frühgeborenen SGA-Kindern, verglichen mit entsprechenden „Appropriate-for-gestational-age (AGA)" Kindern, sind wesentlich seltener [1, 5]. Unterschiede zwischen SGA- und AGA-Kindern werden in Follow-up-Studien von Frühgeborenen meist nur sehr global abgehandelt. Andererseits sind SGA-Kinder in den meisten solcher Studien von z.B. Kindern mit einem Geburtsgewicht bis 1500 g (very low birthweight, VLBW) deutlich überrepräsentiert und bilden zwischen 10 und 45 % solcher Kollektive [2, 8, 10, 11, 12, 15, 17, 19]. Ihre Berücksichtigung bei Follow-up-Studien von Frühgeborenen wurde erst kürzlich betont [14]. Daher lag es nahe, in der von uns durchgeführten Langzeitstudie von VLBW-Kindern die Entwicklung dieser Gruppe von SGA-Kindern getrennt zu analysieren und mit derjenigen der AGA-Kinder zu vergleichen. Die vorliegenden Ergebnisse beziehen sich auf den Entwicklungsstand im Alter von 2 Jahren und sind nur hinsichtlich schwerer neurologischer Schäden als endgültig zu betrachten.

Material und Methoden

Im Zeitraum von Juli 1983 bis Juni 1986 wurden 524 Kinder mit einem Geburtsgewicht bis 1500 g in einer der 6 Hamburger Kinderkliniken postnatal aufgenommen. Diese Zahl ist repräsentativ für alle im Stadtstaat Hamburg und Umkreis von ca. 50 km geborenen und verlegten VLBW-Kinder. 105 Kinder starben vor der Entlassung, 11 weitere bis zum Alter von 2 Jahren. 37 Kinder waren bis zum Alter von 2 Jahren aus der Hamburger Region verzogen oder die Eltern verweigerten weitere Untersuchungen (Drop-out-Rate 9 %). Von den restlichen 371 Kindern wurden 96 (25,9 %) als SGA und 275 (74,1 %) als AGA klassifiziert. Als SGA wurden alle Kinder mit einem unter der 10er Perzentile für das jeweilige Gestationsalter gelegenen Geburtsgewicht bezeichnet. Für die Bestimmung des Gestationsalters wurden das Datum der letzten Menstruation und eine klinische Untersuchung nach Dubowitz et al. [7] herangezogen. Als Wachstumskurven wurden die „Zurich Intrauterine Growth Chart“ [13] benutzt.

Das mittlere Geburtsgewicht betrug 1172 ± 217 g (720–1500 g) und lag damit nicht ganz statistisch signifikant (p = 0,10) unter dem der AGA-Kinder (1213 ± 206 g, 650–1500 g). Das mittlere Gestationsalter betrug 32,9 ± 2,5 vollendete Wochen (29–38 Wo.), signifikant unterschiedlich von dem der AGA-Kinder (28,8 ± 2,2 Wo., 24–33 Wo.).

Diese 371 Kinder wurden am errechneten Geburtstermin, mit korrigiert 6, 12 und 18–20 Monaten nachuntersucht. Die Untersuchung umfaßte eine genaue Zwischenanamnese, eine standardisierte neurologische Untersuchung sowie eine Bestimmung des Entwicklungsstandes mit den Griffiths-Entwicklungsskalen [3]. Der hier präsentierte Bericht faßt die Ergebnisse im Alter von 2 Jahren zusammen.

Die neurologischen Auffälligkeiten wurden wie folgt klassifiziert:

1. Zerebralparesen (CP)

Die Einteilung erfolgte nach den Kriterien von Hagberg et al. [9]. Die Gruppe der spastischen Diplegie wurde sehr weit gefaßt, d.h. nur schwerstbehinderte Kinder mit einer fehlenden sinnvollen Funktion auch der oberen Extremität wurden als Tetraplegie bezeichnet. Gemischte Formen wurden unter das dominierende Syndrom subsumiert.

2. Minimale zerebrale Dysfunktion (MBD)

In diese Gruppe wurden alle Kinder eingeteilt, bei denen zwar keine CP vorlag, die aber während der Untersuchung Auffälligkeiten im Sinne von Konzentrationsmangel, starker Unruhe, feinmotorischen Schwierigkeiten und Intentionstremor auftraten.

3. Leichte und schwere psychomotorische Entwicklungsretardation (MPR und SPR)

Alle Kinder, die im Entwicklungstest einen globalen Entwicklungsquotienten (DQ), korrigiert nach dem Gestationsalter, zwischen 80 und 89 bzw. unter 80 hatten und nicht in die Gruppen CP, MBD und Sonstige gehörten, wurden hier eingeordnet.

4. Sonstige

In diese Gruppe wurden Kinder mit leichten Sprachentwicklungsverzögerungen in den Griffith-Skalen und Sehstörungen eingeordnet.

Für die statistische Analyse wurden der t-Test für unabhängige Stichproben, der Chi-Quadrat-Test und der Fisher Exact Test benutzt.

Tabelle 1. Neurologische Syndrome bei SGA- und AGA-Kindern mit einem Geburtsgewicht unter 1501 g

Neurologische Syndrome	SGA	AGA	Total	p
Normal	58 (60,4%)	156 (56,7%)	214 (57,7%)	n.s.
CP	7 (7,3%)	48 (17,5%)	55 (14,8%)	< 0,01
MBD	8 (8,3%)	33 (12,0%)	41 (11,1%)	n.s.
SPR (DQ < 80)	8 (8,3%)	11 (4,0%)	19 (5,1%)	n.s.
MPR (DQ 80–89)	11 (11,5%)	19 (6,9%)	30 (8,1%)	n.s.
Sonstige	4 (4,2%)	8 (2,9%)	12 (3,2%)	n.s.

Ergebnisse

Bei 7 SGA-Kindern entwickelte sich in den ersten 2 Lebensjahren eine Zerebralparese. Alle wurden als spastische Diplegie unterschiedlichen Ausmaßes klassifiziert. Zerebralparesen traten wesentlich seltener bei SGA-Kindern als bei AGA-Kindern auf. Nur 7,3% der SGA-Kinder entwickelten eine Zerebralparese, verglichen mit 17,5% der AGA-Kinder (Tabelle 1). Dieser Unterschied verschwand bei Kindern mit einem Geburtsgewicht unter 1000 g (Tabelle 2). Hier lag bei 14,3% der SGA- und nur bei 9,6% der AGA-Kinder eine Zerebralparese vor. Fast 50% der SGA-Kinder mit einer Zerebralparese hatten ein Geburtsgewicht unter 1000 g, verglichen mit 10,4% der AGA-Kinder ($p = 0{,}05$).

Tabelle 2. Auftreten von Zerebralparesen bei SGA- und AGA-Kindern mit Geburtsgewicht unter 1501 g nach Geburtsgewicht

Geburtsgewicht	SGA	AGA	p
< 1000 g	3 (14,8%)	5 (9,6%)	n.s.
1000–1249 g	3 (8,1%)	16 (18,6%)	n.s.
1250–1500 g	1 (2,6%)	27 (19,7%)	< 0,01

Der beschriebene Unterschied des Auftretens von Zerebralparesen bei SGA- und AGA-Kindern war im wesentlichen auf das unterschiedliche Gestationsalter der Kinder zurückzuführen. Verglich man Gruppen mit gleichem Gestationsalter, so ergab sich kein statistischer Unterschied mehr zwischen beiden Gruppen (Tabelle 3).

8 SGA-Kinder (8,3%) wiesen Zeichen einer minimalen zerebralen Dysfunktion auf (Tabelle 1). Diese Zahl war statistisch nicht niedriger als die 12% bei den AGA-Kindern.

Bei 19 SGA-Kindern (19,8%) lag eine psychomotorische Retardation (SPR, MPR) ohne andere neurologische Auffälligkeiten vor, wesentlich häufiger als bei den AGA-Kindern (10,9%, $p < 0{,}05$). Im Gegensatz zu Zerebralparesen

Tabelle 3. Neurologische Syndrome bei SGA- und AGA-Kindern mit Geburtsgewicht unter 1501 g nach Gestationsalter

Gestationsalter	Normal	CP	MBD	SPR	MPR	Sonstige	Total
< 28 w.							
SGA	–	–	–	–	–	–	–
AGA	33 (41,8)	13 (16,5)	13 (16,5)	7 (8,9)	10 (12,7)	3 (3,8)	79 (100)
28–30 w.							
SGA	9 (52,9)	2 (11,8)	1 (5,9)	3 (17,6)	1 (5,9)	1 (5,9)	17 (100)
AGA	81 (61,8)	24 (18,3)	16 (12,2)	3 (2,3)	4 (3,1)	3 (2,3)	131 (100)
31–33 w.							
SGA	21 (53,8)	5 (12,8)	3 (7,7)	3 (7,7)	6 (15,4)	1 (2,6)	39 (100)
AGA	42 (64,6)	11 (16,9)	4 (6,2)	1 (1,5)	5 (7,7)	2 (3,1)	65 (100)
> 33 w.							
SGA	28 (70,0)	–	4 (10,0)	2 (5,0)	4 (10,0)	2 (5,0)	40 (100)
AGA	–	–	–	–	–	–	–

Tabelle 4. Neurologische Prognose bei SGA Kindern mit Geburtsgewicht bis 1500 g

Autor	Prognose
Calame (1983)	major handicap SGA = 8,5 % AGA = 16 % minor handicap SGA = 28,2 % AGA = 25,6 % normal SGA = 63,3 % AGA = 59,1 %
Saigal et al. (1982)	neurological handicap SGA 3/33 = 9,1 % AGA 27/151 = 17,9 %
Knobloch et al. (1982)	normal SGA = 67 % AGA = 60 %
Veelken (1990)	CP SGA 7/96 = 7,3 % AG 48/275 = 17,5 % major handicap SGA = 9,4 % AGA = 22,2 % minor handicap SGA = 30,2 % AGA = 15,3 % normal SGA = 60,4 % AGA = 56,7 % gestational age < 33 Wochen CP SGA 6/44 = 13,6 % AGA 47/271 = 17,3 % birthweight < 1000 g CP SGA 3/21 = 14,3 % AGA 5/52 = 9,6 %

konnten diese Retardierungen in allen Gestationsaltersstufen, also auch bei relativ reifen SGA-Kindern, festgestellt werden (Tabelle 3).

Alle 4 blinde Kinder waren in der Gruppe der AGA-Kinder, die geringe Zahl der Kinder mit isolierten leichten Sprachentwicklungsverzögerungen erlaubte keine weitere Analyse.

Legt man die konventionelle Einteilung der Prognose in normal, geringe und schwere Behinderung (17) zugrunde, wurden nur 9 SGA-Kinder (9,4 %) als schwer behindert gegenüber 61 AGA-Kindern (22,2 %, $p < 0,005$) bezeichnet. 29 SGA-Kinder (30,2 %) zeigten hingegen eine geringe Behinderung gegenüber 42 AGA-Kindern (15,3 %, $p < 0,005$) (Tabelle 4).

Als normal wurden etwa gleichviel SGA-Kinder (60,4 %) wie AGA-Kinder (56,7 %) klassifiziert.

Zusammenfassend kann festgestellt werden, daß sich von VLBW-Kindern gleichviele SGA- wie AGA-Kinder normal bis zum Alter von 2 Jahren entwickeln. Zerebralparesen treten wesentlich häufiger bei AGA-Kindern auf, bedingt durch die größere Unreife dieser Kinder mit allen perinatalen Komplikationsmöglichkeiten. Hinsichtlich einer psychomotorischen verzögerten Entwicklung tragen SGA-Kinder (mit einem Geburtsgewicht bis 1500 g) möglicherweise durch eine intrauterine Mangelsituation ein zusätzliches Risiko. Dieses könnte in der späteren Kindheit in Form von Schulschwierigkeiten eine große Bedeutung gewinnen.

Literatur

1. Allen MC (1984) Developmental outcome and followup of the small for gestational age infant. Sem Perinatol 8: 123–156
2. Black B, Brown C, Thomas D (1977) A follow-up study of 58 preschool children less than 1500 grams birthweight. Aust Paediatr J 13: 265–270
3. Brandt I (1983) Griffith Entwicklungsskalen (GES) zur Beurteilung der Entwicklung in den ersten beiden Lebensjahren. Beltz, Weinheim
4. Calame A, Ducret S, Jaunin L, Planchfrel B (1983) High risk appropriate for gestational age (AGA) and small for gestational age (SGA) preterm infants. Helv Paediatr Acta 38: 39–50
5. Commey JOO, Fitzhardinge PM (1979) Handicap in the preterm small-for-gestational age infant. J Pediatr 94: 779–786
6. Drillien CM (1970) The mall-for-date infant: Etiology and prognosis. Pediatr Clin North Am 17: 9–24
7. Dubowitz LMS, Dubowitz V, Goldberg C (1970) Clinical assessment of gestational age in the newborn infant. J Pediatr 77: 1–10
8. Francis-Wiliams J, Davies PA (1974) Very low birthweight and later intelligence. Dev Med Child Neurol 16: 709–728
9. Hagberg B, Hagberg G, Olow I (1975) The changing panorama of cerebral palsy in Sweden 1954–70. I. Analysis of the general changes. Acta Paediatr Scand 64: 187–192
10. Hommers M, Kendall AC (1976) The prognosis of the very low-birthweight infant. Dev Med Child Neurol 18: 745–752
11. Johnson MA, Cox M, McKim E (1987) Outcome of infants of very low birth weight: a geographically based study. CMAJ 136: 1157–1165
12. Knobloch H, Malone A, Ellison PH, Stevens F, Zdeb M (1982) Considerations in evaluating changes in outcome for infants weighting less than 1501 grams. Pediatrics 69: 285–295
13. Largo RH, Wälli R, Duc G, Fanconi A, Prader A (1980) Evaluation of perinatal growth. Helv Paediatr Acta 35: 419–436
14. Largo RH, Molinari L, Kundu S, Hunziker U, Duc G (1990) Neurological outcome in high risk weight appropriate for gestational age preterm children at school age. Eur J Pediatr 149: 835–844
15. Lloyd BW (1984) Outcome of very-low-birthweight babies from Wolverhampton. Lancet I: 739–741

16. McBurney RD (1947) The undernourished full-term infant: a case report. West J Surg 55: 363
17. Saigal S, Rosenbaum P, Stoskopf B, Milner R (1982) Follow-up of infants 501–1500 gm birth weight delivered to residents of a geographically defined region with perinatal intensive care facilities. J Pediatr 100/4: 606–613
18. Steward AL, Reynolds EOR, Lipscomb AP (1981) Outcome for infants of very low birthweight: survey of world literature. Lancet I: 1038–1040
19. Vohr BR, Oh W, Rosenfield AG, Cowett RM (1979) The preterm small-for-gestational age infant: a two-year follow-up study. Am J Obstet Gynecol 133: 425–431

Prognostische Auswertung der ausgetragenen Risikoneugeborenen

S. Apak, M. Çalişkan, M. Özmen, S. Gökhan, A. Ç. Çoban

Hypoxisch-ischämische Enzephalopathie, Konvulsionen und intrazerebrale Hämorrhagie sind immer noch die häufigsten Risikofaktoren der Neugeborenenperiode. Während die Infektionen des Zentralnervensystems und die Bilirubinzephalopathie in den Entwicklungsländern heute noch ziemlich häufig zu sehen sind, sind diese Risikofaktoren in den entwickelten Ländern wesentlich seltener geworden.

Alle diese Risikofaktoren führen häufig zu bleibenden neurologischen Dauerschäden. Im Laufe der letzten Jahre hat sich das Panorama der neurologischen Dauerschäden in den Industrieländern wesentlich verändert. Vorbeugende Betreuung der Schwangeren, optimale Geburtsleitung, intensive Behandlung der Risikoneugeborenen haben dazu beigetragen [1, 2, 4].

Material und Methode

Im Zeitraum von 1. 1. 1989 bis 31. 12. 1989 wurden 90 Termingeborene, die verschiedene Risikofaktoren tragen, neurologisch durchuntersucht (Tabelle 1). Die Kinder mit intrauterinen Entwicklungsanomalien wurden ausgelassen. Alle Kinder wurden in 3monatigen Abständen 6–18 Monate lang verfolgt. Dabei wurden, wenn erforderlich, neurophysiologische und neuroradiologische Untersuchungen durchgeführt.

Tabelle 1. Das Patientengut (n = 90)

	[n]	[%]
Mädchen	35	38,0
Junge	55	61,1
Geburtsort		
Krankenhaus	76	84,4
Haus	14	15,6
Geburtslage		
Spontan	71	78,9
Sectio	16	17,8
Vakuum	3	3,3
Geburtsgewicht g (MW±SD) 3077,5 ± 711,4		

Tabelle 2. Die Verteilung der neurologischen Schäden

	[n]	[%]
Infantile Zerebralparese (total)	26	28,9
Spastische Tetraparese	17	18,9
Spastische Hemiparese	4	4,4
Dyskinesie	5	5,6
Mikrozephalie	18	20,0
BNS-Krämpfe	9	10,0
Psychomotorische Retardierung	10	11,1
Anfälle verschiedener Art	5	5,6

Ergebnisse

Als Ergebnis stellt es sich heraus, daß sich 49 Kinder (54,4 %) normal und 41 Kinder (45,6 %) neurologisch geschädigt entwickelten. Zwei Kinder starben im 3. und 5. Lebensmonat. Die neurologischen Befunde werden in der Tabelle 2 dargestellt. Unter den infantilen Zerebralparesen steht die spastische Tetraparese mit 65,3 % (17/26) an erster Stelle.

Diskussion

Wir haben festgestellt, daß in unserem Patientengut hypoxisch ischämische Enzephalopathie und Neugeborenenkrämpfe an erster Stelle der Risikofaktoren stehen (Tabelle 3). Hyperbilirubinämie und Sepsis waren die folgenden wichtigsten. Es ist anzunehmen, daß all diese Risikofaktoren bei der Entstehung der frühkindlichen Hinrschäden eine große Rolle spielen. Das klinische Panorama der neurologischen Dauerschäden in unserem Patientengut bot spastische Syndrome mit 28,9 % und davon spastische Tetraparesen mit 65,3 %, das sind erheblich höhere Prozentanteile verglichen mit der Veröffentlichung von Hagberg (7 % Tetraparese) [3]. Man kann davon ausgehen, daß die vorbeugende Medizin und eine frühe qualifizierte intensive Behandlung der Risikoneugeborenen zur Verminderung ganz bestimmter neurologischer Dauerschäden beitragen und daß die klinische Verteilung der infantilen Zerebralparese ein Maßstab für die Entwicklung eines Landes sein kann.

Tabelle 3. Die Häufigkeit der Risikofaktoren

	[n]	[%]
Hypoxisch-ischämische Enzephalopathie	47	52,2
Neugeborenenkrämpfe	44	48,9
Hyperbilirubinämie	26	28,9
Blutaustausch	18	20,0
Sepsis	21	23,3
Andere	20	22,2

Literatur

1. Franco S, Andew F (1977) Reduction of cerebral palsy by neonatal intensive care. Pediatr Clin North Am 24: 639
2. Hagberg B (1981) Epidemiologie der Cerebralparesen. In: Aktuelle Neuropädiatrie, Bd 2. Hippokrates, Stuttgart, S 141
3. Hagberg B, Hagberg G, Olow J, Wendt L von, (1989) The changing panorama of cerebral palsy in Sweden. Acta Paediatr Scand 78: 283
4. Neuhäuser G (1982) Klinik der infantilen Zerebralparesen. In: Thomas H (Hrsg) Die infantilen Zerebralparesen. Thieme, Stuttgart, S 73

Postnatale CPK-BB-Messungen bei Frühgeborenen mit posthämorrhagischer Ventrikeldilatation

P. S. Hüppi, M. Amato

Einleitung

Die peri-intraventrikuläre Blutung (PIVH) stellt eine der häufigsten zerebralen Läsionen bei Frühgeborenen dar. Seit der Einführung der routinemäßigen Neurosonographie in der Neonatologie ist die posthämorrhagische Ventrikeldilatation (VD) eine häufig beobachtete Folge der PIVH. Sie ist einerseits bedingt durch eine Störung der Liquordynamik, andererseits kommt sie zustande durch Läsionen der periventrikulären weißen Substanz. Die Auswirkung der PIVH auf die spätere zerebrale Entwicklung hängt im wesentlichen von diesen assoziierten parenchymalen Läsionen ab [1, 5, 6, 8, 10].

Die Kreatinkinase (CPK), ein in verschiedenen Isoenzymfraktionen vorkommendes Enzym des zellulären Energiestoffwechsels kann im Serum gemessen werden und ist ein feiner Indikator für Gewebe-Ischämie und Zelluntergang. In verschiedenen Studien wurde gezeigt, daß die hirnspezifische Kreatinkinase (CPK-BB) bei Neugeborenen nach Asphyxie sowohl im Liquor als auch im Serum erhöht ist [4, 11]. Diese Studie zeigt die postnatalen CPK-BB-Werte in einer Gruppe von Frühgeborenen mit isolierter PIVH und einer Gruppe von Frühgeborenen mit PIVH und nachfolgender Ventrikeldilatation.

Patienten und Methoden

Ein Kollektiv von 85 Frühgeborenen (mittleres GA: 31 ± 3 SSW, mittleres GG: 1350 ± 460 g) wurden prospektiv untersucht mit CPK-Bestimmungen 4 h postpartal und seriellen neurosonographischen Untersuchungen. Die Patienten wurden aufgrund der neurosonographischen Befunde in 3 Gruppen eingeteilt: Frühgeborene mit isolierter PIVH, Frühgeborene mit PIVH und nachfolgender Ventrikeldilatation und gesunde Frühgeborene mit normalem neurosonographischen Befund, die als Kontrollgruppe galten.

Neurosonographie

Die neurosonographischen Untersuchungen wurden in der ersten Lebenswoche täglich, dann wöchentlich bis zu 2 Monaten mit einem ATL MK 400 (Advanced Technology Scanner) und den 5- und 7,5-MHz-Transducern durchgeführt. Es wurden jeweils 4 koronare und 2 parasagittale Ebenen untersucht. Die Beurteilung der PIVH erfolgte mit der Gradeinteilung nach Papile [7].

Das Ausmaß der Ventrikeldilatation wurde bestimmt durch die in der Sagittalebene gemessene Distanz zwischen hinterem Pulvinar und hinterer Wand des Seitenventrikels am Ursprung des Okzipitalhorns.

Enzymanalyse

Die totale Kreatinkinase (CPK) und das hirnspezifische Isoenzym (CPK-BB) wurden 4 h nach der Geburt in kapillärem Blut bestimmt. Das nötige Blutvolumen betrug 0,3–0,6 ml. Nach der Zentrifugation wurde das Serum aufgetrennt und bei –20 °C gelagert. Zur Bestimmung der totalen CPK- und der CPK-Isoenzymwerte wurde die neue Methode nach Bucher et al. [3] gewählt. In Proben von 1–3 µl Serum wurde nach Elektrophorese auf Zelluloseazetat-Trägern die Zunahme von NADH unter Anwendung eines Sigma-Scanner FTR 20 zusammen mit einem Spectraphysic-Integrator SP 4100 fluorometrisch gemessen. Diese direkte Methode, basierend auf der elektrophoretischen Auftrennung der einzelnen Isoenzymkomponenten im Serum erlaubt eine exakte quantitative Bestimmung des Isoenzymmusters im untersuchten Serum.

Die statistische Auswertung der Resultate erfolgte mit dem Chi-Square-Test und dem Student-t-test.

Resultate

Im untersuchten Gesamtkollektiv betrug die Inzidenz der PIVH 24 %. 13 Frühgeborene (65 %) mit PIVH entwickelten eine posthämorrhagische Ventrikeldilatation. Gestationsalter, Geburtsgewicht und Geschlechtsverteilung waren gleich in den drei Gruppen (Tabelle 1). In der Gruppe der isolierten PIVH fanden sich keine Grad-III- und -IV-Blutungen, in der Gruppe mit nachfolgender VD fanden sich zwei (15 %) Grad-III- und -IV-Blutungen. Die perinatalen Faktoren, die ein Risiko für zerebrale Läsionen darstellen, wurden in allen drei Gruppen untersucht. Frühgeborene mit PIVH zeigten einen signifikant tieferen 1-min-Apgar. Die Nabelarterien-pH-Bestimmungen waren nicht unterschiedlich in den drei Gruppen. Die neonatalen Risikofaktoren zeigten leicht unterschiedliche Inzidenzen, jedoch ohne statistische Signifikanz. Die Mortalität und die Inzidenz von neurologischen Störungen im Alter von 6 Monaten waren in der Gruppe der PIVH + VD erhöht.

Die 4 h postpartal gemessenen CPK-BB-Werte im Serum zeigten signifikante Unterschiede in den drei Gruppen. Die CPK-BB-Werte der Gruppe der Patienten mit PIVH und nachfolgender VD waren deutlich erhöht, sowohl gegenüber der Kontrollgruppe als auch gegenüber der Gruppe von Patienten mit isolierter PIVH. Die CPK-BB-Werte der Patienten mit isolierter PIVH waren nicht signifikant unterschiedlich zur neurosonographisch normalen Kontrollgruppe.

Tabelle 1. Ausgewählte perinatale und neonatale Risikofaktoren und die mittleren CPK-BB-Werte in den drei Gruppen von Patienten mit isolierter peri-intraventrikulärer Blutung (PIVH), posthämorrhagischer Ventrikeldilatation (VD) und mit normaler neurosonographischer Untersuchung (Kontrolle)

Total Patienten (n=85)	PIVH isol. (n=7)	PIVH + VD (n=13)	Kontrolle (n=20)	p-Wert
männlich: weiblich	4:3	7:6	10:10	
Gestationsalter(W)	30 ± 2,3	30,5 ± 2,3	30,3 ± 1,7	n.s.
Geburtsgewicht(gm)	1115 ± 325	1166 ± 341	1252 ± 455	n.s.
Apgar-Score 1 min	4 ± 2,3	3,1 ± 1,7	7,3 ± 0,7	p <0,01
Nabelarterien-pH	7,2 ± 0,1	7,2 ± 0,14	7,3 ± 0,3	n.s.
PIVH Grad I–II	7	11	0	p <0,01
PIVH GRAD III–IV	0	2	0	n.s.
Ductus Botalli apertus	5	7	11	n.s.
Schweres Atemnotsyndrom	4	9	11	n.s.
Neonatale Mortalität	0	4	0	p <0,05
Neurologische Störungen (6 Mo.)	0	7	2	p <0,01
CPK-BB postnatal (U/l)	36 ± 19	196 ± 120	52 ± 30	p <0,01

n.s. = nicht signifikant

Diskussion

Die klinische Evaluation der Funktionen des Zentralnervensystems bei Neugeborenen ist schwierig. Die Neurosonographie ermöglicht eine rasche Erfassung der häufigsten zerebralen Pathologie beim Frühgeborenen, der PIVH. Die Theorie zur Pathogenese der PIVH beim Frühgeborenen basiert auf der noch unzureichend entwickelten oder durch Hypoxie geschädigten zerebrovaskulären Autoregulation, die zu einer mangelnden Gegenregulation zwischen systemischem Blutdruck und zerebraler Perfusion führt. Es kann die Zone der germinalen Matrix betroffen sein, es kann ein Durchbruch der Blutung durch das Ependym in den Ventrikel erfolgen oder eine Ausdehnung der Blutung ins Hirnparenchym, meist als Folge einer venösen Infarzierung. Die Ventrikeldilatation, die in der beschriebenen Patientengruppe 2–3 Wochen nach der initialen Blutung auftrat, stellt eine Komplikation mit schlechter prognostischer Bedeutung dar. Inwiefern sie Ausdruck einer gestörten Liquordynamik bei basaler Arachnoiditis und/oder Ausdruck periventrikulärer Nekrose ist, bleibt noch unklar. Die Resultate zeigen, daß die Gruppe von Frühgeborenen mit PIVH, die später eine Ventrikeldilatation entwickeln, bereits am ersten Lebenstag eine deutliche Erhöhung der CPK-BB-Werte im Serum zeigen, was einem Zeichen einer Zellschädigung von Neuronen und Astrozyten entspricht.

In früheren Studien konnte eine Erhöhung der Serum-CPK-BB bei Frühgeborenen mit PIVH gezeigt werden [2, 9]. Die hier erhaltenen Resultate bestätigen diese Daten im Sinne einer Spezifizierung. Die Gruppe mit isolierter PIVH zeigte gleiche CPK-BB-Werte wie die gesunde Kontrollgruppe. Die

Erhöhung der CPK-BB-Werte in der Gruppe von Patienten mit PIVH und nachfolgender Ventrikeldilatation unterstützen die Beobachtungen, daß die CPK-BB-Aktivität im Serum Ausdruck diffuser Hirnzellschädigung ist. Dafür spricht auch das gehäufte Auftreten von neurologischen Störungen in dieser Gruppe. Die CPK-BB-Messung im Serum von Frühgeborenen kann somit als Methode zur Früherfassung der die PIVH begleitenden parenchymalen Läsionen dienen und damit Anhaltspunkte für das spätere Auftreten von neurologischen Störungen geben.

Literatur

1. Amato M, Howald H, Muralt G von (1986) Neurological prognosis of high risk preterm infants with peri-intraventricular hemorrhage and ventricular dilatation. Eur Neurol 25: 241–247
2. Amato M, Hüppi P, Gambon R, Schneider H (1989) Biochemical timing of periintraventricular hemorrhage assessed by perinatal CPK-BB isoenzyme measurements. J Perinatal Med 17: 447–452
3. Bucher T, Bender W, Fundele R et al. (1980) Quantitative evaluation of electrophoretic allo- and isoenzyme patterns. FEBS Lett 115: 319–324
4. Fernandez F, Verdu A, Quero J, Perez-Higueras A (1987) Serum CPK-BB isoenzyme in the assessment of brain damage in asphyctic term infants. Acta Paediatr Scand 76: 914–918
5. Graziani LJ, Pasto M, Stanley C et al. (1985) Cranial ultrasound and clinical studies in preterm infants. J Pediatr 106: 269–276
6. Paneth N, Rudelli R, Monte W et al. (1990) White matter necrosis in very low birth weight infants: neuropathologic and ultrasonographic findings in infants surviving six days or longer. J Pediatr 116: 975–984
7. Papile LA, Burstein J, Burstein R et al. (1978) Incidence and evaluation of subependymal and intraventricular hemorrhage: a study of infants with birth weights less than 1500 grams. J Pediatr 92: 529–534
8. Shankaran S, Koepke T, Woldt E (1989) Outcome after posthemorrhagic ventriculomegaly in comparison with mild hemorrhage without ventriculomegaly. J Pediatr 114: 109–114
9. Shields D, Feldmann R (1982) Serum CK-BB isoenzyme in preterm infants with periventricular hemorrhage. J Pediatr 100: 464–468
10. Stewart AL, Reynolds EOR, Hope PL et al. (1987) Probability of neurodevelopmental disorders estimated from US appearance of brains of very preterm infants. Dev Med Child Neurol 29: 3–11
11. Walsh P, Jedeikin R, Ellis G et al. (1982) Assessment of neurologic outcome in asphyxiated term infants by use of serial CK-BB isoenzyme measurement. J Pediatr 101: 988–992

Die Bedeutung der Magnetresonanz-Tomographie (MRT) des Gehirns im Säuglings- und Kleinkindalter

I. Brandt

Einleitung

Mit der Magnetresonanz-Tomographie (MRT) sind Einblicke in die Gehirnentwicklung am Beispiel der Myelinisierung möglich; diese ist zwar nur *ein* Aspekt, erlaubt aber wegen ihrer Komplexität Rückschlüsse auf andere Bereiche (Valk u. van der Knaap 1989).

Die fortschreitende Myelinisierung kann mit der T1-Inversion-Recovery-Technik (IR) am besten verfolgt werden. Bei Geburt (mit 40 postmenstruellen Wochen) ist nur ein geringer Anteil von Myelin vorhanden; seine Bildung erfolgt während des Hirnwachstumsspurts (Brandt 1981) innerhalb eines relativ kurzen Zeitraumes postnatal durch die Oligodendrozyten, deren Lysosomen, Peroxisomen und Mitochondrien auch eine wichtige Rolle bei neurodegenerativen Erkrankungen spielen. Eine detaillierte Darstellung der Myelinisierungszyklen stammt von Yakovlev u. Lecours (1967).

Mit der MRT können Hirnschädigungen quantitativ erfaßt werden, die beruhen auf

a) Entwicklungsstörungen in der Frühschwangerschaft, wie Lissenzephalie, Schizenzephalie und Heterotopie (Byrd et al. 1989) sowie Balkenagenesie;
b) Folgen von intrauterinen Zirkulationsstörungen oder Gefäßanomalien des Gehirns wie Hirninfarkte;
c) hypoxischen Schäden, vor, während und nach der Geburt, wie Leukomalazien bei Frühgeborenen;
d) hypoxischen Zuständen im Säuglingsalter wie „near-miss“ Sudden Infant Death Syndrom (SIDS), Narkosezwischenfälle;
e) entzündlichen Prozessen, wie Meningoenzephalitiden.

Die MRT liefert unspezifische Befunde bei z.T. schweren neurologischen Störungen im Zusammenhang mit

a) Aminoazidopathien wie Ahornsirupkrankheit;
b) Hypothyreosen;
c) Chromosomenanomalien wie fragiles X-Syndrom;
d) einigen sonstigen Syndromen, z.B. Cogan-Syndrom.

Aus der MRT allein können also *keine Rückschlüsse für eine Diagnose* gezogen werden. Bei schweren neurologischen Störungen und/oder Entwicklungsregression, die mit klinischen und neurobiochemischen Untersuchungsmethoden bisher ätiologisch ungeklärt bleiben, liefert auch die MRT in ca. 50% unspezifische oder normale Befunde (Harbord et al. 1990). Im Endstadium zeigen schwerste Hirnschädigungen mitunter ein ähnliches Bild, nämlich das einer Hirnatrophie.

Über die *Hirnfunktion* sind also mit der MRT keine Angaben möglich, d.h. selbst bei schweren infantilen Zerebralparesen (CP) kann man unspezifische Befunde erhalten. Bei einer Entwicklungsverzögerung kann auch die Myelinisierung verzögert sein. Das gilt z.B. auch bei Frühgeborenen mit periventrikulärer Leukomalazie (van de Bor et al. 1989).

Bei Frühgeborenen richtet sich – wie bereits aus Untersuchungen im Bereich der Neurophysiologie und Neugeborenenneurologie bekannt – die Myelinisierung in ihrem Zeitplan nach dem korrigierten Alter, d.h. die Zeit des Zufrühgeborenseins muß vom Lebensalter abgezogen werden (Brandt 1986; Brandt u. Sticker 1991; van de Bor et al. 1989; Valk u. van der Knaap 1989).

Wichtiger zur Diagnosefindung sind ausführliche Anamnese und sorgfältige neurologische Untersuchung sowie möglichst wiederholte Erfassung der seelisch-geistigen Entwicklung.

Methodik

Seit 1985 wurden bei mehr als 75 Säuglingen und Kleinkindern aus der eigenen entwicklungsneurologischen Ambulanz neben Ultraschall und CT auch MRT des Gehirns angefertigt. Alle Kinder (50% ohne, 50% mit z.T. schweren neurologischen Störungen) wurden neurologisch und psychologisch untersucht, meist wiederholt im Sinne einer Längsschnittstudie.

Die Magnetresonanz-Tomographien (MRT) sind durchgeführt worden auf einem 1,5-Tesla-Tomographen (PHILIPS GYROSCAN S 15), der seit 1986 in der Radiologie der Universität Bonn zur Verfügung steht.

Die folgende dreigeteilte Darstellung beschränkt sich auf die normale und gestörte Entwicklung des Zentralnervensystems, wobei auf Tumoren oder Phakomatosen nicht eingegangen wird.

Ergebnisse

1. Normale MRT-Befunde von Kindern mit altersgerechter neurologischer und seelisch-geistiger Entwicklung (Kasuistiken)

Myelinisierung mit 2 1/2 Monaten: B. E.-M., Junge, termingerecht geboren (Abb. 1). Viertes Kind einer 33jährigen Mutter. Spontangeburt, Apgar 10/10, Schwangerschaft und Neugeborenenperiode unauffällig. Maße bei Geburt: Gewicht 3540 g, Länge 52 cm, Kopfumfang 36 cm. Mit *2 1/4 Monaten* seröse Meningitis mit kurzer passagerer spastischer Parese des rechten Armes; mit 2 1/2 Monaten neurologisch unauffällig. *Das MRT* zeigt Myelinisierung im Bereich der inneren Kapsel, der Basalganglien und der thalamookzipitalen Radiatio (Abb. 1).

Myelinisierung mit 9 Monaten: R.R., Mädchen, termingerecht geboren (Abb. 2). Zweites Kind einer 29jährigen Mutter. Spontangeburt, Apgar 10/10, Schwangerschaft und Neugebo-

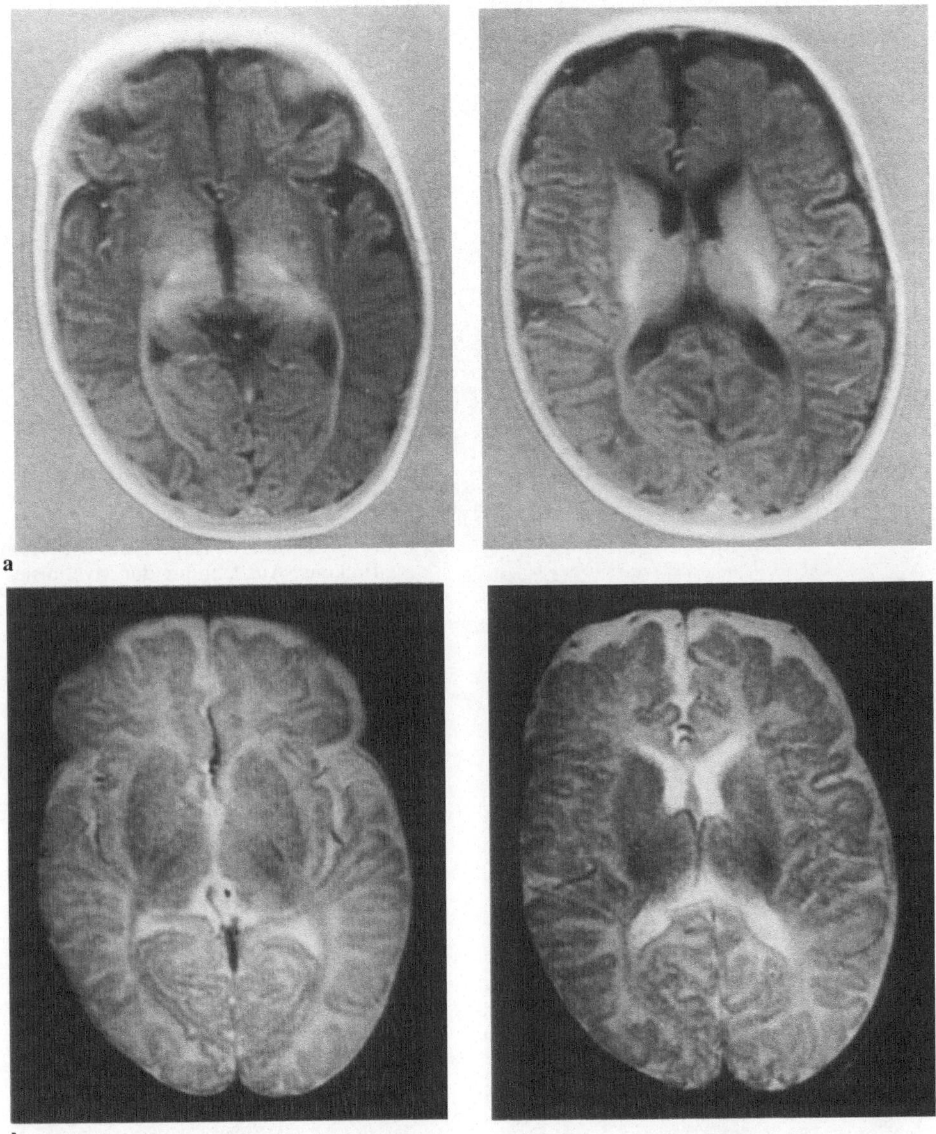

Abb. 1a, b. MRT, Normalbefund, B. E.-M. 2 1/2 Monate; **a** T1-Inversion-Recovery (IR)-Sequenz: Myelinisierung im Bereich der inneren Kapsel, Corona radiata, Basalganglien; beginnende Myelinisierung der thalamo-occipitalen Radiatio (Sehstrahlung); **b** T2-Spinecho (SE)-Sequenz

renenperiode unauffällig. Maße bei Geburt: Gewicht 3070 g, Länge 51 cm, Kopfumfang 33 cm. MRT wegen Entwicklungssretardierung, aufgeholt in späterem Alter. *Das MRT* zeigt Myelinisierung im Bereich der inneren Kapsel und des vorderen Balkens sowie Ausdehnung der Myelinisierung nach frontal und okzipital (Abb. 2).

Myelinisierung mit 4 Jahren 5 Monaten: O.N., Mädchen, termingerecht geboren (Abb. 3). Erstes Kind einer 30jährigen Mutter. Spontangeburt, Schwangerschaft und Neugeborenenpe-

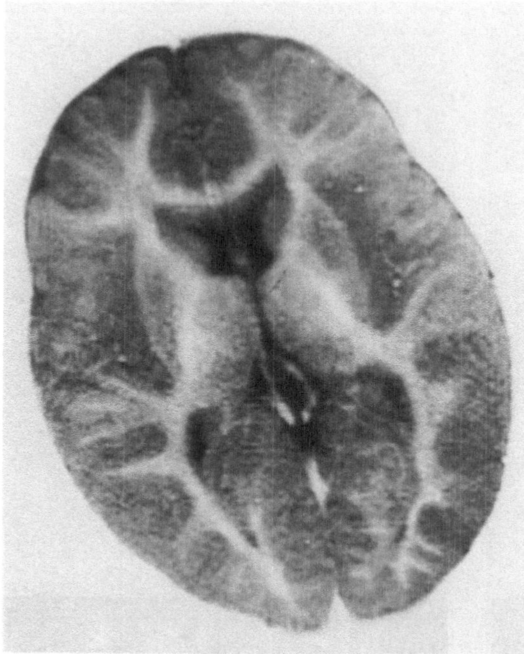

Abb. 2. MRT, Normalbefund, R.R., 9 Monate, T1-Inversion-Recovery (IR)-Sequenz; Myelinisierung im Bereich der inneren Kapsel, des vorderen Balkens, Ausdehnung der Myelinisierung nach frontal und okzipital. Darstellungsweise links REAL und rechts MODULUS

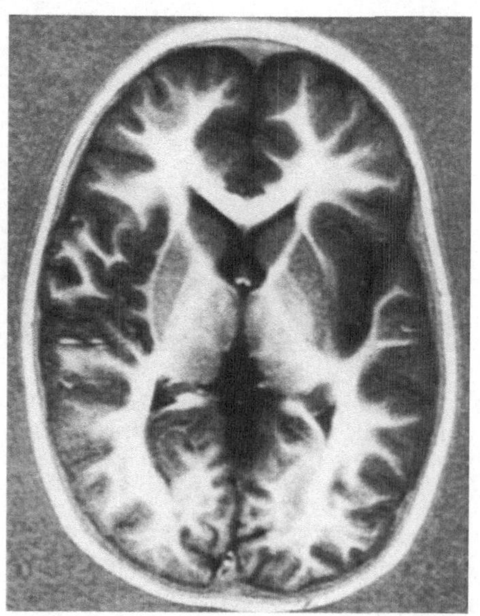

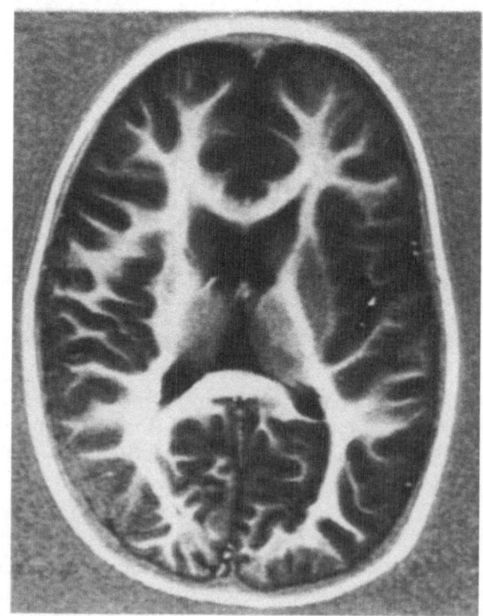

Abb. 3. MRT, Normalbefund, O.N., 4 Jahre 5 Monate, T1-Inversion-Recovery (IR)-Sequenz: Beinahe vollständige Myelinisierung in allen Hirnteilen. Die Basalganglien sowie die innere und äußere Kapsel sind gut zu sehen

riode unauffällig. Maße bei Geburt: Gewicht 2750 g, Länge 50 cm, Kopfumfang 33 cm. Die Untersuchung im Alter von 4 Jahren 5 Monaten ergab eine leichte allgemeine Entwicklungsverzögerung (IQ 96) sowie eine Sprachentwicklungsstörung, aus diesem Grunde MRT. Dieses zeigt einen altersentsprechenden Befund: beinahe vollständige Myelinisierung in allen Hirnteilen (Abb. 3).

2. *Normale bzw. unspezifische MRT-Befunde bei Störungen der neurologischen Entwicklung (Kasuistiken)*

24 Monate alter Junge (L. T.), infantile neuronale Ceroid-Lipofuszinose (INCL), termingerecht geboren (Abb. 4). Drittes Kind einer 32jährigen Mutter, 2 Geschwister gesund (anderer Vater), Familienanamnese unauffällig. Spontangeburt, Apgar 9/10/10. Maße bei Geburt: Gewicht 3800 g, Länge 54 cm, Kopfumfang 36 cm. Zunächst normale Entwicklung, Kopfkontrolle sehr früh, Lächeln ab 2. Lebensmonat. Nach Angabe der Mutter *„Zurückfallen"* etwa ab dem Alter von 10 Monaten. Mit 11 Monaten noch kein sicheres freies Sitzen, keine Sprungbereitschaft. Verordnung von Vojta-Gymnastik. Im Alter von 14 Monaten Feststellung einer sato-motorischen Retardierung unklarer Genese. Mit 23 Monaten Vorstellung in der Universitäts-Augenklinik Bonn wegen Entwicklungsverzögerung: Fundus unauffällig, Kind nimmt bds. keine Fixation auf. Diagnose: zentrale Blindheit bzw. Sehschwäche. Entwicklungsneurologische Untersuchung mit 24 Monaten: Kind erscheint klinisch blind, Kopfkontrolle schlecht. Schwerste Entwicklungsbeeinträchtigung, Entwicklungsalter ca. 1 Monat (Griffiths-Test). Armbetonte spastische Tetraparese. Bisher keine Krampfanfälle. EEG wegen Artefakten insgesamt nicht beurteilbar, streckenweise unauffällig. Körpermaße im Normbereich, Kopfumfang 47,4 cm (zwischen 3. und 10. Perzentile), mikrozephal im Vergleich zu den Elternmaßen (> +2s). Spezialuntersuchungen auf neurodegenerative Erkrankungen unauffällig. *CT:* Massive zentrale und periphere Hirnatrophie. *Elektroretinographie (ERG):* Funktion der skotopisch aktiven Netzhautelemente fast erloschen, desgleichen die der photopisch aktiven. *Hautbiopsie, elektronenmikroskopische Untersuchung* (H.H. Goebel, Mainz): Es finden sich unregelmäßig große elektronendichte offenbar granuläre membranbegrenzte Einschlüsse vom Lipopigmenttyp, Lipidtropfen oder Vakuolen fehlen. Befund entspricht einer INCL, Typ Santavuori-Haltia (Raininko et al. 1990). Dabei handelt es sich um eine lysosomale Erkrankung (Goebel u. Warlo 1990). *MRT:* Ausgeprägte Ventrikelerweiterung, schwere Hirnatrophie, ansonsten unspezifischer Befund; altersentsprechende Myelinisierung (Abb. 4).

Das *MRT eines 27 Monate alten schwerstbehinderten Mädchens (P.K.)* mit einer infantilen Zerebralparese (hypotone Form) zeigt lediglich eine geringe Erweiterung der äußeren Liquorräume frontal und ansonsten eine regelrechte Myelinisierung.

Bei einem *Mädchen mit Ahornsirupkrankheit (G.-A. L.),* das erst im Alter von 2 Monaten schwerstkrank nach Deutschland kam und jetzt an einer schweren spastischen Diplegie und geistigen Behinderung (IQ zwischen 60 und 70) leidet, ist das MRT unauffällig und zeigt eine altersgerechte Myelinisierung.

3. *Pathologische MRT-Befunde bei Störungen der neurologischen Entwicklung (Kasuistiken)*

26 Monate alter Junge (K.D.), Pelizaeus-Merzbacher Krankheit (PMK), termingerecht geboren. Erster und einziger Sohn gesunder, nichtverwandter Eltern. Die Familienanamnese ist unauffällig. Vakuumextraktion wegen Geburtsstillstands, unkomplizierter Schwangerschaftsverlauf. Apgar 10/10/10. Maße bei Geburt: Gewicht 3700 g, Länge 55 cm, Kopfumfang 36 cm. Neugeborenenverlauf unauffällig. *Augen:* Kongenitaler manifester Horizontalnystagmus und Strabismus convergens links bzw. alternans. Die Mutter verweigerte weitergehende Untersuchungen. *1. Untersuchung im Alter von 11,5 Monaten:* Die Mutter berichtet, daß die bisherige Entwicklung insgesamt verzögert verlaufen sei und D. als junger Säugling eher schlaff war. Jetzt ist der Tonus etwas verstärkt, Strecktendenz der Beine. Kann frei sitzen. Der

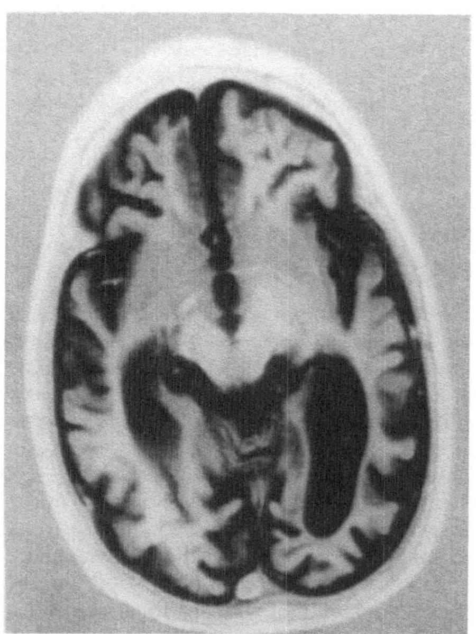

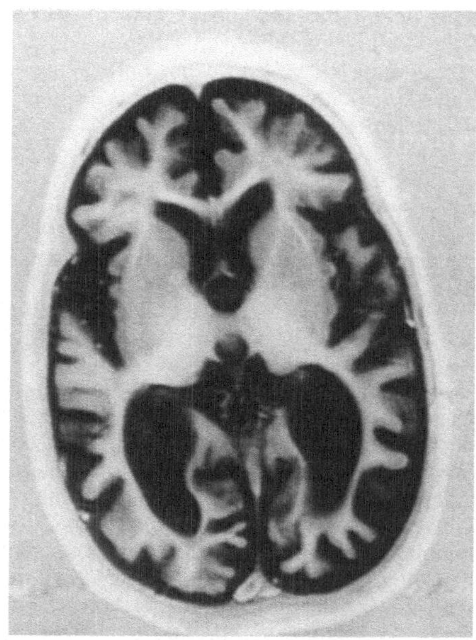

Abb. 4. MRT, L.T., 24 Monate, T1-Inversion-Recovery (IR)-Sequenz: Ausgeprägte Erweiterung der inneren Liquorräume, deutliche Erweiterung der äußeren Liquorräume. Altersentsprechende Markreifung. Kein Nachweis umschriebener pathologischer Signalintensitätserhöhungen im Bereich des Hirnparenchyms. *Beurteilung:* Ausgeprägte zentrale und kortikale Hirnatrophie. Kein Nachweis einer Markreifungsstörung. Der Befund ist unspezifisch und trägt nicht zur Abklärung des Krankheitsbilds bei

Gesamt-Entwicklungsquotient (EQ) nach Griffiths (Brandt 1983) liegt bei 74, was einer allgemeinen Entwicklungsverzögerung entspricht (Abb. 5 links). D. greift rechts im unvollständigen Pinzettengriff (Median 9 Mon., Variatonsbreite 7–11 Mon.), links ist die Greifform etwas ungeschickter. Der Personenkontakt ist gut. *2. Untersuchung im Alter von 26 Monaten:* Der EQ ist auf 46 abgefallen i.S. einer progredienten Entwicklungsverzögerung (Abb. 5 rechts). Diese betrifft vor allem die Feinmotorik. Eine isolierte Benutzung von Daumen und Zeigefinger ist dem Jungen nicht mehr möglich. Das kann auf eine Entmyelinisierung im Bereich der Pyramidenbahn zurückgeführt werden, deren Reifung Voraussetzung für die Entwicklung feiner Fingerbewegungen bis hin zum vollständigen Pinzettengriff ist (Brandt 1983). Der Muskeltonus in den Beinen ist erhöht mit Strecktendenzen. Die Motorik erscheint ungeschickt und monoton. Es besteht weiterhin ein Horizontalnystagmus sowie ein Strabismus convergens. Der Personenkontakt ist schlecht. Körpermaße im Normbereich, Kopfumfang 49,9 cm (zwischen 50. und 75. Perzentile). *EEG:* Normalbefund. Stoffwechseluntersuchungen und Chromosomenanalyse normale Befunde. *CT Gehirn:* unauffällig. *MRT 26 Monate, T1-Inversion-Recovery (IR)-Sequenz* (Abb. 6): Geringe Erweiterung der inneren Liquorräume. Ausgeprägte Myelinisierungsstörung im Sinne einer *Hypomyelinisierung.* Das Bild ähnelt dem Myelinisierungsgrad im MRT eines 2 1/2 Monate alten Jungen (gleiche Technik, Abb. 1). Zum Vergleich mit diesem PMK-Patienten zeigt das MRT in Abb. 7 den normalen Myelinisierungsgrad eines etwa gleichaltrigen Mädchens (21 Monate, gleiche Technik.

Im Zusammenhang mit dem klinischen Bild ist das Vorliegen einer *Pelizaeus-Merzbacher-Krankheit (PMK)* wahrscheinlich. Diese Erkrankung gehört zu den sudanophilen Leukodystrophien. Die Diagnose stützt sich auf die Symptome,

Untersuchungsergebnis GRIFFITHS-TEST (Brandt 1983)

UNTERSKALEN A: MOTORIK B: PERSÖNLICH-SOZIAL C: HÖREN UND SPRECHEN D: AUGE UND HAND E: LEISTUNGEN

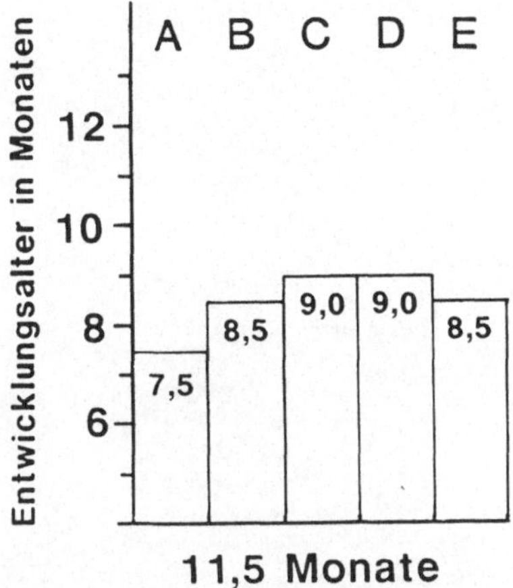

Gesamt-Entw.quotient: 74

Allgemeine Entwicklungsverzögerung, am ausgeprägtesten auf grobmotorischem Gebiet (Unterskala A)

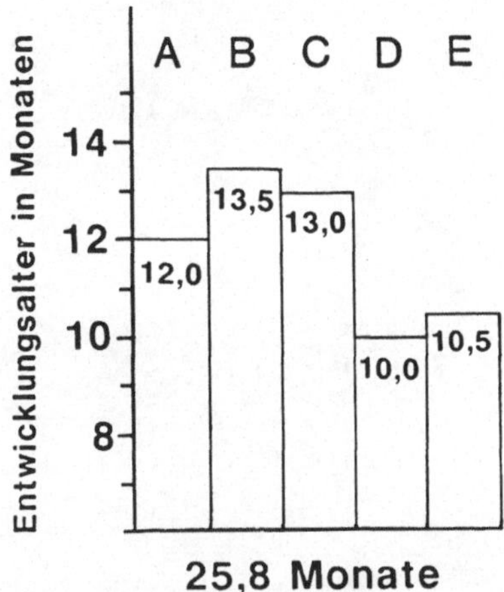

Gesamt-Entw.quotient: 46

Progrediente Entwicklungsverzögerung, am ausgeprägtesten auf dem Gebiet der Auge-Hand-Koordination und der Feinmotorik (Unterskala D und E)

Abb. 5. Entwicklungsverlauf eines Kindes mit PMK (K.D)

den Verlauf und den MRT-Befund (Journel et al. 1987; Valk u. van der Knaap 1989). Es handelt sich dabei um eine äußerst seltene Krankheit, die früher in vivo nicht bewiesen werden konnte. Meist ist das Leiden X-chromosomal rezessiv vererbt, beginnt in den ersten Lebensmonaten mit Nystagmus und beinbetonter Spastizität. Der Verlauf ist manchmal langsam, meist jedoch rasch progredient (Boltshauser 1983; Aicardi 1990). Das Krankheitsbild und die Verlaufsformen sind also sehr heterogen; es finden sich unterschiedliche Schweregrade, sogar innerhalb derselben Familie (Boulloche u. Aicardi 1986; Valk u. van der Knaap 1989). Laboruntersuchungen sind für die Diagnose bisher von geringer Hilfe.

MRT-Befunde bei PMK: Nach Valk u. van der Knaap (1989, S. 164) ist das Schädigungsmuster das einer symmetrischen generalisierten Hypo- oder Entmyelinisierung. Mit der T1-IR-Technik gibt das Fehlen von Myelin den Bildern ein höchst ungewöhnliches Aussehen. Die nichtmyelinisierte weiße Substanz erscheint dunkel, und das Gehirngewebe sieht uncharakteristisch grau aus. MRT-Daten tragen zum Verständnis der Pathogenese der PMK bei. Die PMK ist bedingt durch einen genetisch determinierten *Stillstand der Myelinisierung* in einem bestimmten Entwicklungsstadium. *Gegen* eine *aktive Demyeliniserung* spricht das Fehlen von Myelin-Abbauprodukten. Die MRT läßt auch einen

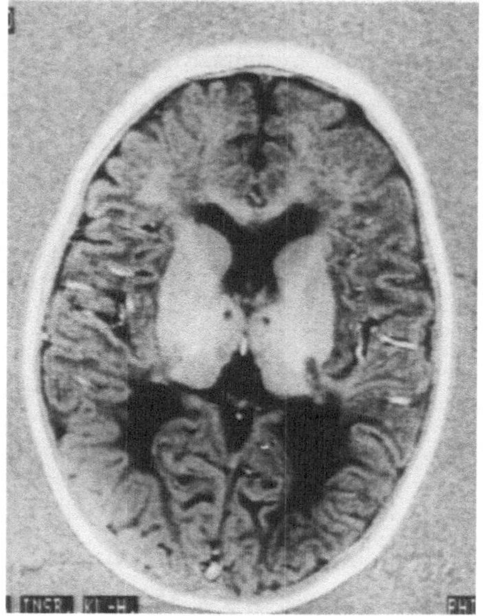

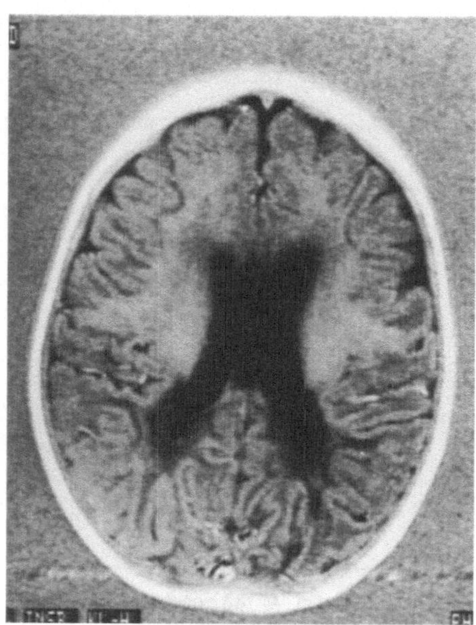

a

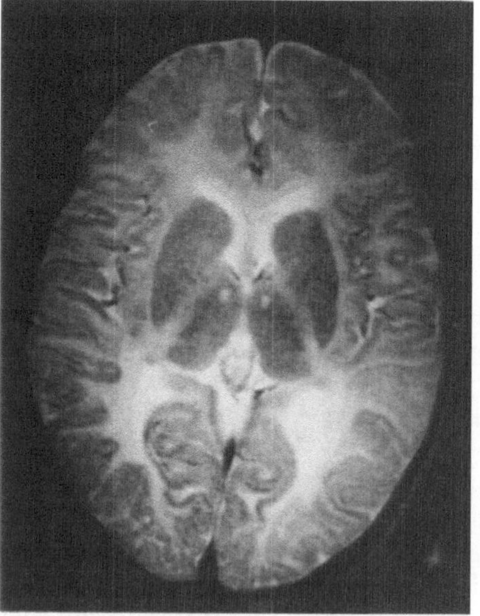

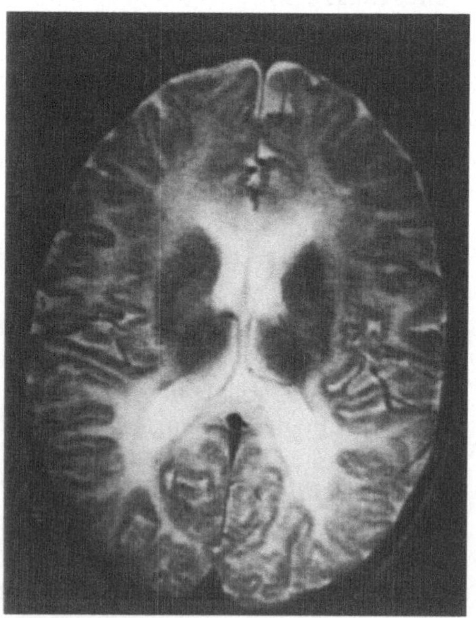

b

Abb. 6a, b. MRT, K.D., 26 Monate; **a** T1-Inversion-Recovery (IR)-Sequenz: *Ausgeprägte Myelinisierungsstörungen*, geringe Erweiterung der inneren Liquorräume. Vgl. hierzu den Myelinisierungsgrad im MRT links oben von einem 2 1/2 Monate alten Jungen in gleicher Technik; **b** T2-Spinecho (SE)-Sequenz

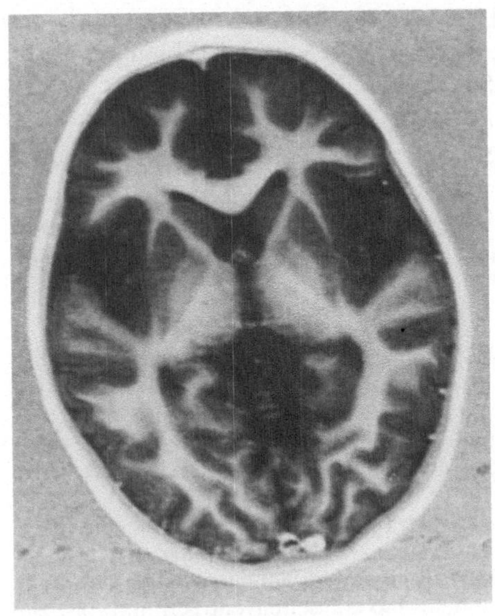
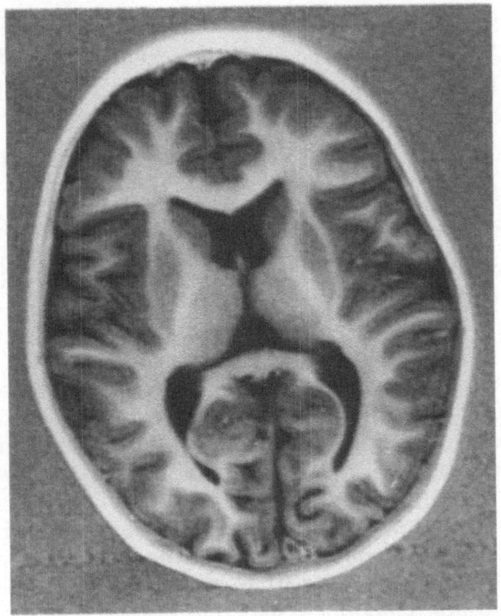

a

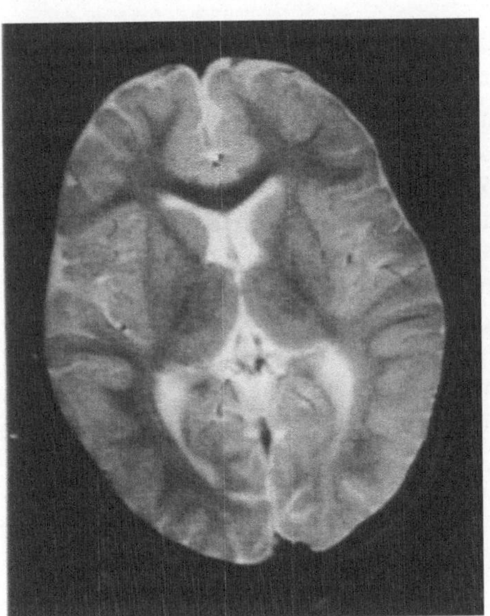
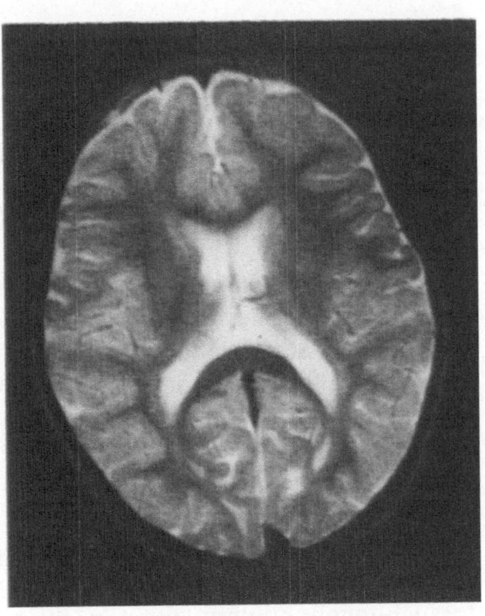

b

Abb. 7a, b. MRT, Normalbefund, A.-L. A., 20 Monate; **a** T1-Inversion-Recovery (IR)–Sequenz: Myelinisierung von Forceps minor, Forceps major, innerer und äußerer Kapsel. Weiße Substanz in beiden Hemisphären nachweisbar (Johnson et al. 1983); **b** T2-Spinecho (SE)-Sequenz

Stillstand der Myelinisierung vermuten. Die *Lokalisation und die Myelinmenge* wird bestimmt vom Entwicklungsalter, in dem die weitere Myelinisierung gehemmt ist (Valk u. van der Knaap 1989).

Für den Nachweis der Hypomyelinisierung (Persistenz von infantilem Signalverhalten) ist die MRT eine hochsensitive, aber nicht spezifische Methode.

Der oben vorgestellte Fall läßt sich nicht sicher einem bestimmten Krankheitstyp zuordnen; er erinnert im Verlauf an Patient III-2 von Boulloche u. Aicardi (1986, S. 234).

Das MRT eines Drillings-Frühgeborenen (A.S.) im korrigierten Alter von 7 Monaten zeigt eine ausgeprägte Hirnatrophie; die stark erweiterten Seitenventrikel reichen parieto-okzipital bis an die Hirnrinde heran. Die Myelinisierung im Frontalbereich ist altersgerecht. Hier handelt es sich um einen Zustand nach zystischer Leukoenzephalomalazie. Diagnose: Armbetonte spastische Tetraparese, klinisch blind, schwerste Retardierung, Krampfleiden, im EEG Hypsarrhythmie.

Bei einem *Mädchen (B.A.) mit infantiler Zerebralparese (spastische Triplegie)* zeigt das MRT im Alter von 6 3/4 Monaten eine ausgedehnte komplexe Hirnmißbildung mit großem Parenchymdefekt fronto-temporal links. Die schlitzförmige Verbindung zwischen den links fronto-temporalen äußeren Liquorräumen und dem linken Seitenventrikel mit bis zur Ventrikelwand ziehendem Kortex spricht für eine *Schizenzephalie.* Corpus-callosum-Agenesie. Eine wegen klinischer Hirndrucksymptomatik durchgeführte MRT-Kontrolle im Alter von 3 3/4 Jahren ergab keine Änderung zur ersten Untersuchung. Nach Anlage eines ventrikulo-atrialen Shunts Besserung des Krankheitsbildes. Die seelisch-geistige Entwicklung ist deutlich verzögert, EQ nach Griffiths 70, ohne Berücksichtigung der Unterskala A-Motorik. Das Kopfumfangswachstum erfolgt zwischen der 25. und 50. Perzentile.

Diskussion

Erkrankungen des Zentralnervensystems rücken auch in der Pädiatrie immer mehr in den Vordergrund. Bisher bleiben aber mehr als 50 % der Behinderungen ätiologisch ungeklärt. Es werden Möglichkeiten und Grenzen der MRT des Gehirns als Beitrag zur Diagnosefindung bei neurologischen Auffälligkeiten beschrieben.

Die Magnetresonanz-Tomographie kann nur morphologische Auffälligkeiten darstellen. Die komplizierten Stoffwechselvorgänge im Gehirn und deren Störungen lassen sich damit bisher nicht nachweisen. In den letzten Jahren sind mehr als 600 verschiedene Formen von neurodegenerativen Erkrankungen identifiziert worden (Goebel u. Warlo 1990); hier zeigt das MRT meist unspezifische Befunde. Auch bei vielen z.T. schweren Störungen der neurologischen Entwicklung, die auf Chromosomenanomalien beruhen, ist das MRT unauffällig.

Neben der neurologischen Untersuchung muß auch eine Beurteilung der seelisch-geistigen Entwicklung erfolgen. Sorgfältig durchgeführte Vorsorgeuntersuchungen können einen wichtigen Beitrag zur Verlaufsbeurteilung liefern.

Literatur

Aicardi J (1990) Progrediente Enzephalopathie-Syndrome unbekannter Ursache. In: Hanefeld F, Rating D, Christen JH (Hrsg) Aktuelle Neuropädiatrie 1989. Springer, Berlin Heidelberg New York Tokyo

Boltshauser E (1983) Degenerative Erkrankungen des Zentralnervensystems im Kindesalter. Klinik, Untersuchungsmethoden, Checklisten, Kasuistik. Huber, Bern

Bor M van de, Guit GL, Schreuder AM, Wondergem J, Vielvoye GJ (1989) Early detection of delayed myelination in preterm infants. Pediatrics 84: 407–411

Boulloche J, Aicardi J (1986) Pelizaeus-Merzbacher disease: Clinical and nosological study. J Child Neurol 1: 233–239

Brandt I (1981) Brain growth, fetal malnutrition, and clinical consequences. J Perinat Med 9: 3–26

Brandt I (1983) Griffiths-Entwicklungsskalen (GES) zur Beurteilung der Entwicklung in den ersten beiden Lebensjahren. Beltz, Weinheim

Brandt I (1986) Patterns of early neurological development. In: Falkner F, Tanner JM (eds) Human growth. A comprehensive treatise, Vol 2: Postnatal growth neurobiology, 2nd edn. Plenum Press, New York

Brandt I, Sticker EJ (1991) Bedeutung der Alterskorrektur bei Frühgeborenen. Monatsschr Kinderheilk 139: 16–21

Byrd SE, Osborn RE, Bohan TP, Naidich TP (1989) The CT and MR evaluation of migrational disorders of the brain. Part II: Schizencephaly, heterotopia and polymicrogyria. Pediatr Radiol 19: 219–222

Goebel HH, Warlo I (1990) Biopsy studies in neurodegenerative diseases of childhood: Part I. BNI Quarterly 6 (1): 19–27

Harbord MG, Finn JP, Hall-Craggs MA, Robb SA, Kendall BE, Boyd SG (1990) Myelination patterns on magnetic resonance of children with developmental delay. Dev Med Child Neurol 32: 295–303

Johnson MA, Pennock JM, Bydder GM et al. (1983) Clinical NMR imaging of the brain in children: Normal and neurologic disease. AJNR 4: 1013–1026

Journel H, Roussey M, Gandon Y, Allaire C, Carsin M, le Marec B (1987) Magnetic resonance imaging in Pelizaeus-Merzbacher disease. Neuroradiology 29: 403–405

Raininko R, Santavuori P, Heiskala H, Saino K, Palo J (1990) CT findings in neuronal ceroid lipofuscinoses. Neuropediatrics 231: 95–101

Valk J, van der Knaap MS (1989) Magnetic resonance of myelin, myelination, and myelin disorders. Springer, Berlin Heidelberg New York Tokyo

Yakovlev PI, Lecours AR (1967) The myelogenetic cycles of regional maturation of the brain. In: Minkowski A (ed) Regional development of the brain in early life. Blackwell, Oxford

Arthrogryposis multiplex congenita – Klinik – Genetik – Therapie

H. Bauer, E. Redemann, M. Cohen, J. Correll

Nosologisch stellt das Krankheitsbild keine Einheit dar, es sind verschiedenste Synonyme geprägt worden. Die bisherigen Klassifikationen (Hall 1985) sind aus ätiologischer, genetischer und klinischer Sicht nicht zufriedenstellend.

Klassisches Symptomenspektrum – Phänotypus

Es besteht eine typische Fazies mit Mikrogenie, bulbär bedingter Hypomimie, generalisierter Muskelhypotrophie, sekundäre Rumpffehlbildungen und symmetrische Beugeabduktions- oder Streckkontrakturen in den Schultern, Ellenbogen, Beugekontrakturen in den Hüften, Beuge-/Streckkontrakturen der Kniegelenke und Hand-, Fußdeformitäten (Abb. 1).

Ergebnisse

Anhand von 90 Patienten wurde versucht, eine praktikable und prognostisch relevante Klassifikation vorzunehmen.

Typ I (56 Patienten): Arthrogryposis mit normaler mentaler Entwicklung, keine weiteren Fehlbildungen. Für die Lokomotion (75%) unter der Behandlung läßt sich eine prognostische Aussage treffen (Tabelle 1).

Tabelle 1. Typ I: Arthrogryposis ohne zusätzliche Fehlbildungen. 75 % der Kinder erreichten die Lokomotion, davon 17 % mit Apparateversorgung

	Anzahl	Lokomotion erreicht
schwer	29	17 (davon 9 mit app. Hilfe)
mittelschwer	13	11
distal	11	11
„halbseitig“	3	3
insgesamt	56	42

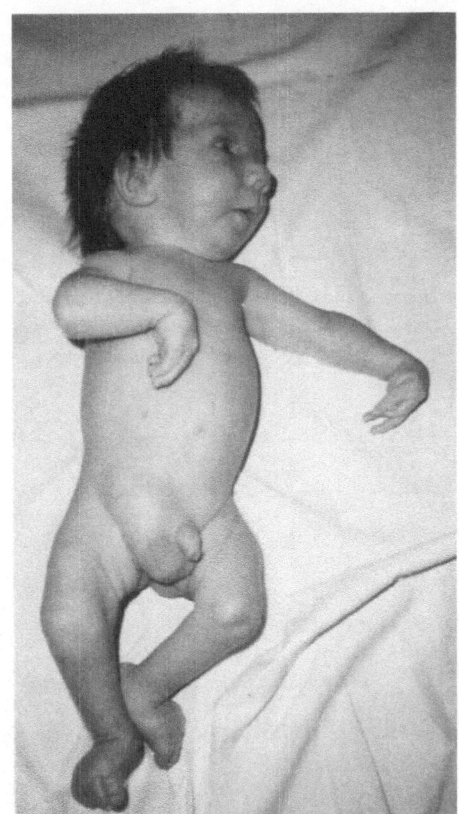

Abb. 1. Typische Phänotypus mit Hypomimie, Mikrogenie und Kontrakturen in allen Gelenken

Typ II (17 Patienten): Es bestehen zusätzlich embryonale Fehlbildungen und Perinatalkomplikationen. – Die Lokomotion erreichten 9 Kinder (53 %).

Typ III (17 Patienten): Arthrogryposis im Rahmen eines übergeordneten Syndroms (Mehrfachbehinderung), besonders mit einer mentalen Störung. – Die Lokomotion erreichten 3 Kinder (18 %).

Genetik

Ein einfacher monogener Erbgang ist anzuzweifeln. Eine Stammbaumbelastung ergab sich lediglich bei 8 Kindern (8,8 %). Ein rezessiver Erbgang für Typ I sowie Übergänge von Typ III zum Typ I lassen sich nachweisen, ebenso ein dominanter Erbgang (Typ I) mit unterschiedlicher Expressivität (Abb. 2). Zumeist handelt es sich um sporadische Erscheinungsbilder.

I Rezessiver Erbgang

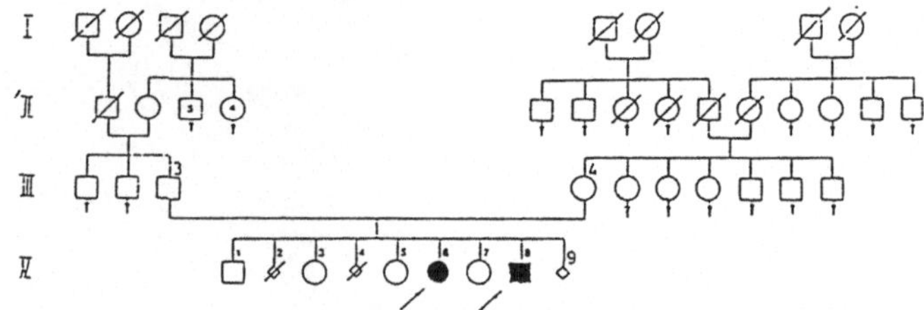

II Rezessiver Erbgang mit unterschiedlicher Ausprägung

IV·/ 8-10 V. a. Pena-Shokeir Syndrom
IV / 12 schwerer Typ I

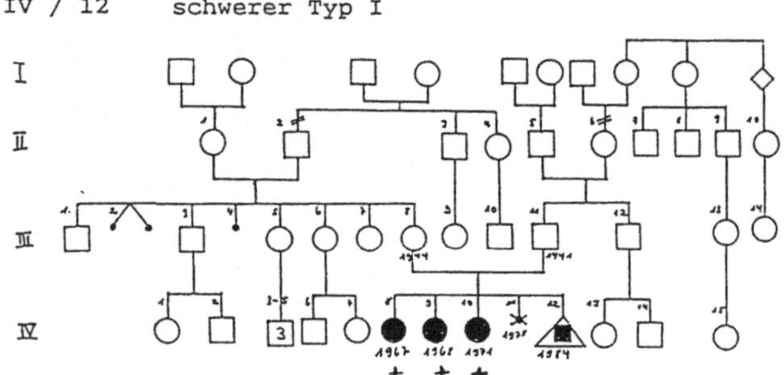

III Einfacher dominanter Erbgang

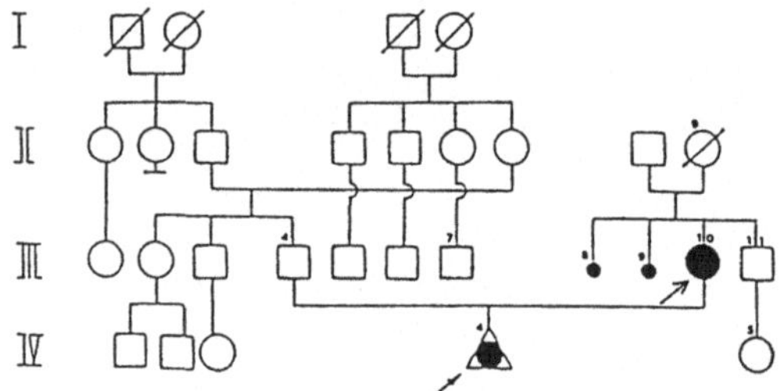

Außerdem konnte folgender dominanter Erbgang beobachtet werden: 3 Generationen mit distalem Typ, in der 4. Generation schwerer Typ I.

Abb. 2. Genetik: In 9% bestand eine Stammbaumbelastung

Laboruntersuchungen

Bei 34 Kindern wurde eine EMG-Untersuchung durchgeführt. Sie ergaben ausschließlich neurogene Veränderungen als Nachweis der Störung der mangelnden Alpha-Motoneuronen-Tätigkeit (Abb. 3) (Redemann 1987).
Unter der Reflexlokomotion nach VOJTA konnte durch EMG die Bahnung der Motoneuronen-Aktivität nachgewiesen werden (Abb. 4) (Bauer 1983).

Die Biopsiebefunde bei 10 Kindern sind untypisch, zeigten überwiegend eine neurogene Atrophie mit lipomatös-fibrotischem Umbau.
Klinischer Befund, EMG-Untersuchungen und Biopsiebefunde lassen (unter Berücksichtigung der bekannten neuropathologischen Befunde des Rücken-

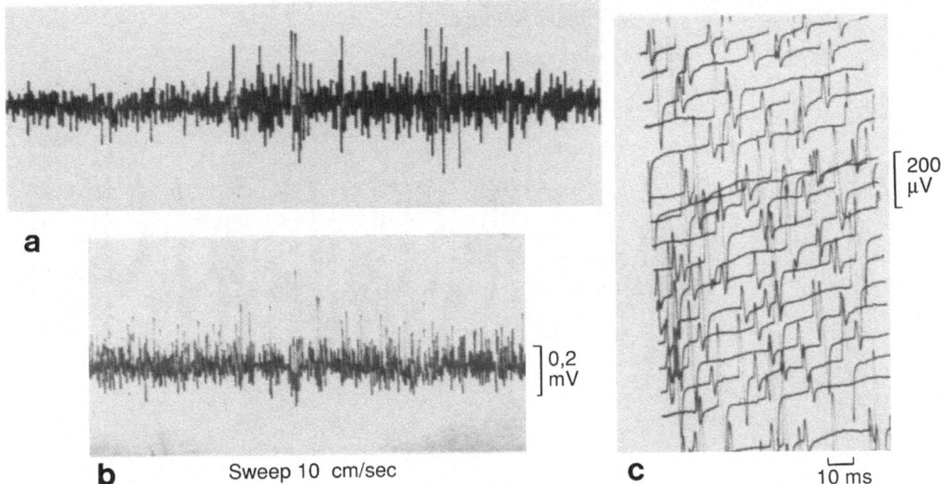

Abb. 3a-c. **a** Typische neurogene Lichtung; **b** „pseudomyopathisches" Bild; **c** neurogener Umbau (Einzelpotentiale)

marks) den Schluß zu, daß die neurogene Ursache für Typ I und II als gesichert angesehen werden kann:

Arthrogryposis = Neuro(myo)pathia congenita.

Therapie

1. Frühzeitiger Beginn der Physiotherapie nach VOJTA im Neugeborenenalter.
2. Begleitend orthopädisch-chirurgische Maßnahmen, insbesondere der Fußkontrakturen, zum gezielten Zeitpunkt: Die Vertikalisierungstendenz des Kindes muß prognostisch abgewartet werden.
3. Orthopädisch-technische Hilfen.

Mit Hilfe dieses abgestimmten Therapieschemas gelingt es, die Kontrakturen zu mindern und somit in fast 80 % die bipedale Fortbewegung zu erreichen (Typ I, partiell Typ II, s. Tabelle 2).

Tabelle 2. Gesamtübersicht über die Ergebnisse

Typ	I	II	III	insgesamt
n	56	17	17	90
Lokomotion erreicht	42	9	3	54
verstorben	0	1	4	5
EMG neurogen	20	9	5	34
Biopsie neurogen	5	3	2	10

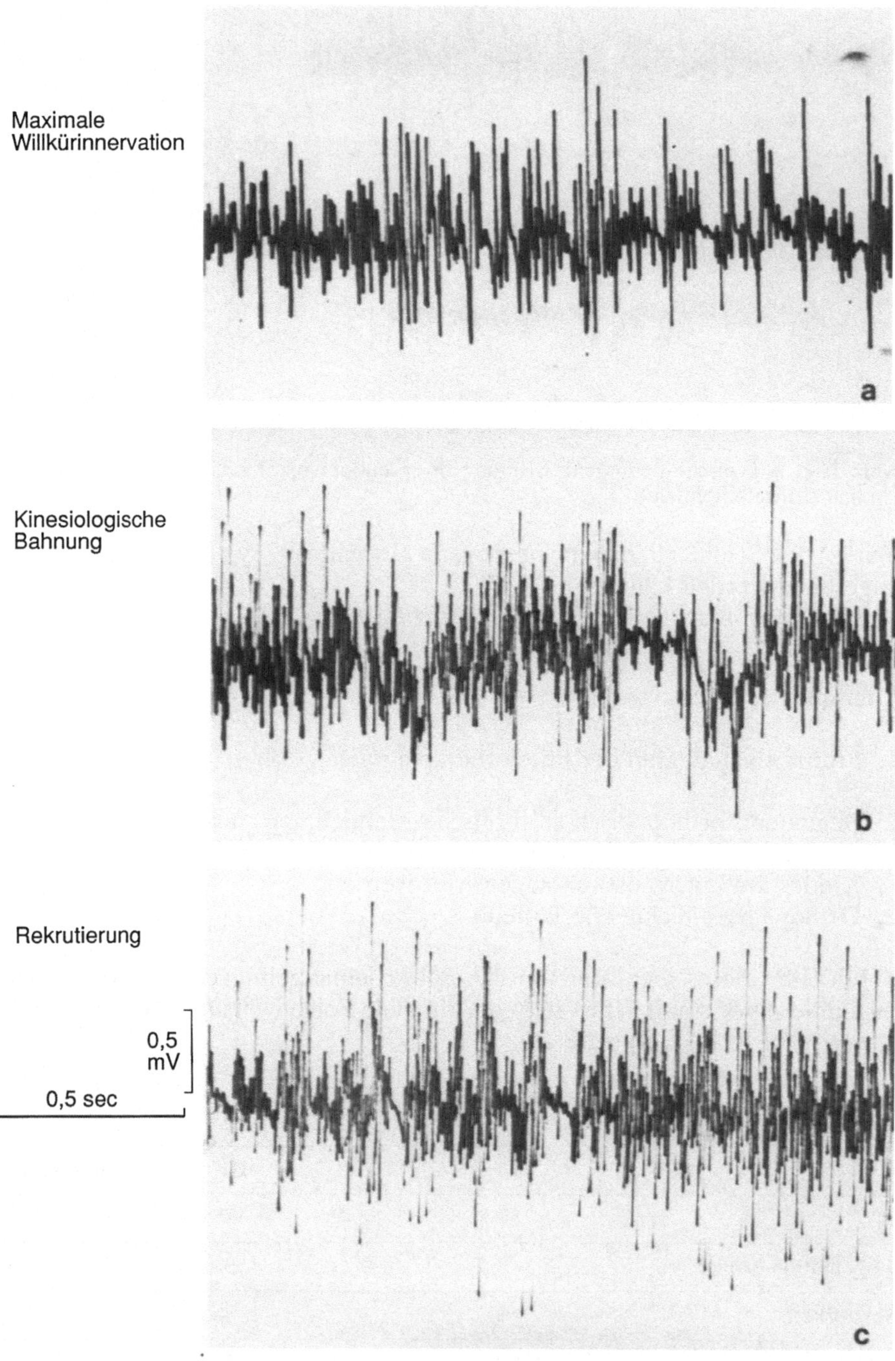

Abb. 4a–c. EMG unter der Reflexlokomotion nach Vojta (**b**). Die Rekrutierung von Motoneuronen hält auch noch einige Minuten nach der Behandlung an (**c**)

Literatur

Bauer H, Vojta V (1983) Neurophysiological investigations (kinesiology) in neuromyopathia congenita (arthrogryposis multiplex-Guérin-Stern-syndrome). VII. Int. Congr. of Electromyography, Munich 1983. Electroencephalogr Clin Neurophysiol 56 (3): 44

Hall JG (1985) Genetic aspects of arthrogryposis. Clin Orthop 194: 44–53

Redemann E (1987) Elektromyographische Untersuchungen bei der Arthrogryposis multiplex congenita. Dissertation, LMU München

Zwerchfellparese als seltene Erstmanifestation eines Morbus Werdnig-Hoffmann

A. Weissofner

Wir berichten über eine atypische Erstmanifestation einer spinalen Muskelatrophie vom Typ I nach Werdnig-Hoffmann. Die Erkrankung präsentierte sich erstmals im Alter von 3 1/2 Monaten, und zwar anfänglich unter dem Bild eines Diabetes mellitus. Dieser stellte sich dann später als streßbedingt heraus, nämlich im Rahmen einer Ateminsuffizienz, die durch eine Parese beider vorderer Zwerchfellkuppen hervorgerufen wurde.

Bis auf diesen Befall lag keine weitere klinische Manifestation der Grundkrankheit vor, und auch der restliche neurologische Status war unauffällig. Während der folgenden 6 Wochen verschlechterte sich die Ateminsuffizienz derart, daß der Knabe im Alter von 5 Monaten verstarb.

Anhand von Literaturstudien, eigenen Beobachtungen und dieses Fallbeispiels zeigt sich zum einen die Seltenheit einer solchen Manifestation und zum anderen die Bedeutung einer genauen differentialdiagnostischen Abklärung einer Zwerchfellparese im Hinblick auf die Therapie.

Kasuistik

Familienanamnese

Es handelt sich bei L.R. um einen am Termin geborenen Knaben einer Primigravida. Zwischen den Eltern besteht keine Konsanguinität. Beim Großvater mütterlicherseits liegt ein Diabetes mellitus vom Typ I vor. Eine Cousine des Vaters ist an multipler Sklerose erkrankt. Ansonsten gibt es keine Auffälligkeiten in der Familienanamnese.

Anamnese

Der Knabe lag mit seinem Geburtsgewicht von 2360 g deutlich unter der 10. Perzentile. Ob eine Abnahme der intrauterinen Kindsbewegungen vorgelegen hat, kann die Mutter mangels eines Vergleiches nicht beurteilen. Bis zum Erreichen der 14. Lebenswoche war der Verlauf relativ unauffällig, allerdings blieb die Gewichtszunahme unbefriedigend; der Rückstand konnte nicht aufgeholt werden. Der Patient präsentierte sich den Eltern als „trinkfaul“.

Intermittierend trat beim Schreien, insbesondere in Rückenlage, ein zyanotisches Munddreieck auf. Schwere Zyanoseattacken konnten von den Eltern nie beobachtet werden.

Verlauf im Spital

In der 14. Lebenswoche erfolgte die Zuweisung wegen eines gastrointestinalen Infektes. Im Rahmen dieser Erkrankung kam es neben einer Dehydratation zu einer respiratorischen und metabolischen Dekompensation.

Neben den klinischen Zeichen einer schwersten Atemnot zeigte die kapilläre Blutgasanalyse bei Eintritt einen pH von 7,17, ein pCO_2 von 8,1 kPa, einen BE von −8 und eine Sauerstoffsättigung von 92 % bei einer Sauerstoffgabe von 8 l/min über einen Trichter vor das Gesicht. Daneben fielen eine ausgeprägte Kussmaulsche Atmung und ein deutlicher Azetongeruch auf. Die Blutglukose lag dann auch bei 25,2 mmol/l, so daß wir im Hinblick auf die positive Familienanamnese an die Erstmanifestation eines juvenilen Diabetes mellitus im Rahmen der Gastroenteritis dachten.

Einem beidseitigen Zwerchfellhochstand im initialen Thoraxröntgen (Abb. 1) maßen wir anfänglich keine größere Bedeutung zu.

Wegen der grenzwertigen respiratorischen Situation mußten wir den Knaben beatmen. Die Blutglukose konnte ohne Insulingabe nach adäquater Rehydratation in den Normbereich abgesenkt werden, und als es nicht gelang den Patienten vom Respirator zu entwöhnen, sahen wir als primäres Problem das Atemnotsyndrom, das sich dann in der Thoraxdurchleuchtung als Parese beider vorderer Zwerchfellkuppen mit paradoxer Beweglichkeit derselben zeigte.

Die weitere Abklärung ergab als Grundleiden eine spinale Muskelatrophie vom Typ I nach Werdnig-Hoffmann. Es fanden sich die typischen EMG-Veränderungen (Abb. 2), und eine Biopsie des M. gastrocnemius und des N. suralis sicherte letztlich die Diagnose. Als Konsequenz beendeten wir die Intensivtherapie, und der Knabe verstarb dann im Alter von 5 Monaten an der Ateminsuffizienz.

Die Obduktion zeigte die typischen Veränderungen nur in den motorischen Neuronen der Nn. phrenici. Die beiden vorderen Zwerchfellkuppen waren stark atrophisch. Die Muskelatrophie in den unteren Extremitäten war weniger stark ausgeprägt.

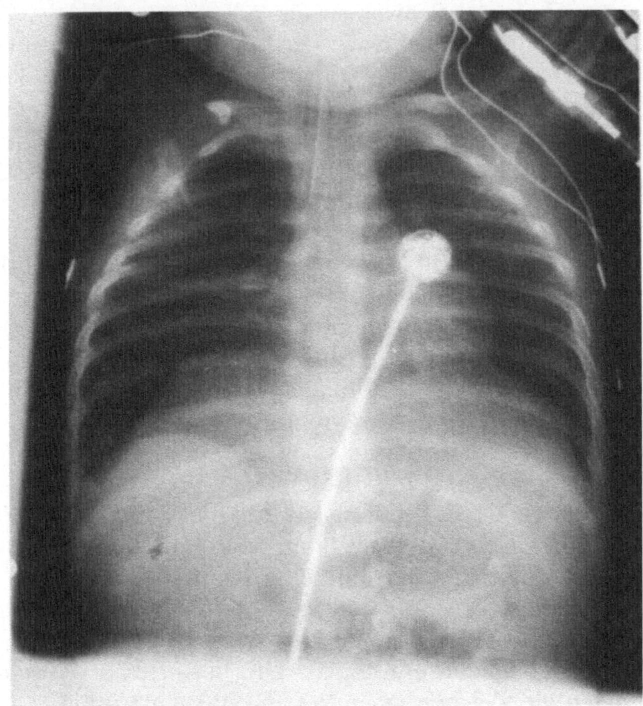

Abb. 1. Beidseitiger Zwerchfellhochstand im Thorax-Röntgenbild

Tabelle 1. Übersicht über die häufigsten Differentialdiagnosen von Zwerchfellparesen bei Neugeborenen und Säuglingen. Die Diagnostik der jeweiligen Erkrankung steht in Klammern

Geburtstraumatische Folgeschäden (Anamnese, CT)
Zwerchfellmißbildungen
Postoperativ nach Thorakotomien
Komprimierende Veränderungen an den Foramina intervertebralia (Computertomogramm)
Rückenmarktumore (CT)
Spinale Muskelatrophie (EMG, Muskel- und Nervenbiopsie)
Syringomyelie
Morbus Guillain-Barré)

Zwerchfellparesen bei Neugeborenen und Säuglingen bedürfen einer genauen differentialdiagnostischen Abklärung ihrer Ursache (Tabelle 1). Und zwar insbesondere deshalb, weil eine chirurgische Therapie (Raffung der Kuppen) bei einigen Grundkrankheiten in Frage kommt, bei anderen dagegen streng kontraindiziert ist.

Symptomatik der SMA vom Typ I

Ein erstes Zeichen für eine frühe, bereits intrauterine Manifestation der Erkrankung ist eine deutliche Abnahme der Intensität der Kindsbewegungen gegen Ende der Schwangerschaft.

In 95 % der Fälle erfolgt das Erstauftreten während der ersten 5 Lebensmonate. Der Todeszeitpunkt liegt im Durchschnitt bei diesen im zweiten Lebenshalbjahr, je nach Zeitpunkt der Erstmanifestation. 95 % dieser Patienten versterben innerhalb der ersten 18 Lebensmonate. Die Todesursache ist in der Regel eine Komplikation von seiten der Ateminsuffizienz.

Die typische Erstmanifestation präsentiert sich als eine generalisierte Hypotonie und Muskelschwäche sowie als Areflexie. Bei einem großen Teil der Patienten (etwa 40 %) liegen auch Fütterungsschwierigkeiten vor, die sich in Form einer mangelnden Gewichtsentwicklung zeigen.

Selten ist das Erstsymptom eine Ateminsuffizienz, die dann in der Regel durch eine Schwäche der Interkostalmuskulatur bedingt ist. Dabei finden sich dann immer wieder Thoraxdeformitäten, die jedoch nicht spezifisch für dieses Leiden sind. Eine extreme Rarität ist der isolierte und initiale Befall der Neurone der Nn. phrenici, die normalerweise auch terminal ebenso wie das Diaphragma unverändert bleiben.

Pathognomisch für diese Erkrankung sind schwere Veränderungen im EMG. Es finden sich solche im Sinne von pathologischen Spontanaktivitäten sowie gemischte Muster bei Willküraktivität (Abb. 2).

Die Histologie der quergestreiften Muskulatur zeigt ein typisches Verteilungsmuster von atrophischen Muskelfasern innerhalb von normalen oder hypertrophen Fasergruppen. Die betroffenen Abschnitte der Vorderhörner zeigen die Zeichen einer Nervenzelldegeneration.

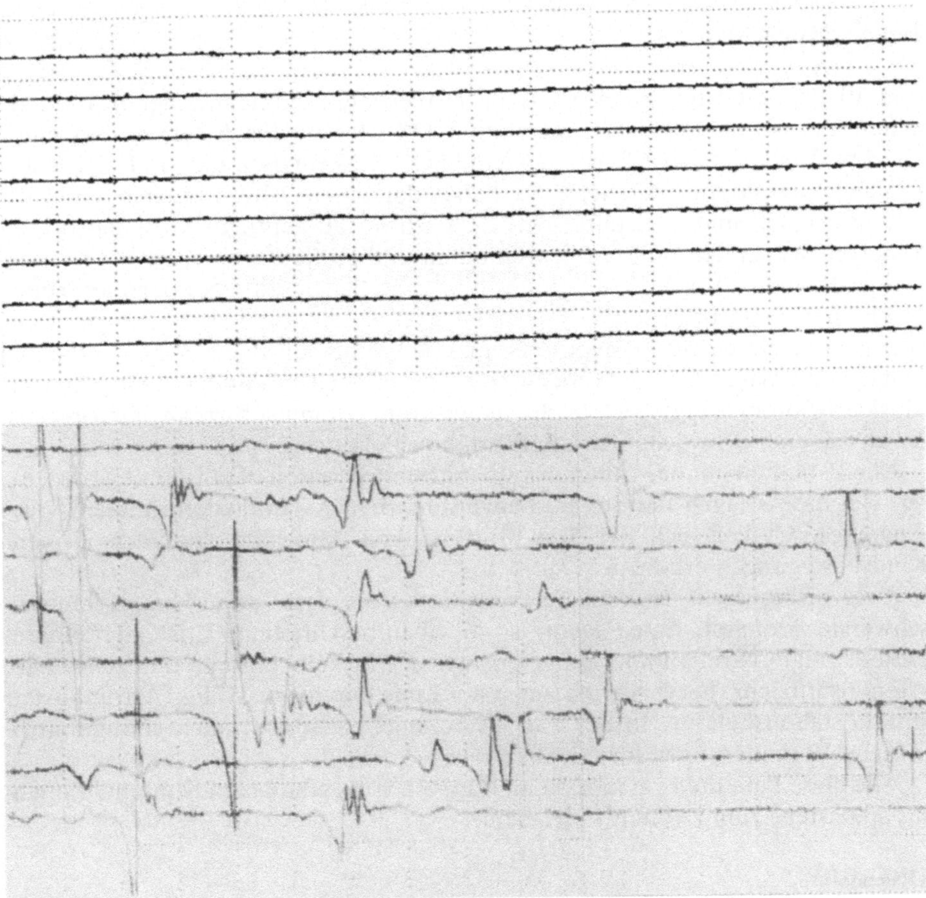

Abb. 2. Elektromyographie: Die Ableitungen im oberen Bild zeigen einen normalen Kurvenverlauf ohne Willküraktivität. Das untere Bild zeigt Ableitungen aus der Peronealmuskulatur unseres Patienten L.R. Man sieht die für eine spinale Muskelatrophie pathognomische Spontanaktivität

Die Veränderungen im EMG und die Histopathologie der Skelettmuskulatur können in ihrem Auftreten den klinischen Symptomen hintenherhinken, wodurch bei Untersuchungen in den ersten Krankheitswochen falsch-negative Befunde vorliegen können.

Der Vererbungsgang der hier beschriebenen Form der spinalen Muskelatrophie ist autosomal rezessiv. Das Gen für die SMA ist mittlerweile lokalisiert worden, und somit ist eine pränatale Diagnose in betroffenen Familien durch die Untersuchung von DNA-Polymorphismen u.U. möglich. Die notwendigen Familienuntersuchungen sind zeitlich sehr aufwendig und sollten vor einer Schwangerschaft stattfinden. Derzeit werden die Untersuchungen im Ausland durchgeführt, es ist aber geplant, diese in nächster Zeit auch in der Schweiz anzubieten.

Eigene Beobachtungen

Von 10 Patienten mit einer SMA nach Werdnig-Hoffmann zeigten 4 einen späten Zeitpunkt der Erstmanifestation (12 Monate bis 6 Jahre) und eine diskrete Erstsymptomatik mit allgemeiner Muskelhypotonie und keinerlei Zeichen einer Ateminsuffizienz. Sie haben derzeit ein Alter zwischen 7 und 10 Jahren erreicht und eine unterschiedlich schwer ausgeprägte Muskelatrophie insbesondere an den unteren Extremitäten und Hüften entwickelt.

Bei 6 Patienten lag die Erstmanifestation zwischen unmittelbar postpartal und 11 Monaten (im Mittel 16 Wochen). Vier von diesen boten als Hauptsymptom eine generalisierte Muskelhypotonie mit Betonung der unteren Extremitäten, fünf davon zusätzlich eine Areflexie. Bei den 4 Patienten mit dem Leitsymptom Muskelhypotonie zeigte sich auch eine diskrete Ateminsuffizienz, hervorgerufen durch eine Schwäche der Interkostalmuskulatur.

Alle Patienten mit der frühen Erstmanifestation waren deutlich untergewichtig. Bei dreien lagen bei der Erstzuweisung bereits Thoraxdeformitäten vor. Anamnestisch ließ sich bei drei Müttern eine Abnahme der intrauterinen Kindsbewegungen erheben.

Zwei dieser sechs akuten Verläufe boten als Erst- oder Hauptsymptom schwerste Atemnot. Einer davon ist der oben beschriebene L.R., der andere Patient zeigte bereits unmittelbar postpartal Muskelhypotonie und schwerste Ateminsuffizienz, hervorgerufen in erster Linie durch eine völlige Atrophie der Interkostalmuskulatur. In der Autopsie fanden sich dann auch geringe atrophische Veränderungen im Diaphragma.

Alle diese Patienten verstarben im Rahmen von pulmonalen Komplikationen bis spätestens zum zweiten Lebensjahr.

Diskussion

Zwerchfellparesen sind seltene Ursachen eines Atemnotsyndroms. Die überwiegende Genese der Paresen sind solche, die einer operativen Therapie bis zu einem gewissen Grad zugänglich sind (Raffung der Zwerchfellkuppen).

Man soll aber dennoch, bevor man an die obengenannte chirurgische Revision denkt, eine eventuelle neurogene Ursache ausschließen, auch wenn andere neurologische Symptome fehlen.

Eine Raffung führt in diesen Fällen nicht zu einer Besserung des Leidens, sondern bringt im Gegensatz zusätzliche schwere Belastungen mit sich.

Bei gewissen Grundleiden, zu denen auch der Morbus Werdnig-Hoffmann zählt, schließt außerdem die Prognose der Erkrankung eine chirurgische Therapie, die den Krankheitsverlauf nicht im günstigen Sinn beeinflußt, aus.

Uns liegen aus der Literatur Angaben von einigen wenigen Fällen vor, bei denen ein Morbus Werdnig-Hoffmann mit Zwerchfellparese Ursache eines therapierefraktären, letztlich letalen Atemnotsyndroms war. Wir nehmen jedoch an, daß die Dunkelziffer dieser Fälle größer sein dürfte als die Anzahl der bekannten und empfehlen bei unklarer Genese einer derartigen Ateminsuffizienz auch an atypische und seltene Verläufe aus dieser Erkrankungsgruppe zu denken.

Literatur

Dubowitz V (1978) Muscle disorders in childhood. Saunders, Philadelphia

Kakulas BA (1987) Diseases of muscle. Harper & Row, Philadelphia

Kuzuhara S (1981) Preservation of the phrenic motorneurons in Werdnig-Hoffmann disease. Ann Neurol 9 (5): 506–510

McWilliam R (1985) Diaphragmatic paralysis due to spinal muscular atrophy. Arch Dis Childh 60: 145–149

Mellins RB (1974) Respiratory distress as the initial manifestation of Werdnig-Hoffmann disease. Pediatrics 53 (1): 33–40

Schapira D (1985) Neonatal spinal muscular atrophy presenting as respiratory distress: a clinical variant. Muscle Nerve 8: 661–663

Walton J (1988) Disorders of voluntary muscle. Churchill Livingstone, Edinburgh

Manifestation eines Prader-Willi-Syndroms als neonatale Muskelhypotonie bei einem Frühgeborenen

E. Wilichowski, C. Speer, F. Hanefeld

Einführung

Charles Dickens beschrieb im vorigen Jahrhundert in seinem Werk The Pickwick Papers „a fat and red-faced boy in a state of somnolency“, der von ihm auch als „young dropsy“, „young opium eater“ oder als „boa constrictor“ bezeichnet wurde – sicherlich aufgrund einer Fettleibigkeit. Dieser Erstbeschreibung in der Literatur folgte die wissenschaftliche Definition als Krankheitsbild erst im Jahre 1956 durch Prader, Labhart und Willi (Prader et al. 1956) und ist seitdem als Prader-Willi-Syndrom bekannt.

Das Prader-Willi-Syndrom ist ein pathogenetisch weitgehend unverstandenes Krankheitsbild mit einer Häufigkeit von 1:25 000 Lebendgeborenen (Zellweger u. Soper 1979).

Es ist gekennzeichnet durch eine unterschiedlich stark ausgeprägte muskuläre Hypotonie in den ersten Lebenshalbjahren, die zu Trinkschwäche und respiratorischen Komplikationen führen kann – kombiniert mit einer meist schon bei Geburt bestehenden Hypo- oder Dystrophie. Paradoxerweise entwickelt sich jedoch im Laufe der ersten 1–3 Jahre mit Besserung der Muskelhypotonie – die mit einem Aufholen der bis dato vorhandenen motorischen Retardierung einhergeht – eine starke Polyphagie mit Adipositas bis hin zur therapieresistenten Obesitas. Die dadurch induzierte Hyperinsulinämie schlägt in der Adoleszentenzeit meist in einen Insulinmangel-Diabetes um. Im Gegensatz zu dem Adiposogigantismus alimentärer Genese sind jedoch nahezu alle Prader-Willi-Patienten kleinwüchsig und weisen einen Hypogenitalismus als Ausdruck einer partiellen Hypophysen-Insuffizienz vermutlich hypothalamischer Genese auf (Butler 1990).

Die Prognose wird nicht nur durch den Diabetes mellitus, sondern auch durch die meist stärker ausgeprägte mentale Retardierung (Demenz) getrübt, die regelmäßig vorhanden ist (Bray et al. 1983).

Wir beschreiben den klinischen Verlauf eines jetzt 11/12 Jahre alten ehemaligen männlichen Frühgeborenen der 32. Schwangerschaftswoche, der durch eine ausgeprägte Muskelschwäche in der Neonatalperiode auffiel. Sowohl der klinische Verlauf als auch die bei ihm zu erhebenden Befunde sind für einen Patienten mit einem reinen Prader-Willi-Syndrom ungewöhnlich. Entweder handelt es sich um eine seltene, in der Literatur bisher nicht beschriebene Maximalvariante, oder es liegt eine Begleitanomalie bisher unbekannter Art vor – im Sinne eines *PRADER-WILLI-SYNDROMS PLUS*.

Klinischer Verlauf und Befunde (Patient J.R., geb. 24.11.1989)

Perinatologische Periode

Familienanamnese:
- über drei Generationen unauffällig
- ein gesundes Geschwister

Schwangerschaft:
- zunächst unkompliziert, Kindsbewegungen normal

Geburt:
- Sectio nach Lungenreife bei pathologischem CTG, Apgar 7/9/9, KG 1450 g (10.Perz.), KL 51 cm (10.–50.Perz.), KU 29,5 cm (10.–50.Perz.)
- Intubation und Beatmung bei RDS III. Grades
- am zweiten Lebenstag Surfactant-Substitution mit raschem Ansprechen
- protrahierter Beatmungsverlauf über 14 Tage, langsame Entwöhnung bei anhaltendem Sauerstoffbedarf und Neigung zur CO_2-Retention
- im folgenden extreme Muskelschwäche mit Hypotonie, kaum Spontanmotorik, bis zur 12. Lebenswoche Sauerstoffbedarf (30–40 %) trotz radiologischer Besserung der milden BPD
- erst nach Theophyllingabe rasch kein Sauerstoffbedarf
- bis zur 14. Lebenswoche Sondenernährung bei Trinkschwäche und Aspirationsgefahr.

Klinische Befunde im Alter von 6 Wochen (s. Abb. 1 und 2)

- Guter AZ, hypotroph, Sondenernährung
- Mikrophthalmie, enge Lidspalten, Hypotelorismus (Abb. 1)
- hoher, spitz zulaufender Gaumen, zeltförmiger Mund
- Klinodaktylie beiseits, schmale kleine Hände und Füße, Akromikrie
- hypoplastisches Genitale, Kryptorchismus beidseits
- extreme generalisierte, persistierende Muskelhypotonie, keine MER, Greifreflexe +/+, Babinski negativ (Abb. 2).

Im weiteren Verlauf

- Hydrocephalus internus et externus mit Sonnenuntergangsphänomen und Balkonstirn, z.Z. stationär, keine Hirndrucksymptome
- Entwicklung einer Rechtsherzinsuffizienz bei pulmonaler Hypertonie (BPD plus latente Hypoxie bei alveolärer Hypoventilation)
- Zunahme der Hypotrophie (KG 1000 g unter 3.Perz., KL 5 cm unter 3.Perz.).

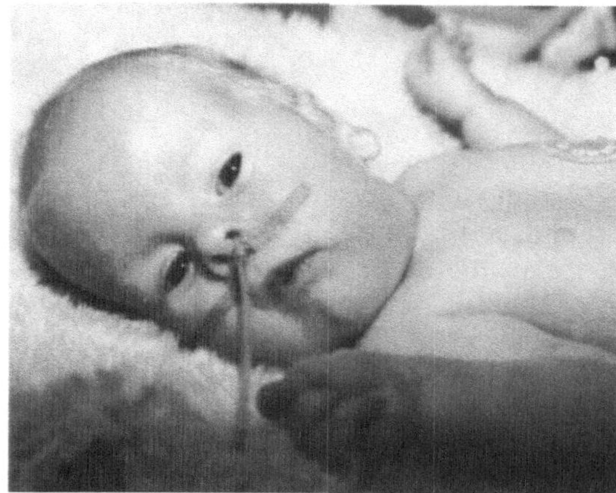

Abb. 1. Patient J.R. (6 Wochen alt): Dysmorphiezeichen

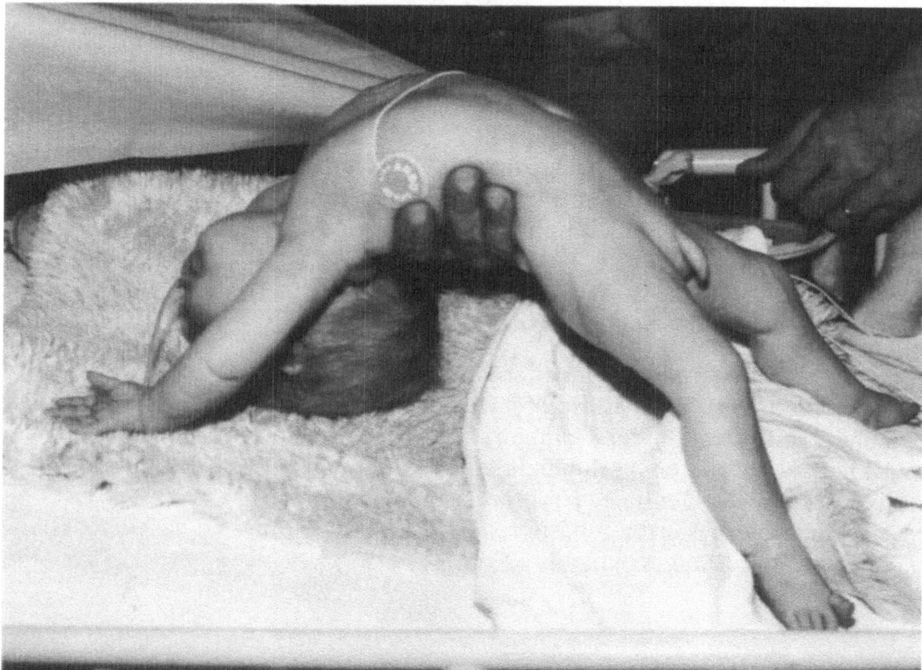

Abb. 2. Patient J.R. (6 Wochen alt): Muskelhypotonie

Diagnostische Befunde

- Routinelabor unauffällig, CPK normal
- keine Laktazidosen
- organische Säuren und Aminosäuren im Urin normal
- VLCFA und Phytansäure im Serum normal
- Schilddrüsenhormone normal

- Neugeborenen-Screening normal
- EEG normal
- CCT, Schädelsonographien: Hydrocephalus internus et externus
- Tensilon-Test unauffällig
- Muskelbiopsie normal
- Carnitingehalt im Muskel erniedrigt, im Serum normal
- Karyotyp: 46,XY;del (15) (q12)
- DNA-Deletionskartierung: molekulare Deletion von mehreren DNA-Markerloci im Bereich des Prader-Willi-Locus. Die Deletion umfaßt jedoch nicht den gesamten Prader-Willi-Locus.

Diskussion

Die *muskukläre Hypotonie in der Neonatal- und frühen Säuglingsperiode* wird durch eine Vielzahl von Störungen unterschiedlicher Art hervorgerufen.

In der Tabelle 1 sind die wichtigsten differentialdiagnostisch zu erwägenden Möglichkeiten zugrundeliegender Erkrankungen aufgeführt. Neben myopathischen Ursachen nehmen metabolische und endokrine Störungen einen breiten Raum ein. Auch hereditäre sensomotorische Erkrankungen können sich bereits neonatal in Form einer Muskelschwäche äußern. Mono- bzw. polygene oder chromosomale Syndrome hingegen sind eher seltene Ursachen einer neonatalen muskulären Hypotonie.

Tabelle 1. Differentialdiagnose der Muskelhypotonie in der Neonatal- und frühen Säuglingsperiode mit Leitsymptomen und -befunden (*n*, normal, *COX* Cytochrom-c-Oxidase, *PDH* Pyruvat-Dehydrogenase, *CPK* Kreatin-Phosphokinase, *RRF* „ragged red fibers", *VLCFA* „very long chain fatty acids", *ASDC* Aminosäuren-Dünnschichtchromatographie, *EMG* Elektromyographie, *FA* Familienanamnese, *NLG* Nervenleitgeschwindigkeit)

Erkrankung	Leitbefunde
A. Myogene Muskelhypotonie	
I. *Kongenitale (strukturelle) Myopathien*	
z.B. „Central core" – Myopathie „Nemaline" – Myopathie Zentronukleäre Myopathie Kongenitale Fasertypdisproportion	CPK n. bis ↑ Muskelbiopsie: Strukturanomalien
II. *Metabolische Myopathien*	
– Mitochondriale Zytopathien ○ Atmungskettendefekte (COX-Defizienz) ○ PDH-Defizienz ○ Carnitinmangel (myopathischer Typ)	Laktazidose CPK n. bis ↑ Muskelbiopsie: RRF, z.B. path. Mitochondrien-Konfigurationen Carnitin im Muskel ↓
– Glykogenosen (M. Pompe = Type 2)	Muskelbiopsie: Glykogen ↑ ↑ CPK ↑–↑ ↑

Tabelle 1. Fortsetzung

Erkrankung	Leitbefunde
– peroxisomale Erkrankungen	
○ Zellweger-Syndrom	VLCFA ↑
○ M. Refsum	Phytansäure ↑
	ASDC - Urin
– Aminosäuren-Stoffwechselstörungen	organische Säuren – Screening im Urin
– Kongenitale Myasthenia gravis	Tensilon-Test
– Myotone Dystrophie	EMG, FA (Mutter!)
– Hypothyreose	T_3, T_4 ↓
– Hyperthyreose	T_3, T_4 ↑
III. *Muskeldystrophien*	
– kongenitale Muskeldystrophie	CPK ↑ ↑ Muskelbiopsie: Dystrophie, Kontrakturen
B. Neurogene Muskelhypotonie	
– *Spinale Muskelatrophien*	
○ SMA Typ I (Werdnig-Hoffmann)	CPK n. Muskelbiopsie: Atrophie Faszikulationen
(andere Formen und HSMN / HSN später)	NLG
C. Chromosomale/genetische Syndrome	
– Prader-Willi-Syndrom („hypotonia-obesity-syndrome“)	
– Lowe-Syndrom („okulozerebrorenales Syndrom“)	
– Laurence-Moon-Biedl-Syndrom	
– Down-Syndrom	
– andere Trisomien, Chromosomopathien	
D. Bindegewebserkrankungen	
– z.B. Ehlers-Danlos-Syndrom	

Auch bei unserem, hier beschriebenen Patienten wurde durch eine umfangreiche Diagnostik eine Vielzahl der unten aufgeführten Krankheitsbilder ausgeschlossen. Erst die Chromosomenanalyse ergab durch den pathognomonischen Nachweis einer interstitiellen Deletion im proximalen Abschnitt (Bande q12) des Langarms des Chromosoms 15 die Diagnose eines *Prader-Willi-Syndroms.* Diese war nicht mit der normalen Metaphasen-, sondern erst mit Hilfe der hochauflösenden Prometaphasentechnik darzustellen.

Die neonatale Muskelschwäche ist bei unserem Patienten das Leitsymptom. Sie äußerte sich anfangs durch eine alveoläre Hypoventilation, die zunächst für das nur langsame Entwöhnen vom Respirator verantwortlich war und später – z.T. überlagert durch die allerdings nur leichte bronchopulmonale Dysplasie – zu einem über 12 Wochen anhaltenden Sauerstoffbedarf führte. Dieser verschwand schlagartig nach Gabe von Theophyllin. Nach dessen Absetzen und der Entlassung des Kindes im Alter von 18 Wochen aus der stationären Behandlung entwickelte sich jedoch innerhalb von 8 Wochen eine Rechtsherzinsuffizienz, die im Rahmen eines Infektes dekompensierte. Sie ist aufgrund der Ergebnisse einer Herzkatheteruntersuchung auf eine pulmonale Hypertonie zurückzuführen. Hierfür ist eine latente Hypoxie im Rahmen der alveolären Hypoventilation anzuschuldigen. Die Rechtsherzinsuffizienz ist jetzt unter kardiotroper Medikation und kontinuierlicher Sauerstoffgabe kompensiert.

Die Muskelhypotonie hat sich bis zum gegenwärtigen Zeitpunkt nicht verändert, allerdings ist die Spontanmotorik intensiver geworden, wenn auch das Kind z.Z. den Kopf noch nicht heben kann und die motorische Entwicklung insgesamt auf dem Stand eines 2–3 Monate alten Säuglings ist. Daneben hat der Junge ab der 3. Lebenswoche einen Hydrocephalus internus und externus unbekannter Ursache entwickelt, der zu einem perzentilen-flüchtigen Kopfwachstum unterhalb der 97.Perzenile führte und nun nicht mehr progredient ist. Verläufe dieser Art sind bei Prader-Willi-Patienten in der Literatur bisher nicht beschrieben worden (Stephenson 1980; Butler 1990).

Das Prader-Willi-Syndrom stellt ein chromosomales Deletionssyndrom dar. Rund zwei Drittel aller Patienten weisen Deletionen in den Banden q11–13 des Langarms des Chromosoms 15 auf (Greenswag 1987; Wenger et al. 1987). Mit Hilfe DNA-analytischer Verfahren ist es möglich, in einem weit höheren Prozentsatz bei Patienten Deletionen von unterschiedlich vielen DNA-Markerloci in diesem Bereich nachzuweisen (Donlon 1988; Nicholls et al. 1989; Tantravahi et al. 1989). Bei unserem Patienten zeigen die bisherigen Ergebnisse des Deletionsmappings, daß im Vergleich zu Patienten mit klassischen Verläufen kein größeres Deletionsausmaß vorliegt.

Zytogenetisch identifizierbare Deletionen in der gleichen chromosomalen Region sind auch bei einem gänzlich anderen Krankheitsbild beschrieben, dem *Angelman-Syndrom* (Magenis et al. 1987; Imaizumi et al. 1990). Die Häufigkeit ist jedoch mit rund einem Drittel wesentlich geringer, sie lassen sich jedoch molekulargenetisch ebenfalls auf submikroskopischer Ebene in derselben Region nachweisen wie bei Patienten mit Prader-Willi-Syndrom. Bisherige Untersuchungsergebnisse legen nahe, daß diese zwei Krankheitsbilder „compound recessive disorders" darstellen. Nach einer bisher favorisierten Hypothese führt die Deletion auf einem der beiden Chromosomen 15 zu einer Hemizygotie mehrerer Gene (approximativ 20–40) an den entsprechenden Loci des homologen Chromosoms. Je nachdem, welche dieser hemizygot vorliegenden Gene in welcher Kombination mutiert sind, kann es zur Manifestation entweder eines Prader-Willi-Syndroms oder eines Angelman-Syndroms kommen (Donlon 1988; Abb. 3). DNA-Analysen mit Hilfe polymorpher DNA-Loci des Bereiches 15q11–13 ergaben jedoch in jüngster Zeit, daß bei Prader-Willi-Patienten mit Deletionen stets das paternale Chromosom 15 von der

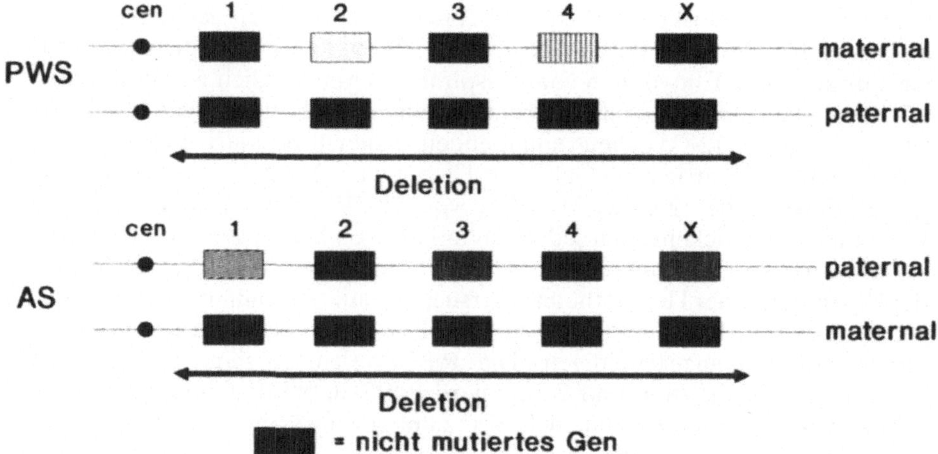

Abb. 3. Ätiologie des Prader-Willi-Syndroms (*PWS*) und des Angelman-Syndroms (*AS*). Durch die Deletion von Genabschnitten im Bereich 15q11–13 des paternalen Chromosoms 15 mit Hemizygotie der maternalen Gene entsteht das Prader-Willi-Syndrom, während das Angelman-Syndrom durch Deletion dieses Bereiches auf dem maternalen Chromosom 15 mit Hemizygotie der paternalen Gene manifest wird. Die hier angedeutete krankheitsspezifische Kombination von im deletierten Bereich gelegenen, mutierten Gene ist hypothetisch.

Deletion betroffen ist und damit nur maternale Gene in diesem Bereich vorhanden sind (maternale Hemizygotie), während bei Patienten mit Angelman-Syndrom genau umgekehrte Verhältnisse vorliegen (paternale Hemizygotie) (Nicholis et al. 1989; Magenis et al. 1990; Williams et al. 1990). Ob die hemizygot vorliegenden Gene ihrerseits – gemäß der Hypothese von Donlon – in krankheitsspezifischer Art mutiert sind oder nicht, ist bislang unbekannt. Zur Klärung dieser Frage ist die Isolierung und Analyse der im Deletionsbereich liegenden Gene erforderlich.

Es ist denkbar, daß das bei unserem Patienten vorliegende Prader-Willi-Syndrom entweder durch Mutation seltener betroffener Gene oder durch eine seltene Kombination von ansonsten mutierten Genen auf dem nichtdeletierten Chromosom verursacht wird. Ein über das übliche Maß hinausgehendes Deletionsereignis erscheint aufgrund der Ergebnisse der DNA-Kartierung ausgeschlossen zu sein.

Literatur

Bray GA, Dahms WT, Swerdloff RS, Fiser RH, Atkinson RL, Carrel RE (1983) The Prader-Willi syndrome. Medicine 62: 59–80

Butler MG (1990) Prader-Willi syndrome: Current understanding of cause and diagnosis. Am J Med Genet 35: 319–332

Donlon TA (1988) Similar molecular deletions on chromosome 15q11.2 are encountered in both the Prader-Willi and Angelman syndromes. Hum Genet 80: 322–328

Greenswag LR (1987) Adults with Prader-Willi syndrome: A survey of 232 cases. Dev Med Child Neurol 29: 145–152

Imaizumi K, Takada F, Kuroki Y, Naritomi K, Hamabe J, Niikawa N (1990) Cytogenetic and molecular study of the Angelman syndrome. Am J Med Genet 35: 314–318

Magenis RE, Brown MG, Lacy DA, Budden S, LaFranchi S (1987) Is Angelman syndrome an alternate result of del(15) (q11–q13)? Am J Med Genet 28: 829–838

Magenis RE, Toth-Fejel S, Allen LJ et al. (1990) Comparison of the 15q deletions in Prader-Willi and Angelman syndromes: Specific regions, extent of deletions, parental origin, and clinical consequences. Am J Med Genet 35: 333–349

Nicholls RD, Knoll JH, Glatt K et al. (1989) Restriction fragment length polymorphism within proximal 15q and their use in molecular cytogenetics and the Prader-Willi syndrome. Am J Med Genet 33: 66–77

Prader A, Labhart A, Willi H (1956) Ein Syndrom von Adipositas, Kleinwuchs, Kryptorchismus und Oligophrenie nach myatonieartigem Zustand im Neugeborenenalter. Schweiz Med Wochenschr 86: 1260–1269

Stephenson JBP (1980) Prader-Willi syndrome: Neonatal presentation and later development. Dev Med Child Neurol 22: 792–813

Tantravahi U, Nicholls RD, Stroh H et al. (1989) Quantitative calibration and use of DNA probes for investigating chromosome abnormalities in Prader-Willi syndrome. Am J Med Genet 33: 78–87

Williams CA, Zori RT, Stone JW, Gray BA, Cantu ES, Ostrer H (1990) Maternal origin of 15q–11–13 deletions in Angelman syndrome suggests a role of genomic imprinting. Am J Med Genet 35: 350–353

Wenger SL, Hanchett JM, Steele MW, Maier BV, Golden WL (1987) Clinical comparison of 59 Prader-Willi patients with and without the 15(q12) deletion. Am J Med Genet 28: 881–887

Zellweger H, Soper RT (1979) The Prader-Willi syndrome. Med Hyg 37: 3338–3345

Repetitive, alternierende und sequentielle Bewegungsabfolgen im Alter von 7–10 Jahren bei termin- und frühgeborenen Kindern

R.H. Largo, M. Riederer, L. Molinari, U. Hunziker, G. Duc

Einleitung

Neurologische Untersuchungskonzepte für Kinder wurden ursprünglich aus der Erwachsenenneurologie übernommen und waren daher statischer Natur. Erst mit der Einführung der Entwicklungsneurologie in den 60iger Jahren wurde der Dynamik des kindlichen Organismus zunehmend Rechnung getragen (Prechtl 1960). Die Erkenntnis setzte sich immer mehr durch, daß eine zuverlässige Beurteilung motorischer Auffälligkeiten beispielsweise bei Kindern mit Lernstörungen und Hyperkinese ohne entsprechende normative Daten nicht möglich ist. Zusätzlich setzt eine adäquate Beurteilung motorischer Funktionen im Kindesalter ein altersspezifisches, quantifizierendes Untersuchungsinstrumentarium voraus.

In den vergangenen 20 Jahren wurde eine Reihe von klinisch orientierten Studien über die normale neurologische Entwicklung im Kindergarten- und Schulalter durchgeführt. Martha Denckla hat sich mit der Ausführung von repetitiven, alternierenden und sequentiellen Bewegungsabfolgen beschäftigt (Denckla 1973, 1974). Sie konnte zeigen, daß sich die Geschwindigkeit sowie die Art und das Ausmaß der Mitbewegungen rasch und voraussagbar mit dem Alter ändern.

Diese Mitteilung stellt einen weiteren Beitrag zum Verständnis der motorischen Entwicklung im frühen Schulalter dar. Sie befaßt sich mit folgender Fragestellung: Inwieweit ist die Geschwindigkeit repetitiver, alternierender und sequentieller Bewegungsabfolgen abhängig vom chronologischen Alter, Geschlecht, Händigkeit, Seitendominaz, Frühgeburtlichkeit und Zerebralparese leichten Grades?

Population

Im Rahmen der Zweiten Zürcher Longitudinalstudie wurde bei 109 termingeborenen und 89 frühgeborenen Kindern die neurologische Entwicklung im frühen Schulalter untersucht. Alle Kinder waren normalgewichtig bei der Geburt. Die frühgeborenen Kinder wiesen ein sehr hohes, die termingeborenen Kinder ein niedriges perinatales Risiko auf. Eine vollständige Beschreibung der Population wurde in Largo et al. (1990 a,b) veröffentlicht. Bei 15 frühgeborenen Kindern wurde in den ersten 2 Lebensjahren eine leichte spastische Diplegie diagnostiziert.

Methodik

In dieser Mitteilung werden die Resultate der folgenden Untersuchungen vorgestellt: sequentielle Fingerbewegungen, Pro- und Supinationsbewegungen des Unterarms, repetitive Finger- und Fußbewegungen sowie alternierende Fußbewegungen. Als Untersuchungsparameter dienten die Geschwindigkeit, mit der eine bestimmte Anzahl von Bewegungsabfolgen ausgeführt wurde, und die qualitative Ausführung in bezug auf Koordination, Mitbewegungen und Synkinesien. Die Kinder wurden im Alter von 7, 8 und 10 Jahren untersucht. Die Händigkeit wurde anhand von 10 standardisierten Aufgaben bestimmt und die Kinder entsprechend den Resultaten in Rechts- und Linkshänder sowie Ambidexter eingeteilt. Eine detaillierte Beschreibung der Methodik kann in Riederer (1990) nachgelesen werden.

Resultate

Die einflußreichste aller untersuchten Variablen war das chronologische Alter des Kindes. Die Abb. 1 zeigt den Einfluß des Alters auf die zeitliche Ausführung sequentieller Fingerbewegungen bei termingeborenen, rechtshändigen Knaben. Die Daten geben die mittlere Zeitspanne und deren Standardabweichungen für fünf Bewegungsabfolgen mit der dominanten Hand wieder. Der Mittelwert nimmt zwischen dem 7. und 10. Lebensjahr von 14,3 auf 9,8 s ab.

Der zweitwichtigste Faktor war das Geschlecht des Kindes. Der Einfluß des Geschlechtes ist in Abb. 2 am Beispiel alternierender Fußbewegungen bei termingeborenen Knaben und Mädchen dargestellt. Aufgezeichnet ist die mittlere Zeit für 10 Bewegungsabfolgen. Im Alter von 8 und 10 Jahren liegen die

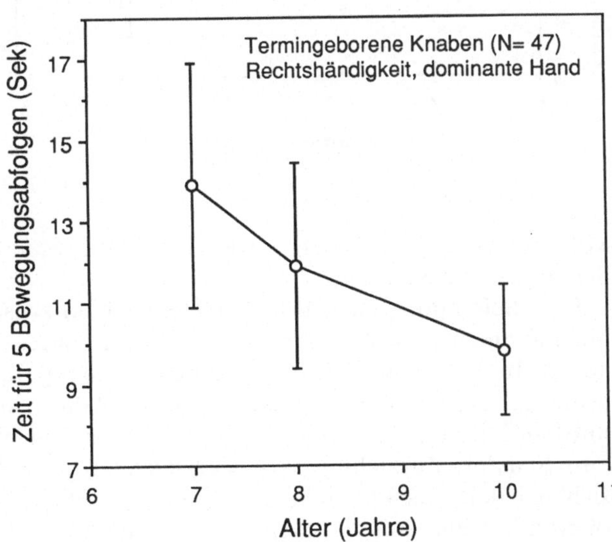

Abb. 1. Sequentielle Fingerbewegungen bei termingeborenen rechtshändigen Knaben

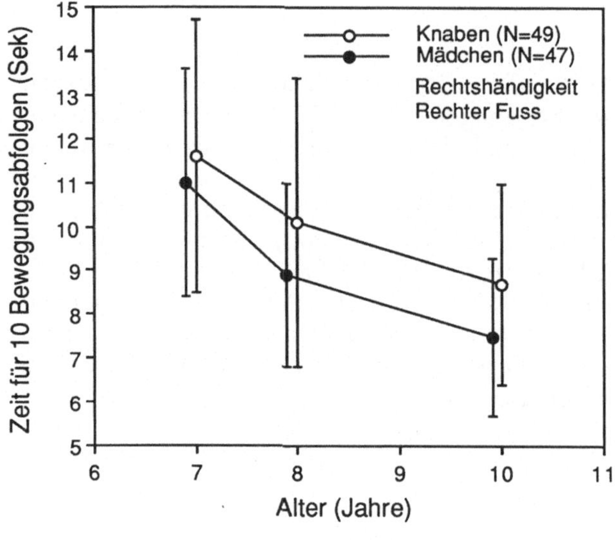

Abb. 2. Alternierende Fußbewegungen bei termingeborenen Knaben und Mädchen

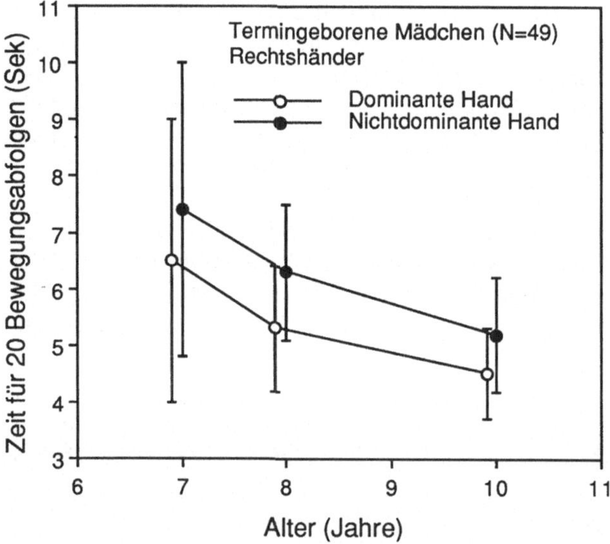

Abb. 3. Repetitive Fingerbewegungen der rechten und linken Hand bei termingeborenen rechtshändigen Mädchen

Mittelwerte der Mädchen etwa eine halbe Standardabweichung tiefer als diejenigen der Knaben.

Eine Seitendominanz, d.h. ein Unterschied zwischen der dominanten und nichtdominanten Hand wurde nur bei bestimmten Bewegungsabfolgen beobachtet. In Abb. 3 sind die Zeitangaben für 20 repetitive Fingerbewegungen bei termingeborenen Mädchen dargestellt. Im Alter von 8 und 10 Jahren macht die mittlere Differenz zwischen der dominanten und nichtdominanten Hand fast eine Standardabweichung aus. Vergleichbar große Seitenunterschiede fanden sich bei den linkshändigen Kindern. Die Seitenunterschiede waren an den oberen Extremitäten deutlicher ausgeprägt als an den unteren. Sie waren weit

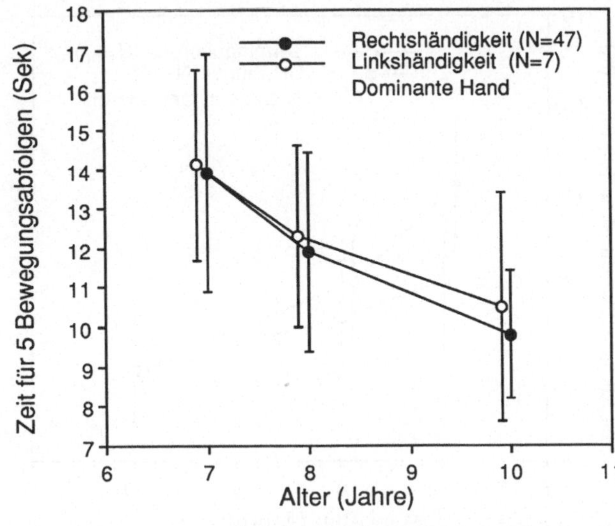

Abb. 4. Sequentielle Fingerbewegungen bei termingeborenen rechts- und linkshändigen Knaben

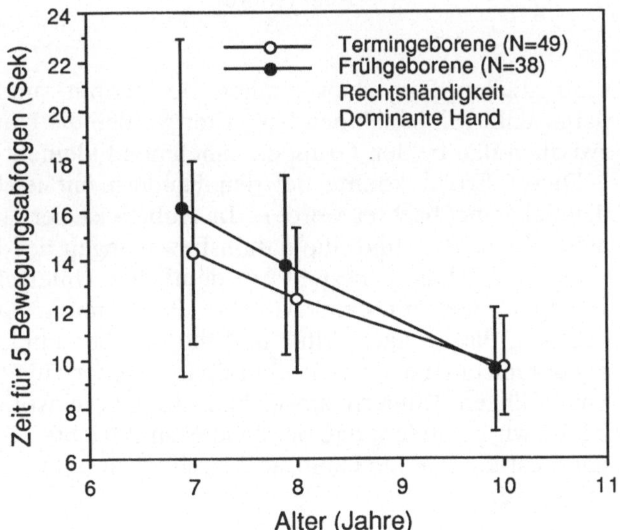

Abb. 5. Sequentielle Fingerbewegungen bei termin- und frühgeborenen Knaben

geringer oder fehlten bei alternierenden und sequentiellen Bewegungsabfolgen.

Die Händigkeit war von geringer Bedeutung. In Abb. 4 ist die mittlere Zeit für sequentielle Fingerbewegungen der dominanten Hand bei termingeborenen Knaben verschiedener Händigkeit dargestellt. Es findet sich lediglich ein geringfügiger Unterschied zwischen den Rechts- und Linkshändern. Einzuschränken ist, daß die Gruppe der Linkshänder mit 7 Knaben relativ klein war.

In allen Untersuchungen stellten wir fest, daß der Einfluß der Frühgeburtlichkeit mit steigendem Alter abnahm. In Abb. 5 sind die Daten für die

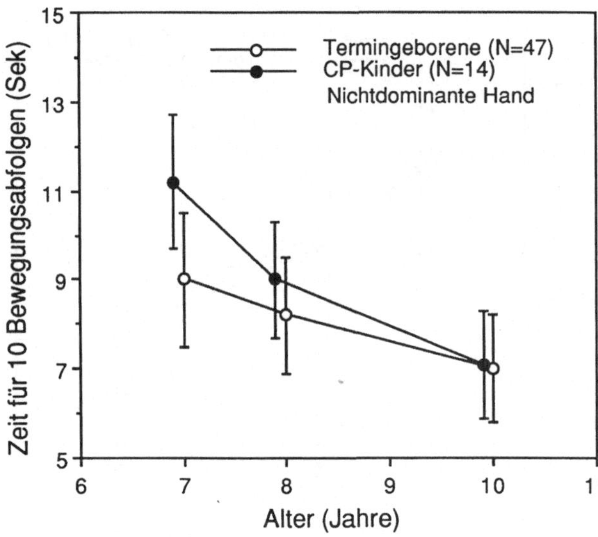

Abb. 6. Pro- und Supinationsbewegungen des Unterarms bei Kindern mit leichter Zerebralparese und neurologisch unauffälligen termingeborenen Knaben

sequentiellen Fingerbewegungen bei termin- und frühgeborenen Knaben dargestellt. Mit zunehmendem Alter werden die Unterschiede der Mittelwerte zwischen den beiden Gruppen zunehmend kleiner.

Dieser Effekt konnte bei den Kindern mit leichter Zerebralparese noch deutlicher beobachtet werden. In Abb. 6 ist der Einfluß der Zerebralparese anhand von Pro- und Supinationsbewegungen des Unterarms dargestellt. Im Alter von 7 Jahren besteht ein deutlicher Unterschied zwischen den beiden Gruppen, der mit dem Alter rasch abnimmt. Diese Beobachtung macht deutlich, daß je nach Alter und motorischer Funktion, die untersucht wird, Kinder mit einer leichten Zerebralparese unterschiedlich stark von neurologisch unauffälligen Kindern abweichen. In Übereinstimmung mit Bishop (1983) haben wir gefunden, daß bei Kindern mit leichter Zerebralparese die Leistung der nichtdominanten Hand stärker eingeschränkt ist als diejenige der dominanten Hand.

Zusammenfassung

Im Alter von 7–10 Jahren war die Geschwindigkeit von repetitiven, alternierenden und sequentiellen Bewegungsabfolgen von den untersuchten Variablen wie folgt abhängig: Den größten Einfluß hatte das chronologische Alter der Kinder, gefolgt vom Geschlecht und der Seitendominanz. Die Händigkeit war ohne Bedeutung. Die Frühgeburtlichkeit wirkte sich nur geringfügig aus. Zerebralparesen leichten Grades schränkten die Leistungsfähigkeit unterschiedlich stark ein, je nachdem welche motorische Funktion in welchem Alter untersucht wurde.

Literatur

Bishop DVM (1983) How sinister is sinistrality? J R Coll Physicians Lond 17: 161–172

Denckla MB (1973) Development of speed in repetitive and successive fingermovements in normal children. Dev Med Child Neurol 15: 635–645

Denckla MB (1974) Development of motor co-ordination in normal children. Dev Med Child Neurol 16: 729–741

Largo RH, Molinari L, Kundu S, Hunziker U, Duc G (1990 a) Neurological outcome in high risk AGA-preterm children at early schoolage. Eur J Pediatr 149:835–844

Largo RH, Molinari L, Kundu S, Lipp A, Duc G (1990 b) Intellectual outcome, speech and school performance in high risk AGA-preterm children. Eur J Pediatr 149: 845–850

Prechtl HFR (1960) Die neurologische Untersuchung des Neugeborenen. Wien Med Wochenschr 110: 1035

Riederer M (1990) Repetitive, alternierende und sequentielle Bewegungsabfolgen im Alter von 7 bis 10 Jahren bei termin- und frühgeborenen Kindern. Dissertation, Universität Zürich

Chronobiometrie der Rhythmogenese in Neugeborenen

R. Sammeck, U. Stephani

Die Chronobiometrie physiologischer Körpermerkmale hat eine lange Tradition. Nach den Beschreibungen der Ecclesiastes im Buche Kohelet (300 v. Chr.; '... daß es für alles Lebende eine Jahreszeit gibt') hat der italienische Forscher Sanctorius lange Zeit seines Lebens auf einer Balkenwaage sitzend Schwankungen seines Körpergewichtes verfolgt. Sanctorius findet neben Fluktuationen anderer Körpermeßgrößen, daß unabhängig von den Änderungen nach Nahrungsaufnahmen sein Gesamtgewicht einen Monatsrhythmus aufweist [1].

Die elektronische Wägetechnik erlaubt mehr als nur die Bestimmung des Körpergewichtes. Der Wägevorgang hat zeitlich eine derart hohe Auflösung, daß pro Sekunde mehrere Meßwerte (10 Hz) ermittelt werden können. Auf diese Weise lassen sich zusätzlich zu Gewichtsveränderungen auch vom Körper ausgehende Bewegungen bzw. Schwingungen von mehreren Hertz erfassen.

Die Kombination einer solchen elektronischen Waage mit einem Rechner ergibt ein physikalisch-elektronisches Meßsystem, das eine Überwachung von Vitalfunktionen erlaubt. Dies kann auch im Tierversuch gezeigt werden [4]. Wir nennen es das „Göttinger Chronobiometer – CBM".

Seit einigen Jahren haben wir das CBM als nichtinvasives Überwachungssystem in der Neonatologie eingesetzt [5,6]. Beim ruhenden Neugeborenen, dessen Bettchen auf einer solchen Waage steht, werden durch das CBM selbst minimale Körperbewegungen erfaßt. Das Baby selbst wird dabei nicht von Elektroden, Transoxoden-Sonden etc. über die Haut beeinträchtigt (Abb. 1).

In der Originaldatenwiedergabe auf dem Bildschirm fällt ein sich in Sekundenabstand wiederholender Gewichtsausschlag ins Negative auf, der simultan mit der inspiratorischen Atmungsbewegung ist. In der nachfolgenden Exspiration schlägt dieser Wert ins Positive um. Beide Signale sind unabhängig vom Körpergewicht und Körperlage auf der ± 15 g kalibrierten Meßskala deutlich zu erkennen und im rhythmischen Ablauf auf Grund der elektronischen Wiedergabe über eine Zeitspanne von etwa 20 s zu verfolgen.

Durch die Kontraktion der inspiratorischen Muskulatur wird ein Druckgradient zwischen Lunge und Außenluft hergestellt. Die während dieses Druckausgleiches entstehende Strömung erzeugt im Zuge der Einatmung eine Netto-Gesamtgewichtsänderung, die durch die CBM-Meßwerterfassung mit negativem Vorzeichen für die Dauer von 100–200 ms registriert wird. Diese Meßwerterfassung betrifft natürlich die jeweilige vertikale Komponente der kinetischen Aktivität.

Eine polygraphische Aufzeichnung von Impedanz-Pneumographie und CBM bestätigt das zeitgleiche Auftreten von in- und exspiratorischen Atmungsbewe-

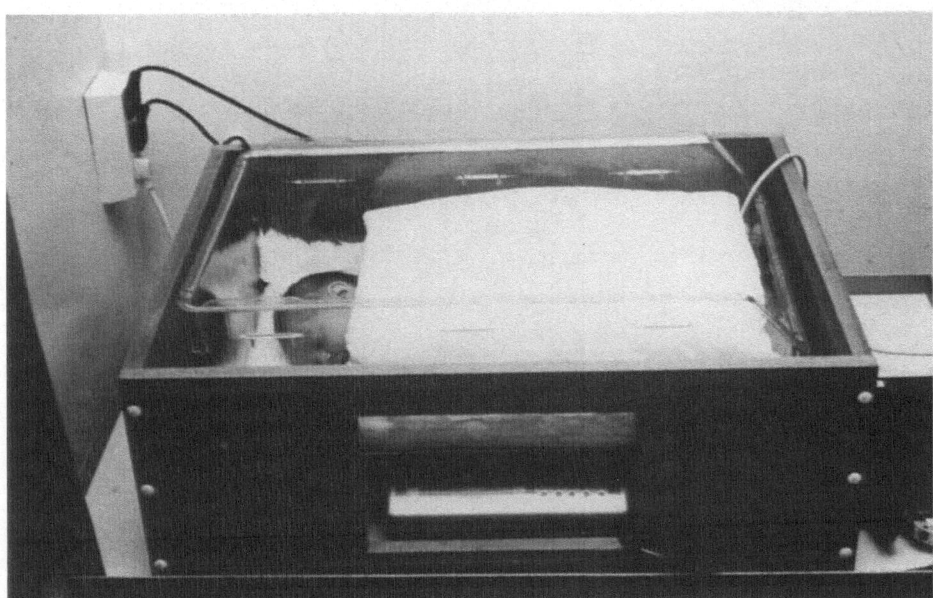

Abb. 1. Chronobiometrie eines ruhenden Neugeborenen, dessen Bettchen auf der Plattform einer elektronischen Waage steht, hier von einem Sicherheitsrahmen aus Holz umgeben.

gungen (Abb. 2). Die inspiratorischen Amplituden schwanken sowohl im Hinblick auf ihre jeweilige Größe als auch in ihren zeitlichen Abständen voneinander. Die reproduzierbare CBM-Meßwerterfassung (in Joule) erlaubt somit eine quantitative Analyse. Zeitpunkt und Dauer von Atempausen lassen sich genau bestimmen.

Die Herzaktionen werden kardioballistographisch ständig miterfaßt (Abb. 3). In den Atmungspausen erscheinen die Herzaktionen in Form deutlich geringerer Amplituden, die durch Simultan-EKG-Ableitung bestätigt werden können. Jeder Herzaktion entspricht eine Doppel-Sinus-Schwingung in der Polygraphie. Gegenüber den Atmungsamplituden, die bis zu 5mal größer registriert werden, lassen sich die Herzaktionen eindeutig unterscheiden.

Das CBM eignet sich nicht nur zur Kurzzeiterfassung der Atmungstätigkeit und in besonderen Fällen der Herzaktionen. Es kann auch zur Langzeitbeobachtung der Säuglings- und Kindsentwicklung eingesetzt werden.

CBM-Langzeitbeobachtung beinhaltet erstens die Aufsummierung der Meßwerte (in absoluten Zahlen) und das Errechnen ihres Mittelwertes; diese Mittelwertdifferenzen im Verlauf der Zeit sind ein Maß für den Netto-Gewichtsverlust, den wir „Delta g“ (für Gramm) bezeichnen.

Die Datenanalyse beinhaltet zweitens die Errechnung der kinetischen Gesamtaktivität als Summe der Abweichquadrate [5].

Beim ruhenden, gesunden Reifgeborenen liegen die bisher ermittelten Delta-g-Werte im Mittel bei 1 g pro kg Körpergewicht pro Stunde. Beim aufwachenden Neugeborenen steigern sich diese Ruhewerte auch auf Grund zunehmender motorischer Aktivität im Zuge der Weckreaktion.

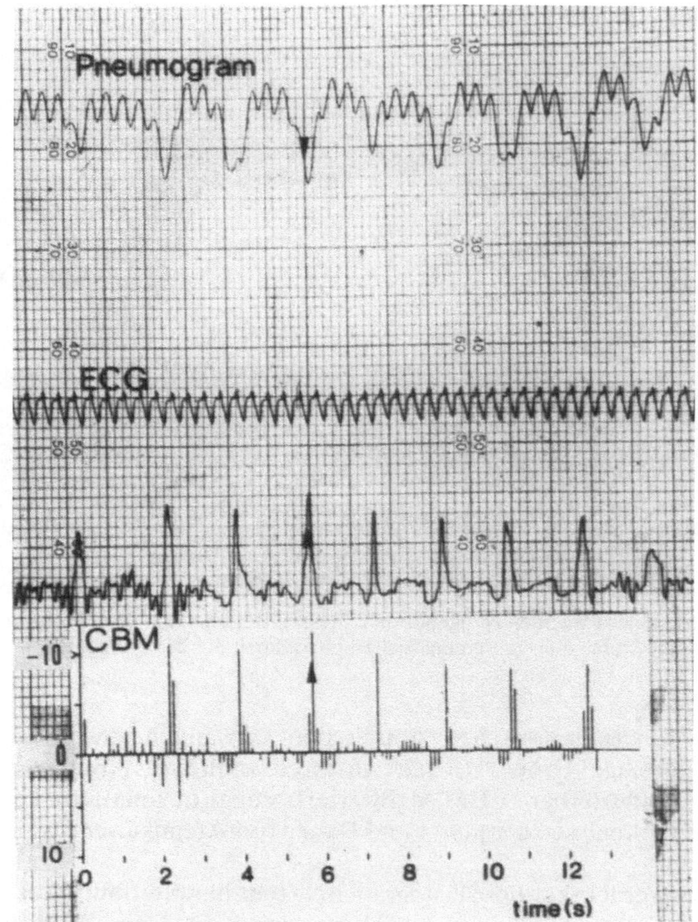

Abb. 2. Polygraphische Aufzeichnung von Impedanz-Pneumographie, Elektrokardiogramm und „Göttinger Chronobiometer (CBM)" inklusive CBM-Originaldaten-Ausdruck (montiert; unten). Der in etwa Sekundenabstand sich wiederholende Gewichtsausschlag mit negativem Vorzeichen (Ordinate in Gramm bzw. in Joule kalibrierbare Einheiten) tritt simultan mit der inspiratorischen Atmungsbewegung auf (*Pfeilspitzen*)

Der mit der Atmung einhergehende unsichtbare Verlust des Körpergewichtes ergibt sich aus der Sauerstoffaufnahme und der Abgabe von Kohlendioxid und Wasser [2].

Somit läßt sich dieser Netto-Gewichtsverlust Delta g als indirektes Maß für den Energie- und Wärmeaustausch des Gesamtorganismus erklären.

Zur Demonstration einer Langzeitbeobachtung wird ein Beispiel anhand eines Sectio-Entbundenen (Geburtsgewicht 3300 g; männlich) an drei ausgewählten CBM-Nachtregistrierungen vorgestellt (Abb. 4). Die Registrierungen der dritten, vierten und achten Nacht ist von links nach rechts geordnet. Jeweils links jeder Aufzeichnung ist die örtliche Uhrzeit ausgedruckt. Rechts in der

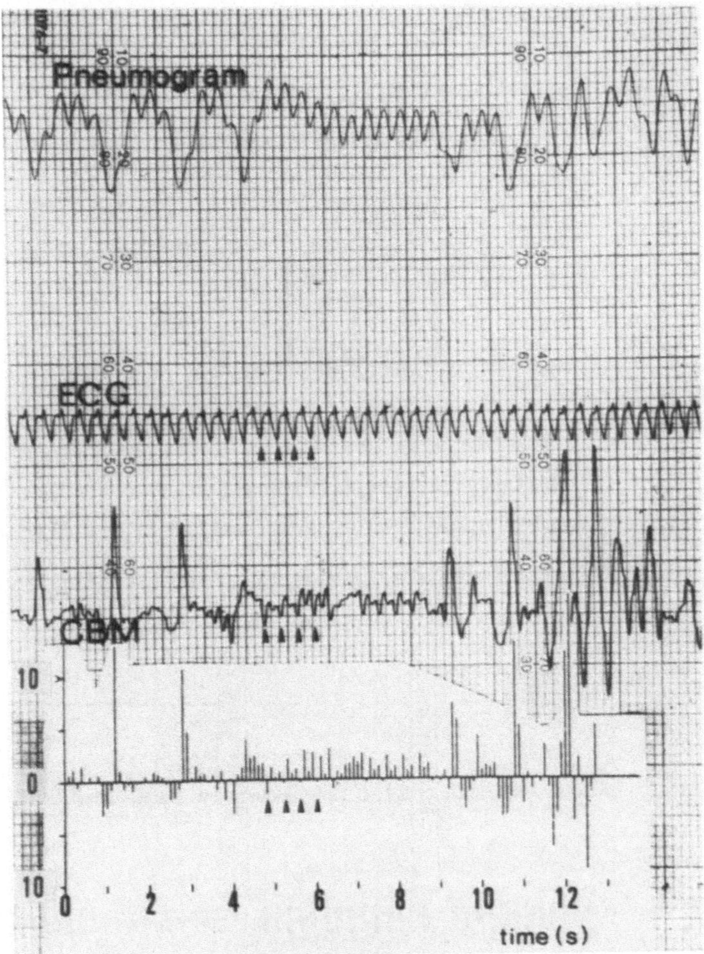

Abb. 3. Polygraphische Aufzeichnung einer Neugeborenen-Atempause von etwa 5 s Dauer. Herzaktionen werden kardioballistisch miterfaßt. Jeder Herzaktion im EKG entspricht eine Doppel-Sinuskurve (*Pfeilspitzen*) in der CBM-Polygraphie mit deutlich niedrigerer Amplitude als die der Atmungsbewegungen

ersten Senkrechtreihe sind die kinetischen Aktivitäts- und in der zweiten die Delta-g-Summenwerte (15-min-Intervalle) aufaddiert angegeben. Die CBM-Überwachung ist in der vierten Nacht um 00:41:30 bzw. 04:37:03 Uhr zu Fütterungszwecken unterbrochen worden.

In der dreispaltigen Originalaufzeichnung ist jeweils rechts der Netto-Körpergewichtsverlust Delta g und links die entsprechende Steigung von Delta g sowie die kinetische Aktivität in der Mitte dargestellt. Die Gesamtaktivität nimmt während der postnatalen Entwicklung deutlich zu. Bei der Zeitreihenanalyse der Bewegungsregistrierung fällt darüber hinaus eine zunehmende Strukturierung in Form motorischer Unruhephasen im Wechsel mit Schlafphasen auf. Es läßt sich dabei ein kinetisches Profil erkennen mit einer Perioden-

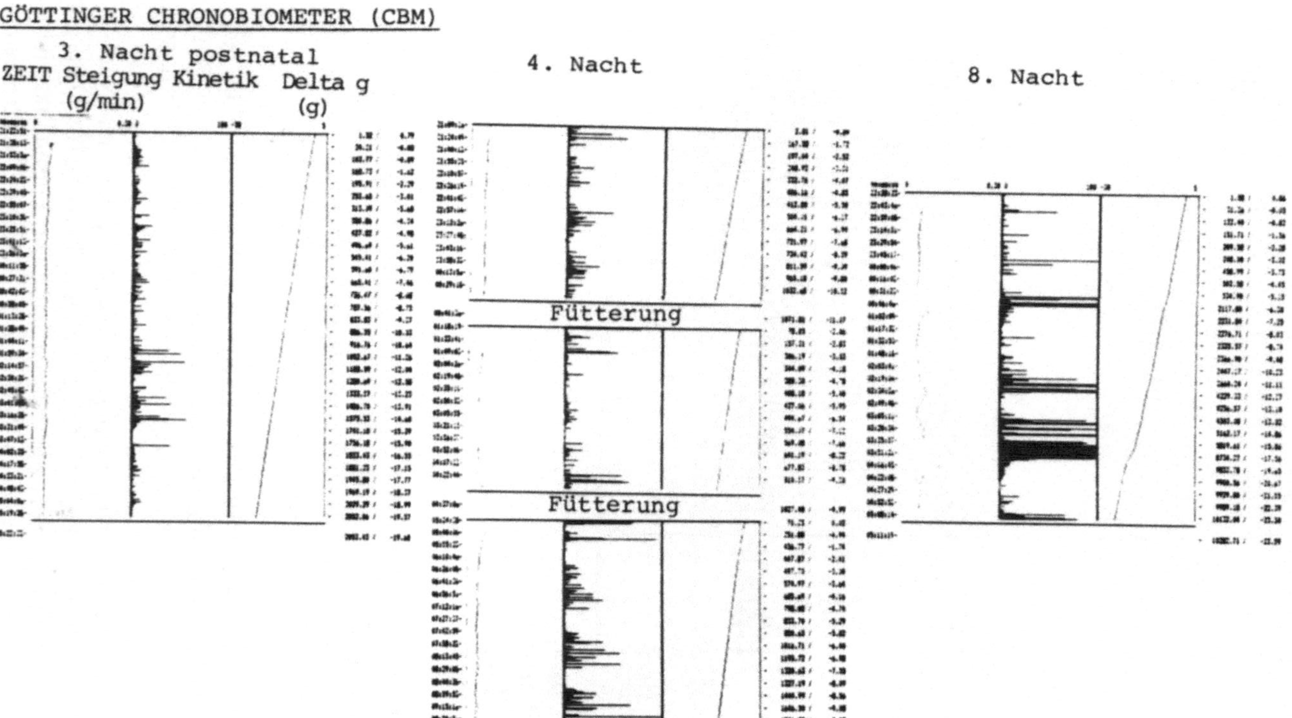

Abb. 4. CBM-Langzeit-Registrierung der thermokinetischen Biorhythmogenese am Beispiel eines Sectio-Neugeborenen in der 3., 4. und 8. Nacht postnatal (Geburt unter Intubationsnarkose). Links jeder Nacht-Registrierung ist die örtliche Uhrzeit ausgedruckt. Rechts in der ersten Senkrechtreihe sind die kinetischen Aktivitäts- und in der zweiten die Delta-g-Summenwerte in 15-min-Intervallen aufaddiert. Die CBM-Registrierung in der 4. Nacht (*Mitte*) ist um 00:41:30 und 04:37:03 Uhr zu Fütterungszwecken unterbrochen worden. In der dreispaltigen Originalaufzeichnung ist jeweils rechts der Netto-Körpergewichtsverlust Delta g (Gramm) und links die Steigung von Delta g (g/min) sowie die kinetische Aktivität (in Joule kalibrierbare Einheiten) dargestellt. In der Zeitreihenanalyse läßt sich zunehmend eine Ultradian-Rhythmik postnatal mit einer Periodendauer von etwa einer Stunde nachweisen. Erst in der 8. Nacht-Registrierung wird eine Synchronisation der autonomen thermoregulatorischen und der kinetischen Aktivitäten nachweisbar

länge von etwa einer Stunde. In der vierten Nacht werden bis zu acht solcher Zyklen durch das CBM nachweisbar bis zur Weckreaktion um 09:30:36 Uhr vor der nächsten Fütterung.

Ein solcher Ultradian-Rhythmus ist zunächst für Delta g bzw. die Steigung von Delta g (g/min) nicht erkennbar. Der unsichtbare Körpergewichtsverlust liegt im Durchschnitt bei 0,85 bzw. 0,88 g pro kg pro Stunde in der dritten bzw. vierten Nacht. In der achten Nacht postnatal steigt dieser Delta-g-Wert auf 1,5 g an. Delta g zeigt zugleich einen fluktuierenden Verlauf. Die Steigung von Delta g als Maß für den zugrundeliegenden Energiehaushalt bzw. Thermoregulation verläuft synchron zur Rhythmik der kinetischen Aktivität und scheint amplituden-korreliert zu sein. Die kinetische Gesamtaktivität beträgt 626,7 in Joule kalibrierbare Einheiten pro kg pro Stunde. Dieser errechnete Wert ist 7- bzw. 5mal größer als der durchschnittliche Wert desselben Neugeborenen in der dritten bzw. vierten Nacht.

Soweit wir dies beurteilen können, erscheint diese Synchronisation der jeweiligen Biorhythmogenese bei Sectio-Entbundenen verzögert gegenüber Spontan-Reifgeborenen. Nach unseren CBM-Meßerfahrungen zeigen Reifgeborene in den ersten Lebenstagen eine synchronisierte Ultradianrhythmik thermokinetischer Funktionen, die sich, wie das o.a. Beispiel belegen soll, erst in der zweiten Lebenswoche postnatal nachweisen läßt [5].

Auf dieser ultradianen Biorhythmik aufbauend entwickelt der Säugling im weiteren Verlaufe des ersten Lebensjahres mit zunehmender Reifung des ZNS eine zirkadiane Rhythmik der Thermoregulation sowie anderer wichtiger Körperfunktionen des Schlaf-Wach-Verhaltens [3].

Diese chronobiologischen Reifungsprozesse können mannigfaltigen Störungen unterliegen, deren frühdiagnostische Abklärung Gegenstand der Überwachung nicht nur auf intensivneonatologischen Stationen sein sollte. Je besser unsere Erkenntnisse über normale Reifungsvorgänge werden, um so erfolgreicher sollte unser Umgang mit Entwicklungsverzögerungen in der Rhythmogenese z.B. bei ehemaligen Frühgeborenen sein.

Weitere Untersuchungen werden zeigen, ob das nichtinvasive CBM-Kurz-/Langzeit-Monitoring hierzu wichtige Beiträge und neue Erkenntnisse zur Bekämpfung der Säuglingssterblichkeit liefert [7].

Anmerkungen. Paul Glees, Emeritus des Institutes für Histologie und Experimentelle Neuroanatomie, Georg-August-Universität Göttingen, gewidmet. – Für die Mitarbeit in der Abteilung Geburtshilfe des Krankenhauses Neu-Bethlehem – Chefarzt Dr. med. D. Lüthje – Humboldt-Allee 8, 3400 Göttingen, danken wir.

Literatur

1. Halberg F (1986) Chronobiology: A science in time with the rhythms of life. In: Bakken E (ed) Minneapolis MN 55432, pp 1–20
2. Isenschmid (1918) Die Bestimmung der Wasserbilanz am Krankenbett. Med Klin 45: 1128–1129
3. Kleitman N, Engelmann TG (1953) Sleep characteristics in infants. J Appl Physiol 6: 269–282

4. Sammeck R, Gibb W (1987) „Göttingen Chronobiometer“: A non-invasive monitoring system in biomedical research and risk assessment. In: Schering Symposium Proceedings, Berlin, pp 131–134
5. Sammeck R, Gibb W, Heidemann P, Stephani U (1987) Das „Göttinger Chronobiometer“ zur Früherkennung von Apnoen im Neugeborenen- und Säuglingsalter. In: Jorch G (Hrsg) Der plötzliche Kindstod. Minister für Arbeit, Gesundheit und Soziales des Landes NRW, S 123–127
6. Sammeck R, Gibb W, Heidemann P, Stephani U, Jakob J (1988) Das „Göttinger Chronobiometer“: Überwachung und Diagnostik im Säuglingsalter. Videofilm 11 min; Medien in der Medizin, Universität Göttingen, Katalognummer U 428
7. Züchner K, Sammeck R (1991) Kohlendioxid-Messung in einem 'Rooming-in-Bett'. In: Schläfke ME, Gehlen W, Schäfer T (Hrsg) Schlaf und schlafbezogene autonome Störungen, Dr. N. Brockmeyer, Bochum

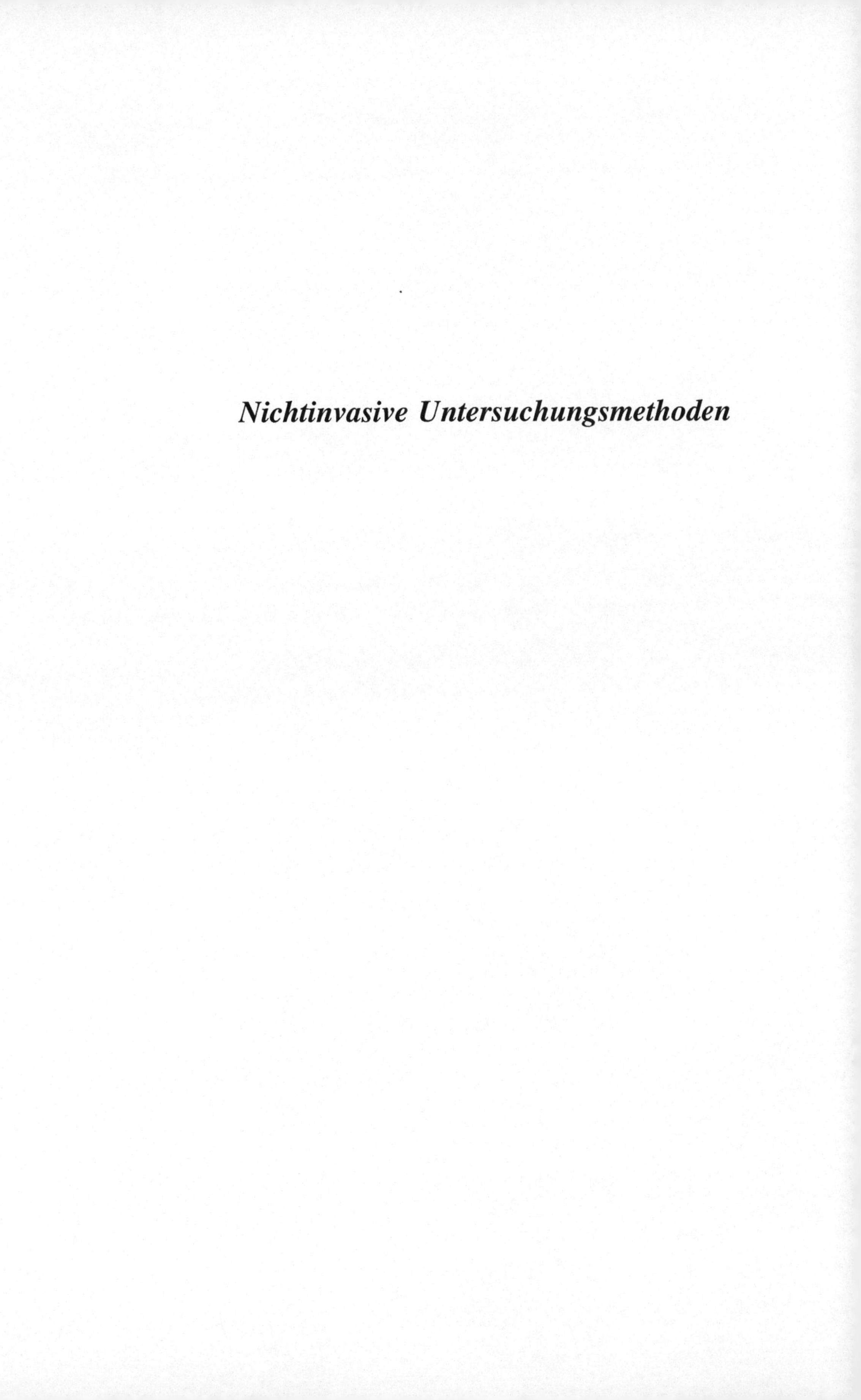

Nichtinvasive Untersuchungsmethoden

Visuell evozierte Potentiale bei Kindern mit Migräne

M.M. Millner, M.G. Schimek, A. Schneider

Einleitung

Einerseits geben die Latenzen visuell evozierter Potentiale (VEP) Auskunft über die Nervenleitgeschwindigkeit des N. opticus bzw. der Sehbahn, andererseits über die Zahl der stimulierten Rezeptoren der Retina bzw. über die Exzitabilität der Sehrinde.

Seit dem ersten Bericht von Richey et al. (1966) läßt sich ein konstantes Interesse an dem Problem der VEP bei Migränepatienten beobachten. Die Ergebnisse der Literatur sind allerdings z.T. widersprüchlich. Brinciotti et al. (1986) konnten bei Kindern mit Migräne im Vergleich zu Normalen höhere Amplituden zwar bei Blitz-VEP, jedoch nicht bei Muster-VEP finden.

Mariani et al. (1988) und Raudino (1988) sahen überhaupt keine Unterschiede in VEP-Amplituden oder VEP-Latenzen bei erwachsenen Migränepatienten, verglichen mit einer Kontrollgruppe. Diener et al. (1989) wiederum konnten signifikant höhere Amplituden und längere Latenzen von P1 bei Migränepatienten zeigen.

Nun sind die genannten Ergebnisse weder im experimentellen Design noch in den statistischen Auswertungsverfahren direkt miteinander vergleichbar und teilweise nicht nachvollziehbar. Das hat folgende vier Gründe:

1. Die vorliegenden Kriterien der internationalen Richtlinien für evozierte Potentiale (Chatrian et al. 1984) sind hinsichtlich des experimentellen Designs eher weitgefaßt und erlauben daher nicht unmittelbar vergleichbare Untersuchungsanordnungen. Naturgemäß sind dann auch die erzielten Ergebnisse schwer miteinander vergleichbar.
2. Experimentelle Gruppen können statistisch entweder in der Varianz (Dispersion) oder im Mittel (Median) oder in beiden Parametern differieren. Viele Autoren schränken ihre statistischen Analysen auf Tests ein, die lediglich die Differenzen der Mittelwerte (Mediane) zum Inhalt haben. Es müssen jedoch stets gleichzeitig Varianz und Mittelwert (Dispersion und Median) berücksichtigt werden.
3. Es wird häufig und ungeprüft davon ausgegangen, daß es sich bei VEP-Daten um symmetrisch verteilte eingipfelige, also in der Population normalverteilte Daten handelt. Dies entspricht jedoch oft nicht der experimentellen Realität. So setzen beispielsweise die eingangs genannten Autoren unreflektiert datenanalytische Techniken ein, die normalverteilte Latenzen bzw. Amplituden voraussetzen.

4. Tests auf Mittelwertsdifferenzen, wie etwa t-Test oder ANOVA, sollten erstens niemals auf nicht normalverteilte Daten, und zweitens nicht ohne vorherige Prüfung der Varianzhomogenität angewendet werden. Abweichungen von diesen beiden Annahmen müssen bei der Testwahl unbedingt Berücksichtigung finden.

Wir stellten uns nun zur Aufgabe, unter einer exakt definierten Versuchsanordnung, verbindlich vereinbarten Patienteneinschluß/-ausschlußkriterien und adäquaten statistischen Testverfahren potentielle Amplituden- und Latenzunterschiede bei Muster-VEP zwischen einer pädiatrischen Migräne- und einer Kontrollgruppe zu untersuchen.

Patienten

Es wurden 21 Kinder (Migränegruppe), und zwar 11 Knaben und 10 Mädchen im Alter von 7–16 Jahren (Mittel 10,7 Jahre) unter folgenden Einschlußkriterien für die Studie ausgewählt:
- anamnestische Migräneattacken, gemäß der Definition von Friedman et al. (1962),
- normaler neurologischer Status,
- normaler bzw. korrigierter Visus,
- normaler Fundus,
- optimale Kooperation.

Als Ausschlußkriterien kamen zur Anwendung:
- momentane Migräneattacke,
- letzte Migräneattacke vor weniger als 3 Tagen,
- pathologisches EEG,
- bekannte oder klinisch vermutete andere neurologische Ursache der Kopfschmerzen.

18 gesunde Kinder, vergleichbar in Alters- und Geschlechtsverteilung dienten als Kontrollgruppe.

Meßmethodik

Unter Bezugnahme auf die eingangs genannten Gründe wurde der Versuch unternommen, in einer klinischen Studie unter Einsatz von Muster-VEP für kindliche Migräne nachvollziehbare Ergebnisse zu erzielen, und zwar bezüglich Latenzen und Amplituden
1. unter einer exakten Versuchsanordnung, über die internationalen VEP-Richtlinien hinausgehend,
2. unter Berücksichtigung von Varianz- und Mittelwertsunterschieden,
3. unter Anwendung bezüglich der Stichprobenverteilungen adäquater, also auch nonparametrischer Testverfahren und

4. unter Berücksichtigung etwaiger Varianzinhomogenitäten zwischen Gruppen, deren Mittelwerte verglichen werden sollen.

Nach einer Dunkeladaptation von 20 min wurde sowohl mit 40 als auch mit 80 Bogenminuten (Bm) großen Schachbrettmustern in einer durchschnittlichen Frequenz von 1 Hz auf einem Vollfeld-Schwarz-Weiß-Monitor, 45 cm vor dem Patienten evoziert. Zusätzlich wurden die Kinder aufgefordert, einen 0,5 cm^2 großen roten Punkt in der Mitte des Schirms – ein Auge bedeckt – zu fixieren. Gewählt wurden die Positionen OZ als aktive und FZ als Referenzelektrode (entsprechend dem internationalen 10/20-System). Die Amplitudenauflösung war auf 12 bit (2048 digits) festgelegt. Gemessen wurden mit einem Nihon Kohden 4-Kanal-Gerät. 1024 Beobachtungen über einen Zeitraum von 300 ms. Die Mittelung (Signalextraktion) umfaßte 100 artefaktfreie Durchgänge. Zur Analyse wurden die Peaklatenzen N1, P1 und N2, sowie die Amplituden N1P1 und N2P1, wie sie in Abb. 1 dargestellt sind, herangezogen. Nach jeder Meßserie wurden die Elektrodenwiderstände auf Änderungen geprüft.

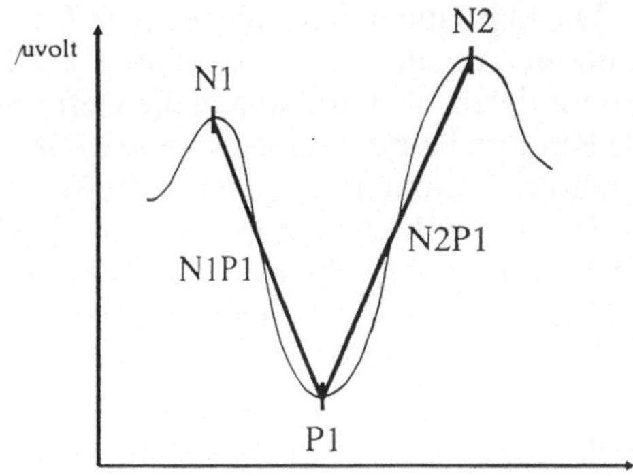

Abb. 1. Schema für die Bestimmung der Amplituden N1P1 (N1 minus P1) und N2P1 (N2 minus P1)

Hypothesen und statistische Methodik

Für teststatistische Auswertung wurden folgende zweizeitigen Arbeitshypothesen formuliert:

Es gibt Unterschiede zwischen Migränekindern (Migränegruppe) und gesunden Kindern (Kontrollgruppe) bezüglich
- Amplitudenvarianz bzw. -dispersion,
- Latenzvarianz bzw. -dispersion,
- Amplitudenmittel bzw. -median,
- Latenzmittel bzw. -median

und Kombinationen derselben.

Da nun Latenz- sowie Amplitudendaten nicht notwendigerweise normalverteilt vorliegen – sie sind zeitabhängig –, wurden alle Stichproben (Migräne- und Kontrollgruppen) vorerst auf ihre Verteilungseigenschaften untersucht. Varianzunterschiede zwischen Gruppen wurden mittels F-Test geprüft, was allerdings normalverteilte Daten voraussetzt. Ansonsten wurde der nonparametrische Siegel-Tukey-Test auf Dispersionsdifferenzen eingesetzt. Nur für normalverteilte und varianzhomogene Daten darf der übliche t-Test auf Mittelwertsunterschiede angewendet werden. Lagen Varianzunterschiede bei Normalverteilung vor, war ein spezieller t-Test anzuwenden. Andernfalls kam der nonparametrische Mann-Whitney (U-Test) zum Einsatz (vgl. Sachs 1984).

Resultate und Diskussion

Aus klinischer Sicht sind folgende Ergebnisse anzuführen: Die untersuchten Migränekinder litten in einer Frequenz von 2 bis 14 Wochen an den Attacken, und zwar mit bitemporalem/bifrontalem (18 von 21) oder hemikraniellem (1 von 21) Schmerzcharakter. In einem Fall war als Erstmanifestation ein „acute confusional state" aufgetreten. An zusätzlichen Beschwerden wurden 2mal Bauchschmerzen und 12mal Übelkeit bzw. Erbrechen oder Lichtscheu angegeben.

Die in je einem Fall angegebenen Gefühls- bzw. Sehstörungen waren mangels exakter Angaben nicht eindeutig als Parästhesie bzw. Skotom einzustufen. Somit fielen alle Patienten in die Definition der „common migraine". Bei 14 von 21 Kindern fand sich eine positive Migräne-Familienanamnese, des öfteren auch mehrere Familienmitglieder betreffend.

Statistisch hielten eine Anzahl von Latenz- und Amplitudenstichproben insbesondere bei 80 Bm nicht der Normalverteilungshypothese stand. Wir wählten in diesen Fällen den nonparametrischen Siegel-Tukey-Test anstelle des F-Tests zur Prüfung von Dispersionsunterschieden.

Tabelle 1 zeigt die errechneten Varianzen der Migräne- und der Kontrollgruppe sowie die korrespondierenden Ergebnisse (Signifikanzen) des F-Tests

Tabelle 1. Varianzergebnisse der Muster-VEP bei 40 Bm

		Stichprobenvarianzen		F-Test		Siegel-Tukey-Test
		Migräne-gruppe	Kontroll-gruppe	df_1/df_2	F	z
Latenz N1	links	39,94	28,41	16/14	1,41	–
	rechts	11,16	22,56	15/17	2,02	–
Latenz P1	links	16,81	21,81	16/19	1,30	–
	rechts	13,91	17,98	17/20	1,29	–
Latenz N2	links	303,80	100,40	–	–	2,86*
	rechts	319,69	139,00	–	–	1,35
Amplitude N1P1	links	32,04	44,22	–	–	0,84
	rechts	21,25	45,16	–	–	1,47
Amplitude N2P1	links	86,68	18,15	15/16	4,78*	–
	rechts	64,32	17,64	18/14	3,65*	–

* signifikante Varianz-/Dispersionsdifferenzen (bei $\alpha = 0,05$, zweiseitiger Test)

Tabelle 2. Varianzergebnisse der Muster-VEP bei 80 Bm

		Stichprobenvarianzen Migräne-gruppe	Kontroll-gruppe	F-Test df_1/df_2		Siegel-Tukey-Test
Latenz N1	links	10,43	10,50	13/15	1,01	–
	rechts	20,52	17,47	19/17	1,17	–
Latenz P1	links	9,80	20,70	18/21	2,11	–
	rechts	19,89	14,29	21/18	1,39	–
Latenz N2	links	521,21	404,01	–	–	0,06
	rechts	702,25	494,17	–	–	0,98
Amplitude N1P1	links	43,43	55,35	–	–	0,52
	rechts	43,56	39,44	–	–	0,52
Amplitude N2P1	links	100,80	33,64	–	–	0,99
	rechts	103,84	30,14	–	–	0,39

und des Siegel-Tukey-Tests für ein Signifikanzniveau von $\alpha=0{,}05$ und zweiseitiger Fragestellung bei 40 Bm. Die Stichprobengrößen (Freiheitsgrade) differieren wegen fehlender Daten (Identifikationsprobleme) bei den Latenzen und auch Amplituden. In drei Fällen unterschied sich die Varianz bzw. die Dispersion zwischen der Migräne- und der Kontrollgruppe signifikant, nämlich bei der Latenz N2 links und bei der Amplitude N2P1 beidäugig (links und rechts).

Aus Tabelle 2 kann man erkennen, daß bei 80 Bm keinerlei signifikante Unterschiede auftraten ($\alpha=0{,}05$).

Normalverteilte Stichproben wurden mittels zweiseitiger t-Tests auf Mittelwertsunterschiede untersucht, wobei Varianzheterogenitäten explizit Berücksichtigung fanden. Die Freiheitsgrade für die t-Tests differieren deswegen und auch als Folge verschieden großer Stichproben. Nicht normalverteilte Stichproben wurden unabhängig von Dispersionsinhomogenitäten mit dem zweiseitigen Mann-Whitney-Test auf Medianunterschiede getestet.

Die Tabellen 3 und 4 geben die Mittelwerte und Mediane der Stichproben von Migräne- und Kontrollkindern bei 40 bzw. 80 Bm wieder. Bei einem Signifikanzniveau von $\alpha=0{,}05$ sind außerdem die zweiseitigen t- und U-Testergebnisse (Signifikanzen) für die Mittelwerts- bzw. Medianvergleiche angegeben.

Alle statistisch gesicherten Mittelwertsresultate erwiesen sich als P1-bezogen. Es unterschieden sich nämlich bei 40 Bm die Latenz P1 rechts und die Amplitude N2P1 rechts.

Bei 80 Bm stellten sich signifikante Unterschiede in den Latenzmittelwerten P1 beidäugig heraus.

Wenn man auch die Tendenzen in Richtung Mittelwerts- bzw. Medianunterschieden bei 40 Bm berücksichtigt, bestärken diese Ergebnisse jene bei 80 Bm und vice versa. Die rechtsseitigen Ergebnisse erweisen sich hierbei als ausgeprägter.

Tabelle 3. Mittelwerts- und Medianergebnisse der Muster-VEP bei 40 Bm

		Mittelwert/Median der Stichproben		t-Test		U-Test
		Migränegruppe	Kontrollgruppe	df	t	U
Latenz N1	links	79,45/ 79,80	79,04/ 79,80	30	−0,20	–
	rechts	81,85/ 81,75	80,79/ 80,55	32	−0,76	–
Latenz P1	links	114,75/114,00	112,71/114,00	35	−1,42	–
	rechts	116,33/117,00	112,94/114,00	37	−2,66*	–
Latenz N2	links	164,80/166,50	157,40/159,00	–	–	252
	rechts	165,30/164,00	156,50/155,00	–	–	223
Amplitude N1P1	links	14,27/ 12,75	14,27/ 12,50	–	–	312
	rechts	14,63/ 14,40	13,06/ 11,45	–	–	300
Amplitude N2P1	links	15,15/ 13,25	12,60/ 11,70	20	−1,00	273
	rechts	14,58/ 12,50	10,10/ 9,59	28	−2,10*	199*

* signifikante Mittelwerts-/Mediandifferenzen (bei alpha=0,05 zweiseitiger Test)

Tabelle 4. Mittelwerts- und Medianergebnisse der Muster-VEP bei 80 Bm

		Mittelwert/Median der Stichproben		t-Test		U-Test
		Migränegruppe	Kontrollgruppe	df	t	U
Latenz N1	links	78,10/ 78,00	78,25/ 78,00	26	0,13	–
	rechts	79,09/ 79,50	77,08/ 77,10	34	−1,38	–
Latenz P1	links	115,24/116,00	111,44/110,50	37	−3,07*	
	rechts	116,62/117,00	112,22/112,00	37	−3,29*	–
Latenz N2	links	174,00/178,52	172,90/169,00	–	–	228
	rechts	170,40/175,5	160,30/159,50	–	–	186
Amplitude N1P1	links	16,43/ 14,80	16,25/ 14,05	–	–	349
	rechts	17,10/ 18,50	15,29/ 12,80	–	–	318
Amplitude N2P1	links	16,80/ 16,50	–		–	240
		15,63/ 15,60				
	rechts	15,20/ 13,00	12,07/ 10,01	–	–	195

* signifikante Mittelwerts-/Mediandifferenzen (bei α=0,05, zweiseitiger Test)

Auffallend ist die Links-rechts-Seitendifferenz einiger Ergebnisse. Die Ursache hierfür ist unklar, jedenfalls scheidet ein Zusammenhang mit einer Seitenbetonung der Schmerzattacken aus (s. klinische Resultate). In letzter Zeit haben Schlacke et al. (1990) bei Hirnstammpotentialen und Nyrke et al. (1990) bei VEP ebenfalls seitendifferente Ergebnisse im schmerzfreien Intervall erwachsener Migränepatienten beobachtet.

Zusammenfassend scheinen die Latenzunterschiede bezüglich der Varianzen N2-bezogen und bezüglich der Mittelwerte P1-bezogen zu sein. Alle gesicherten Differenzen in den Amplitudenvarianzen und -mittelwerten betreffen N2P1. Offensichtlich enthält der in der pädiatrischen Routinediagnostik der VEP wenig beachtete Peak N2 eine Information, die durchaus zur Unterscheidung der untersuchten Gruppen beiträgt.

Die vorgestellten Ergebnisse unterstützen insgesamt die Annahme, daß Muster-VEP differentialdiagnostischen Wert zum Nachweis kindlicher Migräne haben.

Zusammenfassung

Die vorliegende Literatur zu visuell evozierten Potentialen (VEP) und Migräne zeigt widersprüchliche Ergebnisse. Bei kindlichen Migränepatienten liegen noch keine gesicherten Ergebnisse vor (Brinciotti et al. 1986). Die weit gefaßten Richtlinien der Messung von VEP (Chatrian et al. 1984) erlauben unterschiedlich angelegte Studiendesigns, so daß verschiedene Arbeiten schwer miteinander vergleichbar sind. Es wurde deshalb versucht, durch die Einhaltung strenger Kriterien der Versuchsanordnung, durch verbindliche Patienteneinschluß/-ausschlußkriterien sowie durch adäquate statistische Auswertungsverfahren an einem pädiatrischen Krankengut im Vergleich zu gesunden Kindern kontrollierbare Ergebnisse zu erzielen.

Gemessen wurden bei 40 und 80 Bogenminuten (Bm) die Peaklatenzen und -amplituden von Muster-VEP über einen Zeitraum von 300 ms. Verglichen wurde – nach Alter und Geschlecht kontrolliert – eine Migränegruppe ($n = 21$) mit einer Kontrollgruppe ($n = 18$) hinsichtlich Varianz- und Mittelwertsunterschieden der Amplituden und Latenzen.

Bei 40 Bm ließen sich signifikante Varianzunterschiede ($\alpha = 0{,}05$) der Latenzen N2 des linken Auges sowie der Amplituden N2P1 beider Augen nachweisen. Bei 80 Bm wurden keine statistisch gesicherten Ergebnisse erzielt. Signifikante Mittelwertsunterschiede ($\alpha = 0{,}05$) traten bei 40 Bm ausschließlich rechtsäugig, und zwar in den Latenzen P1 und der Amplitude N2P1 auf. Bei 80 Bm war die Mittelwertsdifferenz beidäugig in den Latenzen von P1 nachzuweisen.

Die Links-rechts-Seitendifferenz einiger Ergebnisse geht nicht auf die Seitenbetonung von Schmerzattacken zurück und muß im Lichte neuester Arbeiten gesehen werden (Schlake et al. 1990; Nyrke et al. 1990). Die erzielten Signifikanzen unterstützen die Annahme, daß Muster-VEP differentialdiagnostischen Wert zum Nachweis kindlicher Migräne besitzen.

Literatur

Brinciotti M, Guidetti V, Matricardi M, Cortesi F (1986) Responsiveness of the visual system in childhood migraine studied by means of VEPs. Cephalalgia 6: 183–185

Chatrian GE, Goff W, Picton TW, Coats AC, Celesia GG, Cracco JB (1984) American Electroencephalographic Society Guidelines for Clinical Evoked Potential Studies. J Clin Neurophysiol 1 (1): 3–31

Diener H-C, Scholz E, Dichgans J, Gerber W-D, Jäck A, Bille A, Niederberger U (1989) Central effects of drugs used in migraine prophylaxis evaluated by visual evoked potentials. Ann Neurol 25: 125–130

Friedman AP, Finley KH, Graham JR, Kunkle EC, Ostfeld AM, Wolff H (1962) Ad hoc committee classification of headache. Arch Neurol 6: 13–16

Mariani E, Moschini V, Pastorino G, Rizzi F, Severgnini A, Tiengo M (1988) Pattern reversal visual evoked potentials and EEG correlations in common migraine patients. Headache 28: 269–271

Marsters JB, Good PA, Mortimer MJ (1988) A diagnostic test for migraine using the visual evoked potential. Headache 28: 526–530

Nyrke T, Kangasniemi P, Lang HH (1990) Transient asymmetries of steady state visual evoked potentials in classic migraine. Headache 30(3): 133–137

Raudino F (1988) Visual evoked potential in patients with migraine. Headache 28: 531–533

Richey ET, Kooi KA, Waggoner RW (1966) Visual evoked responses in migraine. EEG Clin Neurophysiol 21: 23–37

Sachs L (1984) Angewandte Statistik. Anwendung statistischer Methoden, 6. Aufl. Springer, Berlin Heidelberg New York Tokyo

Schlake H-P, Grotemeyer K-H, Hofferberth B, Husstedt IW, Wiesner S (1990) Brainstem auditory evoked potentials in migraine – evidence of increased side differences during the pain-free interval. Headache 30(3): 129–132

Prädiktiver Wert akustisch evozierter Hirnstammpotentiale in der pädiatrischen Intensivmedizin

H. Lauffer, T. Rupprecht, J. Scharf, D. Wenzel, D. Wölfel

Einleitung

Akustisch evozierte Hirnstammpotentiale (AEHP) werden in zunehmendem Maß zur Objektivierung von Störungen im Stammhirnbereich auch bei Patienten unter Intensivtherapie eingesetzt [1,2,3,4]. In der vorliegenden Arbeit soll der Wert dieser Methode für Prognose und Verlaufsbeobahctung komatöser Kinder, auch im Vergleich zu EEG und dopplersonographischen Flußmessungen untersucht werden.

Patienten und Ergebnisse

In den Jahren 1987–1990 wurden auf unserer interdisziplinären pädiatrischen Intensivstation AEHP von 65 Kindern mit Komata unterschiedlicher Ätiologie abgeleitet. Es wurden zu Gruppen zusammengefaßt 22 Kinder nach Schädel-Hirn-Trauma, 12 Kinder nach hypoxischen Traumen, 13 Kinder nach schwerer neonataler Asphyxie sowie 12 Kinder mit komatösen Zuständen entzündlich bedingter Genese bzw. bei raumfordernden Prozessen. 6 Kinder mit Myelomeningozele, Hydrozephalus bzw. schwerer Innenohrschädigung wurden wegen der ohnehin zu erwartenden Potentialveränderungen nicht berücksichtigt. Innerhalb der einzelnen Gruppen wurde der initiale AEP-Befund am 2. bis maximal 6. posttraumatischen Tag mit dem Outcome des Patienten verglichen.

Übereinstimmend zeigte sich in allen Gruppen, daß ein initial fehlendes AEHP bzw. eine nurmehr nachweisbare Welle I bzw. II nicht mit einem Überleben des Patienten vereinbar ist. Dies traf bei 15 Patienten zu. Nur 1 Kind mit schwerer perinataler Asphyxie und initial fehlendem AEHP überlebte. Bei diesem Kind ließ sich das AEHP bei Kontrolle 1 Tag später wieder nachweisen, allerdings mit stark verlängerten Interpeaklatenzen. Von 23 Patienten mit initial pathologischen Potentialen zeigten 18 ein ausgeprägtes Defektsyndrom, 4 Patienten dieser Gruppe verstarben. Bei 3 Patienten mit nur erhaltenen Wellen I–III entwickelte sich ein apallisches Syndrom. Nur in 1 Fall bei einem ehemaligen Frühgeborenen, welches zum Zeitpunkt etwa des errechneten Geburtstermins im Rahmen einer Anästhesieeinleitung einen kurzzeitigen Sauerstoffsättigungsabfall erlitt, ließ sich trotz pathologischem AEP-Befund anschließend keine neurologische Beeinträchtigung nachweisen. Ein initial normaler AEHP-Befund konnte bei 20 Patienten verzeichnet werden. Bei 10 von ihnen kam es zu einer Restitutio at integrum. Trotz initial normalem AEHP verstarben 4 Kinder, in der Regel infolge sich später entwickelnder Hirndruckkrisen. 6 Kinder mit zunächst normalem AEHP zeigten eine ausgeprägte Defektheilung, alleine 3 Kinder dieser Gruppe nach perinataler Asphyxie.

Die gute prognostische Aussagekraft akustisch evozierter Hirnstammpotentiale wurde bei 20 Kindern mit dem prädiktiven Wert des EEG verglichen. Hierbei zeigte sich für den EEG-Befund eine deutlich schlechtere Korrelation. 3 Kinder mit initialem Null-EEG verstarben. Von 12 Kindern mit initial schwerer Allgemeinveränderung im EEG verstarben ebenfalls 4 Kinder, 5 zeigten eine ausgeprägte Defektheilung, und nur 3 entwickelten sich neurologisch ohne wesentliche Ausfälle. Von 4 Kindern mit mittelschwerer Allgemeinveränderung zeigten 2 ein ausgeprägtes Defektsyndrom, 2 eine neurologisch unauffällige Entwicklung. Nur 1 Kind wies eine leichte Allgemeinveränderung im initialen EEG auf, es entwickelte sich neurologisch unauffällig.

Ein Vergleich der prognostischen Aussagekraft der initialen AEHP-Befunde mit denen der Doppler-Sonographie konnte bei 19 komatäsen Kindern durchgeführt werden, die Ergebnisse sind in Abb. 1 dargestellt. Jede der Linien repräsentiert ein Kind. Wie zu sehen ist, korreliert in der Regel ein fehlendes AEHP mit einem diastolisch negativen Fluß im Doppler-Sonogramm, dies ist mit einem Überleben des Kindes nicht vereinbar. Kinder mit pathologischer AEHP-Konfiguration oder verlängerten Interpeaklatenzen zeigten überwiegend auch eine Flußbeschleunigung im Doppler-Sonogramm. In diesen Fällen resultierte eine ausgeprägte Defektheilung. Normale AEHP korrelierten mit normalen dopplersonographischen Befunden und einer Restitutio ad integrum. Wie bereits im Vorangehenden erwähnt, limitiert der AEHP-Befund die Prognose, schließt jedoch eine Verschlechterung nicht aus, wie dies in der Abb. 1 für 4 Kinder nach perinataler Asphyxie, hypoxischen Zuständen bzw. Schädel-Hirn-Trauma zu sehen ist. Demgegenüber ergab sich in der Doppler-Sonographie in 1 Fall ein Überleben des Patienten mit ausgeprägtem Defektsyndrom trotz initial diastolisch negativem Fluß.

Ein weiterer Aspekt der Anwendung von AEHP stellt die Verlaufsbeobachtung dar. In Abb. 2 ist der AEHP-Verlauf bei einem 3 ½jährigen Kind nach hypoxischem Trauma durch Ertrinkungsunfall dargestellt. Der initiale Befund am 3. posttraumatischen Tag (oberste Kurve) zeigt ein Erhaltensein aller AEHP-Komponenten mit jedoch deutlich verlängerten Interpeaktlatenzen I/III bzw. I/V von 2,55 bzw. 4,71 ms. In den folgenden Tagen kommt es zunächst zu einer deutlichen Erholungstendenz mit Rückbildung der Interpeaklatenzen auf schließlich 2,01 bzw. 4,11 ms, bei allerdings bereits deutlich kleiner werdender Welle V. Die letzte Kontrolle zeigt eine erneute Zunahme der Interpeaklatenzen bei deutlich pathologischer Potentialkonfiguration mit breitbasigem und flachem III/V-Komplex, ferner Entwicklung einer nachfolgenden reproduzierbaren und auffallend hochamplitudigen Positivität. Diese in ihrer Latenzzeit etwa dem Postaurikularisreflex entsprechende Positivität konnte bei 2 weiteren Kindern mit sich entwickelndem apallischen Syndrom beobachtet werden und entspricht möglicherweise einem Wegfall deszendierender hemmender Einflüs-

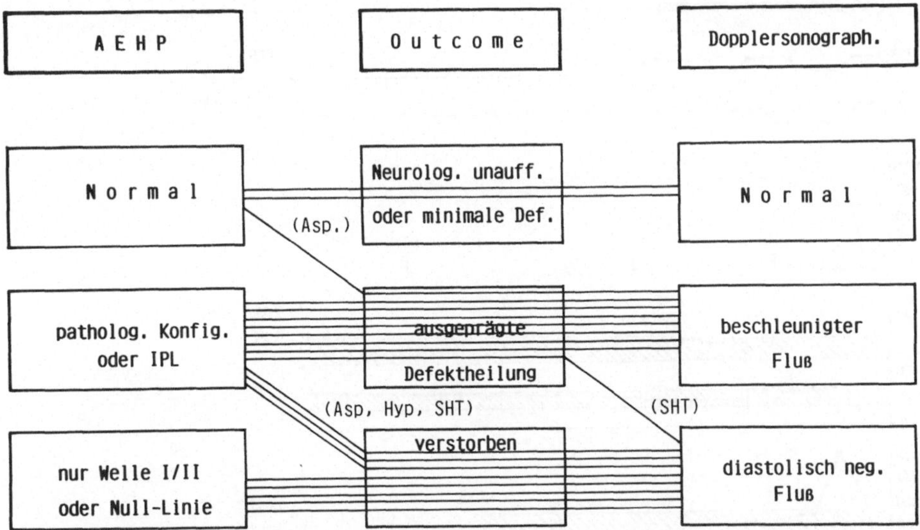

Abb. 1. Initiale Befunde AEHP / Doppler-Sonographie und Outcome bei 19 komatösen Kindern (8 SHT, 5 AspH, pallo, 3 Hypoxie, 3 Entz.)

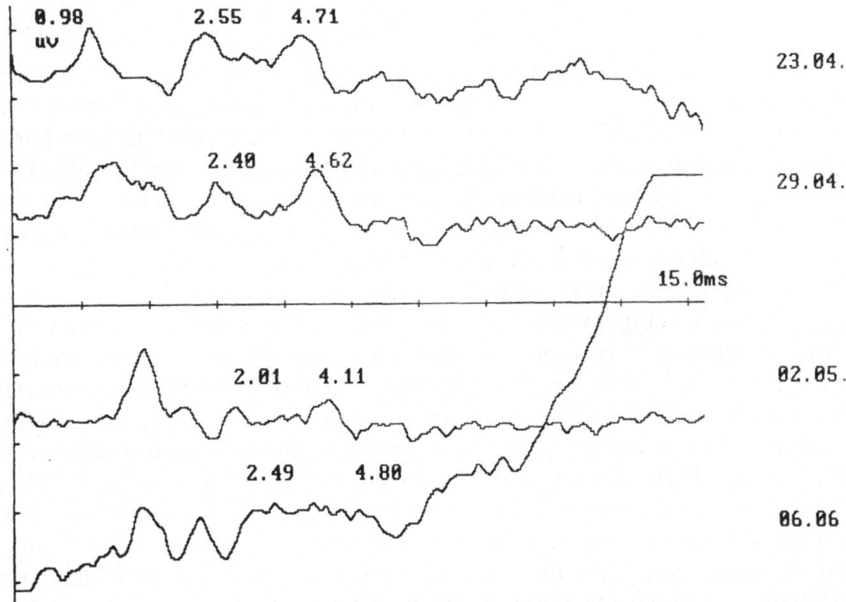

Abb. 2. FAEP-Verlauf nach hypoxischem Trauma am 20.04., jeweils 80 dB rechts, (S.H.3,5J)

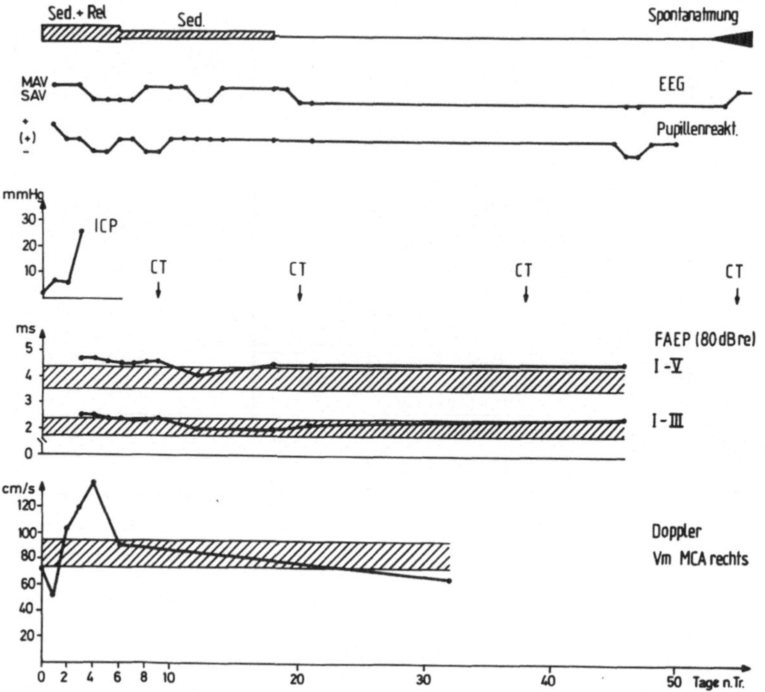

Abb. 3. Verlauf FAEP/Doppler-Sonographie nach hypoxischem Trauma (S.H., 3 1/2 J.)

se. Der Gesamtverlauf dieses Kindes ist nochmals in Abb. 3 zusammengefaßt. Es zeigt sich, daß uns die Doppler-Sonographie hauptsächlich in der Frühphase des Traumas wertvolle Informationen über das sich entwickelnde Hirnödem gibt. Es kommt zu einer hochgradigen Beschleunigung der Flußgeschwindigkeiten der intrazerebralen Gefäße, wie dies in der untersten Kurve am Beispiel der mittleren Flußgeschwindigkeit in der A. cerebri media rechts dargestellt ist. Es ergibt sich eine gute Korrelation zu der in den ersten 4 posttraumatischen Tagen durchgeführten Hirndruckmessung, welche dann allerdings aus technischen Gründen abgebrochen werden mußte. Demgegenüber zeigen die akustisch evozierten Hirnstammpotentiale in dieser Phase einen deutlich langsameren Zeitgang. Wie bereits dargelegt, kommt es nach einer anfänglichen Normalisierung der Interpeaklatenzen zu einer sekundären Verschlechterung, welche in ihrem Zeitgang der sich im Computertomogramm entwickelnden allgemeinen Hirnatrophie und der Ausbildung hypoxisch bedingter Substanzdefekte im Stammganglienbereich folgt. Wie in der zweiten Kurve von oben angedeutet ist, liefert uns das EEG während der ganzen Zeit nur wenig Information zum Verlauf, welches zwischen mittelschwerer und schwerer Allgemeinveränderung pendelt. Auch die Pupillenreaktion zeigt nach initial noch normalem Verhalten ein Pendeln zwischen träger und nicht nachweisbarer Reaktion.

Diskussion

Nach unseren Ergebnissen stellen AEHP eine wertvolle Ergänzung der Zustandsdiagnostik komatöser Kinder unter den Bedingungen einer Intensivstation dar. Die gute prognostische Aussagekraft steht in Übereinstimmung mit den Ergebnissen von Lütschg et al. an pädiatrischen und von Facco et al. an erwachsenen Patienten [1,4]. Trotz der von Garcia-Larrea [2] nachgewiesenen Eignung der AEHP zur On-line-Verlaufskontrolle scheint die Doppler-Sonographie in der Frühphase posttraumatischer und hypoxisch bedingter Komata dem meist durch die Entwicklung eines Hirnödems bestimmten Verlauf trägheitsloser zu folgen. Die nachfolgenden und teils durch sekundäre Schädigung des Hirnstammes bedingten Veränderungen werden dagegen eher im AEHP erfaßt.

Eine Kombination beider Methoden erscheint sowohl zur Erhöhung der prognostischen Aussagekraft als auch wegen der sich ergänzenden Aspekte in der Verlaufsbeobachtung sinnvoll.

Literatur

1. Facco E, Martini A, ZHuccarello M, Agnoletto M, Giron GP (1985) Is the auditory brain-stem response (ABR) effective in the assessment of post-traumaticcoma? Electroencephalogr Clin Neurophysiol 62: 332–337
2. Garcia-Larrea L, Bertrand O, Artru F, Pernier J, Mauguiere F (1987) Brain-stem monitoring. II. Preterminal BAEP changes observed until brain death in deeply comatose patients. Electroencephalogr Clin Neurophysiol 68: 446–457
3. Karnaze DS, Marshall LF, McCarthy CS, Klauber MR, Bickford RG (1982) Localizing and prognostic value of auditory evoked presponses in coma after closed head injury. Neurology (NY) 32: 299–302
4. Lütschg J, Pfenniger J, Ludin HP, Vassella F (1983) Brain-stem auditory evoked potentials and early somatosensory evoked potentials in neurointensively treated comatore children. Am J Dis Child 137: 421–426

Bedeutung und Grenzen der akustisch evozierten Hirnstammpotentiale in der Neonatologie und Pädiatrie

P.A. Despland, C. Gander, S. Winstanley

Einleitung

Die geistige, körperliche, soziale und seelische Entwicklung eines Kindes ist von normal funktionierenden Sinnessystemen abhängig. Das intakte akustische System ermöglicht die Sprachentwicklung und die verbale Kommunikation.

Die Diagnostik bei Säuglingen, Kleinkindern und geistig Behinderten ist problematisch und schwierig.

Seit langer Zeit macht man beträchliche Anstrengungen, um objektiv die Hörschwelle bei diesen jungen Kindern zu bestimmen. Es gibt immer noch kein akzeptables, objektives und zuverlässiges Hör-Screening für die Säuglinge.

Bisher ließen sich die angewandten Meßmethoden mit akustischer Auslösung von motorischen Reflexbewegungen im Säuglingsalter nur bei stark überschwelliger Reizdarbietung erfolgreich einsetzen.

Mit der Verfügbarkeit der elektronischen Mittlungstechnik und moderner Verstärker ist es nun möglich, die akustische bioelektrische Aktivität beim Menschen und bei Kindern aufzuzeichnen.

Nach akustischer Reizung kommt eine Folge von Wellen, welche die fortschreitende Aktivierung im afferenten auditorischen Sinneskanal widerspiegelt.

1971 wurde von Jewett u. Williston eine evoziertes Potentialmuster von 6 oder 7 Komponenten beschrieben, das innerhalb der ersten 10 ms nach einem akustischen Reiz auftritt.

Ausgehend vom N. auditivus (Potential I und II) erscheinen hintereinander verschiedene Potentiale, hervorgerufen durch die Stimulation verschiedener akustischer Umschaltstationen in der Pons.

Wir dürfen postulieren, daß es sich aufgrund der kurzen Latenz nicht um muskuläre Potentiale oder um Antworten aus kortikalen Strukturen handelt. Diese frühzeitigen Potentiale breiten sich bis zur Kopfhaut aus, so daß die aus einem weit wegliegenden Gebiet stammenden Potentiale sowohl im Vertex (Cz) als auch in anderen Gebieten der Kopfhaut aufgezeichnet werden können.

Die Tatsache, daß es nicht notwendig ist, auf ein genau lokalisiertes Anbringen der aktiven Elektrode zu achten, bietet gewisse Vorteile, besonders während der Ableitung auf Intensivstationen und Frühgeboreneneinheiten.

Spezielle Methodik und Durchführung der Untersuchung

Wir berichten über unsere 10jährige Erfahrung mit akustisch evozierten Hirnstammpotentialen bei ca. 2000 Früh- und Neugeborenen. Die Säuglinge wurden in Isolierkästen nach dem Ernähren und während des natürlichen Schlafes untersucht. Für die Kinder wurde niemals eine Sedation angewandt. Das Schwangerschaftsalter variierte von 26 bis zu 42 Wochen.

Die Ableitung der Hirnstammpotentiale (HP) erfolgt mit Oberflächenelektroden. Optimal ist der Vertex und das ipsilaterale Mastoid für die Differenzelektroden und das kontralaterale Mastoid für den Bezugspunkt.

Die Potentiale, im Nanovolt-Bereich, werden nach dem Abgriff ca. 100 000 mal verstärkt und durch ein Hoch- (150 Hz) und Tiefpaßfilter (3000 Hz) eingegrenzt. Auf diese Weise gelangen die normalen EEG-Potentiale nicht in den Computer.

Die frühzeitigen auditiven Potentiale resultieren von einigen Nanovolt. Darum muß man auch auf eine genügende Anzahl von Stimulationen zurückgreifen (ca. 2000). Bei deckungsgleichen Wellen genügen mindestens zwei Ableitungen für jede Lautstärke und jedes Ohr.

Die Identifikation und Kennzeichnung der Komponenten ist bei guten Ableitungen einfach, bereitet jedoch gerade bei pathologischen Verhältnissen häufig Schwierigkeiten.

Ergebnisse

Normalwerte und Alter

Die frühzeitigen auditiven Potentiale können schon in der 26. Schwangerschaftswoche nachgewiesen werden. Beide Ohren zeigen sehr ähnliche Latenzen dieser verschiedenen Potentiale, wenn sie getrennt abgeleitet werden. Es wurden keine Veränderungen im Schlaf- und Wachzustand festgestellt. Das Alter ist einer der wichtigsten physiologischen Faktoren. Während der ersten Untersuchung beim termingerechten Neugeborenen ist ebenfalls das Potential I leicht darzustellen und bleibt breiter als das Potential V. Schon 1 Monat nach der Geburt unterscheidet man, wie beim Erwachsenen, verschiedene Potentiale.

Im Laufe des 1. Lebensjahres wird man eine zunehmende Veränderung der jeweiligen Amplituden der Potentiale I und V beobachten. In der Tat ist das Potential V ab dem 6. Monat deutlich breiter als das Potential I. Wenn die Leitgeschwindigkeit I–V t ms beim Frühgeborenen beträgt, so beläuft sie sich auf 5 ms beim Neugeborenen und auf 4 ms im Alter von 12–18 Monaten.

Unter einem gewissen Alter (ungefähr 35. Schwangerschaftswoche) ist das Hörsystem nicht fähig, Informationen über einer bestimmten Stimulationsfrequenz (40 Hz) weiterzuleiten.

Dagegen zeigt schon das termingerechte Neugeborene zuverlässige Antworten bis zu 80 Hz, so daß es schon die kurzen Refraktärzeiten des Erwachsenen erreicht.

Audiologische Anwendungen

Wenn ein Klickreiz von 30 dB (Hz) keine auditiven Wellen auslöst, muß ein Hörverlust angenommen werden, und die Reizintensität muß, bis ein Antwortpotential erscheint, gesteigert werden. Die Latenzen der Welle V werden gemessen.

Danach können wir Intensitätsserien graphisch darstellen, und sie werden mit altersabhängigen Normkurven verglichen. Solche Kurven dienen der Bestimmung des Ausmaßes und des Typs (Leitungs- oder sensibler Typ) des Hörverlustes.

Hörverlustfaktoren bei Früh- und Neugeborenen

Seit mehr als 10 Jahren versuchen wir, die klinischen Faktoren zu identifizieren, die zu solchen Hörverlusten prädisponieren. Unsere Studie bis jetzt ergibt verschiedene Informationen:
- Schwangerschaftsalter unter 30 Wochen,
- Gewicht unter 1500 g,
- niedriger Apgar-Index,
- Episode einer Azidose mit einem pH-Wert unter 7,00,
- längere Beatmungsphase (mehr als 10 Tage),
- kraniofaziale und kardiale Mißbildungen.

Allerdings ist unsere Liste nicht vollständig. Zum Beispiel zählen wir bis jetzt Antibiotika nicht zu den Risikofaktoren.

Unter Anwendung der obengenannten Kriterien wiesen wir über 15% Hörverlust zwischen 40 und 90 dB (Hz) nach.

Eine Azidose scheint uns der wichtigste Faktor für einen Hörverlust zu sein, vor jedem anderen bekannten Faktor und sicher auch der Hypoxie alleine.

Die Identifikation und Kennzeichnung der Komponenten ist bei guten Ableitungen einfach, bereitet jedoch bei pathologischen Verhältnissen häufig Schwierigkeiten.

Die Anwendung eines Klicks erlaubt nur einen Teil des Audiogramms zu untersuchen; dies gilt für jedes Hördefizit.

Manchmal kann bei kleinen Kindern eine selektive Taubheit tiefer Frequenzen mit einer absolut normalen Untersuchung der AEHP verbunden sein und umgekehrt.

Wenn man eine Taubheit in hohen Frequenzbereichen feststellt, oder wenn ein Kind mit normaler Untersuchung der frühen auditiven evozierten Postenziale schlecht auf Geräusche reagiert, ist es wichtig, in beiden Situationen die elektrophysilogische Bilanzierung mit anderen Hörtests zu vervollständigen.

Hörverlust und bakterielle Meningitis

Beim eigenen Krankengut von 1984 sahen wir bei 3–12,5 % der Kinder ein- oder gar beidseitige Hörstörungen.

In den meisten Fällen handelte es sich dabei um eine Beeinträchtigung der Welle I, als Hinweis für einen Befall des Rezeptors bzw. einer einseitigen Hörstörung im Rahmen des entzündlichen Geschehens. Bei den Kontrollen in den folgenden Monaten waren die Wellenveränderungen bei den einen reversibel, während sich bei anderen Kindern die Funktion der peripheren Hörbahnen nicht mehr erholte. Nach der ersten Ableitung ist es immer sehr schwierig eine Prognose zu geben und mit einer weitgehenden Restitution zu rechnen.

Bei viraler Meningitis waren in den meisten Fällen die AEHP-Befunde normal.

Neurologische Anwendungen

Trotz zahlreichen anatomischen Untersuchungen am Tier und am Menschen, welche die mehrfachen und auf verschiedenen Höhen befindlichen Kreuzungen der Hörbahnen der Pons nachgewiesen haben, lassen die neueren anatomisch-pathologischen Gegenüberstellungen eher daran denken, daß die AEHP ipsilateral zum stimulierten Ohr hervorgerufen werden, ausgenommen vielleicht das Potential V.

Im Gegensatz zu den länger bekannten evozierten kortikalen Potentialen sind diese HP unabhängig von Aufmerksamkeit und Vigilanzgrad und unbeeinflußt durch zentral wirksame Pharmaka.

Die Leitungsgeschwindigkeiten zwischen den verschiedenen Umschaltstationen der Hörbahnen in der Pons können zusätzliche Informationen zur neurologischen Untersuchung liefern.

In verschiedenen Krankheiten der Pons können wir manchmal pathologische Befunde ableiten.

Leider sind keine Resultate spezifisch für eine Druckschädigung auf den N. acusticus oder einen Hirnstammtumor.

Aber durch die unkomplizierte, nichtinvasive Ableitmethode läßt sich durch Verlaufskontrollen das prozeßhafte Geschehn dokumentieren.

In unserer Koma-Studie wurden Kinder im Alter von einigen Monaten bis 16 Jahren untersucht. Als Ursache des Komas fanden wir
- traumatische,
- hypoxische,
- entzündliche und
- toxische Ätiologien.

Bei komatösen Kindern, bei denen die Kochlea noch eine elektrische Erregbarkeit aufwies, also eine nachweisbare Welle I, war eine sichere Differenzierung zwischen einer kochleären und retrokochleären Hörstörung möglich. Da in der Mehrzahl der Fälle jedoch keinerlei Wellen abzuleiten sind, ist es indessen in solchen elektroklinischen Situationen von herausragender Bedeutung, die Intensität der untersuchten peripheren Rezeptoren erkennen zu können.

Die Abwesenheit sämtlicher auditiver Potentiale, insbesondere des Potentials I, erlaubt es kaum zu entscheiden, ob das Kind vor dem Koma nicht ein neurosensorielles Defizit aufwies.

Bei Kindern mit einer hypoxisch ischämischen Ezephalopathie oder mit Enzephalitis waren die HP in den meisten Fällen normal oder leicht verlängert.

Bei supratentoriellen Läsionen sind HP kaum beeinflußt, und die Anwendung dieser Techniken für eine solche Bewertung bleibt sehr beschränkt.

Prognostische Bedeutung der AEHP

I-V-Leitzeitverlängerungen wurden sowohl bei Kindern gesehen, welche sich vollständig erholten, als auch bei Kindern, welche später permanente neurologische Defekte hatten, oder welche das Koma nicht überlebten. Lag dagegen ein Verlust von HP-Komponenten vor, überlebten nur wenige Patienten mit Schädel-Hirn-Trauma und keines der Kinder mit hypoxisch ischämischer Enzephalopathie oder Enzephalitis.

Zusammenfassung

Die Hirnstammpotentiale sind ein unbestreitbarer Beitrag zu den audiologischen und neurologischen Untersuchungen der Pädiater, Neuropädiater und Audiologen. Die Methode ist besonders wertvoll bei Kleinkindern, bei denen eine Kooperation zu einer Untersuchung nicht erwartet werden kann.

Wenn auch die Leitgeschwindigkeit zwischen den verschiedenen Umschaltstationen der Hörbahn der Pons oft zusätzliche Informationen zur neurologischen Untersuchung bietet, so bleibt trotzdem der Beitrag der Hirnstammpotentiale auf diesem Gebiet noch ziemlich begrenzt.

Zu oft sind in der Literatur Arbeiten erschienen, deren übertriebene Erkenntnisse lediglich dazu beitragen, diese elektrophysiologische Methode abzuwerten.

Wie bei allen elektrophysiologischen Methoden ist es wichtig, die Grenzen dieser Hirnstammpotentiale gut zu erkennen, um altersabhängige Normwerte zu definieren.

Die Entwicklung der kontralateralen Reizantwort bei frühen akustisch evozierten Potentialen

A. Giebel, E. Redemann, H. Bauer

Bei der Ableitung früher akustisch evozierter Potentiale (FAEP) wird die elektrische Reizantwort üblicherweise mit einer Elektrodenmontage Vertex gegen ipsilaterales (reizseitiges) Mastoid ($C_z - A_i$) gemessen. Die Reifung der Hirnstammantwort auf akustische Stimuli ist charakterisiert durch die zunehmende Myelinisierung des Nervensystems: die Interpeaklatenzen nehmen ab, die Synchronisation der Potentiale verbessert sich.

Zusätzliche Reifungsphänomene lassen sich in der kontralateralen Antwort mit der Montage $C_z - A_c$ beobachten:

- Abnahme des III_c/III_i-Amplitudenquotienten,
- Zunahme des V_c/V_i-Amplitudenquotienten.

In Abb. 1 werden diese Reifungsphänomene für die breitbandig gefilterten Signale (30–1500 Hz) typischer Potentialformen in 5 Altersstufen dargestellt (verschiedene Kinder).

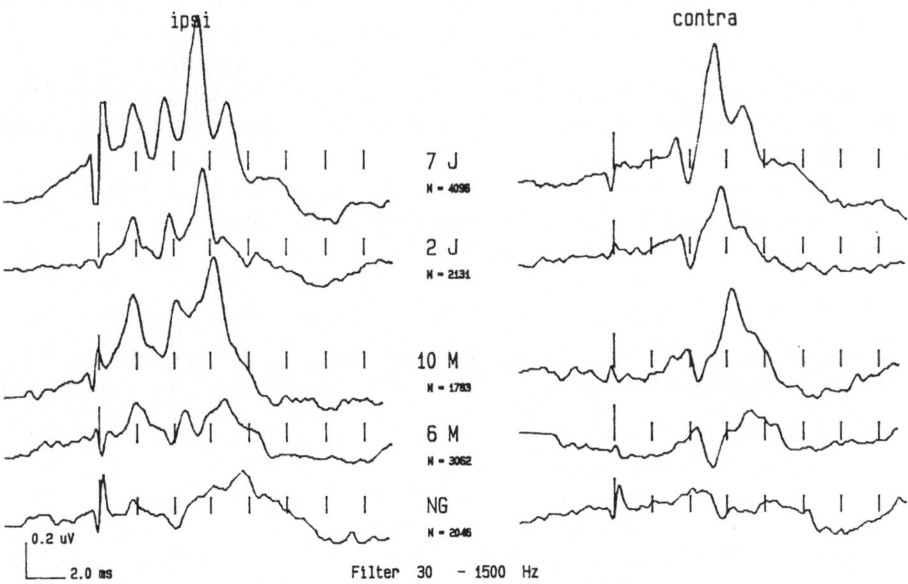

Abb. 1. Reifung von Hirnstammantworten: breitbandige Filterung

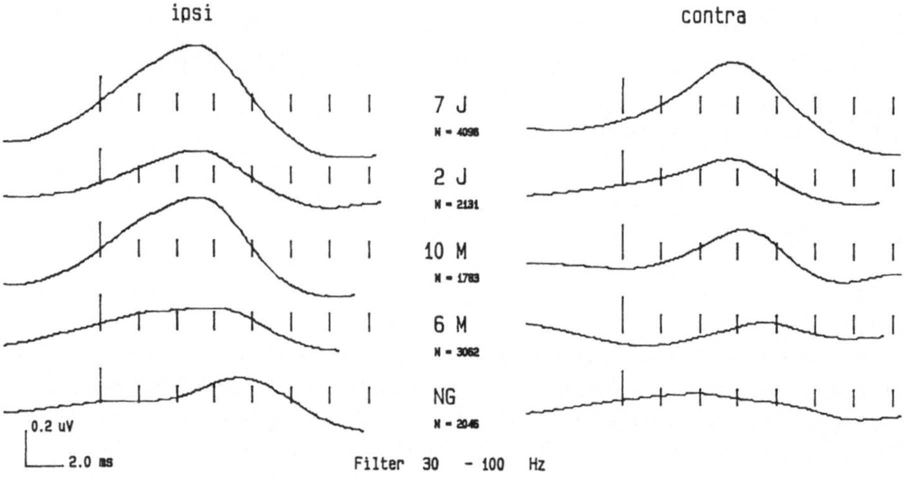

Abb. 2. Reifung von Hirnstammantworten: langsame Komponente

Wesentlichen Anteil an den Unterschieden zwischen den beiden Kanälen hat der langsame Teil der Hirnstammantwort, der beispielsweise durch ein Tiefpaßfilter bei 100 Hz extrahiert werden kann (Abb. 2):

Folgerungen und Hypothesen

Auf der Basis des von Scherg (1985) beschriebenen Dipolmodells (mit triphasischen Generatoren I, I-, III, III-, IV, V) sind zwei Hypothesen zu diskutieren, die die beobachteten Phänomene beschreiben könnten:

- Die relative Intensität des Generatorpotentials III- ist im Neugeborenenalter hoch und nimmt danach kontinuierlich ab. Durch die Überlagerung der Welle V_c mit der zweiten Phase des Potentials $III\text{-}_c$ entsteht eine geringere Amplitude V_c.
- Die Generatordipole unterliegen einer „Richtungsreifung", d. h. einer entwicklungsbedingten Veränderung ihrer räumlichen Lage.

Literatur

Scherg M, Cramon D von (1985) A new interpretation of the generators of BAEP waves I–V: Results of a spatio-temporal dipole model. Electroencephalogr Clin Neurophysiol 62:32–44

Elektrisch ausgelöste Long-latency-Reflexe der Handmuskeln im Kindes- und Jugendalter – Normwerte und Veränderungen bei peripheren und zentralnervösen Störungen

M. Sauer, C. Weisser

Die Prüfung der Reflexe ist ein fester Bestandteil der neurologischen Untersuchung. Der adäquate Reiz des propriozeptiven Eigenreflexes ist eine Muskeldehnung, der des exterozeptiven Fremdreflexes ein zeitlich und räumlich summierter Hautreiz. Seit der Entdeckung der elektrischen Stimulierbarkeit des spinalen Eigenreflexes durch Hoffmann (1910), den H-Reflex (HR), unter Umgehung der Muskelspindel, waren Einblicke in Physiologie und Pathologie der spinalen Erregbarkeit, in die peripheren und zentralen Einflüsse auf die motoneuronale Einheit möglich.

Marsden et al. (1976) haben nach Erregung von Muskelafferenzen unter bestimmten Voraussetzungen elektromyographisch weitere Reflexkomponenten, die mit unterschiedlicher Latenz nach dem Reiz auftreten, unterschieden. Je nach untersuchtem Muskel – Arm/Hand- und Fingermuskeln oder Bein-/Fuß- und Zehenmuskeln –, und je nach Reizart – Muskeldehnung, elektrischer Reiz – sind z. T. sehr unterschiedliche und komplexe Reflexmuster ableitbar. Grundsätzlich können dabei aber solche Reflexkomponenten mit kurzer Latenz (SLR: short latency reflex) und solche mit mittlerer oder langer Latenz (LLR: long latency reflex) nach dem Reiz unterschieden werden. Dabei entsprechen die SLR nach Latenz und Auslösung durch Muskeldehnung dem elektromyographisch registrierten monosynaptischen Eigenreflex, analog dem elektrisch ausgelösten Hoffmann-Reflex (HR), wohingegen die LLR als unwillkürliche Muskelantworten anzusehen sind, die zwischen spinaler Reflexantwort – hervorgerufen durch elektrische Stimulation, Muskeldehnung oder einen anderen komplexen Reiz – und motorischer Willkürantwort auftreten.

Die physiologische Bedeutung der LLR der Handmuskeln liegt wohl darin, daß sie zu raschen, unbewußt ablaufenden kompensatorischen Antworten bei unerwarteten Störungen der Haltefunktionen zwischen Daumen- und Zeigefinger beitragen, d. h. es handelt sich um einen Servomechanismus zur Unterstützung geschickter Fingerfeinbewegungen (Deuschl u. Lücking 1990; Johannson u. Westling 1984)

Während die Bahnen und die zentrale Verschaltung der Reflexe mit kurzer Latenz – nach Muskeldehnung (SLR) bzw. Hoffmann-Reflex (HR) nach elektrischer Stimulation – vergleichsweise gut bekannt und durch Untersuchung unter physiologischen Bedingungen und Einbeziehung von Veränderungen bei klinisch-neurologischen Störungen belegt sind, werden vor allem die zentralen Schaltwege der LLR z. T. noch sehr kontrovers diskutiert.

Untersuchungen des H-Reflexes im Kindesalter mit Darstellung des physiologischen Verhaltens desselben existieren, dagegen sind solche für die LLR meines Wissens noch nicht mitgeteilt worden.

Aufgrund von Ergebnissen bei erwachsenen gesunden Versuchspersonen und bei Patienten mit verschiedenen ZNS-Läsionen sind offenbar für den LLR II nach Stimulation des gemischten N. medianus, rein motorischer Äste des N. medianus und auch nach kutaner Reizung (Ramus superficialis nervi radialis) und Ableitung vom Thenar afferente und efferente Bahnen und die zentrale Umschaltung bekannt (Leitung über I A- und Hautafferenzen via Lemniscus medialis, Thalamus und thalamokortikale Afferenzen zum sensorischen Kortex und efferent via Tractus pyramidalis zu den Alpha-Motoneuronen (Tabelle 1).

Tabelle 1. Argumente für den transkortikalen Reflexweg des LLR II (Aus Deuschl u. Lücking 1990: Lit. siehe auch dort)

Gesunde Versuchspersonen
- Korrelation der Latenzen der LLR, der SEP's und der MP's nach transkranieller Kortexstimulation.
- Amplitude des LLR II hat Schwellen- und Sättigungscharakteristik, die der des SEP und nicht der des HR entspricht!
- Positive Korrelation zwischen Körpergröße und Differenz zwischen LLR II und HR-Latenzen.
- Unterschiedliche Bahnungseffekte auf LLR und HR nach magnetischer und elektrischer transkortikaler Stimulation: Magnetische transkortikale Stimulation bewirkt eine Extrafazilitation

Ergebnis bei Patienten mit verschiedenen ZNS-Läsionen
- Reflexmuster bei supraspinaler Läsion im Rahmen einer MS.
- Läsionen, die den LLR reduzieren oder zum Verschwinden bringen: an den Hintersträngen,
  im dorsolateralen Thalamus,
  im sensorischen oder motorischen Kortex,
  Läsionen des Tractus cortico-spinalis,
  Befunde bei Chorea Huntington

Für klinische Belange ist die Untersuchung der Short- und Long-latency-Reflexe an den kleinen Handmuskeln (speziell vom Thenar) nach elektrischer Stimulation von Nerv- (N. medianus) und Hautafferenzen (Ramus superficialis nervi radialis) gut standardisiert und am einfachsten durchführbar.

Wir haben HR und LLR nach elektrischer Stimulation des N. medianus und die kutanen LLR (cLLR) nach elektrischer Stimulation des Ramus superficialis nervi radialis nach Ableitung vom Thenar registriert und Latenzen, Amplituden sowie die gegenseitigen Korrelationen bei 101 neurologisch unauffälligen Kindern im Alter zwischen 3; 10 und 16; 4 Jahren und bei zwei Patientengruppen untersucht (28 onkologische Patienten nach sowie 5 onkologische Patienten vor, während und nach Vincristin-Therapie).

Methodik

Die Untersuchungen wurden mit einem Tönnies-2-Kanal-Elektrophysiologie-System (TESY) durchgeführt. Die elektromyographische Ableitung erfolgte mit Oberflächenelektroden vom Thenar über dem M. abductor pollicis brevis in der üblichen Anordnung (belly-tendon), das EMG-Signal wurde gleichgerichtet und nach Averaging registriert (Filterung 2–2000 Hz – pro Ableitung etwa 128 Durchgänge). Alle Ableitungen wurden 2- bis 4mal wiederholt.

Gereizt wurden der gemischte N. medianus am Handgelenk und der Ramus superficialis nervi radialis nach Palpation über der Streckersehne des Daumens. Mit folgenden Reizparametern wurde stimuliert: Rechteckimpulse von 200 µs. Dauer, Reizfrequenz zwischen 3–5 Hz. Die Reizstärke für den N. medianus wurde im Bereich der motorischen Schwelle, für den Ramus superficialis nervi radialis um das Doppelte bis Dreifache der sensiblen Schwelle eingestellt. Diese Reizstärken wurden von allen Kindern durchweg problemlos toleriert. Voraussetzung für den Nachweis des Reflexmusters ist eine Vorinnervation des Muskels, erzeugt durch Daumen-Kleinfinger-Opposition in etwa zwischen 5–20 % der maximalen Muskelkraft, wobei hierüber eine Kontrolle über das akustisch wiedergegebene EMG-Signal erfolgte. Das hierdurch erhaltene Reflexmuster wurde bezüglich der Latenzen des H-Reflexes und der LLR I–III vermessen, es wurden die Amplituden der Reflexkomponenten in Beziehung zur Grundaktivität gesetzt. Die Höhe der Grundaktivität ergab sich als Amplitude zwischen Reizbeginn und der Basisaktivität ca. 10 ms danach. Zur Absicherung der Ergebnisse wurden jeweils zwischen 2–4 Vorgänge superponiert (Abb. 1).

Die Untersuchungen wurden mit dem Einverständnis der Eltern und der untersuchten Kinder durchgeführt.

Nach der beschriebenen Methodik ließ sich bei allen untersuchten Kindern und Jugendlichen ein H-Reflex registrieren, dessen Amplitude bei Reizstärken um die motorische Schwelle und einer Vorinnervation der Thenarmuskulatur zwischen 5–20 % der maximalen Kraft ein Maximum hatte. Die Latenzen korrelierten nach Korrektur der altersabhängigen Reifung am besten mit der Armlänge (Abb. 2) der untersuchten Kinder bzw. dementsprechend auch mit der Körpergröße. Eine lineare Korrelation der HR-Latenz zu Alter und Körpermaßen besteht etwa ab 21 ms, was ab einem Alter von 6–7 Jahren erreicht wird (Abb. 3). Ein LLR II der bei neurologisch gesunden Erwachsenen in 100 % nachweisbar ist (Deuschl u. Lücking 1990), konnte in unserem Kinderkollektiv nur in 80 % nachgewiesen werden. Demgegenüber war ein LLR I bei 82 Kindern, d. h. in 80 % nachweisbar, gegenüber nur 12 % bei Erwachsenen (Deuschl et al. 1985), und ein LLR III konnte in keinem Fall des Normalkollektivs gegenüber etwa 10 % bei Erwachsenen (Deuschl et al. 1985) nachgewiesen werden.

Auch bei Kindern bleibt das Reflexmuster unterhalb einer Reizfrequenz von 5 Hz unbeeinträchtigt von Refraktärphänomenen.

Außer den Latenzwerten in Abhängigkeit zu Alter und Körpermaßen (vor allem Armlänge) wurden die Latenzbeziehungen der einzelnen Reflexkomponenten dargestellt und ergeben für klinische Zwecke brauchbare Korrelationen

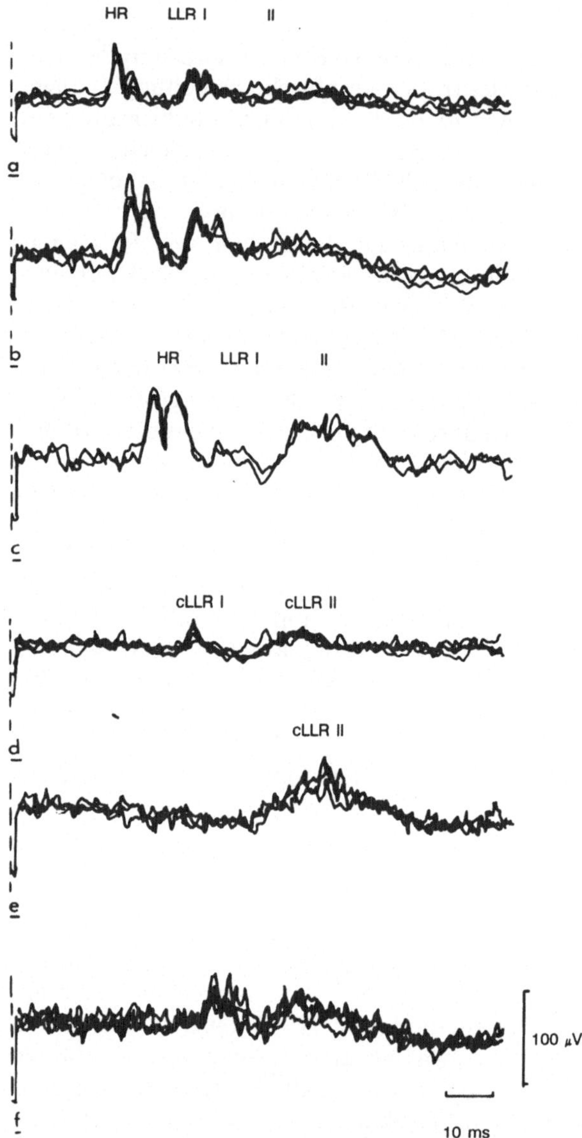

Abb. 1a–f. Normales Reflexmuster bei Kindern verschiedenen Alters. **a–c** nach Stimulation des N. medianus am Handgelenk (**a** ♂ 6; 2 Jahre, **b** ♀ 10; 6 Jahre, **c** ♀ 13; 4 Jahre), **d–f** nach Stimulation des Ramus superficialis nervi radialis, mit unterschiedlichem Erscheinen der kutanen LLR I und II (cLLR I, cLLR II) **d** ♂ 8; 9 Jahre, **e** ♂ 13; 4 Jahre, **f** ♀ 15; 6 Jahre

(Abb. 4 und 5). Insbesondere lassen sich so alle möglichen Variablen für neurophysiologische Leitungsmessungen wie unterschiedliche Hauttemperatur, Größe, Gliedmaßenlänge etc. leicht vernachlässigen.

Neben der zentralen Leitungsmessung (Abb. 6) – in Ergänzung zur peripheren Neurographie und zur Untersuchung mittels SEP's – geben die LLR-Messungen zusätzliche Informationen über innerzerebrale Exzitabilität, Intaktheit der spinalen und kortikalen Reflexebene. Damit stellen sie eine sinnvolle Ergänzung zum Repertoire bisheriger elektrophysiologischer Methoden dar.

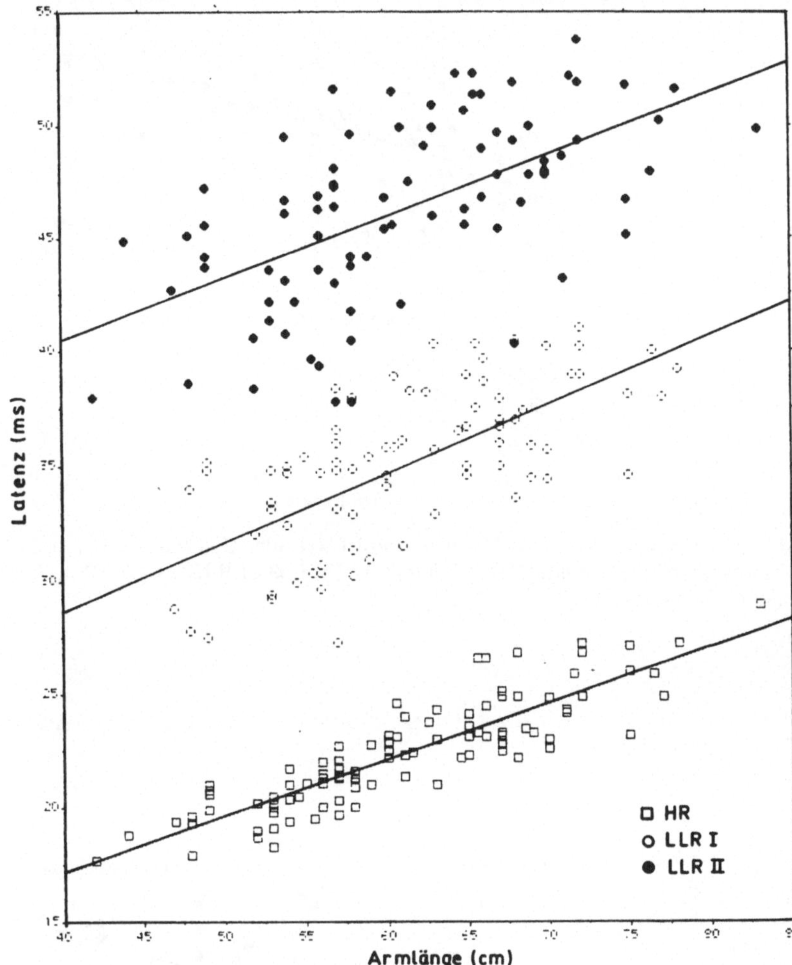

Abb. 2. Korrelation der Latenzen von HR; LLR I und II (in ms) zur Armlänge (in cm) nach Reizung des N. medianus am Handgelenk

Bemerkenswert ist das unterschiedliche Verhalten der Komponenten I und II im Kinderkollektiv. Aus den Untersuchungen bei Erwachsenen, insbesondere verschiedenen Krankheitsgruppen, ist bekannt, daß die LLR I-Komponente in einem gewissen Prozentsatz bei Patienten mit extrapyramidalmotorischen Störungen, z. B. Morbus Parkinson, aber auch bei Patienten mit essentiellem Tremor (ET) nachweisbar wird; gerade im letzteren Fall kann offenbar die LLR-Untersuchung helfen, verschiedene Gruppen von ET zu differenzieren, u. a. auch im Hinblick auf die medikamentöse Ansprechbarkeit – Beta-Blocker vs. Primidon – (Deuschl u. Lücking 1990) (Tabelle 2).

Das Auftreten der LLR I-Komponente bei bestimmten extrapyramidalmotorischen Störungen (Deuschl u. Lücking 1989, 1990) und der Nachweis vor allen

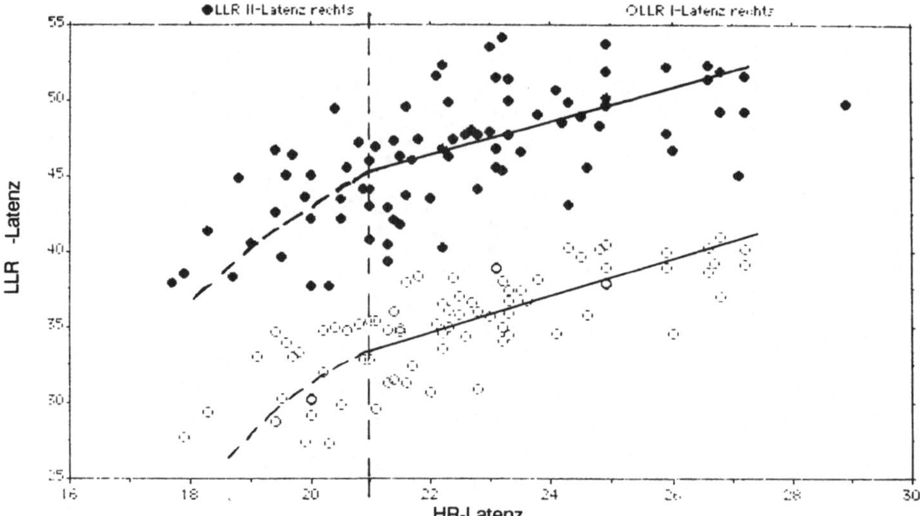

Abb. 3. Korrelation von HR-Abszisse- und LLR(I oder II)-Ordinate-Latenzen (in ms) nach Reizung des N. medianus am Handgelenk: ○ LLR I; ■ LLR II; etwa ab 21 ms linearer Verlauf (entsprechend einem Alter von 6–7 Jahren)

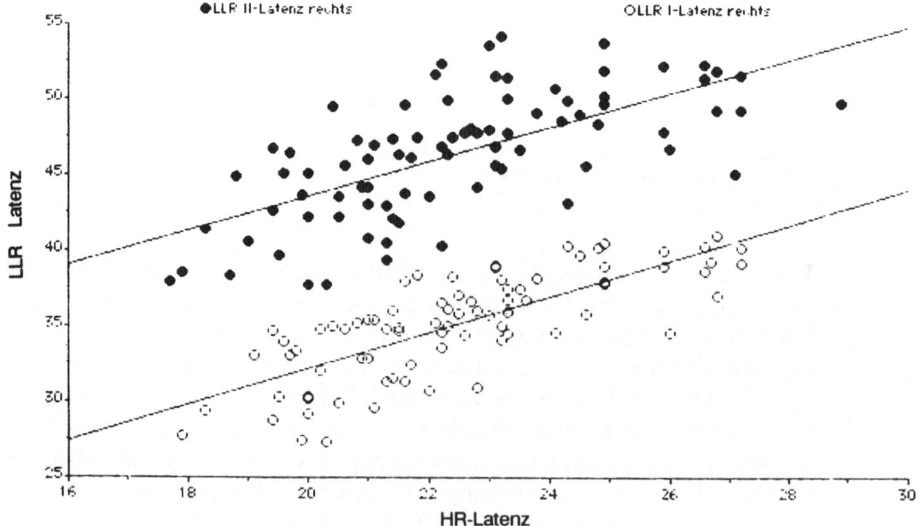

Abb. 4. Korrelation von HR und LLR-Latenzen (in ms) nach Reizung des N. medianus am Handgelenk: ○ LLR I; ■ LLR II

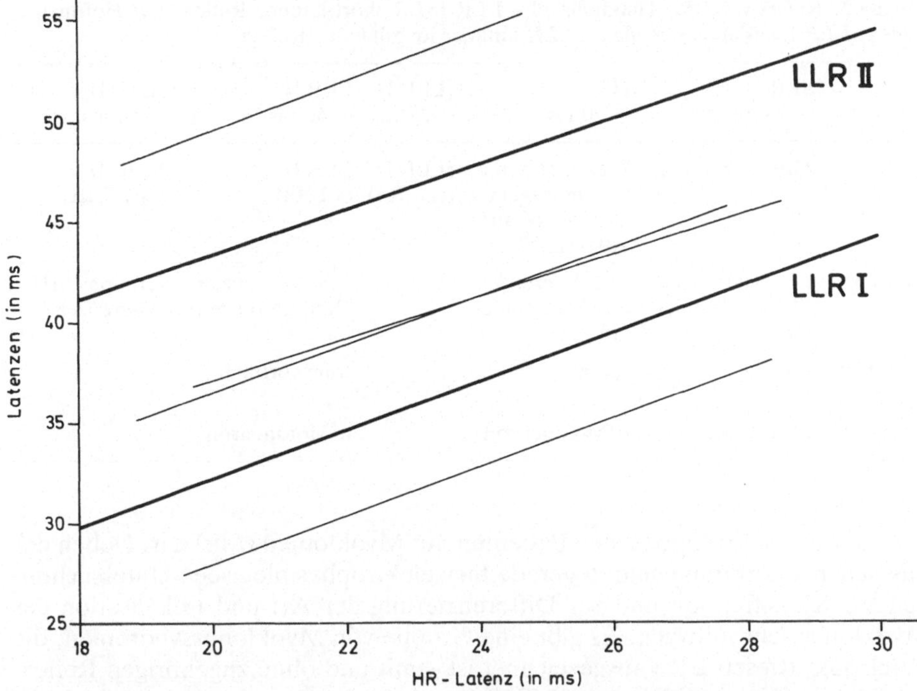

Abb. 5. Korrelation der Latenzen von HR und LLR I/II (in ms) nach Reizung des N. medianus am Handgelenk

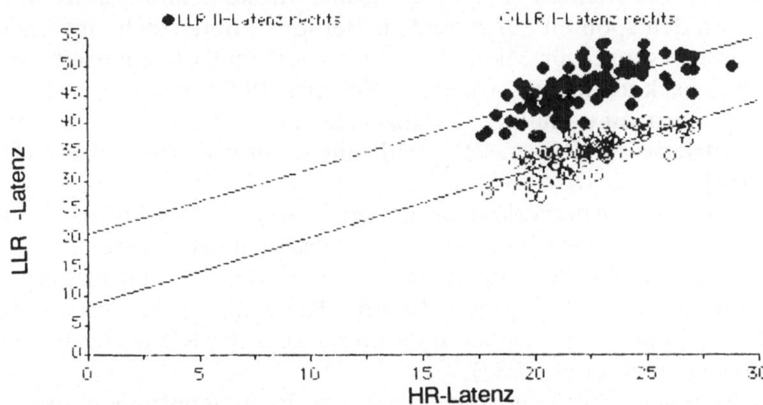

Abb. 6. Korrelation zwischen LLR I und HR-Latenzen (in ms) nach Reizung des N. medianus am Handgelenk: ○ LLR I; ■ LLR II; nach Extrapolation (HR-Latenz 0 ms) ergeben sich für die zentrale Leitung etwa 8 ms für den LLR I und etwa 21 ms für den LLR II

Dingen dieser Komponente im Kindesalter könnte einen Zusammenhang haben mit der Organisation und Reifung der Motorik. Hier sind weitere Studien, vor allen Dingen im Säuglings- und Kleinkindalter unter 3 Jahren, geplant.

Tabelle 2. Reflexwege der Handmuskel – LLR (*SLR* short-latency Reflex, *HR* Hoffmann-Reflex, *LLR* long-latency-Reflex, *cLLR* kutaner long-latency-Reflex)

	SLR ~ 29 ms	HR ~ 70 ms	(LLR I) ~ 29 ms	LLR II ~ 40 ms	(LLR III) ~ 50 ms
Auslöser	Muskeldehnung	Elektrostimulation mot./gem. Nerv + kutane Afferenz ∅	(LLR I) (cLLR I)	LLR II cLLR II	LLR III (cLLR III)
Afferenz	I A-Afferenzen Muskel-Spindelafferenz	I A-Afferenzen Muskel-Spindelafferenz		I A-Afferenzen Hautafferenzen	Gruppe II/III-Afferenzen?
Umschaltebene	spinal	spinal		transkortikal	
Efferenz	α-Motoneuron	α-Motoneuron		α-Motoneuron	

Eine weitere Gruppe stellen Patienten mit Myoklonien (Mk) dar. Neben der klinischen Zuordnung sind ja gerade hier elektrophysiologische Untersuchungen zur Klassifikation und zur Differenzierung der Art und Lokalisation des Myoklonus sehr hilfreich. Es gibt eine Gruppe von Myoklonussyndromen, die durch sog. Riesen-EP's ausgezeichnet ist – mit und ohne zugehörigen Reflexmyoklonus (Sauer u. Schenck 1977; Schenck 1982). Das klassische Beispiel ist der sog. kortikale Reflexmyoklonus (Marsden et al. 1982; Deuschl et al. 1987). Bei diesen Patienten können taktile und Muskeldehnungsreize Mk provozieren, neben den spontan auftretenden. Bei ihnen findet sich eine enge Korrelation zwischen spontanen Mk und „sharp-waves" im EEG einerseits, was sich mittels sog. „back-averaging" (Sauer u. Schenck 1977) nachweisen läßt, andererseits aber auch eine analoge Latenzbeziehung zwischen den bei SEP-Ableitung registrierbaren Riesen-EP's und einem vergrößerten LLR I (Deuschl et al. 1987).

Eine weitere bemerkenswerte Beobachtung ist das Auftreten eines LLR III in den kleinen Handmuskeln bei verschiedenen zerebellären Krankheiten (Deuschl u. Lücking 1990), insbesondere der Kleinhirnhemisphären und des Unterwurmes, wohingegen abnorme Reflexmuster an den unteren Extremitäten mehr bei Läsionen des anterioren Lobus des Kleinhirns beobachtet wurden (Friedemann et al. 1987).

Systematische Untersuchungen bei Patientengruppen mit verschiedenen Ataxieformen im Kindesalter fehlen hierzu noch.

Ausgehend von Beobachtungen von Freund u. Kendel (1969), die eine dosisabhängige Erhöhung der Reizschwelle des H-Reflexes nach Vincristin etwa ab 15 mg beobachteten, interessierten auch uns Verlaufsbeobachtungen des HR- und LLR-Musters bei onkologischen Patienten nach Vincristin-Therapie. Wir konnten hierzu 33 Patienten untersuchen. Korreliert zum klinischen Reflexverlust konnte eine Amplitudenabnahme bis zum Verlust des HR beobachtet werden in Bereichen der Reizstärken, die normal zur maximalen Reflexantwort führten, d. h. etwa um die motorische Schwelle gelegen.

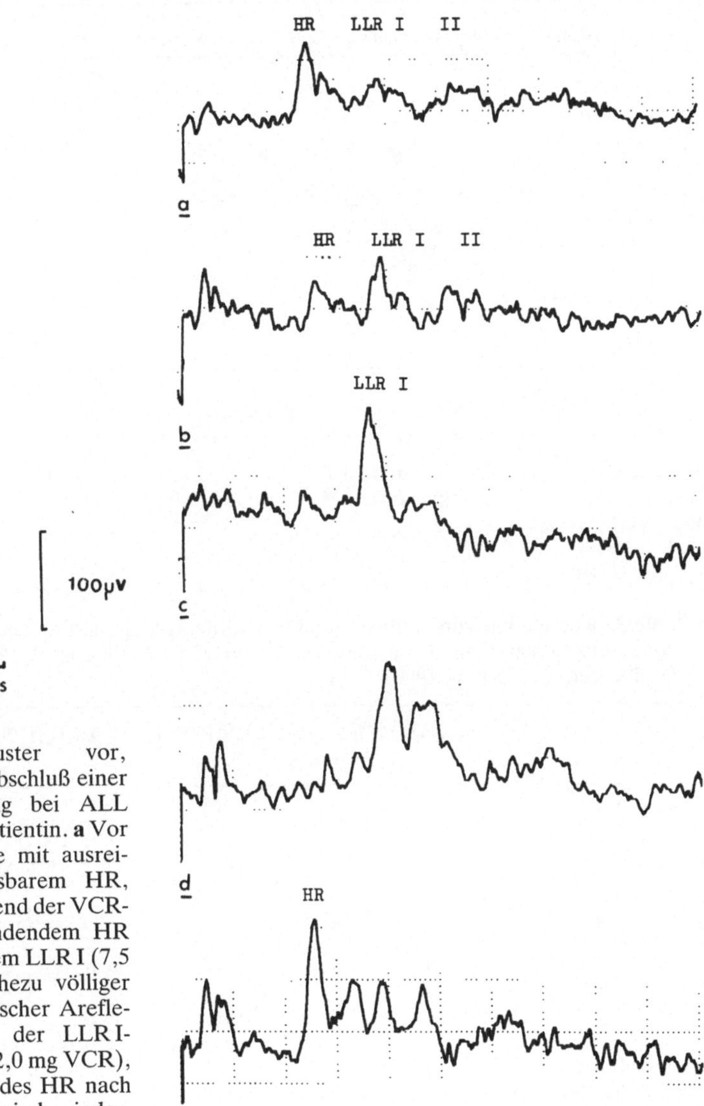

Abb. 7a–e. Reflexmuster vor, während und nach Abschluß einer Vincristin-Behandlung bei ALL bei einer 8jährigen Patientin. **a** Vor Beginn der Therapie mit ausreichend gut nachweisbarem HR, LLR I und II, **b** während der VCR-Therapie mit schwindendem HR und größer werdendem LLR I (7,5 mg VCR), **c, d** nahezu völliger HR-Verlust bei klinischer Areflexie und Maximum der LLR I-Amplitude (9 bzw. 12,0 mg VCR), **e** Wiedererscheinen des HR nach Therapieende bei klinisch wiederauftretenden Reflexen

Bemerkenswert war bei einigen Patienten das Auftreten eines ungewöhnlichen Reflexanteils vom Latenzwert des LLR I, der auch nach Erholung, d. h. Wiederauftreten des HR, persistierte und somit nicht einem etwa infolge Polyneuropathie verzögert registrierbaren HR entsprach. Zumal das Muster der Reflexkomponenten und die peripheren Leitungsverhältnise nach Vincristin mit einer axonalen Schädigung vereinbar sind mit Auswirkung auf die Amplituden und weniger auf die Latenz und Leitungszeiten (Abb. 7 und 8).

Eine Übersicht des Reflexmusters bei verschiedenen klinischen Syndromen und neurologischen Störungen zeigt die Tabelle 3.

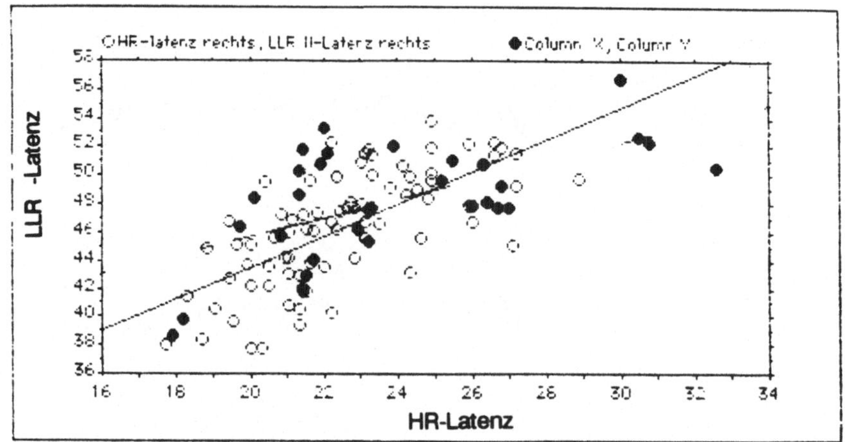

Abb. 8. Korrelation der HR- und LLR II-Latenz (in ms) nach Reizung des N. medianus am Handgelenk. ○ = Normalpersonen, ■ = onkologische Patienten mit axonaler Neuropathie nach VCR-Gabe

Tabelle 3. Korrelation von Reflexbefunden und neurologischen Störungen (*E. m. d.* Encephalomyelitis disseminata, *ET* essentieller Tremor, *VCR* Vincristin, *Pnp* Polyneuropathie). (Nach Deuschl u. Lücking 1990)

	HR$^{Ampli}/_{Lat}$	LLR I$^{Ampli}/_{Lat}$	LLR II$^{Ampli}/_{Lat}$	LLR III$^{Ampli}/_{Lat}$
Kinder (K)	~ 100 %	~ 80 %		∅ !
Erwachsene (E)	~ 100 %	~ 15 %	~ 100 %	~ 10 %
E. m. d. (E)	n., ↑/n.	(n.)	↓/verlängert	∅
Epm:				
Chorea Huntington (E)	n., ↑/n.	(n.)	↓/o. B.	
Chorea a. U. (E)	n.	(n.)	n.	
M. Park. (E)	n.	↑, n./n.	n.	
ET: (β-Blocker)	n.	n.		
(Prim.)	n.	↑/n.	n.	
Spastizität	↑/n.	(n.)	↓/verlängert	
Hyperreflexie	n. oder ↑		n. oder ↑	
fokale Hirnläsionen	n., ↑/n.	(n.)	↓, n./n.	
Reflexmyoklonus	n.	↑/n.	↑, n./n.	
zerebelläre Krankheiten	n.	(n.)	n.	↑/n.
VCR Pnp.	↓, ∅/n.	↑/n.	n.	+

Bemerkenswert und methodisch zu beachten ist dabei das völlig unterschiedliche Verhalten bei Untersuchung der Finger-/Handmuskulatur im Rahmen der Feinmotorik und der Fuß-/Beinmuskulatur im Rahmen der Lokomotion und Haltungskontrolle in Abhängigkeit von verschiedenen Reiz- und Stimulationsmodalitäten.

Abgesehen von möglichen Einsichten in die Organisation der Motorik – HR spinale Ebene, LLR I extrapyramidale Ebene, LLR II Pyramidalmotorik, LLR III zerebelläres motorisches System? – stellt die Untersuchung der Reflexkomponenten eine sehr sinnvolle Bereicherung elektrophysiologischer Methoden in Ergänzung zur Neurographie, zur Untersuchung mittels SEP und transkranieller magnetischer Kortexstimulation dar. Die Untersuchung ist dabei vor allem nicht schmerzhaft und noninvasiv, wird gut toleriert, verlangt allerdings Mitarbeit während des Untersuchungsablaufes.

Literatur

Deuschl G, Schenck E, Lücking CH (1985) Long-latency responses in human thenar muscles mediated by fast conducting muscle and cutaneous afferents. Neurosci Lett 55:361–368

Deuschl G, Schenck E, Lücking CH, Ebner A (1987) Cortical reflex myoclonus and its relation to normal long-latency reflexes. In: Benecke R, Conrad B, Marsden CD (eds) Motor disturbances. Academic Press, London, pp 305–319

Deuschl G, Lücking CH (1989) Tremor and elicited long-latency reflexes in early stages of Parkinson's disease. In: Riederer R, Przuntek H (eds) Early diagnosis and preventive therapy of Parkinson's disease. Springer, Wien, pp 103–110

Deuschl G, Ludolph A, Schenck E, Lücking CH (1989) The relation between long-latency reflexes in hand muscles, somatosensory evoked potentials and transcranial stimulation of motor tracts. Electroencephalogr Clin Neurophysiol 74:425–430

Deuschl G, Lücking CH (1990) Physiology and clinical applications of hand muscle reflexes. In: Rossini PM, Maugière F (eds) New trends and advanced techniques in clinical neurophysiology, EEG Suppl 41. Elsevier, Amsterdam, pp 84–101

Freund HJ, Kendel K (1969) Zur Klinik und Pathophysiologie der Vincristin-Wirkungen am Nervensystem. Dtsch Z Nervenheilk 196:319–330

Friedemann HH, Noth J, Diener HC, Bacher M (1987) Long-latency EMG responses in hand and leg muscles: cerebellar disorders. J Neurol Neurosurg Psychiatry 50:71–77

Hoffmann P (1910) Beiträge zur Kenntnis der menschlichen Reflexe mit besonderer Berücksichtigung der elektrischen Erscheinungen. Arch Physiol 223–246

Johannson RS, Westling G (1984) Roles of glabrous skin receptors and sensorimotor memory in automatic control of precision grip when lifting rougher or more slippery objects. Exp Brain Res 56:550–564

Marsden CD, Merton PA, Morton HB (1976) Stretch reflex and servo action in a variety of human muscles. J Physiol (Lond) 259:531–560

Marsden CD, Hallett M, Fahn S (1982) Nosology and pathophysiology of myoclonus. In: Marsden CD, Fahn S (eds) Movement disorders. Butterworth, London, pp 196–248

Sauer M, Schenck E (1977) Ergänzende elektrophysiologische Methoden bei der Analyse von Myoklonien. In: Doose H (Hrsg) Aktuelle Neuropädiatrie. Thieme, Stuttgart, S 49–56

Schenck E (1982) Myoklonische Syndrome. In: Struppler A (Hrsg) Elektrophysiologische Diagnostik in der Neurologie. Thieme, Stuttgart, S 210–213

Die mittels Magnetstimulation ermittelten motorisch evozierten Potentiale

C. W. Hess

Indem es Merton 1980 (Merton u. Morton 1980) erstmals in überzeugender Weise gelungen war, den motorischen Kortex beim wachen Menschen durch den intakten Schädel mit einzelnen Kondensatorentladungen anodisch zu reizen, hatte er eine neue Ära in der klinischen Neurophysiologie eingeleitet. Es stand jetzt ein diagnostisches Mittel zur elektrophysiologischen Erfassung der zentralen motorischen Bahnen zur Verfügung. Die Latenzen der von den Muskeln abgegriffenen motorischen Summenpotentiale ließen auf eine Aktivierung des schnellen pyramidalen Systems schließen. Tatsächlich ließen sich dadurch auf relativ einfache Weise deutliche Verzögerungen in der zentralen motorischen Leitung von Patienten nachweisen, welche unter multipler Sklerose litten (Cowan et al. 1984; Mills u. Murray 1985). Wegen der Schmerzhaftigkeit der am Schädel applizierten Hochvoltreize fand die Methode in der klinischen Neurologie jedoch keine Verbreitung, und an eine Anwendung bei Kindern war nicht zu denken. Fünf Jahre später verhalf Merton mit der Entdeckung der „magnetischen" Kortexreizung erneut zu einem Durchbruch (Barker et al. 1985): Mit dem ursprünglich von Polson et al. (1982) für die periphere Nervenreizung entwickelten Magnetstimulator gelang es Merton, den motorischen Kortex transkraniell völlig schmerzlos zu reizen. Die schmerzlose Kortexreizung erlaubte die systematische Anwendung der Technik an einem größeren Krankengut, was Aussagen über die klinische Korrelation, Sensitivität und Spezifität der Methode ermöglichte (Hess et al. 1987a).

Das Prinzip der elektromagnetischen Induktionsreizung des motorischen Kortex

Die „Magnetstimulation" neuronaler Strukturen basiert auf dem physikalischen Prinzip der elektromagnetischen Induktion, indem ein sich rasch änderndes Magnetfeld, welches einen elektrischen Leiter durchdringt, in diesem Induktionsströme erzeugt. Der Magnetpuls wird vom biologischen Gewebe nicht abgeschwächt und dringt ungehindert in die Tiefe. Um eine möglichst große Tiefenwirkung zu erreichen, benützt man eine Reizspule von mehreren konzentrischen Windungen, welche man flach auf den Schädel hält. Die induzierten Ströme haben generell die Tendenz, unter der Spule parallele (zum induzierenden Strom gegenläufige) Kreise zu beschreiben, weshalb im Bereiche der Konvexität die größte Reizwirkung eher direkt unter den Spulenwindungen als unter dem Zentrum der Spule zu erwarten ist. Die an den Extremitätenmuskeln evozierten Muskelpotentiale werden i. a. mit Oberflächenelektroden abgeleitet und sind in derselben Größenordnung, wie die von periphen Nerven evozierten, wenn der Zielmuskel eine geringe willkürliche Vorinnervation ausführt. Aufgrund der kurzen zentralen Leitungszeit zwischen Kortex und Zervikalmark von 5–6 ms gilt als gesichert, daß die für die zentral-motorisch evozierten Potentiale relevante reizinduzierte kortikospinale Impulsübermittlung größtenteils durch die schnell leitenden dickbemarkten Axone der Betzschen Pyramidenzellen erfolgt. In vergleichenden Untersuchungen wurde nachgewiesen, daß man mit dem Magnetstimulator andere neuronale Strukturen im Kortex erregt, als mit dem elektrischen Kortexreiz (Hess et al. 1986; Hess et al. 1987b; Day et al. 1987a). Wir müssen annehmen, daß die Pyramidenzellen, im Gegensatz zum anodisch-elektrischen Reiz, mit dem Magnetreiz vorwiegend transsynaptisch erregt werden (Day et al. 1987a; Hess u. Ludin 1988). Aufgrund der mutmaßlichen Hauptrichtung der induzierten Ströme im Kortex sind tangential verlaufende intrakortikale afferente Nervenfasern die wahrscheinlichsten Reizempfänger. Eine hervorstechende Eigenschaft des offensichtlich relativ diffusen Magnetreizes besteht darin, daß die genaue Reizspulenposition auf dem Skalp weit weniger wichtig ist als die Stromrichtung in der Spule. Durch einen (von oben gesehen und konventionell definiert) im Gegenuhrzeigersinn fließenden Strom in der Reizspule wird nämlich bevorzugt die linke Hemisphäre gereizt und umgekehrt. Dabei kommt die größte Reizwirkung unter den Spulenwindungen zustande. Deshalb wird die kreisförmige Spule für die Muskeln der oberen Extremitäten mit Vorteil etwa auf dem Vertex zentriert, je nach Größe der Spule etwa 1–2 cm nach okzipital und (bezogen auf den Zielmuskel) evtl. leicht nach kontralateral verschoben. Für die Erregung der Beinmuskeln hingegen ist die optimale Reizspulenposition mit dem Zentrum ca. 2–4 cm frontal des Vertex etwa in der Mittellinie.

Von tierexperimentellen Untersuchungen (Kernell u. Wu 1967), intraoperativen Ableitungen und indirekter Evidenz von Experimenten beim Menschen (Hess et al. 1988; Day et al. 1987b) wissen wir, daß ein einzelner Kortexreiz, wenn er zu einem Reizerfolg in der Peripherie führt, kurze hochfrequente Salven von repetitiven deszendierenden Impulsen in den Pyramidenzellen auslöst. Die spinalen Alpha-Motoneurone reagieren nämlich erst mit einer Entladung, wenn von verschiedenen Pyramidenzellen je eine Serie erregende postsynaptische Potentiale eingewirkt hat. Dieser zeitliche und örtliche Summationsbedarf kann verkleinert werden, indem durch eine Willkürkontraktion der Erregungszustand des Motoneurons angehoben wird. Dabei muß man sich vorstellen, daß durch die Reizerhöhung nicht nur die Impulsserien in den kortikospinalen Neuronen verlängert werden, sondern daß auch die Anzahl aktiver Pyramidenzellen, welche auf ein einzelnes Alpha-Motoneuron konvergieren, erhöht wird (örtliche Summation).

Praktische Durchführung und Eigenschaften der motorisch evozierten Potentiale

Die Untersuchung der motorisch evozierten Potentiale (MEP) ist einfach und rasch durchführbar. Im Gegensatz zu den afferent ausgelösten evozierten Potentialen müssen bei den MEP nur die Summenpotentiale einzelner Reize gemessen werden, womit eine Mittelwertbildung (Averager) überflüssig wird. Die motorisch evozierten Potentiale (MEP) zeigen allerdings eine inhärente Variabilität. Sie ist wahrscheinlich Ausdruck einer leicht fluktuierenden Erregbarkeit der beteiligten Neurone. Dabei variieren nicht nur die Amplituden, sondern auch die Latenzen der Summenpotentiale um mehrere Millisekunden. Für Routinezwecke hat sich bewährt, 3 oder 4 Reizantworten zu sammeln, und einerseits jenes Potential mit der kürzesten Latenz und andererseits jenes mit der größten Amplitude auszumessen.

Eine auffallende Eigenschaft der MEP ist ihre Fazilitierung durch willkürliche tonische Kontraktion des Zielmuskels. Die MEP werden nämlich schon durch eine ganz leichte willkürliche Innervation des Zielmuskels vergrößert, während gleichzeitig die Reizschwelle gesenkt wird. Indem man die Patienten auffordert, den Zielmuskel während der Kortexreize leicht tonisch zu kontrahieren, kann man die Amplitude der Summenpotentiale um ein Mehrfaches erhöhen. Die Reizantwort läßt sich dadurch gewissermaßen auf den Zielmuskel fokussieren, weil nun eine relativ niedrige Reizstärke ausreicht, welche in den entspannten Muskeln praktisch keine Reizantwort auslöst.

Bei den Handmuskeln ist das Ausmaß der Fazilitierung kaum vom Grad der willkürlichen Vorinnervation abhängig. Schon eine sehr geringe Willkürkontraktion von ca. 5% der maximalen Kraft des Muskels führt dort zu einer praktisch vollständigen Fazilitierung, indem eine weitere relevante Zunahme der Amplitude durch stärkere Willkürinnervation nicht mehr erreicht wird. Diese Eigenschaft kommt der Routineanwendung sehr entgegen, weil sie uns von der Messung der willkürlichen Vorinnervation entbindet. Bei proximalen Armmuskeln und bei den Beinmuskeln fehlt allerdings dieser stark fazilitierende Effekt geringer Vorinnervation, so daß die Amplituden dort etwas weniger Aussagekraft haben. Von großer praktischer Bedeutung ist die Tatsache, daß die willkürlicher Vorinnervation auch die Latenz der Summenpotentiale beeinflußt. Diese werden nämlich beträchtlich kürzer, indem vom entspannten zum innervierten Zustand eine Vorverschiebung des Potentialanfangs von 2–3 ms erreicht wird. Die Latenz ändert sich aber mit zunehmendem Ausmaß der Vorinnervation nicht mehr relevant (Hess u. Ludin 1988). Soweit bis heute bekannt, gilt dies für die Handmuskeln, den M. biceps brachii, wie auch für den M. tibialis antior. Das bedeutet, daß hinsichtlich der Latenz für die Routineanwendung keine Notwendigkeit besteht, die Vorinnervation zu messen. Diese kann im Interesse einer wenig gestörten Grundlinie möglichst klein gehalten werden. Die Normwerte der Latenzen und Amplituden sind folglich für die Ableitung in entspanntem Zustand des Zielmuskels und unter Vorinnervation nicht die selben.

Die Ableitung der MEP während leichter tonischer Vorinnervation ist für die Routine der Ableitung in entspanntem Zustand vorzuziehen. Viele Patienten, und insbesondere auch Kinder, haben nämlich Mühe, unter den Ableitebedingungen den Zielmuskel auch wirklich gänzlich entspannt zu halten, so daß man sich ohne akustische Kontrolle des hochverstärkten Signals nicht darauf verlassen kann, daß der Muskel auch wirklich entspannt war. Schon die geringste Anspannung ist aber für die Latenz ausschlaggebend.

Bei kleinen Kindern müssen die erhöhte Reizschwelle und die relativ große Variabilität der Reizantworten berücksichtigt werden. Im Alter unter 6 Monaten gelingt es nicht, ohne Vorinnervation eine Reizantwort zu evozieren (Koh u. Eyre 1988). Im Alter bis etwa 9 Jahren ist die Variabilität beträchtlich. Ab dem Alter von ca. 15 Jahren können wahrscheinlich etwa die Normwerte der Erwachsenen gebraucht werden (Koh u. Eyre 1988).

Für die klinische Routine hat sich die Ableitung vom M. abductor digiti minimi, M. biceps brachii und vom M. tibialis anterior bewährt. Der M. abductor digiti minimi scheint auch bei Kindern als Zielmuskel geeignet. Um ein Maß für die zentrale motorische Laufzeit (ZML) zu bekommen, kann man die zervikalen oder lumbosakralen motorischen Wurzeln durch eine transkutane elektrische Reizung am Nacken mittels Hochvoltstimulator reizen und die Latenz der dadurch erzielten motorischen Summenpotentiale von jenen, welche durch Kortexreizung evoziert wurden, subtrahieren. Die Wurzelreizung ist wegen der heftigen Kontraktion der paraspinalen Muskulatur etwas unangenehm. Die F-Wellen-Technik bietet sich als etwas weniger unangenehme Alternative an, die periphere Leitungszeit zu ermitteln.

Aus Sicherheitsgründen sollten Patienten, welche Metallteile im Schädelinnern haben (Clips nach Schädel-Hirnoperationen!), von der Untersuchung ausgeschlossen werden. Wegen der geringen Möglichkeit einer schalltraumatischen Hörschädigung (Counter et al. 1990) empfiehlt es sich, den Kindern während der Stimulation einen Gehörschutz anzulegen. Bei Epileptikern muß an die unwahrscheinliche Eventualität einer Anfallsprovokation gedacht werden.

Sensitivität und Spezifität der MEP

Beim Vergleich mit den klinischen Befunden an der gemessenen Extremität fand sich eine Korrelation mit Symptomen der Spastik, viel weniger mit einer Parese im entsprechenden Muskel. Es wurden auch pathologische Verzögerungen an Extremitäten ohne jeglichen abnormen klinischen Befund beobachtet (Hess et al. 1987a). Im Vergleich mit den vom entsprechenden Arm aus somatosensibel evozierten Potentialen (SEP), zeigten die von den Handmuskeln abgeleiteten MEP eine vergleichbare Sensitivität. Wenn von einem Beinmuskel abgeleitet wurde, fanden sich zwar erwartungsgemäß eher mehr pathologische Befunde bei klinisch eindeutigen Fällen (Ingram et al. 1988). Die Ausbeute pathologischer MEP bei klinisch stummen Läsionen war jedoch eher kleiner als bei SEP (Ingram et al. 1988). Die anfängliche Hoffnung, daß die gemessene Verzögerung in der motorischen Erregungsleitung für demyelinisierende Erkrankungen spezifisch sei, hat sich keineswegs bewahrheitet. Es zeigte sich nämlich, daß die MEP noch weniger für MS pathognomonische Befunde lieferte als die SEP. So konnten z. B. auch bei der myatrophischen Lateralsklerose (ALS) (Ingram u. Swash 1987; Schriefer et al. 1989), bei der Friedreichschen Ataxie (Claus et al. 1988) und bei der zervikalen Myelopathie infolge Spondylose z. T. beträchtliche Verlängerungen der zentralmotorischen Laufzeit gefunden werden, wenn auch nicht in dem extremen Ausmaß, wie es bei manchen MS-Patienten der Fall war. Zudem waren z. B. bei der ALS häufiger die Amplituden reduziert – bzw. gar keine Potentiale evozierbar – als bei der MS. Untersuchungen bei hereditären Neuropathien ergaben für die Charcot-Marie-Tooth Fälle i.e. S. (hereditäre motorische und sensible Neuropathie Typ I und Typ II nach Dyck) eine normale zentralmotorische Laufzeit, vorausgesetzt, daß man beim Typ I die deutlich verlangsamte periphere Nervenleitung im miterfaßten intraspinalen Wurzelsegment berücksichtigt (Hess et al. 1987c). In jenen Fällen, bei welchen Pyramidenzeichen oder Hinweise auf eine Spastik an den Beinen gefunden wurden, konnte allerdings dennoch eine Verzögerung der ZMLZ nachgewiesen werden. Durch Einbezug mehrerer Zielmuskeln von den oberen und unteren Extremitäten kann die Sensitivität deutlich erhöht werden (Meyer et al. 1988)

Literatur

Barker AT, Freeston IL, Jalinous R, Merton PA, Morton HB (1985) Magnetic stimulation of the human brain. J Physiol 369:3

Claus D, Harding AE, Hess CW, Mills KR, Murray NMF, Thomas PK (1988) Central motor conduction in degenerative ataxic disorders. A magnetic stimulation study. J Neurol Neurosurg Psychiatry 51:790–795

Counter SA, Borg E, Lofqvist L, Engr B, Brismar T (1990) Hearing loss from the acoustic artifact of the coil used in extracranial magnetic stimulation. Neurology 40:1159–1162

Cowan JMA, Rothwell JC, Dick JPR, Thompson PD, Day BL, Marsden CD (1984) Abnormalities in central motor pathway conduction in multiple sclerosis. Lancet II:304–307

Day BL, Thomson PD, Dick J, Nakashima K, Marsden CD (1987a) Different sites of action of electrical and magnetic stimulation of the human brain. Neurosci Lett 75:101–106

Day BL, Rothwell JC, Thompson PD, Dick JPR, Cowan JMA, Berardelli A, Marsden CD (1987b) Motor cortex stimulation in intact man. 2. Multiple descending volleys. Brain 110:1191–1209

Hess CW, Ludin HP (1988) Die transkranielle Hirnstimulation mit Magnetfeldpulsen: Methodische und physiologische Grundlagen. Z EEG EMG 19:209–215

Hess CW, Mills KR, Murray NMF (1986) Percutaneus stimulation of the human brain: comparison of electrical and magnetic stimuli. J Physiol 378:35

Hess CW, Mills KR, Murray NMF, Schriefer TN (1987a) Magnetic brain stimulation: Central motor conduction studies in multiple sclerosis. Ann Neurol 22:744–752

Hess CW, Mills KR, Murray NMF (1987b) Responses in small hand muscles from magnetic stimulation of the human brain. J Physiol 388:397–419

Hess CW, Mills KR, Murray NMF (1987c) Central motor conduction in hereditary motor and sensory neuropathy. Electroencephalogr Clin Neurophysiol 66:46–47

Hess CW, Mills KR, Murray NMF (1988) Entladungscharakteristika der durch transkranielle Kortexreizung aktivierten motorischen Einheiten in den Handmuskeln des Menschen. Z EEG EMG 19:216–221

Ingram DA, Swash M (1987) Central motor conduction is abnormal in motor neuron disease. J Neurol Neurosurg Psychiatry 50:159–166

Ingram DA, Thompson AJ, Swash M (1988) Central motor conduction in multiple sclerosis: evaluation of abnormalities revealed by transcutaneous magnetic stimulation of the brain. J Neurol Neurosurg Psychiatry 51:487–494

Kernell D, Wu Chien-Ping (1967) Responses of the pyramidal tract to stimulation of the baboon's motor cortex. J Physiol 191:653–672

Koh THG, Eyre JA (1988) Maturation of corticospinal tracts assessed by electromagnetic stimulation of the motor cortex. Arch Dis Childh 63:1347–1352

Maertens de Noordhout A, Rothwell JC, Day BL, Thompson PD, Delwaide PJ, Marsden CD (1989) La stimulation percutanée électrique et magnétique du cortex moteur chez l'homme. Rev Neurol (Paris) 145:1–15

Meyer B-U, Zipper S, Conrad B, Benecke R (1988) Veränderungen multilokal abgeleiteter Muskelantowrten nach Kortexstimulation bei Patienten mit multipler Sklerose. Z EEG EMG 19:241–246

Merton PA, Morton HB (1980) Stimulation of the cerebral cortex in the intact human subject. Nature 285:227

Mills KR, Murray NMF (1985) Corticospinal tract conduction times in multiple sclerosis. Ann Neurol 18:601–605

Polson MJR, Barker AT, Freeston IL (1982) Stimulation of nerve trunks with time-varying magnetic fields. Med Biol Eng Comput 20:243–244

Schriefer TN, Hess CW, Mills KR, Murray NMF (1989) Central motor conduction studies in motor neurone disease using magnetic brain stimulation. Electroencephalogr Clin Neurophysiol 74:431–437

Thompson PD, Day BL, Rothwell JC et al. (1987) The interpretation of electromyographic responses to electrical stimulation of the motor cortex in diseases of the upper motor neurone. J Neurol Sci 80:91–110

Nichtinvasive Elektromyographie motorischer Einheiten – Vorstellung einer neuen Methodik und erste klinische Erfahrungen im Kindesalter

V. T. Ramaekers, J. Schneider, C. Dißelhorst-Klug, J. Silny, G. Rau, R. Forst, F. Kotlarek

Einleitung

Bei der klassischen elektromyographischen Untersuchung des Skelettmuskels werden die Potentiale motorischer Einheiten mit Nadelelektroden abgeleitet. Die notwendige Mitarbeit des Patienten ist insbesondere im Kindesalter wegen der oft starken Schmerzempfindung beeinträchtigt. Im Gegensatz zu der invasiven Elektromyographie sind die mit konventionellen Oberflächenelektroden aufgezeichneten EMG-Signale für die Diagnostik neuromuskulärer Erkrankungen ungeeignet, da sie nur die Summenaktivität des gesamten Muskels erfassen.

Am Helmholtz-Institut für Biomedizinische Technik in Aachen wurde ein neues räumlich filterndes EMG-Verfahren entwickelt, mit dem die Aktivität einzelner motorischer Einheiten nichtinvasiv erfaßt werden kann. Mit diesem Verfahren wurden 51 gesunde Kinder verschiedener Altersstufen und 25 Patienten mit neuromuskulären Erkrankungen (Duchenne-Muskeldystrophie, spinale Muskelatrophie) untersucht.

Methodik und Patientengut

Das Prinzip des neuen Meßverfahrens beruht auf der räumlichen Filterung mindestens dreier unipolarer EMG-Ableitungen. Ein räumliches Filter hebt die elektromyographischen Signale aus einem nahezu punktförmigen Gebiet hervor und unterdrückt elektrische Signale von weiter entfernt liegenden Quellen. Während sich im herkömmlichen Oberflächen-EMG (unipolar) die Aktivitäten des gesamten Muskels überlagern (Abb. 1), gibt das räumliche Filter den Erregungsvorgang einzelner motorischer Einheiten in einem Ort als Funktion der Zeit wieder.

Eine Aufreihung mehrerer Filter erlaubt die Beurteilung der Ausbreitung der elektrischen Aktivität entlang der Muskelfasern einer motorischen Einheit (Abb. 2). Auf diese Weise können die Lage der motorischen Endplatte, die Faserrichtung, die Feuerrate, sowie die Muskelfaser-Leitgeschwindigkeit in einer motorichen Einheit bestimmt werden.

Für das neue EMG-Ableitverfahren wurde im Helmholtz-Institut ein spezielles 32kanaliges Oberflächen-Elektroden-Array entwickelt. Dieses Elektroden-Array besitzt 32 vergoldete Pinelektroden, welche je nach Anwendung in einem

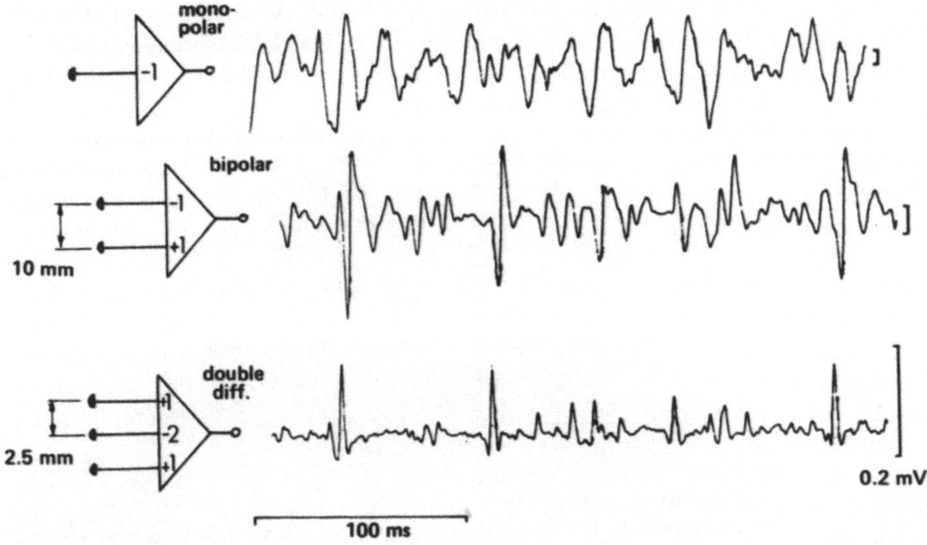

Abb. 1. Vergleich von EMG-Ableitungen. Von oben nach unten die unipolare, bipolare und die doppelt differenzierende oder räumlich filternde Methode

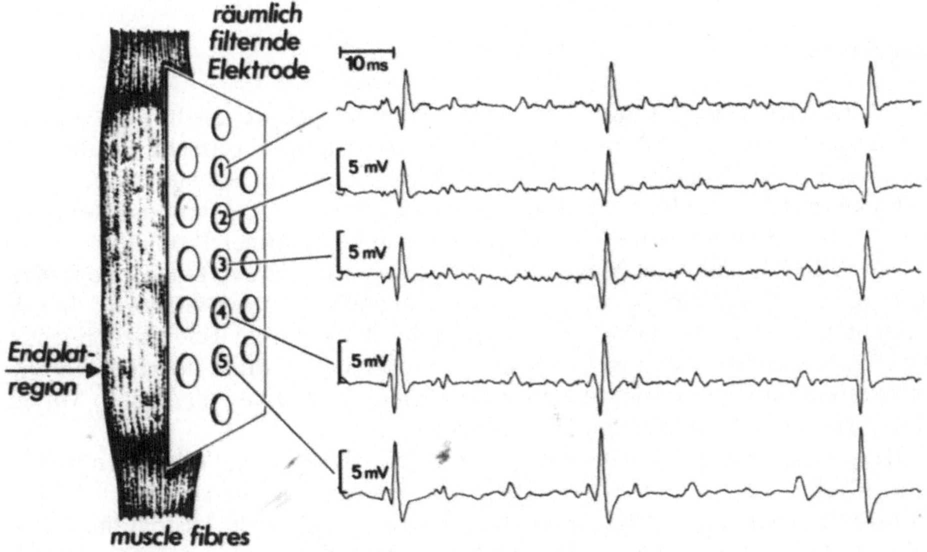

Abb. 2. Positionierung der Multi-Elektrode parallel zu den Muskelfasern

Abstand ab 2,5 mm zweidimensional angeordnet sind. Aus den 32 Ableitungen können bis zu 30 räumliche Filter gebildet werden. Das Elektroden-Array wird auf der Hautoberfläche oberhalb des zu untersuchenden Muskels, in der Regel des M. abductor pollicis brevis, positioniert.

An jeder der 32 Pinelektroden wird einzeln die EMG-Aktivität des Muskels unipolar erfaßt. Durch einen integrierten Vorverstärker wird das Signal einer Pinelektrode einzeln analog aufbereitet. Die Meßwerte dieser 32kanaligen unipolaren Ableitung werden von einem PC (386er-System) erfaßt und abgespeichert. Danach erfolgt die Analyse der abgespeicherten Signale. Die PC-Datenverarbeitung ermöglicht eine interaktive Auswertung einzelner EMG-Signale.

Das neue, räumlich filternde EMG-Verfahren wird bei starker isometrischer Willkürkontraktion des Muskels aufgenommen. Während der Aufnahme erfolgte eine Messung der Kraft, so daß die gewonnenen Parameter mit der jeweils ausgeübten Kraft korreliert werden können.

Das neue Meßverfahren wird exemplarisch bei Untersuchungen der Muskelfaser-Leitgeschwindigkeit (MLGME) überprüft. Eine Fragestellung ist, die Änderung der Muskelfaser-Leitgeschwindigkeit bei Säuglingen und Kindern in Abhängigkeit vom Lebensalter zu bestimmen. Dafür wurden 51 Kinder und Jugendliche verschiedener Altersstufen – von der Neugeborenenperiode bis zum Alter von 18 Jahren – untersucht, bei denen keine neuromuskulären Erkrankungen bekannt waren.

Die Hauptfrage ist, inwieweit mit Hilfe dieses neuen EMG-Verfahrens die Diagnostik neuromuskulärer Erkrankungen verbessert werden kann. Daher werden Kinder mit verschiedenen neuromuskulären Erkrankungen (Duchenne-Muskeldystrophie, spinale Muskelatrophie etc.) untersucht und mit den Ergebnissen der neuromuskulär unauffälligen Kinder verglichen.

Ergebnisse

Die MLGME, normiert auf 33 °C, nimmt vom Neugeborenenalter bis zum 4. Lebensjahr von 1,5–2,0 m/s auf 3,0–4,0 m/s zu und erreicht in diesem Lebensalter den Normbereich für ältere Kinder und Jugendliche (Abb. 3).

Es können Form, Höhe und Interferenzmuster der Muskelaktionspotentiale (MAP) bestimmt werden (Abb. 5, links, gesunder 8jähriger Proband).

Bei 13/18 Patienten mit progressiver Muskeldystrophie Typ Duchenne findet sich eine Verlangsamung der MLGME gegenüber der Altersnorm; bei 5 Patienten liegt die MLGME gerade in Höhe des unteren Referenzbereiches (Abb. 4). Die MAP-e sind bei Kinder mit Duchenne-Muskeldystrophie um mindestens 50 % erniedrigt, das Interferenzmuster ist erhalten (Abb. 5, Mitte, mit darunter das Amplituden-Histogramm).

Bei der spinalen Muskelatrophie ist die MLGME bei allen Patienten normal. Die MAP-e sind überhöht, das Interferenzmuster bei maximaler Willkürkontraktion gelichtet (Abb. 5, rechts). In dem Amplituden Histogramm entstehen zwei Gruppen Potentiale jeweils mit erniedrigten und erhöhten Amplituden.

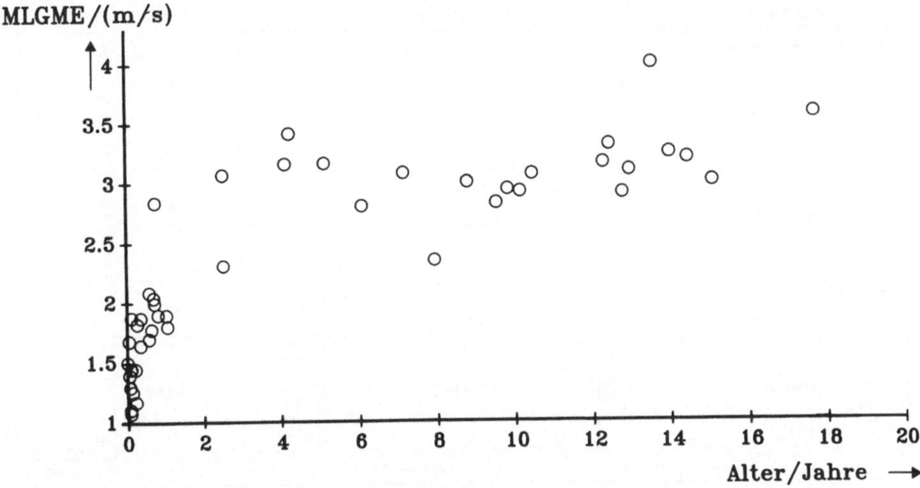

Abb. 3. Änderung der Muskelfaser-Leitgeschwindigkeit in Abhängigkeit vom Alter

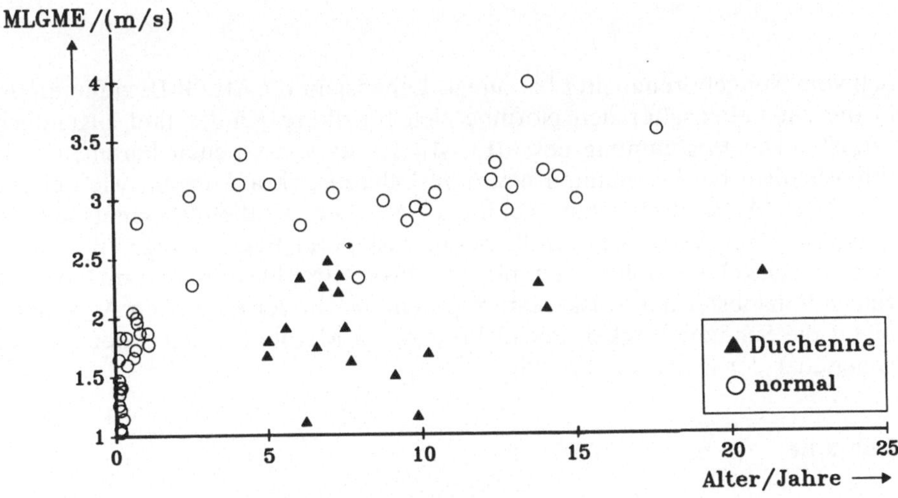

Abb. 4. Die erniedrigte MLGME bei Duchenne-Muskeldystrophie (*geschlossene Dreiecke*) im Vergleich mit gesunden Probanden (*offene Kreise*)

Schlußfolgerung und Zusammenfassung

Die nichtinvasive Elektromyographie motorischer Einheiten mit Hilfe des am Helmholtz-Institut entwickelten Multi-Elektroden-Ableitverfahrens ist die Grundlage orientierender klinischer Untersuchungen an 51 gesunden Kindern und 25 Patienten mit neuromuskulären Erkrankungen. Die Messungen zeigen,

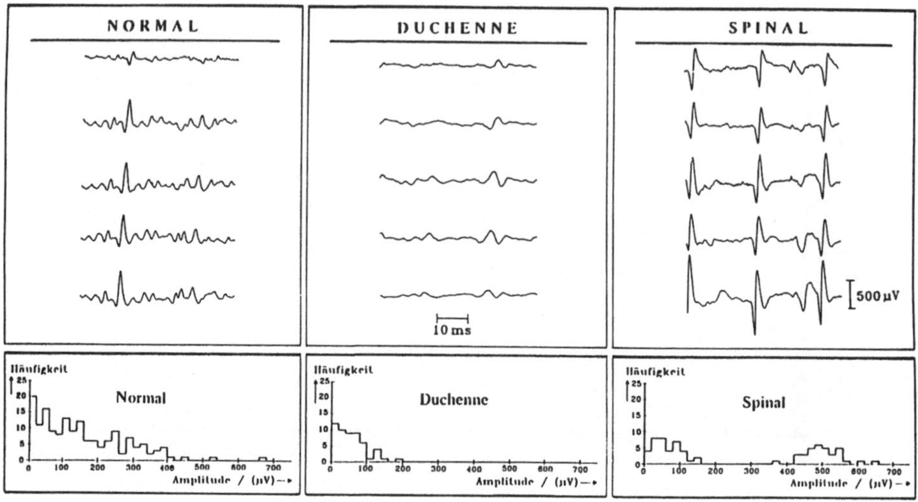

Abb. 5. EMG-Muster und darunter das Amplituden-Histogramm eines 8jährigen gesunden Kindes im Vergleich mit einem 8jährigen Kind mit Duchenne-Muskeldystrophie (Mitte) und im Vergleich mit einem 8jährigen Kind mit Spinale-Muskelatrophie (rechts).

daß vom Neugeborenenalter bis zum 4. Lebensjahr die MLGME zunimmt und in diesem Lebensalter den Normbereich für ältere Kinder und Jugendliche erreicht. Die Bestimmung der MLGME liefert einen neuen Parameter, der offensichtlich bei bestimmten neuromuskulären Erkrankungen, wie der progressiven Muskeldystrophie, verändert ist. Die Methodik eignet sich zur Abklärung und Verlaufskontrolle neuromuskulärer Erkrankungen und diskriminiert Muskeldystrophien von spinaler Muskelatrophie durch Form, Höhe und Interferenzmuster der Muskelaktionspotentiale. In der klinischen Anwendung bietet die Schmerzlosigkeit der nichtinvasiven Methode einen großen Vorteil gegenüber der invasiven Technik.

Literatur

Reucher H, Silny J, Rau G (1987) Spatial filtering of noninvasive multielectrode EMG. IEEE Trans Biomed Engin 34 (2):98–113

Schneider J, Rau G, Silny J (1989) A noninvasive EMG technique for investigating the excitation propagation in single motor units. Electromyogr Clin Neurophysiol 29:273–280

Magnetresonanzuntersuchungen bei Kleinkindern

E. Boltshauser, C. Boesch, E. Martin

Einleitung

Im folgenden beschränken wir uns auf einzelne ausgewählte Aspekte der Magnetresonanz (MR)-Untersuchung im Säuglings- und Kleinkindesalter, nämlich Probleme der Durchführung, der Myelinisierung und der Bildinterpretation. Wir gehen nicht auf spezifische Krankheiten oder Syndrome ein und verweisen für allgemeine methodische Erläuterungen und differentialdiagnostische Aspekte im Kindesalter auf Barkovich (1989), Valk u. van der Knaap (1989) sowie Cohen u. Edwards (1990). Unsere Erfahrungen beruhen insbesondere auf Untersuchungen von Frühgeborenen, Säuglingen und Kleinkindern auf einem 1985 installierten 2,35-T-Gerät (Boesch u. Martin 1988).

Untersuchung, Monitoring, Sedation

Die bei kooperativen älteren Kindern und Erwachsenen einfache MR-Untersuchung ist bei Neugeborenen und Kleinkindern problematisch. Limitierte Sichtbarkeit des Patienten, stark eingeschränkter Zugang zum Kind, lange Untersuchungszeiten, weitgehend notwendige Bewegungslosigkeit während der Datenakquisition haben die Entwicklung einer speziellen Überwachungseinheit erfordert, die auch im Magnetfeld einsatzfähig ist. Diese Monitoringeinheit gestattet die Registrierung von EKG, Temperatur, Blutdruck, endexspiratorischem CO_2, transkutanem pO_2 und pCO_2 sowie Pulsoximetrie. Zur Untersuchung kleiner Frühgeborener wurde ein Spezialinkubator konstruiert.

Die Datenakquisition, für die wir in der Regel 1–1½ h Zeit benötigen, erfordert meist eine medikamentöse Sedierung. Die Sedation von Kleinkindern für CT bzw. MRI wird an verschiedenen Orten unterschiedlich gehandhabt (Fisher 1990; Keeter et al. 1990). Man muß sich im klaren sein, daß es für diese kritische Altersklasse keine sicher wirksamen und sicher unschädlichen Dosierungsrichtlinien gibt. Erforderlich ist eine kompetente, lückenlose Überwachung des Patienten und das Vorhandensein einer Reanimationsausrüstung. Zur Sedierung verwenden wir üblicherweise Chloralhydrat (50–100 mg/kg KG) oder Flunitrazepam (0,05 mg/kg KG) per os oder rektal.

Magnetresonanz-Spektroskopie

Auf die Magnetresonanz-Spektroskopie (MRS) wird nicht näher eingegangen. Analog dem Magnetresonanz-Imaging (MRI) gilt es ganz besonders auch bei MRS die Altersabhängigkeit der verschiedenen Parameter sowohl bei der Protonen- wie bei der Phosphor-MRS zu beachten (Azzopardi et al. 1989b; Boesch et al. 1989; Peden et al. 1990; van der Knaap et al. 1990).

Myelinisierung

Die normale Myelinisierung erfolgt nach einem bestimmten topographischen und zeitlichen „Fahrplan". Im MRI läßt sich die Myelinisierung als wichtiger Parameter der Hirnreifung in vivo nachvollziehen. Wir stützen uns bei der Myelinisierungsbeurteilung auf die Befunde in T2-gewichteten Spin-Echo-Bildern; andere Autoren orientieren sich vorwiegend an T1-gewichteten Sequenzen oder Inversion-Recovery-Aufnahmen (Bird et al. 1989; Christophe et al. 1990; van der Knaap u. Valk 1990).

Die von uns vorgeschlagene Stadieneinteilung der Myelinisierung des Telenzephalons, des Hirnstamms und des Zerebellums ist vereinfacht in den Tabellen 1–3 wiedergegeben (Martin et al. 1988; Martin et al. 1991; Stricker et al. 1990). Aus solchen Studien der Normalentwicklung lassen sich „Fahrpläne" der Myelinisierung ableiten, vergleichbar mit den Balkendiagrammen eines Denver-Entwicklungstests. Solche Normkurven sind die Basis für die Beurteilung von Myelinisierungsverzögerungen (Harbord et al. 1990; Martin et al. 1990; van de Bor et al. 1989).

Tabelle 1. Myelinisierungsstadien des Telenzephalons. (Nach Martin et al. 1988; basierend auf axialen T2-gewichteten Aufnahmen)

Stadium 1	Weiße Substanz subkortikal und periventrikulär sowie Capsula interna nicht myelinisiert
Stadium 2	Subkortikale und periventrikuläre weiße Substanz teilweise myelinisiert Radiatio optica gut erkennbar, hinterer Schenkel Capsula interna myelinisiert
Stadium 3	Isointensität zwischen Kortex und weißer Substanz
Stadium 4	Adultes Muster: Weiße Substanz vollständig myelinisiert (hypointens)

Tabelle 2. Myelinisierungsstadien des Hirnstammes (Mesenzephalon). (Nach Martin et al. 1991; basierend auf axialen T2-gewichteten Aufnahmen)

Stadium 1	Kerne der Vierhügelplatte myelinisiert
Stadium 2	Zusätzlich: Nucleus ruber hypointens
Stadium 3	Zusätzlich: Hirnschenkel und Substantia nigra (isointens) erkennbar
Stadium 4	Hirnschenkel hypointenser als Substantia nigra
Stadium 5	Adultes Muster: Substantia nigra hypointenser als Hirnschenkel

Tabelle 3. Entwicklungsstadien des Kleinhirns. (Nach Stricker et al. 1990; basierend auf axialen T2-gewichteten Aufnahmen)

Stadium 1	Hemisphären hyperintens, Nucleus dentatus hypointens
Stadium 2	Intermediäre Intensität der Hemisphären, Hyperintense Zone zwischen Hemisphären und Nucleus dentatus
Stadium 3	Mittlere Kleinhirnschenkel hypointens, Pons und Tegmentum isointens
Stadium 4	Pons hypointenser als Tegmentum
Stadium 5	Adulte Verhältnisse (Corpus medullare hypointens)

Mögliche Probleme bei der MRI-Interpretation

Verkalkungen

Man muß sich im klaren sein, daß umschriebene Verkalkungen, die mit Ultraschall oder CT evident sind, der MRI-Untersuchung entgehen können.

Myelinisierung im Trigonumbereich

Das Myelin im Bereich des Trigonums bzw. der Hinterhörner der Seitenventrikel ist nicht selten weniger hypointens (in T2-gewichteten Aufnahmen) als das umgebende Marklager (Abb. 1). Dieser Befund ist unspezifisch, er wird als Normvariante, aber auch bei Kindern mit Epilepsie oder Entwicklungsverzögerung angetroffen (Barkovich 1989).

Myelin im parieto-okzipitalen Marklager

Das Myelin periventrikulär und subkortikal ist in T2-gewichteten Aufnahmen meist stärker hypointens als die zentralgelegenen Anteile (Abb. 2). Dies entspricht einem Normalbefund. Daraus darf nicht auf eine verzögerte Myelinisierung oder beginnende Entmarkung geschlossen werden.

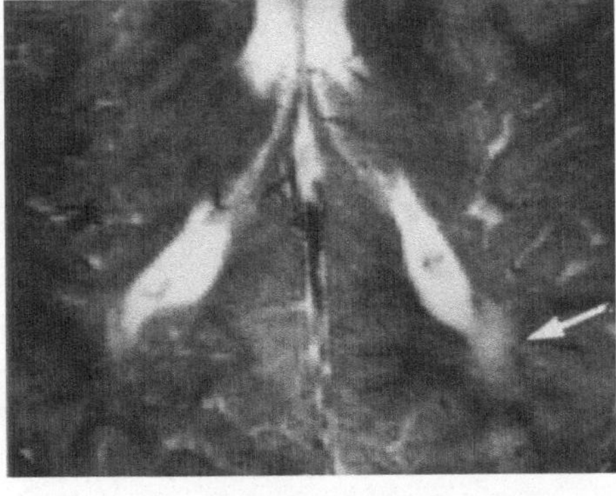

Abb. 1. Relative Hypointensität der weißen Substanz im Bereich des Trigonums (*Pfeil*): Unspezifischer Befund, häufig Normvariante (MRI axial, TR 2904/TE 120, 27 Monate altes Kind)

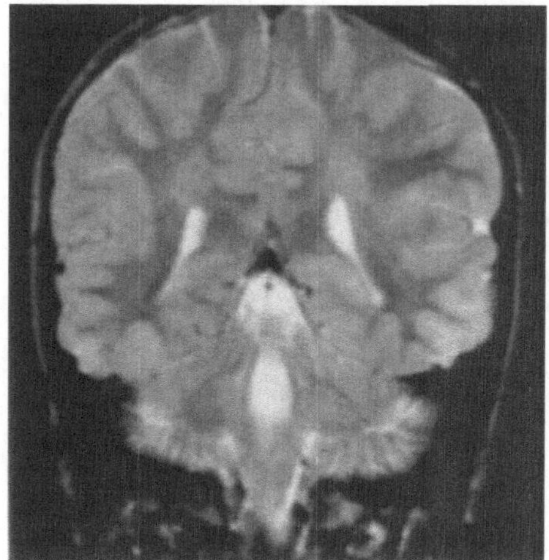

Abb. 2. Myelinisierung im parieto-okzipitalen Marklager ist normalerweise im MRI weniger hypointens als subkortikal bzw. periventrikulär (MRI koronar, 6jähriges Kind)

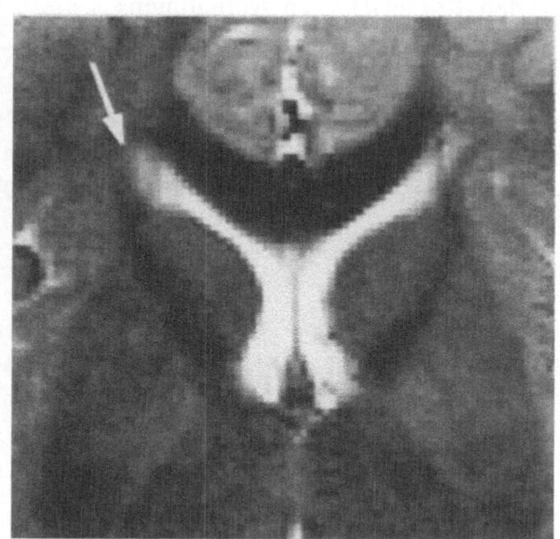

Abb. 3. Umschriebene Signalhyperintensitäten unmittelbar lateral der Vorderhörner entsprechen einem häufigen Normalbefund (MRI axial, TR 3000/TE 120, 2jähriges Kind)

Myelinisierung im Frontallappen

Eine verzögerte Myelinisierung im frontalen Marklager entspricht nach unserer Erfahrung keiner Variante, sondern ist von abnormer Bedeutung.

Vorderhornbereich

Unmittelbar lateral der Vorderhörner der Seitenventrikel findet man häufig kleine umschriebene Signal-Hyperintensitäten, oft vergleichbar mit kleinen Zysten (Abb. 3). Dies ist ein „Wetterwinkel" mit erheblicher Variationsbreite, isoliert betrachtet sind solche Befunde nicht abnorm (Barkovich 1989).

Subarachnoidalraum

Mit CT und MRI ist der Subarachnoidalraum in den ersten 2 Lebensjahren besonders im frontalen Bereich häufig deutlich sichtbar (Abb. 4). Die Variationsbreite von Normalbefunden ist erheblich, man muß sich hüten, vorschnell eine Hirnatrophie anzunehmen (Kleinman et al. 1983).

Zufallsbefunde

Die Interpretation unerwarteter „Zufallsbefunde" ist individuell zu beurteilen. Bei (nicht selten anzutreffender) Asymmetrie der Temporallappen, Unter-

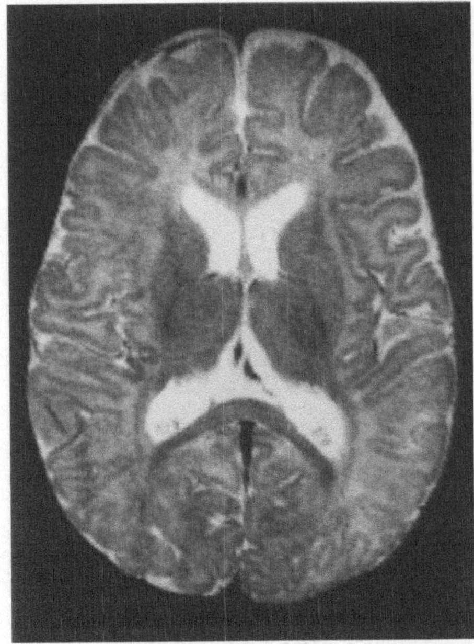

Abb. 4. Ein deutlich sichtbarer Subarachnoidalraum im Frontalbereich ist in den ersten zwei Lebensjahren ein häufiger (Normal-) Befund (MRI axial, TR 3000/TE 120, 5 Monate altes gesundes Kind)

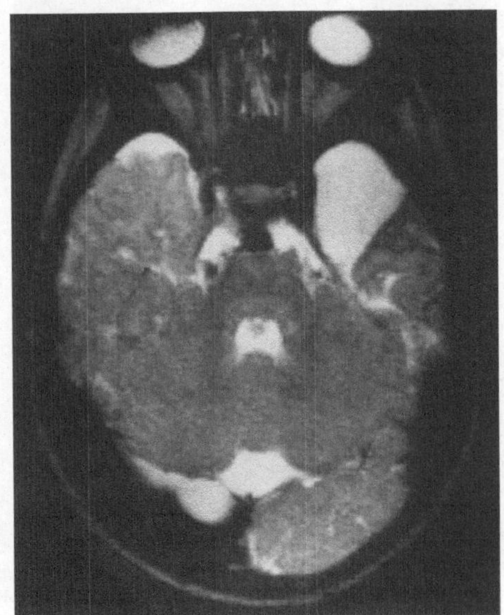

Abb. 5. Zufallsbefund: Temporallappen-Hypoplasie bei 11 Monate altem Kind mit anamnestisch unklaren Anfällen. Der Befund ist nicht etwa lagerungsbedingt oder durch Kopfasymmetrie erklärbar. Der linke Okzipitallappen ist bei dieser Schnittführung oft bereits abgebildet, entsprechend einer physiologischen Hemisphärenasymmetrie

wurm-Hypoplasie und Vergrößerung der Cisterna magna muß man sich der erheblichen Variationsbreite der Normbefunde im klaren sein (Abb. 5).

Zur Dynamik der MRI-Veränderungen

Bei der Beurteilung der MRI-Aufnahmen sollte man sich die möglichen dynamischen Veränderungen vor Augen halten. Wir illustrieren diesen Aspekt mit ausgewählten Beispielen (Abb. 6–8).

Zusammenhänge Morphologie – Funktion

Wir empfehlen große Zurückhaltung beim Versuch, morphologische Aspekte mit funktionellen Aspekten zu korrelieren (Steinlin et al. 1990). Ein eindrückliches Beispiel ist in Abb. 9 illustriert: Bei einem 6 Monate alten Kind mit kongenitaler retinaler Blindheit (Leberscher Amaurose) war die Myelinisierung der Sehbahn unauffällig.

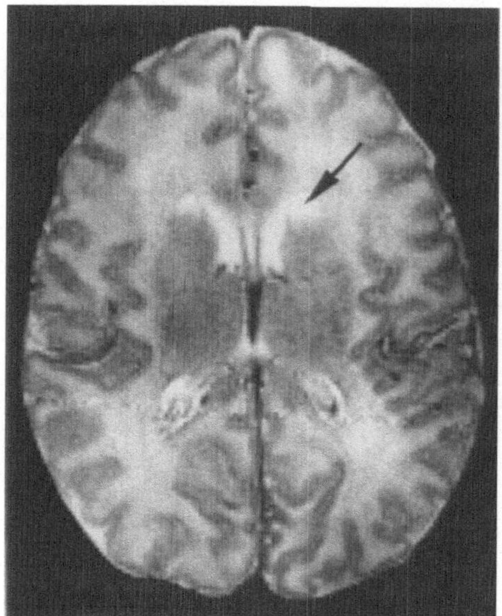

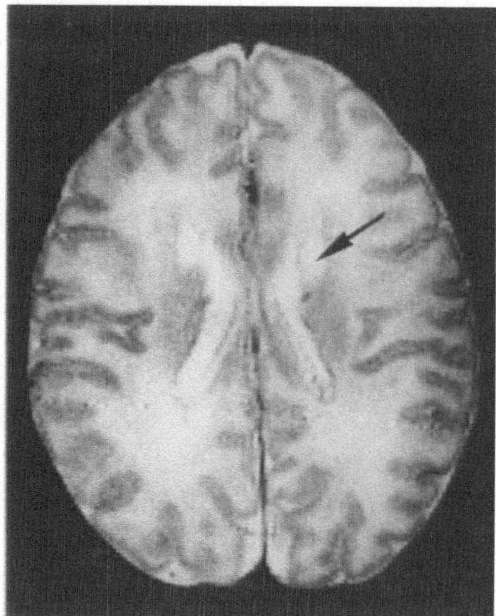

Abb. 6a, b. Ausgedehnte zystische Veränderungen lateral der Seitenventrikel frontal bei einem Neugeborenen mit Apnoen. Im Alter von 2 Monaten MRI absolut unauffällig (nicht abgebildet)

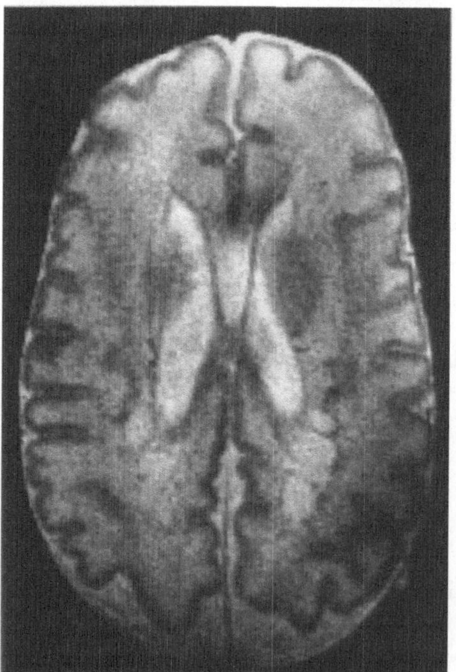

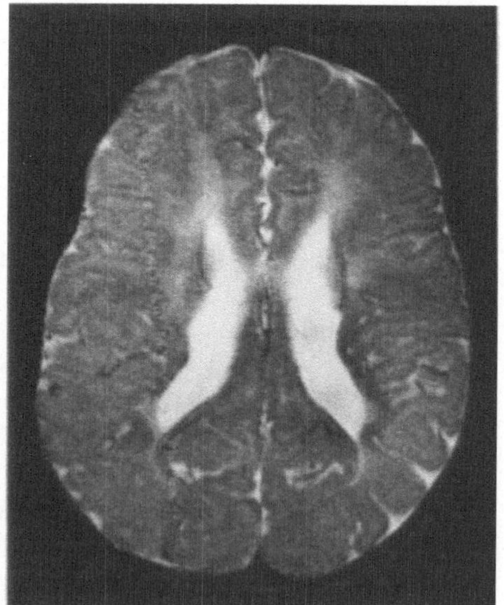

Abb. 7a, b. a Periventrikuläre Leukomalazie bei Status nach Frühgeburt (34 SSW), perinatale Asphyxie, untersucht im Alter von 6 Wochen. **b** Untersuchung 6 Monate später: Periventrikuläre Leukomalazie nicht mehr auszumachen, hingegen Hypoplasie der weißen Substanz, Erweiterung der unregelmäßig konfigurierten Seitenventrikel

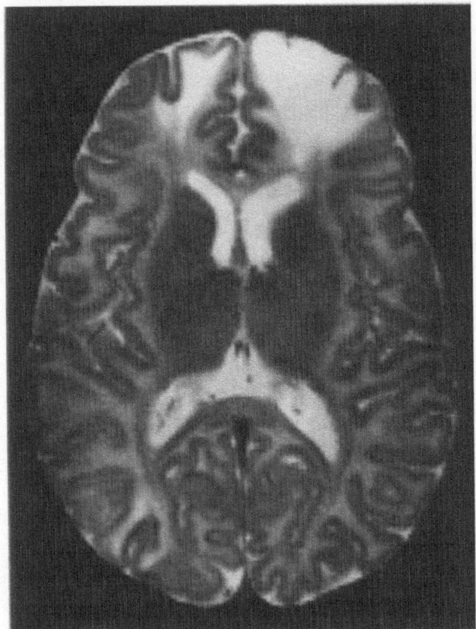

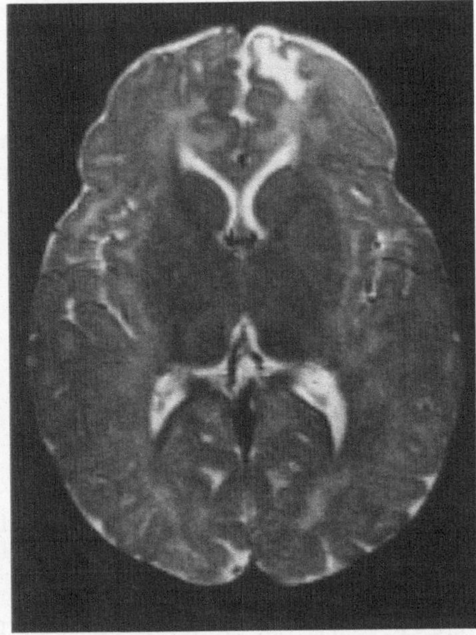

Abb. 8a, b. MRI axial bei Status nach Frühgeburt in der 30. SSW, neonatalem Atemsyndrom und Sepsis. **a** Im Alter (korrigiert) von 4 Monaten Läsionen frontal beidseits sowie parieto-okzipital rechts. **b** Untersuchung 6 Monate später: Eindeutig evident, aber wesentlich weniger ausgedehnt, ist nur noch die Läsion frontal links

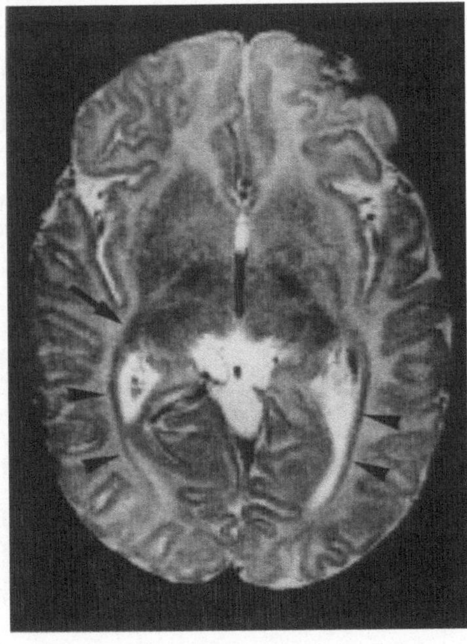

Abb. 9. 5 Monate altes Kind mit kongenitaler retinaler Blindheit (Lebersche Amaurose): Normale Darstellung des Corpus geniculatum laterale (*Pfeil*) und der Radiatio optica (*Pfeile*)

Prognostische Wertigkeit von MRI/MRS?

Azzopardi et al. (1989a) haben eine prognostische Aussagekraft der Phosphor-MRS bei asphyktischen Neugeborenen beschrieben. Die prognostische Wertigkeit von MRI bei neonataler Asphyxie wird von uns z. Z. untersucht (Steinlin et al. 1991). Ob MRS bei chronischen Enzephalopathien eine vermehrte prognostische Aussage zuläßt, ist noch zu wenig untersucht.

Mit diesen Ausführungen möchten wir anregen, sich mit den Grenzen und Möglichkeiten der MR-Methodik auseinanderzusetzen.

Literatur

Azzopardi D, Wyatt JS, Cady EB et al. (1989a) Prognosis of newborn infants with hypoxic-ischemic brain injury assessed by phosphorus magnetic resonance spectroscopy. Pediatr Res 25:445–451

Azzopardi D, Wyatt JS, Hamilton PA, Cady EB, Delpy DT, Hope PL, Reynolds EOR (1989b) Phosphorus metabolites and intracellular pH in the brains of normal and small for gestational age infants investigated by magnetic resonance spectroscopy. Pediatr Res 25:440–444

Barkovich AJ (1989) Pediatric neuroimaging. Raven Press, New York

Bird CR, Hedberg M, Drayer BP, Keller PJ, Flom RA, Hodak JA (1989) MR assessment of myelination in infants and children: usefulness of marker sites. AJNR 10:731–740

Boesch C, Martin E (1988) Combined application of MR imaging and spectroscopy in neonates and children: installation and operation of a 2.35-T system in a clinical setting. Radiology 168:481–488

Boesch C, Gruetter R, Martin E, Duc G, Wuethrich K (1989) Variations in the in- vivo 31-phosphorus magnetic resonance spectra of the developing human brain during postnatal life. Radiology 172:197–199

Christophe C, Muller MF, Balériaux D et al. (1990) Mapping of normal brain maturation in infants on phase-sensitive inversion-recovery MR images. Neuroradiology 32:173–178

Cohen MD, Edwards MK (1990) Magnetic resonance imaging of children. Decker, Philadelphia

Fisher DM (1990) Sedation of pediatric patients: an anesthesiologist's perspective. Radiology 175:613–615

Harbord MG, Finn JP, Hall-Craggs MA, Robb SA, Kendall BE, Boyd SG (1990) Myelination patterns on magnetic resonance of children with developmental delay. Dev Med Child Neurol 32:295–303

Keeter S, Benator RM, Weinberg SM, Hartenberg MA (1990) Sedation in pediatric CT: national survey of current practice. Radiology 175:745–752

Kleinman PK, Zito JL, Davidson RI, Raptopoulos V (1983) The subarachnoid spaces in children: normal variations in size. Radiology 147:455–457

Martin E, Kikins R, Zuerrer M, Boesch C, Briner J, Kewitz G, Kaelin P (1988) Developmental stages of human brain: an MR study. J Comput Assist Tomogr 12:917–922

Martin E, Boesch C, Zuerrer M et al. (1990) MR imaging of brain maturation in normal and developmentally handicapped children. J Comput Assist Tomogr 14:685–692

Martin E, Krassnitzer S, Kaelin P, Boesch C, Kikinis R (1991) MR imaging of the brainstem: normal postnatal development. Neuroradiology (in press)

Peden CJ, Cowan FM, Bryant DJ et al. (1990) Proton MR spectroscopy of the brain in infants. J Comput Assist Tomogr 14:886–894

Steinlin M, Martin E, Largo R, Boesch C, Boltshauser E (1990) Congenital ocular motor apraxia: a neurodevelopmental and neuroradiological study. Neuroophthalmology 10:27–32

Steinlin M, Dirr R, Martin E et al. (1991) MRI following severe perinatal asphyxia. Pediat Neurol in press

Stricker T, Martin E, Boesch C (1990) Development of the human cerebellum observed with high-field-strength MR imaging. Radiology 177:431–436

Van de Bor M, Guit GL, Schreuder AM, Wondergem J, Vielvoye GJ (1989) Early detection of delayed myelination in preterm infants. Pediatrics 84:407–411

Van der Knaap MS, Valk J (1990) MR imaging of the various stages of normal myelination during the first year of life. Neuroradiology 31:459–470

Van der Knaap MS, van der Grond J, van Rijen PC, Faber JAJ, Valk J, Willemse K (1990) Age dependent changes in localized proton and phosphorus MR spectroscopy of the brain. Radiology 176:509–515

Valk J, van der Knaap MS (1989) Magnetic resonance imaging of myelin, myelination and myelin disorders. Springer, Berlin Heidelberg New York Tokyo

Berechnete T2-Werte als Entwicklungsmarker der weißen Substanz

R.-I. Hassink, B. Hiltbrunner, S. Müller, G. Hagberg, H. P. Hafner, J. Lütschg

Einführung

Das Magnetresonanz-„Imaging" (MRI) ist eine nichtinvasive bildgebende Methode, welche die diagnostische Untersuchung des Gehirns durch eine klare Darstellung der Anatomie bereichert. Sie wurde verschiedentlich auch zur Erforschung der Gehirnentwicklung, z. B. der Myelinisierung einzelner Gehirnstrukturen verwendet. Von Valk u. van der Knapp [9] beschrieben die quantitative Erfassung der Gehirnreifung anhand berechneter T1- und T2-Werte. Diese Werte nehmen sowohl in der weißen wie grauen Hirnsubstanz während der ersten 3 Lebensjahre ab [1, 4, 5, 7] und verändern sich somit entgegengesetzt zur Myelinisierung und funktionellen Gehirnreifung. Verschiedene Autoren beschrieben, daß sich die T1- und T2-Werte nach dem 3. Lebensjahr kaum verändern [1, 4, 5]. Dies steht im Gegensatz zu histologischen Veränderungen und der funktionellen Reifung, welche in den frontalen Gehirnstrukturen bis Ende des 2. Lebensjahrzehnts fortschreiten kann [10].

Es war das Ziel unserer Studie, eventuelle altersabhängige Veränderungen der berechneten T2-Werte, die nach dem 5. Lebensjahr auftreten, in 6 Gehirnstrukturen aufzudecken.

Methodik

Die Übersichtsreferate von Prof. Seelig und Prof. Boltshauser enthalten Definition und Erklärungen der Begriffe T1- und T2-Relaxationszeiten. In dem angesprochenen Projekt wurde ein routinemäßiges Untersuchungsprotokoll auf dem 1,5-T-Siemens-Magnetom des MR-Zentrums der Universität Basel angewendet. Anhand einer gängigen Spin-Echo-Sequenz bei einer Repetitionszeit von 2,5 s und den Echo-Zeiten von 15 und 90 ms wurden koronare und axiale Bilder des Gehirns von 6 mm Schichtdicke gewonnen. Aus den Bildern der T2-gewichteten Untersuchung wurden T2-Bilder berechnet[1]

[1] T2 = (TE2 − TE1)/ln(S1/S2), wobei TE1, TE2: Echo-Zeiten in der „double echo Purcell imaging sequence", S1, S2: Bildpunkt-Intensitäten für das erste und zweite Echo darstellen

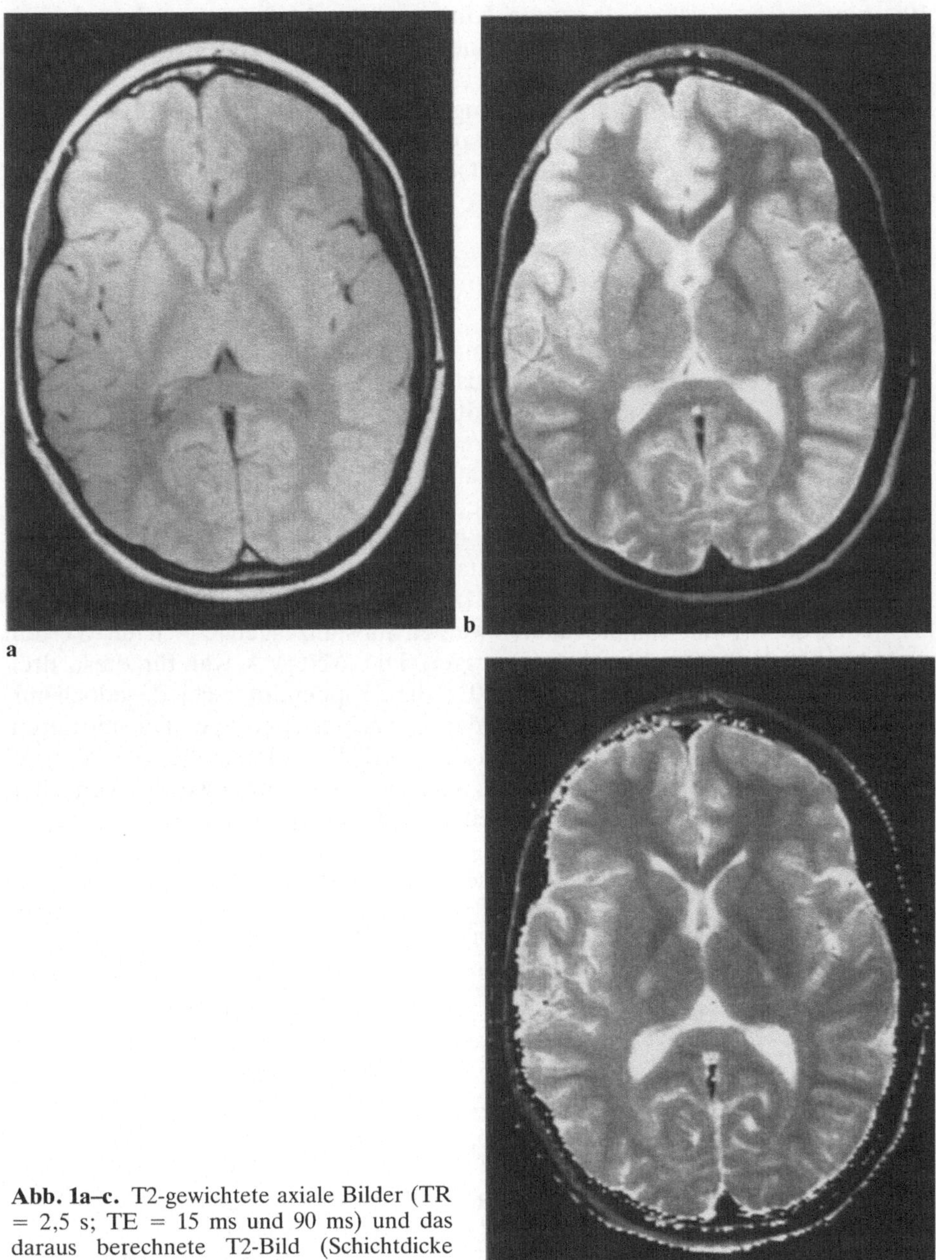

Abb. 1a–c. T2-gewichtete axiale Bilder (TR = 2,5 s; TE = 15 ms und 90 ms) und das daraus berechnete T2-Bild (Schichtdicke 6 mm, Distance Factor 0,2)

(Abb. 1a–c). Die T2-Relaxationszeiten der dorsalen, lateralen und orbitalen subkortikalen weißen Hirnsubstanz, des Corpus callosum, der Capsula interna und des Nucleus caudatus wurden über Flächeneinheiten von 0,1 cm^2 (entspricht 36 Bildpunkten) gemittelt. Es wurden vier 7jährige, fünf 8jährige, vier

10jährige, sechs 11jährige gesunde Kinder und acht 25jährige Erwachsene untersucht. Die Probanden hatten keine Anamnese für eine Erkrankung des zentralen Nervensystems (ZNS) oder für ein Schädel-Hirn-Trauma. Die allgemeine neurologische Untersuchung war unauffällig. Ein BEAM (Brain Electrical Activity Map) war altersentsprechend normal. Die Studie wurde in Übereinstimmung mit der ethischen Deklaration von Helsinki [3] durchgeführt.

Ergebnisse

Die T2-Werte der verschiedenen Gehirnregionen sind nach Altersklassen in Tabelle 1 zusammengefaßt. Die statistische Analyse wurde mittels einer Einweg-ANOVA (Gehirnregion vs. Alter), die Gruppenunterschiede anhand des Scheffe-Tests analysiert. Die T2-Werte der subkortikalen weißen Substanz aller drei Gehirnregionen (dorsal, lateral und orbital) fielen von den Werten der Kinder (zwischen 60,2–63 ms) zu denjenigen der Erwachsenen (zwischen 56,2–59,3 ms) um ca. 3 ms ab. Die mittleren T2-Werte der dorsalen und lateralen subkortikalen weißen Substanz bewegten sich im Vergleich der Altersgruppen in ähnlichen Größen (zwischen 61,4–63 ms). Die mittleren T2-Werte der orbitalen subkortikalen weißen Substanz lagen jedoch mit Werten zwischen 60,2–60,5 ms deutlich niedriger. Die ANOVA war für diese drei Hirnregionen hoch signifikant ($p < 0{,}001$), die Gruppenunterschiede jedoch nur zwischen den 4 Kindergruppen und der Erwachsenengruppe. Die mittleren T2-Werte der Capsula interna zeigten die deutlichste altersabhängige Verringerung. Sie wiesen zugleich auch die kleinsten Standardabweichungen aller untersuchten Hirnregionen auf (Tabelle 1). Die Gruppenunterschiede waren

Tabelle 1. Altersabhängige mittlere T2-Werte (SD) von 6 Hirnregionen

	7jährige	8jährige	10jährige	11jährige	25jährige	F-Wert ANOVA
Frontal dorsal	62,3 (2,2)	61,7 (2,5)	63,1 (2,4)	62,0 (1,50)	59,3 (2,3)	34 a, b, c, d,
Frontal lateral	62,5 (2,7)	62,7 (3,0)	62,5 (2,9)	61,4 (2,1)	58,1 (2,8)	60,5 a, b, c, d,
Frontal orbital	60,5 (2,3)	60,3 (2,3)	60,2 (2,6)	60,2 (1,5)	56,2 (2,6)	21,6 a, b, c, d,
Corpus callosum	59,3 (2,8)	59,1 (2,6)	58,9 (2,0)	59,5 (2,5)	57,8 (2,7)	33
Capsula interna	60,5 (0,9)	60,7 (2,1)	57,4 (2,0)	56,4 (4,9)	49,8 (2,8)	59,9 a, b, c, d, g, h,
Nucleus caudatus	75,3 (2,7)	72,0 (2,9)	70,7 (2,2)	69,5 (0,3)	64,4 (2,1)	33,2 a, b, c, d, e, f, g

ANOVA mit Scheffe-Test für Gruppenunterschiede: a: 7-j vs. 25-j, $p < 0{,}01$; b: 8-j vs. 25-j, $p < 0{,}01$; c: 10-j vs. 25-j, $p < 0{,}01$; d: 11-j vs. 25-j, $p < 0{,}01$; e: 7-j vs. 8-j, $p < 0{,}01$; f: 7-j vs. 10-j, $p < 0{,}01$; g: 7-j vs. 11-j, $p < 0{,}01$; h: 8-j vs. 11-j, $p < 0{,}01$; T2-Werte in ms auch für diese Regionen am ausgeprägtesten im Vergleich der Kinder und der Erwachsenen. Die T2-Werte der 10- und 11jährigen Kinder waren statistisch signifikant kleiner als diejenigen der 7- und 8jährigen. Die Meßwerte für das Corpus callosum waren als einzige Region bei allen Altersgruppen konstant. Die T2-Werte des N. caudatus zeigten eine altersabhängige Verringerung von 75,3 ms (7jährige) auf 64,4 ms (25jährige). Die T2-Werte der Erwachsenen waren gegenüber allen Altersgruppen der Kinder signifikant kleiner ($p < 0,01$). Eine altersabhängige Verringerung der T2-Werte scheint auch für diese Region zumindest bis ins zweite Lebensjahrzehnt zu bestehen.

Durch Dokumentation jedes Meßpunktes auf einer „hard copy" wurden die identifizierten Hirnregionen „post hoc" bestätigt. Dieses Verfahren ermöglichte auch ein „interrater-reliability testing". In der Bestimmung der Gehirnstrukturen stimmten die beiden Untersucher (R.-I. H. und B. H.) in mehr als 90 % der Fälle überein. Die Stabilität der T2-Wert-Bestimmung wurde an einem Erwachsenen und einem Kind geprüft. Die Korrelation zwischen zwei im Abstand von 1 Monat ausgeführten Bestimmungen der T2-Werte entsprechender Hirnregionen lag zwischen 0,87 und 0,95. Die Sensitivität der T2-Werte auf longitudinale Veränderungen wurde bei einem 9jährigen gesunden Mädchen, welches im Alter von 10 Jahren nochmals untersucht wurde, gemessen. Die T2-Werte der subkortikalen Hirnsubstanz, der Capsula interna und des N. caudatus zeigten eine abfallende Tendenz. Diejenigen des Corpus callosum blieben unverändert. Die Sensitivität der Methode für altersbedingte Veränderungen der T2-Werte wird durch diese Befunde erhärtet.

Diskussion

Die Resultate der vorliegenden Untersuchung deuten darauf hin, daß in den untersuchten Hirnregionen biochemische und physiologische Prozesse stattfinden, die bis ins Erwachsenenalter fortbestehen. Diese Prozesse drücken sich in abfallenden T2-Relaxationszeiten aus, die Parallelen im Verhaltens- und kognitiven Bereich aufweisen und damit möglicherweise eine funktionelle Relevanz haben. Die vorliegenden Daten zeigen eine differenzierte altersabhängige Verringerung der T2-Werte in verschiedenen Hirnbereichen. Dieser Befund steht in Übereinstimmung mit anderen publizierten Resultaten [4, 5, 7]. Die biochemischen und physiologischen Substrate, welche die Größe der T2-Werte bestimmen und altersabhängig unterschiedlich sein könnten, sind ungewiß. Die Unterschiede zwischen den dorsalen und lateralen subkortikalen T2-Werten einerseits, und den orbitalen subkortikalen T2-Werten andererseits könnten in diesem Zusammenhang darauf hindeuten, daß die orbitalen Gehirnstrukturen eine schnellere Entwicklung durchlaufen. Dies wiederum entspricht Resultaten histologischer Untersuchungen von Yakovlev et al. [10]. Diese Hypothese muß jedoch durch zusätzliche Daten und statistische Analysen erhärtet werden. Die altersabhängige Verringerung der T2-Werte war in der vorliegenden Untersuchung nicht nur auf subkortikale Regionen der weißen Substanz begrenzt. Der N. caudatus, der sich auf koronaren Hirnschnitten frontal besonders deutlich abgrenzen läßt, zeigte ebenfalls deutliche altersabhängige Veränderungen. Durch das Fehlen zusätzlicher Probandengruppen im Pubertäts- und jungen Erwachsenenalter konnte die Asymptote dieser Entwicklung jedoch nicht untersucht werden. Die T2-Werte im Bereich des Genu Corpus callosum veränderten sich bei den untersuchten Altersgruppen nicht. Dieser Befund steht im Einklang mit anderen Untersuchungen [6, 8] und unterstreicht, daß die den T2-Werten zugrundeliegenden physiologischen und biochemischen Prozesse in verschiedenen Hirnregionen differenziert verlaufen. Die T2-Werte im Bereich der Capsula interna veränderten sich im Querschnitt der untersuchten Altersgruppen am deutlichsten. Dieser Befund ist schwierig mit einer einfachen Myelinisierungshypothese in Einklang zu bringen, da diese Struktur sowohl in histologischen wie auch in qualitativen CT- und MRI-Untersuchungen ab dem 3. Lebensjahr als vollständig myelinisiert gilt. Die vorliegenden Daten sollten deshalb nicht als eine quantitative Erfassung ausschließlich der Myelinisierung interpretiert werden, sondern als mögliche Entwicklungsmarker biochemischer und physiologischer Prozesse. Die Bedeutung dieser Prozesse für die Gewebereifung bedarf allerdings noch weiterer Abklärungen.

Welche Faktoren im besonderen für den T2-Wert der verschiedenen Hirnstrukturen verantwortlich sind, ist immer noch Gegenstand vieler Diskussionen [2, 7]. Der Wassergehalt des Gehirngewebes spielt sicherlich eine bedeutende Rolle, und dessen postnatale Verminderung könnte für den ständigen Abfall der T2-Werte in den ersten 3 Jahren nach der Geburt entscheidend sein. Die Veränderungen der T2-Werte in den Jahren danach bis zum Ende des zweiten Lebensjahrzehnts sind viel geringer. Dies entspricht Berichten über nur minimale histologische Veränderungen welche mit der fortlaufenden funktionellen Reifung des ZNS einhergehen. Ob T2-Werte valide Marker des Entwicklungsstandes des Gehirns darstellen, müssen weitere Untersuchungen zeigen. Die Quantifizierung der T2-Werte müßte auch bei Kindern mit bekannten Gehirnentwicklungsrückständen, wie z. B. nach perinataler Anoxie, in einer Langzeitkontrolle angewandt werden. Dabei müßte gezeigt werden können, daß eine funktionelle Normalisierung parallel zu oder nach einer altersmäßigen Normalisierung der T2-Werte erfolgt. Die Untersuchungen bei einem 9jährigen Mädchen, welches seit dem 3. Lebensjahr an rechts frontotemporalen fokalen motorischen Anfällen leidet, möge dies verdeutlichen. Schädel-CT und -MRI waren normal. Das EEG zeigte jedoch bei klinischer Remission der epileptischen Anfälle häufige im epileptischen Fokus lokalisierte Spikes. Das im Fokus lokalisierte MR-Protonenspektrum zeigte wiederholt einen signifikant höheren Cholinanteil im Vergleich zur gesunden Hemisphäre. Die berechneten T2-Werte der rechtsseitigen fronto-temporalen weißen Substanz lagen signifikant höher als diejenigen der gesunden Seite. Diese Befunde deuten darauf hin, daß das die T2-Werte verändernde biochemische Substrat, hauptsächlich die interstitielle Flüssigkeit, sich in den beiden homologen fronto-temporalen Gehirnabschnitten unterschied. Möglicherweise spiegeln die verschiedenen T2-Relaxationszeiten einen unterschiedlichen Aufbau des Gewebes wider. Ob dies eine entwicklungsbedingte verlangsamte Myelinisierung, eine epilepsiebegründete Strukturveränderung oder einen pathologischen biochemischen oder physiologischen Status darstellt, kann jedoch anhand dieser Daten nicht beantwortet werden.

Literatur

1. Baierl P, Förster C, Fendel H et al. (1988) Magnetic resonance imaging of normal and pathological white matter maturation. Pediatr Radiol 18:183–189
2. Besson JAO, Greentree SG, Foster MA et al. (1989) Regional variation in rat brain proton relaxation times and water content. Magn Reson Imag 7:141–143
3. Declaration of Helsinki: Recommendations guiding medical physicians in biomedical involving human subjects. Adopted by the 18th World Medical Assembly, Helsinki, Finland, June 1964, amended by the 29th World Medical Assembly, Tokyo, Japan, October 1975, and the 35th World Medical Assembly, Venice, Italy, October 1983
4. Dietrich RB, Bradley WG, Zaragoza IV EJ et al. (1988) MR evaluation of early myelination patterns in normal and developmentally delayed infants. AJR 150:889–896
5. Holland BA, Haas DK, Norman D et al. (1986) MRI of normal brain maturation AJNR 7:201–208
6. Kinney HC, Brody BA, Kloman AS, Gilles FH (1988) Sequence of central nervous system myelination in human infancy. II: Patterns of myelination in autopsied infants. J Neuropathol Exp Neurol 3:217–234
7. Masumura M (1987) Proton relaxation time of immature brain. II. In vivo measurement of proton relaxation time (T1 and T2) in pediatric brain by MRI. Child Nerv Syst 3:6–11
8. Rakie P, Yakovlev PI (1968) Development of the corpus callosum and cavum septi in man. J Comp Neurol 183:45
9. Valk J, van der Knaap MS (1989) Myelination and retarded myelination. In: Valk J, van der Knaap MS (eds) Magnetic resonance of myelin, myelination, and myelin disorders. Springer, Berlin Heidelberg New York Tokyo, pp 26–29
10. Yakovlev PI, Lecours AR (1967) The myelogenetic cycles of regional maturation of the brain. In: Minkowski A (ed) Regional development of the brain in early life. Blackwell, Oxford, pp 3–70

MRI-Befunde bei nichtprogredienter zerebellärer Ataxie

M. Steinlin, M. Zürrer, M. Good, P. O. Brunner, C. Boesch, E. Martin, E. Boltshauser

Die Einteilung der nichtprogredienten zerebellären Ataxien ist problematisch, da die Mehrzahl der Patienten ein gemischtes Bild von Ataxie, Entwicklungsrückstand, Dysarthrie, Hypo- oder Hyperreflexie zeigen. Es gibt nur wenige bekannte Krankheitsbilder wie das Joubert, Gillespie- oder Paine-Syndrom [2], welche sich durch zusätzliche klinische Befunde klar abgrenzen lassen.

Histopathologisch konnte in einigen Fällen der nichtprogredienten zerebellären Ataxie eine Hypoplasie der granulären Zellschicht und Verminderung der Purkinje-Zellen festgestellt werden [5]. Das Ausmaß ist jedoch sowohl histologisch als auch makroskopisch sehr verschieden.

Mit Hilfe des MRI ist es heute besser möglich das Kleinhirn morphologisch zu beurteilen [1, 3, 4]. In mediosagittalen Schnitten zeigt sich der Vermis mit Nodulus. Die einzelnen Folien des anterioren und posterioren Lobulus sowie der Nodulus des Archizerebellums sind voneinander abgrenzbar. Üblicherweise können dabei schmale, liquorgefüllte Zwischenräume der Lobuli und selten in der Peripherie kleine interfoliäre Spalten dargestellt werden. Die lateralen Hemisphären und der Flocculo-Nodulus lassen sich auf axialen und vor allem koronaren Schnitten darstellen. Die einzelnen Lobuli liegen hier dichter gedrängt, und meist zeigen sich nur schmale Zwischenräume zwischen den Lobuli quandrangulares, semilunares und graciles – seltener auch innerhalb der Lobuli semilunares.

Wir haben versucht bei 16 Patienten (9 Mädchen und 7 Knaben, zwischen 2½ und 31 Jahren) anhand von sagittalen, axialen und koronaren MR-Bildern die makroskopische Kleinhirnanatomie zu beurteilen. Alle Patienten litten unter nichtprogredienter zerebellärer Ataxie, welche jedoch unterschiedlich stark ausgeprägt war. Die MRI wurden bei 0,5 Tesla mit T2-gewichteten Bildern (mit TR von 248 ms und TE von 25 ms) und T1-gewichteten Bildern (mit TR von 596 ms und TE von 3 ms) registriert.

Infratentoriell wurden folgende Strukturen beurteilt: Lobulus anterior und posterior, Nodulus des Vermis sowie die Kleinhirnhemisphären, die infratentoriellen Liquorräume wie der IV. Ventrikel, Cisterna supracerebellaris und magna, ebenso der Hirnstamm; supratentoriell die Kortexstrukturen und Ventrikelgrößen.

Nur bei 2 Fällen (Pat. 1 und 2) konnte das MRI des Gehirns als unauffällig beurteilt werden. Einer der beiden Patienten zeigte eine leichte Ataxie bei minimaler geistiger Entwicklungsstörung, der andere eine mittelgradige Ataxie bei normaler Entwicklung im Alter von 2,5 Jahren.

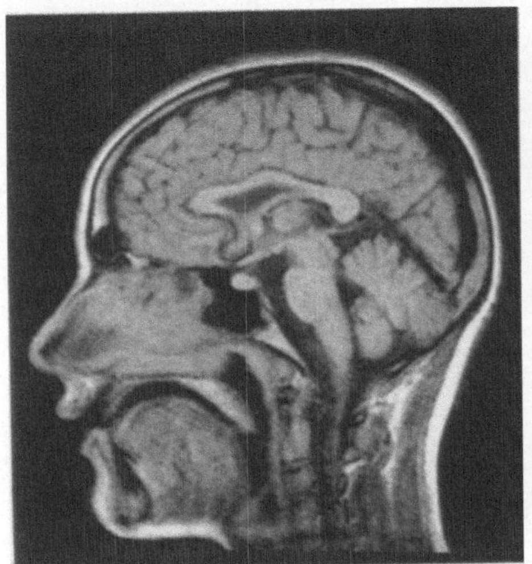

Abb. 1. Leichte Hypoplasie von Lobulus anterior mit leicht vergrößerter Cisterna supracerebellaris. Sagittales MRI, T1-gewichtet (596/3), Patient Nr. 4

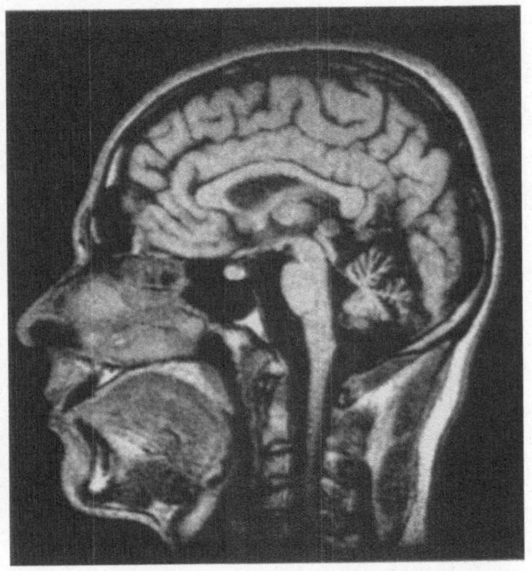

Abb. 2. Deutliche Hypoplasie aller drei Anteile des Vermis mit gleichzeitiger Vergrößerung der Cisterna supracerebellaris und des IV. Ventrikels. Sagittales MRI, T1-gewichtet (596/3), Patient Nr. 9

Bei 5 der 16 Patienten (Pat. 3, 4, 5, 6 und 7) fanden sich minimale pathologische Befunde. Alle fünf zeigten eine leichte Hypoplasie des anterioren Lobulus (des Vermis) (Abb. 1), welche sich in leicht vergrößerten interlobären und interfoliären Zwischenräumen zeigte. Bei zwei Kindern war dies verbunden mit einer leichten Volumenverminderung auch des posterioren Lobulus. Bei keinem konnten wir jedoch Veränderungen in den flocculo-nodulären Anteilen feststellen. Bei 3 der 5 Patienten war auch eine leicht vergrößerte Cisterna supracerebellaris vorhanden.

Von diesen 5 Patienten zeigten 3 eine schwere, im Alltag deutlich behindernde Ataxie, 2 eine mittelgradige Ataxie. Alle fünf Kinder benötigten heilpädagogische Schulung, drei davon bei schwerer mentaler Entwicklungsbehinderung. Dysarthrie wurde bei drei Kindern festgestellt, unter Epilepsie litten zwei Schwestern.

Bei je einem Mädchen und Knaben (Pat. 8 und 9) fand sich eine deutliche Hypoplasie aller drei Anteile des Vermis. Beide zeigten eine Vergrößerung der Cisterna supracerebellaris und des IV. Ventrikels (Abb. 2). Der Knabe hatte gleichzeitig eine Hypoplasie der Kleinhirnhemisphären – beim Mädchen waren diese nur minimal befallen.

Beide Kinder litten sowohl unter einer leichten Ataxie als auch mentaler Entwicklungsverzögerung, der Knabe zusätzlich unter Dysarthrie.

Bei vier weiteren Mädchen (Pat. 10, 11, 12 und 13) wurde eine ausgeprägte Hypoplasie aller Kleinhirnanteile diagnostiziert (Abb. 3 und 4). Bei drei der vier zeigte sich gleichzeitig eine vergrößerte Cisterna supracerebellaris, bei

Tabelle 1. Neuroradiologische und klinische Befunde

Nr.	Sex	Alter	Vermishypoplasie			Liquorräume			KH-Hemisphäre	supratentoriell	klinische Befunde		
		Jahre	anterior	posterior	Nodulus	Cisterna supra cerebellaris	IV. Ventrikel	Cisterna magna			Ataxie	ER	Dysarthrie
1	f	19	no	no	no	no	no	no	no	no	+	(+)	–
2	m	2,5	no	no	no	no	no	no	no	no	++	–	–
3	f	14	(+)	no	no	(+)	no	no	no	no	++	++	+
4	f	13	(+)	no	no	(+)	no	no	no	no	++	++	+
5	f	16	(+)	(+)	no	(+)	no	no	no	no	+	+	–
6	m	4	(+)	(+)	no	(+)	no	no	no	no	+	+	–
7	m	11	(+)	no	no	(+)	no	no	no	no	++	++	+
8	f	12	+	+	+	+	(+)	no	no	no	+	+	–
9	m	23	+	+	+	+	+	no	+	no	+	+	+
10	f	31	++	++	++	+	(+)	no	no	no	+++	(+)	+
11	f	6	++	++	++	no	+	no	no	no	+	(+)	–
12	f	22	+++	+++	+++	(+)	no	no	++	no	+	+	–
13	f	14	+++	+++	+++	+	+	no	++	**	++	++	–
14	m	8	no	no	+	no	+	no	***	***	+	++	+
15	m	22	+++	+++	+++	+	+	+	++	****	++	+++	+
16	m	24	+++	+++	+++	+	+	+	++	****	++	+++	+

** Balkenhypoplasie, erweiterte innere und äußere Liquorräume
*** radiäre Anordnung der KH-Folien, erweiterte Ventrikelhinterhörner
**** ausgeprägte Signalhyperintensität in T2-gewichteten Bildern (Myelinisierungsstörung)
no normal
ER Entwicklungsrückstand
KH Kleinhirn
[2 Geschwisterpaare

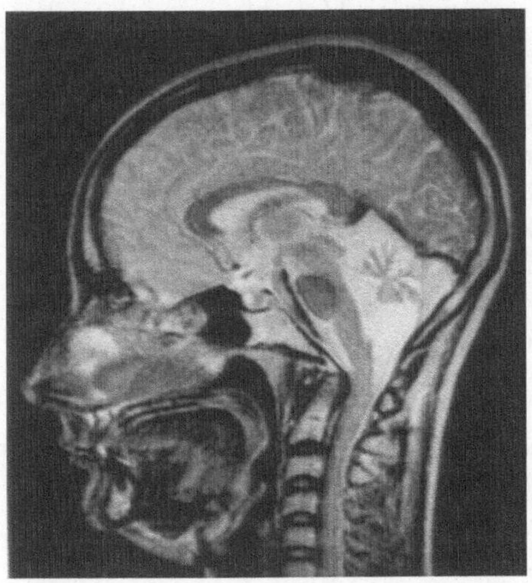

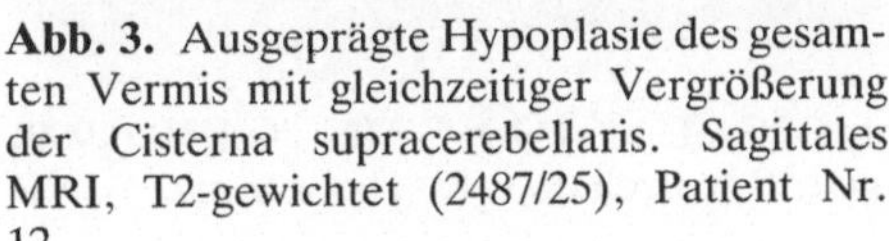

Abb. 3. Ausgeprägte Hypoplasie des gesamten Vermis mit gleichzeitiger Vergrößerung der Cisterna supracerebellaris. Sagittales MRI, T2-gewichtet (2487/25), Patient Nr. 12

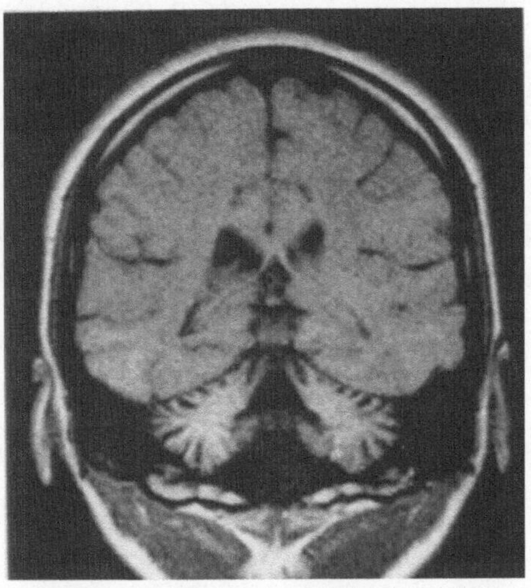

Abb. 4. Deutliche Hypoplasie beider Kleinhirnhemisphären. Koronares MRI, T1-gewichtet (2487/25), Patient Nr. 12

zweien ein vergrößerter IV. Ventrikel. Einmal konnte supratentoriell eine Erweiterung sowohl der inneren als auch der äußeren Liquorräume und eine deutliche Balkenhypoplasie festgestellt werden.

Zwei der vier zeigten eine schwere Ataxie und konnten nur mit Hilfe gehen – zwei nur eine leicht behindernde Ataxie. Zweimal konnten die Entwicklungsverzögerungen als minimal eingestuft werden, einmal als mittelschwer und einmal als schwer.

Bei einem Knaben (Pat. 14) fanden wir bei normalem anterioren und posterioren Lobulus einen verkleinerten Nodulus und somit eine vergrößerte Öffnung des IV. Ventrikels zur Cisterna magna. Gleichzeitig konnte bei normal großen Kleinhirnhemisphären eine unübliche radiäre Anordnung der Folien festgestellt werden. Supratentoriell zeigte sich eine Erweiterung der Hinterhörner. Der Knabe litt unter einer leichten Ataxie, Dysarthrie und okulären Apraxie und mußte bei deutlichen mentalen Entwicklungsstörungen eine heilpädagogische Schule besuchen.

Zwei Brüder (Pat. 15 und 16) litten an einer massiven Kleinhirnhypoplasie, so daß nur noch skelettartige Folien sowohl des Vermis als auch der Hemisphären dargestellt werden konnten. Sämtliche infratentoriellen Liquorräume waren bei diesen Patienten vergrößert. Beide zeigten supratentoriell eine ausgeprägte Signalhyperintensität in T2-gewichteten Bildern (im Sinne einer diffusen Myelinisierungsstörung).

Beide Brüder litten seit dem Kleinkindesalter unter einer schweren Ataxie, konnten nur in einer geschützten Werkstätte arbeiten und zeigten eine Dysarthrie.

Bei keinem unserer 16 Patienten konnten wir eine Hypoplasie oder andere Pathologie des Hirnstammes finden.

Es erscheint offensichtlich, daß sowohl die beiden Brüder als auch der Knabe mit Nodulushypoplasie an einem besonderen Krankheitsbild litten.

Aber auch bei den übrigen 13 Patienten fanden wir keine Korrelation zwischen Schweregrad oder Vielfalt der klinischen Symptomatik und den neuroradiologischen Veränderungen. Die Schwere der Ataxie und die Ausprägung der auffällig häufig assoziierten Entwicklungsstörungen waren voneinander unabhängig – ebenso konnten in den einzelnen Gruppen verschiedenste Schweregrade aller klinischen Symptome gefunden werden. Keines der einzelnen Symptome war mit einem spezifischen neuroradiologischen Befund assoziiert.

Das weite Spektrum sowohl der klinischen als auch der neuroradiologischen Befunde lassen uns vermuten, daß es sich bei nichtprogredienter zerebellärer Ataxie nicht um eine Entität handelt.

Literatur

1. Courchesne E, Press GA, Murakami J, Berthoty D, Grafe M, Wiley C, Hesselink JR (1989) The cerebellum in sagittal plane – anatomic-MR correlation 1. The vermis. AJNR 10:659–665
2. Harding AE (1984) The hereditary ataxias and related disorders. Churchill Livingstone, New York
3. Press GA, Murakami J, Courchesne E, Berthoty DP, Grafe M, Wiley CA, Hesselink JR (1989) The cerebellum in sagittal plane – anatomic-MR correlation 2. The cerebellar hemispheres. AJNR 10:676
4. Press GA, Murakami J, Courchesne E, Grafe M, Hesselink JR (1989) The cerebellum: 3. Anatomic MR correlation in the coronal plane. AJNR 11:41–50
5. Sarnat HB, Alcala H (1980) Human cerebellar hypoplasia: a syndrome of diverse causes. Arch Neurol 37:300–305

Stellenwert der zerebralen Doppler-Sonographie in der Neuropädiatrie*

H. Bode, S. Das-Kundu

Einleitung

Störungen der Hirndurchblutung sind im Kindesalter seltener als bei Erwachsenen. Sie werden jedoch auch bei Kindern beobachtet, z.B. infolge einer intrakraniellen Druckerhöhung oder bei Migräne. Die Untersuchung der zerebralen Durchblutung ist daher ein wesentlicher Aspekt der neuropädiatrischen Diagnostik.

Techniken zur Untersuchung der Hirndurchblutung messen den zerebralen Blutfluß (Xenon-Clearence, Single-Photonen-Emissions-Computertomographie, Positionenemissionstomographie u.a.), stellen die zerebralen Gefäße dar (Angiographie, CT, MRI) oder liefern Information über den zerebralen Blutfluß und die Hirngefäße (Doppler-Sonographie).

Techniken zur Untersuchung des zerebralen Blutflusses sind aufwendig, nicht am Patientenbett durchführbar und arbeiten oft mit ionisierenden Strahlen. Demgegenüber ist die zerebrale Doppler-Sonographie nichtinvasiv, ohne Nebenwirkungen und am Patientenbett verfügbar, so daß sie für die Diagnostik im Kindesalter besonders günstig ist. Sie erlaubt eine Echtzeitdarstellung der Meßresultate.

Prinzipien und Techniken der Doppler-Sonographie

Das der Doppler-Sonographie zugrunde liegende Prinzip wurde von Christian Doppler im Jahre 1842 beschrieben [18]. Wird Ultraschall auf bewegte Zellen in einem Blutgefäß gerichtet, werden die Schallwellen mit einer Frequenzverschiebung reflektiert. Diese ist proportional zur Sendefrequenz der Ultraschallsonde, zur Blutströmungsgeschwindigkeit und zum Kosinus des Winkels zwischen Schallstrahl und Blutströmung. Aus der gemessenen Frequenzverschiebung können Geschwindigkeit und Richtung der Blutströmung errechnet werden.

Die Blutzellen zeigen in Arterien ein paraboles Geschwindigkeitsprofil. Bei Dopplermessungen entsteht daher ein Frequenzspektrum. Zur Auswertung wird meist die Hüllkurve dieser Frequenzspektren herangezogen, die der jeweils maximalen Flußgeschwindigkeit des Blutes entspricht. Am häufigsten benutzte Meßparameter sind die systolische (vs), die endsystolische (ves), die enddiasto-

* Mit Unterstützung des Schweizerischen Nationalfonds zur Förderung der wissenschaftlichen Forschung

lische (vd) und die zeitgemittelte (vm) Spitzengeschwindigkeit sowie der Resistance-Index R.I. = (vs – vd/vs) und der Pulsatilitäts-Index P.I. = (vs – vd/vm).

Die Flußgeschwindigkeit des Blutes wird durch den Gefäßquerschnitt und des Flußvolumen im Gefäß bestimmt. Die Doppler-Sonographie ermöglicht damit Aussagen über beide Parameter. Zwischen Gefäßquerschnitt und dopplersonographisch gemessenen Flußgeschwindigkeiten besteht eine inverse, nichtlineare Korrelation [31]. Die Bestimmung des Querschnitts zerebraler Arterien ist neuerdings mit der farbkodierten Duplexsonographie mit Einschränkungen möglich [34]. Der zerebrale Blutfluß kann mit heutigen Dopplertechniken nicht quantitativ gemessen werden. Die Änderung von Flußgeschwindigkeiten in Hirnbasisarterien, insbesondere vm, zeigt jedoch eine gute Korrelation mit Änderungen des zerebralen Blutflusses. Die Veränderung des zerebralen Blutflusses aufgrund von Flußgeschwindigkeitsmessungen wird unter Hyperkapnie und Hypokapnie möglicherweise unterschätzt, da es Hinweise auf signifikante Kaliberänderungen der Hirnbasisarterien bei starken Variationen des CO_2-Partialdruckes gibt [25, 34].

Die *transkranielle Doppler-Sonographie* ermöglicht ohne bildliche Darstellung des Gehirns die Untersuchung der großen Hirnbasisarterien. Transtemporal werden A. cerebri media, anterior und posterior sowie die A. carotis interna beschallt, von subokzipital die A. basilaris [1]. Bei Säuglingen können A. cerebri anterior und A. carotis interna von hochfrontal und durch die vordere Fontanelle, bei Erwachsenen das Karotissiphon und die A. carotis interna transorbital erfaßt werden. Die Gefäße werden durch Sondenposition, Schallstrahlrichtung, Meßtiefe und Flußrichtung des Blutes, gegebenenfalls durch Kompressionstests, identifiziert [1, 7]. Es sind intermittierende und kontinuierliche Messungen sowie eine 3dimensionale Darstellung von Gefäßverlauf und Flußrichtung möglich.

Die *Duplexsonographie* erstellt zunächst ein Bild des Schädelinneren, dann erfolgt unter optischer Kontrolle an definierten Meßstellen die Dopplermessung. Die Untersuchung erfolgt meist durch die offene Fontanelle [22], in begrenztem Maße jedoch auch transtemporal [30].

Die *farbkodierte Duplexsonographie* ermöglicht die Darstellung des Gehirns und macht gleichzeitig mittels Farbkodierung qualitativ Flußrichtung und Geschwindigkeit des Blutes in großen Hirnarterien und -venen sichtbar [16]. Beide Duplextechniken ermöglichen keine kontinuierliche Registrierung und benötigen eine größere und teurere Apparatur als die transkranielle Doppler-Sonographie.

Physiologische Einflüsse auf Dopplermessungen

Gefäßtyp

Die höchsten Flußgeschwindigkeiten findet man in der A. cerebri media, es folgen A.a. carotis interna, cerebri anterior, basilaris und cerebri posterior [8] sowie die großen Hirnvenen.

Alter

Neugeborene mit höherem Gestationsalter zeigen höhere Flußgeschwindigkeiten. In den ersten Lebenswochen nehmen die Flußgeschwindigkeiten weitgehend linear zu, anschließend steigen sie zunehmend langsamer bis zu ihrem Maximum um das 6. Lebensjahr an. Danach fallen sie bis zum Erwachsenenalter auf etwa 70 % der Maximalwerte ab [8].

CO_2-Partialdruck

Bei Hyperkapnie kommt es zu einer Zunahme, bei Hypokapnie zu einer Abnahme der Flußgeschwindigkeiten. Der Resistance-Index nimmt ab bzw. zu. Es besteht eine S-förmige Beziehung zwischen endexspiratorischem CO_2-Partialdruck und Flußgeschwindigkeiten, die Distanz zwischen Maximum und Minimum bei Hyper- bzw. Hypokapnie wird als vasomotorische Reaktivität bezeichnet [28].

Vigilanz

Besonders in der Neonatalzeit beeinflussen Verhalten und Vigilanzzustand die Flußgeschwindigkeiten erheblich [7]. Messungen sind nur im gleichen Vigilanzzustand vergleichbar. Bei älteren Kindern haben wir während psychologischer Testserien jeweils zu Beginn eines neuen Tests als Ausdruck der Aufmerksamkeitsaktivierung einen Flußgeschwindigkeitsanstieg beobachtet (Abb. 1). Visu-

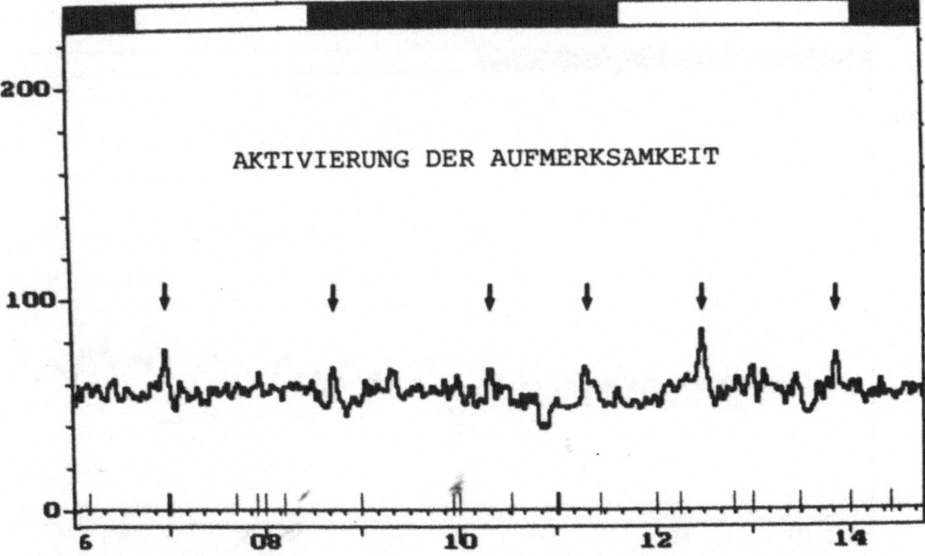

Abb. 1. Kontinuierliche Registrierung der zeitgemittelten Spitzengeschwindigkeiten vm in der A. cerebri media. Kurzfristiger Anstieg der Flußgeschwindigkeiten jeweils zu Beginn eines neuen psychologischen Tests (↓)

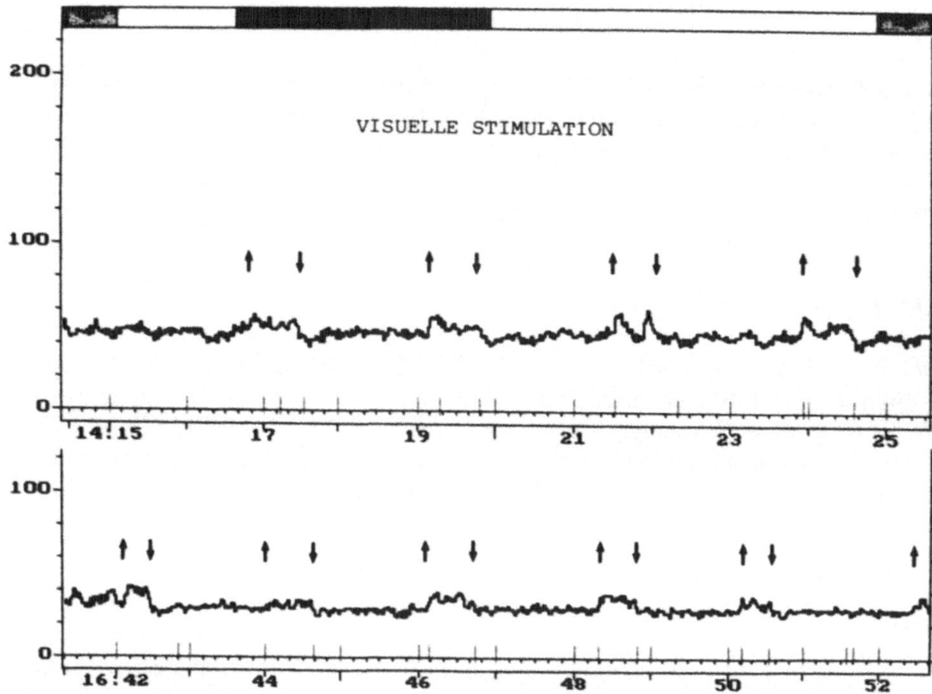

Abb. 2. Kontinuierliche Registrierung der zeitgemittelten Spitzengeschwindigkeit vm in der A. cerebri posterior. Anstieg der Flußgeschwindigkeiten nach Augenöffnen (↑), Abfall nach Augenschluß (↓)

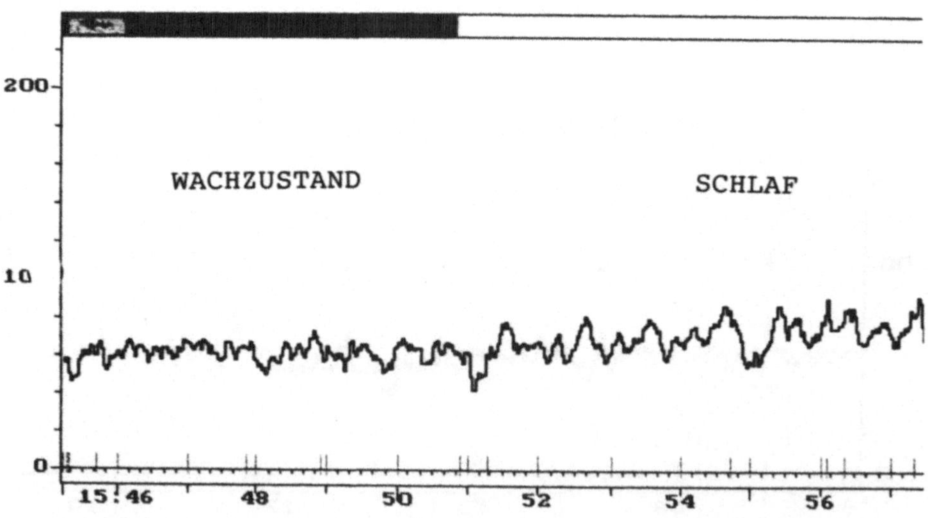

Abb. 3. Kontinuierliche Registrierung der zeitgemittelten Spitzengeschwindigkeit vm in der A. cerebri media. Gleichmäßige Geschwindigkeiten im Wachzustand, wellenförmige Schwankungen im Schlaf

elle Stimulation führt zu einem Anstieg der Flußgeschwindigkeiten in der A. cerebri posterior (Abb. 2). Im Schlaf haben wir charakteristische wellenförmige Änderungen intrakranieller Flußgeschwindigkeiten beobachtet (Abb. 3), die möglicherweise auf Änderungen des zentralen Vasomotorentonus beruhen.

Andere Faktoren

Leichte *Arrhythmien* führen zu einer Verminderung diastolischer Flußgeschwindigkeiten, ausgeprägte Arrhythmien beeinflussen die intrakraniellen Flußverhältnisse nachhaltig [7]. Bei *Orthostase* nehmen die intrakraniellen Flußgeschwindigkeiten vorübergehend deutlich ab und steigen dann kurzfristig über das Niveau im Liegen an. Bei weiterem Stehen sind die intrakraniellen Flußgeschwindigkeiten niedriger als im Liegen [11]. Bei starker *körperlicher Arbeit* steigen die intrakraniellen Flußgeschwindigkeiten [11]. *Hämatokrit* und *arterieller Blutdruck* beeinflussen nur bei stark abweichenden Werten die intrakraniellen Flußgeschwindigkeiten [7].

Bewertung von Dopplermessungen

Die interindividuelle Variabilität der Flußgeschwindigkeiten ist bei gesunden Kindern relativ groß. Es werden daher erst Abweichungen von über 30 % von den Referenzwerten als abnorm angesehen. Zusätzlich müssen Seitenvergleiche in korrespondierenden Arterien und Meßwerte in anderen Arterien berücksichtigt werden.

Erhöhte Flußgeschwindigkeiten können durch ein erhöhtes Herzminutenvolumen bzw. einen erhöhten zerebralen Blutfluß, aber auch durch eine Verengung der untersuchten Hirnarterie bedingt sein. Verminderte Flußgeschwindigkeiten findet man bei vermindertem „cardiac output" oder vermindertem zerebralen Blutfluß, bei Gefäßstenosen proximal der untersuchten Arterie sowie bei Hirndruckerhöhung und beim Hirntod. Dopplerbefunde zeigen mit wenigen Ausnahmen nur eine relativ geringe Spezifität. Eine Bewertung ist meist nur im Zusammenhang mit klinischen Befunden und Ergebnissen von Laboruntersuchungen und bildgebenden Verfahren möglich.

Klinische Anwendungen

Fetalzeit

Die Messung des Resistance-Index wird in Nabelschnur oder Hirnarterien als Entscheidungshilfe für das *geburtshilfliche Management* bei Risikoschwangerschaften benutzt. Die zerebrale Doppler-Sonographie bei *intrauterin diagnostiziertem Hydrozephalus* hat bisher für eine Therapieentscheidung nichts erbracht [24].

Neonatalzeit

Bei *Frühgeborenen* spielt eine gestörte Autoregulation der Hirndurchblutung eine Rolle für die Entstehung von Hirnschäden. Erhöhte Flußgeschwindigkeiten werden als Risikofaktor für Hirnblutungen angesehen [7]. Fluktuierende Flußgeschwindigkeiten sind entgegen früheren Annahmen wahrscheinlich kein Risikofaktor. Verminderte Flußgeschwindigkeiten können zu einer periventrikulären Leukomalazie führen [13]. Unter anderem haben Dopplerresultate die Notwendigkeit eines schonenden Handlings von Frühgeborenen gezeigt. Sie sind daher möglicherweise mitverantwortlich für die Abnahme der Inzidenz von Hirnblutungen in den letzten Jahren.

Bei *Termingeborenen* kommt es nach schweren Asphyxien meist zu einer starken Zunahme intrakranieller Flußgeschwindigkeiten [37], gelegentlich – meist verbunden mit einer arteriellen Hypotonie – zu stark verminderten Flußwerten.

Die *Entwicklungsprognose* von Kindern läßt sich z.T. aus pathologischen Dopplermessungen in der Neonatalzeit ableiten. Bei Frühgeborenen mit hohen systolischen Spitzengeschwindigkeiten und hohem Resistance-Indes war im Alter von 2 Jahren die neurologische Entwicklung schlecht [38]. Bei Frühgeborenen mit Episoden stark reduzierter Flußgeschwindigkeiten kam es häufig zu einer periventrikulären Leukomalazie [13]. Ein erniedrigter Resistance-Index bei Termingeburten hatte einen hohen Vorhersagewert für ein schweres neurologisches Handicap im Alter von 18 Monaten [4]. Wir haben in einer prospektiven Studie bei 175 Risikoneugeborenen bei einem Geburtsgewicht unter 1500 g bei erhöhten intrakraniellen Flußgeschwindigkeiten eine erhöhte Inzidenz von Hirnblutungen (67%) und neonatalen Todesfällen (58%) im Vergleich zu Kindern mit erniedrigten (50%, 33%) bzw. normalen Flußgeschwindigkeiten (30%, 0%) gefunden. Neugeborene mit einem Geburtsgewicht über 2500 g und erhöhten Flußgeschwindigkeiten starben häufiger in der Neonatalzeit (40%) als solche mit erniedrigten (10%) und normalen (3%) Flußgeschwindigkeiten. Die Entwicklungsprognose der überlebenden Kinder im korrigierten Alter von 9 Monaten konnten wir aus den Dopplermessungen in der Neonatalzeit nicht vorhersagen.

Zur Bewertung von Dopplerbefunden bei Neugeborenen ist eine morphologische Diagnostik mittels Schädelsonographie und die Kenntnis des klinischen Zustandes, von CO_2-Partialdruck und Blutdruck Voraussetzung. Grenzwerte unter- oder oberhalb derer die Gefahr bleibender Zerebralschäden deutlich erhöht ist, müssen Alter, Gewicht, Blutoxygenierung des Kindes und die Dauer der Veränderungen berücksichtigen. Die zerebrale Doppler-Sonographie kann heute als Mosaikstein in der Bewertung des neurologischen Zustandes und der Prognose kranker Neugeborener benutzt werden. Eine definitive Prognose aufgrund einer einzelnen Dopplermessung ist kaum möglich. Kontinuierliche Messungen geben möglicherweise weitergehende Information, sind aber im Routinebetrieb noch nicht einsetzbar.

Hydrozephalus

Bei Hirndruckanstieg wurde ein Anstieg des Resistance-Index gefunden. Die systolischen Spitzengeschwindigkeiten nahmen teils zu, teils ab, die diastolischen Spitzengeschwindigkeiten nahmen ab. Nach Shuntanlage kam es zu einer Abnahme des Resistance-Index [15, 17]. Diese Befunde zeigen jedoch nur eine geringe Sensitivität [3]. Oft ändert sich der Resistance-Index erst bei massiv erhöhtem Druck, der dann auch ohne Doppler-Sonographie offensichtlich ist. Eigene Messungen bei 20 hydrozephalen Kindern vor und nach Shuntanlage zeigten starke interindividuelle Unterschiede, so daß im Einzelfall aus einer Dopplermessung meist keine Shuntindikation abgeleitet werden konnte [7]. Dopplermessungen beim Hydrozephalus sind u.E. allenfalls beschränkt in der Verlaufskontrolle geeignet um die Indikation zu einer Shuntanlage zu präzisieren.

Hirntod

Man findet mit der transkraniellen Doppler-Sonographie beim zerebralen Zirkulationsstillstand zunächst ein oszillierendes Flußmuster [9]. Angiographisch entspricht dem eine geringe Füllung der proximalen Hirnarterien, die sich nach distal nicht fortsetzt. Später sind dopplersonographisch noch systolische Spitzen in den proximalen Hirnbasisarterien nachweisbar, angiographisch zeigt sich ein Abbruch der Blutsäule in Höhe des Karotissiphons [21]. Bei einem Nettofluß der zeitgemittelten Spitzengeschwindigkeit vm unter 10 cm/s bei Kindern und unter 20 cm/s bei Erwachsenen bzw. einem „direction of flow index“ (DFI = 1-Rückfluß/Vorfluß) unter 0,8 ist eine Erholung nicht mehr möglich [23, 27]. Die typischen Flußmuster finden sich dopplersonographisch bei 90–95 % der in der Literatur publizierten 110 Erwachsenen und 40 Kindern mit klinisch diagnostizierten Hirntod. Die Spezifität dieser Flußmuster beträgt 100 %. Die transkranielle Doppler-Sonographie kann in der Hirntoddiagnostik die klinische Untersuchung nicht ersetzen, ist bei genügender Erfahrung jedoch eine Alternative zum störanfälligen EEG. Da die Resultate in 10 min am Patientenbett verfügbar sind, ist die Untersuchung auch in unklaren Fällen zu empfehlen, um Weichen für andere diagnostische und therapeutische Maßnahmen zu stellen. Vor Organtransplantationen wird man aus Dokumentationsgründen auf eine Angiographie oder Szintigraphie nicht verzichten.

Schweres Schädel-Hirn-Trauma

Hierbei kann es als Folge von Hirndruckerhöhung oder Vasospasmus zu einer zerebralen Perfusionsstörung kommen, die sich mit der transkraniellen Doppler-Sonographie erfassen läßt. Die Effizienz von kontinuierlichen Hirndruck- und Dopplermessungen wurde bisher nicht verglichen. Es ist offen, ob die zerebrale Doppler-Sonographie über die Beobchtung interessanter pathophysiologischer Aspekte hinaus einen Beitrag zur Therapieoptimierung liefern kann.

Zerebrovaskuläre Erkrankungen

Man findet erhöhte Flußgeschwindigkeiten im Bereich von *Stenosen*, gelegentlich musikalische Geräusche, verminderte Flußgeschwindigkeit und eine gedämpfte Wellenform des Dopplerspektrums distal einer Stenose, in Kollateralgefäßen erhöhte Flußgeschwindigkeiten, gegebenenfalls eine Flußumkehr. Die Flußgeschwindigkeiten sind proximal eines *Verschlusses* vermindert, im Bereich des Verschlusses ist kein Signal meßbar, distal z.T. kein Schallsignal oder ein retrograder Fluß. Verschlüsse der distalen Hirnarterien sind dopplersonographisch nicht erfaßbar.

Die transkranielle Doppler-Sonographie klärt in wenigen Minuten, ob einer *akuten Hemiplegie* eine Durchblutungsstörung der Hirnbasisarterien zugrunde liegt. Damit werden die Weichen für das weitere Prozedere gestellt. Bei einem Gefäßverschluß kann der Kollateralfluß untersucht und die Verschlußrekanalisation dokumentiert werden. Bei Erwachsenen mit akutem Hemiplegien zeigten Flußgeschwindigkeiten in der A. cerebri media über 30 cm/s eine gute, unter 30 cm/s eine schlechte Prognose an [19].

Ein *Vasospasmus* nach *Subarachnoidalblutungen* führt zu einem Anstieg der Flußgeschwindigkeiten in den Hirnbasisarterien. Wir haben dies bei 5 Kindern gefunden [10]. Zeitgemittelte Spitzengeschwindigkeiten über 140 cm/s gehen mit einer signifikanten Engstellung der A. cerebri media in der Angiographie einher, Geschwindigkeiten über 200 cm/s zeigen die Gefahr einer zerebralen Ischämie an. Die transkranielle Doppler-Sonographie hat im Nachweis eines Vasospasmus eine Spezifität von 100 %. Die Sensitivität liegt bei 60 %, da nicht alle Gefäße erfaßt werden, in denen ein Vasospasmus auftreten kann [32]. Bei positivem Dopplerbefund in der Akutphase wird eine Angiographie zum Nachweis eines Vasospasmus überflüssig, nicht jedoch bei klinischem Verdacht und negativem Dopplerbefund. Außerdem muß sie nach Abklingen des Vasospasmus zur Aneurysmasuche durchgeführt werden.

Drei eigene Fälle und Literaturangaben lassen bei schweren *bakteriellen Meningitiden,* die mit deutlicher Engstellung der großen Hirnarterien einhergehen, eine schlechte Prognose erwarten [10].

Beim Nachweis meist arteriosklerotisch bedingter chronischer Stenosen und Verschlüssen von Hirnarterien zeigt die transkranielle Doppler-Sonographie eine Sensitivität und Spezifität von 90 – 100 % [29]. Das 3dimensionale Mapping des Circulus Willisii stellt wahrscheinlich eine zusätzliche Hilfe dar [29]. Im Kindesalter wurden dopplersonographisch chronische Stenosen und Verschlüsse von Hirnarterien beim *Moya-Moya-Syndrom* [6] und der *Sichelzellanämie* [2] erfaßt.

Die transkranielle Doppler-Sonographie macht in der Diagnostik zerebrovaskulärer Erkrankungen die Angiographie nicht überflüssig. Die Indikation kann jedoch gezielter und zeitgerechter, insgesamt seltener gestellt werden, insbesondere bei Verlaufskontrollen.

Bei *arterioenösen Malformationen* zeigt die transkranielle Doppler-Sonographie in zufließenden Arterien hohe Flußgeschwindigkeiten und einen erniedrigten Resistance-Index. Die CO_2-Aktivität ist vermindert oder fehlt. Kollateralisation und Stealeffekte lassen sich erfassen. Wegen der fehlenden Bilddarstellung können atypische Gefäße diagnostische Schwierigkeiten machen [20]. Mittels der Duplexsonographie kann die Diagnose einer sog. *Galeni-Malformation* eindeutig gestellt werden [33]. Die farbkodierte transkranielle Duplexsonographie ermöglicht auch bei geschlossener Fontanelle die nichtinvasive Diagnose arteriovenöser Mißbildungen. Wegen der besseren Bildqualität werden CT, MRI oder Angiographie präoperativ nötig bleiben.

Migräne

Bei Erwachsenen wurden im Intervall in einzelnen Gefäßen erhöhte Flußgeschwindigkeiten, eine Asymmetrie der Durchblutung, Gefäßgeräusche, eine erhöhte vasomotorische Reaktivität auf CO_2 und eine verminderte Reaktivität auf optische Stimuli gefunden.

Iktal wurden bei einfacher Migräne verminderte Flußgeschwindigkeiten und ein erhöhter Resistance-Index, bei klassischer Migräne erhöhte Flußgeschwindigkeiten und ein verminderter Resistance-Index, bei komplizierter Migräne unterschiedliche Ergebnisse gefunden [35, 36]. Die vasomotorische Reaktivität auf CO_2 ist offenbar vermindert. Die Lokalisation der Dopplerbefunde bei Migräne ist nicht mit der der Kopfschmerzen oder der neurologischen Symptome korreliert. Die Dopplerbefunde bei Migräne geben interessante Einblicke in die zerebrale Hämodynamik. Es wird untersucht, ob Dopplerkriterien eine Abgrenzung von migränebedingtem und nicht-migränebedingtem Kopfschmerz erlauben und welchen Einfluß Medikamente auf die Hirndurchblutung bei Migräne haben.

Wir fanden bei einem Kind mit *alternierender Hemiplegie* während einer Lähmungsperiode auf der Gegenseite der Lähmung verminderte, im Intervall seitengleiche Flußgeschwindigkeiten.

Therapieüberwachung

Hierfür bietet sich besonders die kontinuierliche transkranielle Doppler-Sonographie an. Mögliche Indikationen sind die Überwachung von hyperventilationstherapie, hirndrucksenkenden Maßnahmen, der Therapie des Vasospasmus und von arteriovenösen Malformationen, die Karotischirurgie bei Erwachsenen, die extrakorporale Membranoxygenierung bei Säuglingen und große Herzoperationen. Die einzige größere Studie über Effekte eines intraoperativen Monitorings mit transkranieller Doppler-Sonographie bei Karotisendarteriektomien erbrachte enttäuschende Resultate [5], für das Kindesalter gibt es nur Einzelmitteilungen. Bis zum Vorliegen weiterer Studien, die die Möglichkeiten der transkraniellen Doppler-Sonographie mit anderen Überwachungstechniken (Blutdruckmessung, Pulsoximetrie) vergleichen, kann der

Einsatz der transkraniellen Doppler-Sonographie für das intraoperative Monitoring in der klinischen Routine nicht empfohlen werden.

Wissenschaftliche Fragestellungen

Die Dopplertechnik ermöglicht, rasch einsetzende Veränderungen der zerebralen Hämodynamik zu untersuchen. Dies ermöglicht die Untersuchung von Phänomenen, die mit anderen Techniken zur Untersuchung der Hirndurchblutung nicht erfaßt werden können.

Vasomotorische Reaktivität

Zwischen den zerebralen Blutflußgeschwindigkeiten und dem endexspiratorischen CO_2-Partialdruck besteht eine S-förmige Beziehung. Der Abstand zwischen der oberen und unteren Asymptote dieser Kurve beträgt normalerweise etwa 90 % und wird als vasomotorische Reaktivität bezeichnet [28]. Sie kann bei *arteriovenösen Malformationen, Vasospasmen* oder *Gefäßverschlüssen* vermindert sein [20]. Das Ausmaß ihrer Veränderung beeinflußt bei Gefäßerkrankungen die Indikation für ein *chirurgisches Eingreifen* [29]. Wir fanden eine verminderte vasomotorische Reaktivität nach *Asphyxie*, bei *chronischer Hyperkapnie* und bei *Undine-Syndrom*.

Pharmakologische Einflüsse

Eine Beschleunigung zerebraler Blutflußgeschwindigkeiten findet man bei Gabe von Dopamin, Dobutamin, Frischplasma, Ketamin, eine Verlangsamung bei Bikarbonat, Theophyllin, Indomethazin, Halothan, Thiopental, Fentanyl und Lachgas.

Epilepsie

Bei kontinuierlichen simultanen Doppler- und EEG-Ableitungen beobachten wir einen Abfall der Flußgeschwindigkeiten in den Hirnarterien um etwa 30 % bei *Absencen* (Abb. 4), bei tonischen Anfällen einen Anstieg um etwa 60 %. Auch bei *tonisch-klonischen Anfällen* stiegen die intrakraniellen Flußgeschwindigkeiten [12].

Neuropsychologie

Eigene Ergebnisse wurden weiter oben dargestellt. Normabweichungen der Hirndurchblutung bei Linkshändern bzw. Kindern mit Teilleistungsstörungen konnten wir bislang nicht nachweisen. Bei diesen Fragestellungen zeigen sich die Grenzen der dopplersonographischen Methode.

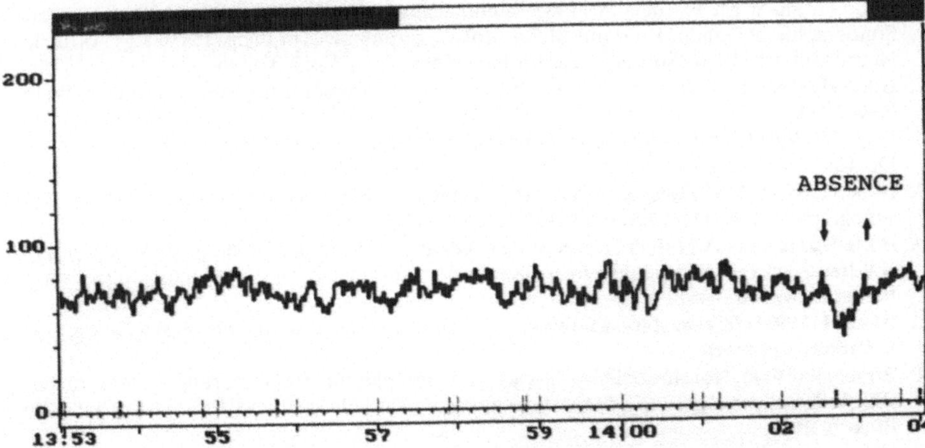

Abb. 4. Kontinuierliche Registrierung der zeitgemittelten Spitzengeschwindigkeit vm in der A. cerebri media. Abfall der Flußgeschwindigkeit bei einer Absence

Schlußbemerkungen

Trotz mancher Kontroversen [26] hat die transkranielle Doppler-Sonographie heute einen klinisch gesicherten Wert bei der Hirntoddiagnostik, Subarachnoidalblutungen und zerebrovaskulären Erkrankungen [14]. Techniken der zerebralen Doppler-Sonographie sind in Grenzen eine sinnvolle ergänzende Diagnostik bei perinatalen Hirnschädigungen, dem Hydrozephalus und bei Komata. Die transkranielle Doppler-Sonographie ist möglicherweise bei Migräne, Sichelzellanämie und beim intraoperativen Monitoring interessant. Bei einigen Erkrankungen sind Ergebnisse der Doppler-Sonographie Mosaiksteine bei der Prognoseermittlung. Ein Hauptanwendungsbereich sind weiterhin wissenschaftliche Studien.

Literatur

1. Aaslid R, Markwalder TM, Nornes H (1982) Noninvasive transcranial Doppler ultrasound recordings of flow velocity in basal cerebral arteries. J Neurosurg 57: 769 – 774
2. Adams RJ, Aaslid R, el Gammal T, Nichols FT, McKie V (1988) Detection of cerebral vasculopathy in sickle cell disease using transcranial Doppler ultrasonography and magnetic resonance imaging. Case report. Stroke 19: 518 – 520
3. Anderson JC, Mawk JR (1988) Intracranial arterial duplex Doppler waveform analysis in infants. Childs Nerv Syst 4 (3): 144 – 148
4. Archer LNJ, Levene MI, Evans DH (1986) Cerebral artery Doppler ultrasonography for prediction of outcome after perinatal asphyxia. Lancet II: 1116 – 1117
5. Bass A, Krupski WC, Schneider PA, Otis SM, Dilley RB, Bernstein EF (1989) Intraoperative transcranial Doppler: Limitations of the method. J Vasc Surg 10: 549 – 553

6. Bode H, Sauer M, Harders A (1987) Untersuchungen mit der transkraniellen Doppler-Sonographie bei einem Kind mit Moya-Moya-Erkrankung. In: Fichsel H(Hrsg) Aktuelle Neuropädiatrie 1986. Springer, Berlin Heidelberg New York Tokyo
7. Bode H (1988) Pediatric applications of transcranial Doppler sonography. Springer, Wien New York
8. Bode H, Wais U (1988) Age dependence of flow velocities in basal cerebral arteries. Arch Dis Child 63: 606 – 611
9. Bode H, Sauer M, Pringsheim W (1988) Diagnosis of brain death by transcranial Doppler sonography. Arch Dis Childh 63: 1474 – 1478
10. Bode H, Harders A (1989) Transient stenoses and occlusions of main cerebral arteries in children – diagnosis and control of therapy by transcranial Doppler sonography. Eur J Pediatr 148: 406 – 411
11. Bode H (1991) Cerebral blood flow velocities during orthostasis and physical exercise. Eur J Pediatr (in press)
12. Bode H (1990) Kontinuierliche Doppler-sonographische Registrierung intrakranieller Blutflußgeschwindigkeiten während epileptischer Entladungen im EEG. Ultraschall Klin Prax 5: 196
13. Calvert SA, Ohlsson A, Hosking MC, Erskine L, Fong K, Shennan AT (1988) Serial measurements of çerebral bloodflow velocities in preterm infants during the first 72 hours of life. Acta Paediatr Scand 77: 625 – 631
14. Caplan LR, Brass LM, DeWitt LD et al. (1990) Transcranial Doppler ultrasound: present status. Neurology 40: 696 – 700
15. Chadduck WM, Seibert JJ, Adametz J, Glasier CM, Crabtree M, Stansell CA (1989) Cranial Doppler ultrasonography correlates with criteria for ventriculoperitoneal shunting. Surg Neurol 31: 122 – 128
16. Deeg KH, Paul J, Rupprecht T, Harms D, Mang C (1988) Pulsed Doppler sonographic determination of absolute flow velocities in the anterior cerebral artery in infants with hydrocephalus in comparison with a healthy patient sample. Monatsschr Kinderheilkd 136: 85 – 94
17. Deeg KH, Rupprecht T (1989) Pulsed Doppler sonographic measurement of normal values for the flow velocities in the intracranial arteries of healthy newborns. Pediatr Radiol 19: 71 – 78
18. Doppler C (1842) Über das farbige Licht der Doppelsterne und einiger andere Gestirne des Himmels. Abhdlg Königl Böhm Ges 2: 465 – 482
19. Halsey JH (1988) Prognosis of acute hemiplegia estimated by transcranial Doppler ultrasonography. Stroke 19: 648 – 649
20. Harders A (1986) Neurosurgical applications of transcranial Doppler sonography. Springer Wien New York
21. Hassler W, Steinmetz H, Pirschel J (1989) Transcranial Doppler study of intracranial circulatory arrest. J Neurosurg 71: 195 – 201
22. Jorch G, Pfannschmidt J, Rabe H (1986) Die nichtinvasive Untersuchung der intrazerebralen Zirkulation bei Früh- und Neugeborenen mit der gepulsten Dopplersonographie. Monatsschr Kinderheilkd 134: 804 – 807
23. Kirkham FJ, Levin SD, Padayachee TS, Kyme NC, Neville BG, Gosling RG (1987) Transcranial pulsed Doppler ultrasound findings in brain stem death. J Neurol Neurosurg Psychiatry 50: 1504 – 1513
24. Kirkinen P, Muller R, Baumann H, Briner J, Lang W, Huch R, Huch A (1988) Cerebral blood flow verlocity waveforms in hydrocephalic fetuses. JCU 16: 493 – 498
25. Müller HR, Casty M (1990) Die Bestimmung des TCD-Flußindex zur Prüfung der CO_2-Reaktivität des zerebralen Blutflusses. Ultraschall Klin Prax 55: 194
26. Norris JW (1990) Does transcranial Doppler have any clinical value? Neurology 40: 329 – 331
27. Powers AD, Graeber MC, Smith RR (1989) Transcranial Doppler ultrasonography in the determination of brain death. Neurosurgery 24: 884 – 889
28. Ringelstein EB (1989) A practical guide to transcranial Doppler sonography. In: Liss AR (ed) Noninvasive imaging of cerebrovascular disease. Alan R. Liss, New York

29. Ringelstein EB, Sievers C, Ecker S, Schneider PA, Otis SM (1988) Noninvasive assessment of CO_2-induced cerebral vasomotor response in normal individuals and patients with internal carotid artery occlusions. Stroke 8: 963 – 969
30. Schöning M, Grunert D, Stier B (1989) Transkranielle Duplex-Sonographie durch den intakten Knochen: Ein neues diagnostisches Verfahren. Ultraschall 10: 66 – 71
31. Seiler RW, Aaslid R (1986) Transcranial Doppler for evaluation of cerebral vasospasm. In: Aaslid R (ed) (1986) Transcranial Doppler sonography. Springer, Wien New York
32. Sloan MA, Haley EC, Kassell NF et al. (1989) Sensitivity and specificity of transcranial Doppler ultrasonography in the diagnosis of vasospasm following subarachnoid hemorrhage. Neurology 39: 1514 – 1518
33. Strassburg HM, Sauer M (1982) Morphologische Darstellung und Identifizierung eines Aneurysma der Vena Galemi beim Säugling mit der Duplex-Scan-Technik. Klin Pädiatr 194: 84 – 87
34. Taylor GA, Short BL, Walker LK, Traystman RJ (1990) Intracranial blood flow: Quantification with Duplex Doppler and Color Doppler Flow US. Radiology 176: 231 – 236
35. Thie A, Fuhlendorf A, Spitzer K, Kunze K (1990) Transcranial Doppler evaluation of common and classic migraine. Part I: Ultrasonic features during the headache-free period. Headache 30: 201 – 208
36. Thie A, Fuhlendorf A, Spitzer A, Kunze K (1990) Transcranial Doppler evaluation of common and classic migraine. Part II: Ultrasonic features during attacks. Headache 30: 209 – 215
37. Van Bel F, van de Bor M, Stijnen T, Ruys JH (1987) Cerebral blood flow velocity pattern in healthy and asphyxiated newborns: a controlled study. Eur J Pediatr 146: 461 – 467
38. Van Bel F, den Ouden L, van de Bor M, Stijnen T, Baan J, Ruys JH (1989) Cerebral blood-flow velocity during the first week of life of preterm infants and neurodevelopment at two years. Dev Child Neurol 31: 320 – 328

Prognostischer Wert der Doppler-Sonographie beim kindlichen Hirnödem

T. Rupprecht, K.H. Deeg, H. Lauffer, D. Wölfel, D. Wenzel

Einleitung

Ein Hirnödem tritt im Kindesalter hauptsächlich als Folge asphyktischer Ereignisse oder eines Schädel-Hirn-Traumas auf. Pathophysiologisch können zwei Formen des Hirnödems voneinander abgegrenzt werden: das *zytotoxische* und das *vasogene Hirnödem*. Das vasogene Hirnödem wird v.a. bei Vaskulitiden im Zusammenhang mit einer Meningitis gefunden. Das zytotoxische Ödem tritt v.a. postasphyktisch auf [2, 6, 10].

Ein asphyktisches Ereignis führt zu einem akuten Abfall des arteriellen Sauerstoffpartialdruckes und zu einem Anstieg des Kohlendioxidpartialdrukkes. Der Abfall des pO_2 und der Anstieg des pCO_2 führen zu einer Vasodilatation im Gehirn [7, 8]. Gleichzeitig kommt es über eine Blutdruckerhöhung zu einem raschen Anstieg des Herzzeitvolumens [3, 8]. Die Vasodilatation der Hirngefäße und die Erhöhung des „cardiac output" haben einen Anstieg der Hirndurchblutung zur Folge, der als Schutzmechanismus zur Funktionserhaltung lebenswichtiger Zentren v.a. im Bereich des Hirnstammes verstanden werden kann [3, 6, 8]. Übersteigt der intrakranielle Druck im Verlauf eines Hirnödems den diastolische Perfusionsdruck, so kommt es zu einem Kollaps der intrakraniellen Gefäße in der Diastole, der dopplersonographisch als enddiastolisch aufgehobener Fluß oder sogar retrograder enddiastolischer Fluß in Erscheinung tritt [1, 6]. Ziel der vorliegenden Studie war es, die Rolle der Doppler-Sonographie v.a. in der prognostischen Einschätzung eines Hirnödems zu prüfen.

Patientengut und Methodik

36 komatöse Kinder (23 Neugeborene und 13 ältere Kinder) mit Hirnödem unterschiedlicher Genese wurden mit der transfontanellären (23 Neugeborene, 2 Säuglinge) bzw. der transkraniellen (11 ältere Kinder) Doppler-Sonographie untersucht (Alterspannweite 1 Tag bis 21 Jahre). Ursachen der Hirnschwellung waren bei 20 Neugeborenen eine schwere perinatale Asphyxie, bei 8 Kindern ein Schädel-Hirn-Trauma, bei einem Säugling und 2 älteren Kindern eine Kindesmißhandlung, in 2 Fällen ein „near missed sudden infant death syndrome" und in jeweils einem Fall eine zerebrale Vaskulitis, ein neurochirurgischer Eingriff, sowie ein Ertrinkungsunfall. Die Diagnose der Hirnschwel-

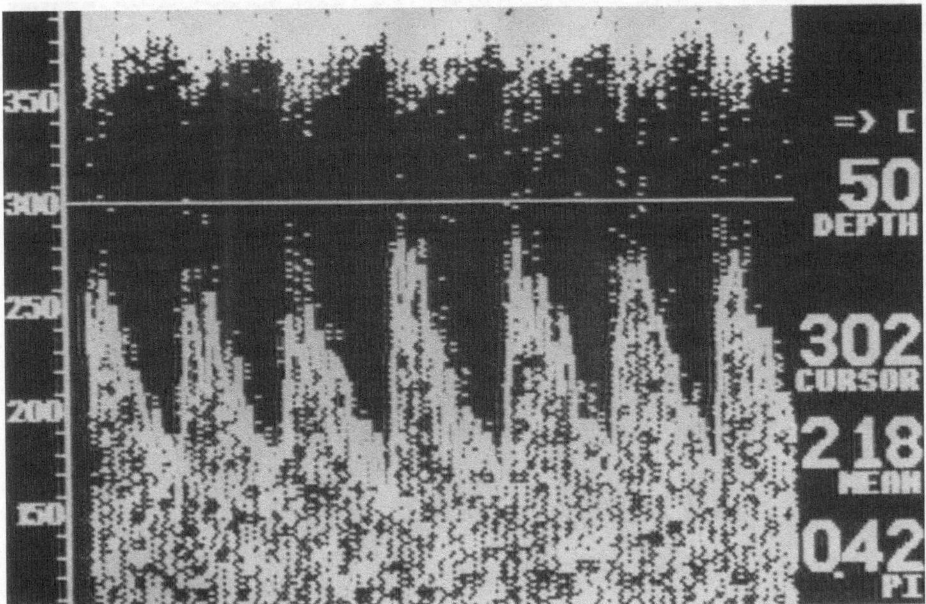

Abb. 1. Dopplersonographische (transkranielle) Flußmessung in der A. cerebri posterior eines 12jährigen Jungen nach Schädel-Hirn-Trauma. Deutlich beschleunigte Flußgeschwindigkeiten, somit dopplersonographisch Stadium II eines posttraumatischen Hirnödems. Messung am 3. postasphyktischen Tag pCO_2 33 mmHg. In der Folge Entwicklung eines apallischen Syndroms

lung wurde durch Computertomographie bzw. zweidimensionale Ultraschalldiagnostik gesichert. Dopplersonographische Flußmessungen erfolgten in den ersten 5 Tagen nach Erkrankungsbeginn täglich, dann nach klinischer Indikation seltener jeweils in der A. cerebri media, der A. cerebri anterior und der A. carotis interna. Aus der Flußkurve wurden die maximale systolische, die enddiastolische, die mittlere Flußgeschwindigkeit sowie der Resistance-Index ermittelt. Simultan wurden pCO_2, po_2, pH, Sauerstoffsättigung und Blutdruck registriert. Die Kinder wurden nach den vorliegenden Flußmessungen in 3 Gruppen eingeteilt.

Gruppe 1: Kinder mit altersentsprechenden Flußgeschwindigkeiten.

Gruppe 2: Kinder mit systolisch und diastolisch beschleunigten Flußgeschwindigkeiten. Die Abb. 1 zeigt ein Beispiel eines Befundes in dieser Gruppe.

Gruppe 3: Kinder mit diastolisch erniedrigtem oder retrogradem Fluß in den Hirnarterien. In der Abb. 2 ist ein Beispiel dargestellt.

Die Meßwerte wurden dabei mit den entsprechenden Normalwerten verglichen [4, 9]. Alle Kinder wurden neuropädiatrisch und entsprechend des klinischen Zustandes bei der Entlassung in 3 Heilungsgruppen eingeteilt.

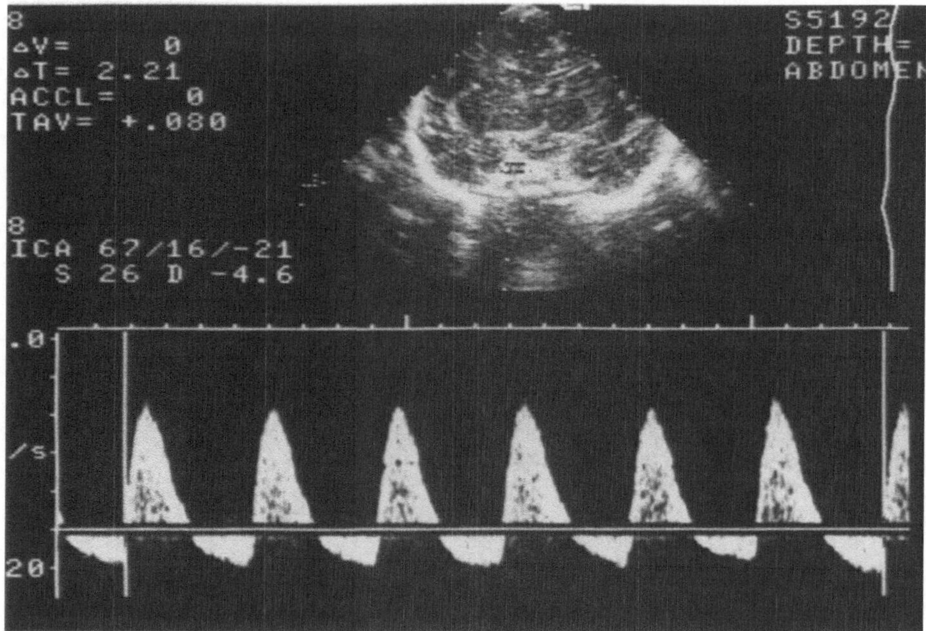

Abb. 2. Dopplersonographische Flußmessung in der A. carotis interna eines Neugeborenen nach schwerer perinataler Asphyxie, Nabelschnur pH 6,8, pCO_2 32 mmHg. Negativer endiastolischer Fluß, somit dopplersonographisch Stadium III eines postasphyktischen Hirnödems. Das Kind entwickelte in der Folge eine generalisierte zystische Lyse beider Großhirnhemisphären

- Kinder mit neurologisch altersentsprechender Entwicklung;
- Kinder mit milden neurologischen Defekten, keine altersentsprechende Entwicklung;
- Patienten mit schwerem Residualzustand, z. B. Tetraspastik und/oder apallischem Syndrom, Blindheit, Taubheit.

Die statistische Analyse der Ergebnisse erfolgte mit Hilfe der Varianzanalyse nach Bartlett und des Chi-Quadrat-Testes.

Ergebnisse

Der Vergleich der 3 Gruppen hinsichtlich Blutdruck (systolisch, diastolisch und Mitteldruck) und der Werte der Blutgasanalyse (pH, pO_2, pCO_2, Sauerstoffsättigung) zeigte keine signifikanten Unterschiede (Varianzanalyse nach Bartlett, Signifikanzniveau $p \leq 0{,}05$).

Die Tabelle 1 zeigt die wichtigsten klinischen Daten in den entsprechenden untersuchten Gruppen. In der Tabelle 2 ist der neurologische Outcome in den 3 Gruppen dargestellt. Man erkennt, daß in der Gruppe der Kinder mit

Tabelle 1. Dopplersonographische Klassifikation und klinische Daten der untersuchten Kinder

Gruppe 1 nach dopplersonographischer Klassifikation (n = 14) (dopplersonographische Befunde: zu jedem Untersuchungszeitpunkt altersnormales Flußprofil)		
Transfontanellär untersucht:	n = 12	Transkraniell untersucht: n = 2
Durchschnittsalter	2,2 ± 1,3(Tage)	9(Jahre)
pCO_2 (arteriell mmHg)	35,4 ± 4,7	31,5
Gruppe 2 nach dopplersonographischer Klassifikation (n = 12) (dopplersonographische Befunde: beschleunigter diastolischer oder systolischer Fluß zu mindestens einem Untersuchungszeitpunkt in mindestens einem untersuchten Hirngefäß)		
Transfontanellär untersucht:	n= 7	Transkraniell untersucht: n= 5
Durchschnittsalter	2,7 ± 1,3(Tage)	5 ± 2,2(Jahre)
pCO_2 (arteriell mmHg)	34,7 ± 7,2	31 ± 2,5
Gruppe 3 nach dopplersonographischer Klassifikation (n = 10) (dopplersonographische Befunde: verminderter oder enddiastolisch retrograder Fluß in mindestens einem untersuchten Gefäß zu mindestens einem Untersuchungszeitpunkt)		
Transfontanellär untersucht:	n = 6	Transkraniell untersucht: n = 4
Durchschnittsalter	1,8 ± 1,3(Tage)	12,5 ± 10(Jahre)
pCO_2 (arteriell mmHg)	35,5 ± 12,2	29 ± 3,2

Tabelle 2. Klinischer Verlauf in den 3 Untersuchungsgruppen

Qutcome	Gruppe 1	Gruppe 2	Gruppe 3
Normal	12 (85%)	1 (8%)	–
Milde Defekte	2 (15%)	3 (25%)	1 (10%)
Schwere Defekte	–	6 (50%)	2 (20%)
Tod	–	2 (17%)	7 (70%)
Summe	14	12	10

Gruppe 1: Dopplersonographische Befunde: Zu jedem Untersuchungszeitpunkt altersnormales Flußprofil.
Gruppe 2: Dopplersonographische Befunde: Beschleunigter diastolischer oder systolischer Fluß zu mindestens einem Untersuchungszeitpunkt in mindestens einem untersuchten Hirngefäß.
Gruppe 3: Dopplersonographische Befunde: Verminderter oder enddiastolisch retrograder Fluß in mindestens einem untersuchten Gefäß zu mindestens einem Untersuchungszeitpunkt.
(Chi-Quadrat = 35,8; $p \leq 0{,}001$)

immer normalen Flußgeschwindigkeiten eine relativ gute Prognose zu stellen ist. Schon bei beschleunigten Flußgeschwindigkeiten zeigt sich eine deutlich schlechtere Situation hinsichtlich von Residuen des Hirnödems, 2 der untersuchten Kinder starben. In der Gruppe 3 mit vermindertem oder sogar retrogradem distolischen Fluß ist die Prognose als sehr ernst anzusehen. Hier überlebten nur Kinder mit noch geöffneter Fontanelle, alle Patienten zeigten mehr oder minder schwere Defektheilungen. Die statistische Analyse ergab einen hochsignifikanten Unterschied der Prognose in den 3 Gruppen ($p \leq 0{,}001$; Chi-Quadrat-Test).

Diskussion

Die Pathogenese der Hirnschwellung in unserem Patientengut ist sehr unterschiedlich. Trotzdem zeigen die Flußveränderungen einen durchaus uniformen Verlauf.

Nach initial meist normalen, oder sogar verminderten Flußgeschwindigkeiten, kommt es etwa am 2.–3. postasphyktischen Tag zu einem deutlichen Anstieg aller Flußgeschwindigkeiten, der wohl mit dem Gipfel der Hirnschwellung zusammenfällt. Bleibt dieser pathologische Anstieg aus, so kann man von einer günstigen Prognose ausgehen. Erfolgt nach dem Anstieg ein Übergang in einen verminderten, oder sogar diastolisch retrograden Fluß, so verschlechtert sich die Prognose erheblich.

Mit Hilfe der dopplersonographischen Flußmessung ist somit eine Einteilung des Schweregrades einer Hirnschwellung möglich. Neben anderen prognostischen Parametern (akustisch evozierte Potentiale) hat sich diese Klassifikation in unserem Patientengut klinisch bewährt.

Neben der prognostischen Einstufung einer Hirnschwellung kann die Doppler-Sonographie ein wertvolles Hilfsmittel zur Steuerung der Therapie sein. So kann z.B. durch eine forcierte Hyperventilation ein systolisch/diastolisch beschleunigter Fluß in einen diastolisch negativen Fluß, der eine sehr ungünstige Hirnperfusion mit dem Risiko einer Hirnschädigung durch die Therapie [5, 6] zur Folge hat, überführt werden. Mittels der Doppler-Sonographie kann in solchen Fällen die Therapie durch Rücknahme der Hyperventilation verbessert werden.

Literatur

1. Aaslid A (1986) Transcranial doppler sonography. Springer, Wien New York
2. Ashwal S, Macher JS, Longo LD (1981) Patterns of fetal lamb regional cerebral blood flow during and after prolonged hypoxia: Studies during the postasphyxic recovery period. Am J. Obstet Gynecol 139: 365
3. Behrman RE, Lees MH, Peterson EN (1970) Distribution of the circulation in the normal and asphyxiated fetal primate. Am J Obstet Gynecol 108: 956 – 969
4. Bode H (1989) Transkranielle Dopplersonographie im Kindesalter, 1. u. 2. Teil: Untersuchungstechnik und biologische Einflußgrößen. Ultraschall 10: 54 – 60 und 237 – 244
5. Calvert SA, Hoskins EM, Fong KW, Forsyth SC (1987) Etiological factors associated with the development of periventricular leukomalacia. Acta Paediatr Scand 76: 254 – 259
6. Deeg KH, Rupprecht T, Zeilinger G (1990) Dopplersonographic classification of brain edema in infants. Pediatr Radiol 20: 509 – 514
7. Johnson GM, Palahniuk RJ, Tweed WA, (1979) Regional cerebral blood flow changes during severe fetal asphyxia produced by slow umbilical cord compression. Am. J Obstet Gynecol 135: 48

8. Lou HC, Lassen NA, Tweed WA, Johnson G, Jones M, Palahniuk RJ (1979) Pressure passive cerebral blood flow and breakdown of the blood-brain barrier in experimental fetal asphyxia. Acta Pediatr Scand 68: 57 – 63
9. Rupprecht T, Deeg KH, Zeilinger G (1988) Altersabhängigkeit dopplersonographisch ermittelter Flußgeschwindigkeit dopplersonographisch ermittelter Flußgeschwindigkeiten in den Hirnarterien von Neugeborenen und Säuglingen. Ultraschall 9: 76 – 83
10. Volpe JJ (1987) Neuroglogy of the newborn, 2nd edn. Saunders, Philadelphia

Sonographie und Magnetresonanz bei Agenesie des Corpus callosum: Ist eine prognostische Einschätzung möglich?

G. Bernert, G. Zoder, D. Wimberger, H. Imhof, A Rosenkranz

Einleitung

Die Agenesie des Corpus callosum (ACC) ist eine relativ häufige Fehlbildung der zerebralen Mittellinie, sie ist mit dem Leben vereinbar und wird durch die zunehmende Verfügbarkeit moderner bildgebender Verfahren wie zerebrale Ultrasonographie (US), Computertomographie (CT) und Magnetresonanztomographie (MRT) auch immer häufiger diagnostiziert. Aus diesem Grund erlangt die Frage nach der weiteren neurologischen und mentalen Entwicklung der von dieser Fehlbildung betroffenen Kinder eine immer größere Bedeutung.

Zielsetzung unserer Untersuchung war, mit einem Überblick über 22, im Neugeborenenalter sonographisch diagnostizierten Patienten mit ACC zu klären, welche klinischen oder morphologischen Parameter die prognostische Einschätzung dieser Fehlbildung verbessern können. Insbesondere sollte die Wertigkeit der MRT in dieser Frage geprüft werden.

Patienten und Methode

In einer Population von 4500 High-risk-Neugeborenen wurde bei 22 Patienten sonographisch eine komplette oder partielle ACC diagnostiziert. Diese Diagnose wurde mittels CT bei 7, mittels MRT bei 8 und autoptisch bei 4 Kindern verifiziert. Die schädelsonographischen Untersuchungen wurden mit einem mobilen Real-time-Sectorscanner unter Verwendung eines 5- und 7,5-MHz-Multifrequenzschallkopfes durchgeführt.

Die MRT-Untersuchungen wurden mit einem 1,5-T-supraleitenden System, Spin-Echo-Sequenzen wurden T_1-(TR 700/TE 15 ms) und T_2-gewichtet (TR 2500/TE 17,70 ms) in allen 3 Schnittebenen durchgeführt.

Die 8 klassischen, von Davidoff u. Dyke 1934 nach pneumenzephalographischen Studien erstellten diagnostischen Kriterien sind sowohl für die Sonographie, als auch für CT und MRT anwendbar [4].

Die sonographische Diagnose der ACC [1, 7] basierte auf folgenden Kriterien: typische Stierkopfkonfiguration der Seitenventrikel, Erweiterung der Hinterhörner der Seitenventrikel in der koronalen Schnittebene (Kolpozephalie), Fehlen der typischen Architektur des normalerweise parallel zum Balken

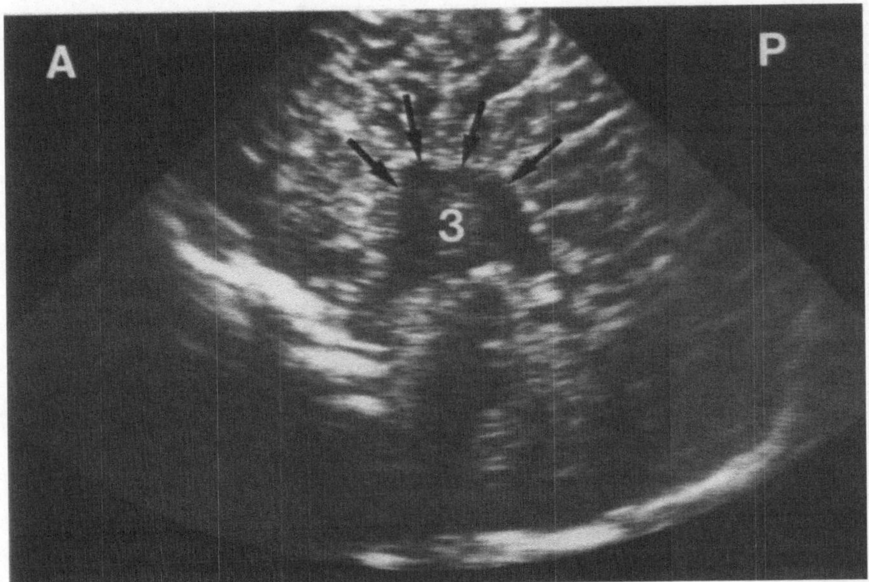

Abb. 1. *Komplette Balkenagenesie.* Median sagittales Sonogramm mit typischem radiaren Abgang der Gyri und Sulci *(Pfeile)* vom Dach des hochstehenden und dilatierten III. Ventrikels *(3)*

verlaufenden Gyrus und Sulcus cinguli, radiäre Anordnung der Sulci ausgehend vom Dach des III. Ventrikels im Mediansagittalschnitt (Abb. 1).

Die CT-Diagnostik stützt sich auf die lateralgerichtete Konvexität der Vorderhörner der Seitenventrikel, die parallele Anordnung der Seitenventrikel, die Kolpozephalie, die Ausdehnung des III. Ventrikels zwischen die Seitenventrikel und gegen den Interhemisphärenspalt. Partielle ACC entgehen gelegentlich dieser Methode.

Die MRT-Diagnostik [2, 3, 5, 11] zeigt die exakte Ausdehnung der Balkenfehlbildung im Mediansagittalschnitt, sowie die persistierende Eversion des Gyrus cinguli, die inkomplette Rotation der Hippocampusformation, die typische Form der Seitenventrikel, sowie die Ausdehnung des III. Ventrikels zum Interhemisphärenspalt (Abb. 2 und 3).

Bei allen Patienten wurden regelmäßig Kopfumfangmessungen durchgeführt sowie das Vorhandensein assoziierter extra- und intrakranieller Fehlbildungen dokumentiert.

20 der 22 Patienten wurden über einen Zeitraum zwischen 6 Monaten und 7 Jahren neurologisch und in ihrer mentalen und psychischen Entwicklung nachuntersucht. Die neurologischen Untersuchungen wurden nach den Methoden von Prechtl, Touwen und Vojta, die entwicklungspsychologischen Tests nach Denver, Hellbrügge und Kramer durchgeführt.

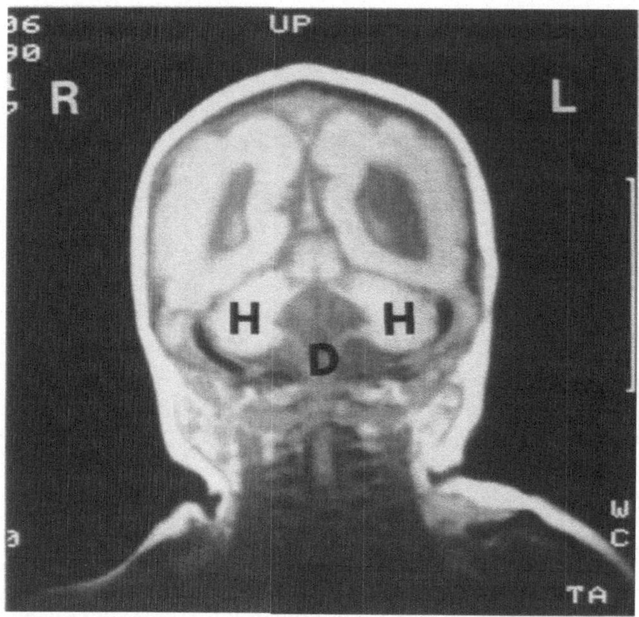

Abb. 2. *Komplette Balkenagenesie.* MRT, koronales Schnittbild, T1-gewichtet. Asymmetrische Seitenventrikelerweiterung, Pachygyrie. Assoziierte Dandy-Walker-Malformation mit nach anterolateral verlagerten Kleinhirnhemisphären *(H)*, Dandy-Walker-Zyste *(D)*

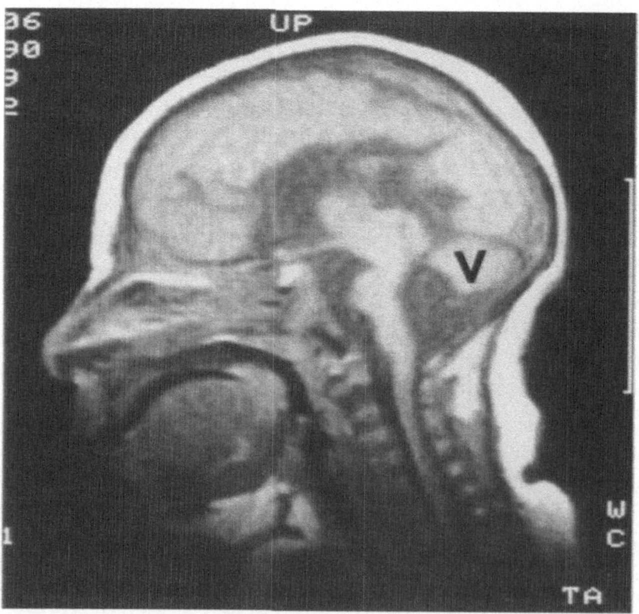

Abb. 3. *Komplette Balkenagenesie kombiniert mit Dandy-Walker-Malformation.* MRT, sagittales Schnittbild, T1-gewichtet. Hypoplasie des Vermis *(V)*

Ergebnisse

Die Übersicht über die klinischen Daten unserer Patienten zeigt einen 50 %igen Anteil untergewichtiger Neugeborener, der Kopfumfang bei der Geburt lag bei 45 % im Normbereich, bei 50 % unter der 10. Perzentile, bei nur 1 (4,5 %) über der 90. Perzentile (Tabelle 1).

Tabelle 1. Klinische Daten (*GEB.GEW.* Geburtsgewicht, *SA* Standardabweichung, *GA* Gestationsalter, *SFGA* small for gestational age, *KU.* Kopfumfang, *P.* Perzentile)

M/W	GEB.GEW.(SA)	GA(SA)	SFGA	KU.<10.P	KU.>90.P	KU.=10.-90.P
10/12	2363(795)	37,5(2,6)	11(50 %)	11(50 %)	1(4,5 %)	10(45,5 %)

Die Inzidenz assoziierter extrazerebraler Fehlbildungen (Tabelle 2) war in Übereinstimmung mit der Literatur [10, 13] sehr hoch und lag bei 86,4 %. Kraniofaziale Dysmorphien dominierten dabei.

Tabelle 2. Inzidenz assoziierter extrazerebraler Fehlbildungen

0	3(13,6 %)
kraniofazial	14(63,6 %)
Augen	2(9,1 %)
muskulär/knöchern	8(36,4 %)
kardiovaskulär	8(36,4 %)
urogenital	3(13,6 %)
gastrointestinal	4(18,2 %)
chromosomal	3(13,6 %)

Bei 6 Patienten (27,3 %) fanden sich zusätzliche zerebrale Fehlbildungen. Diese Inzidenz war niedrig, verglichen mit ungefähr 50–85 %, wie es in retrospektiven, auf Autopsien basierenden Studien beschrieben wurde [10, 13]. Die Art der Fehlbildungen entsprach dem bunten, in der Literatur beschriebenen Bild [2, 3, 10, 11, 13]. Erweiterte Okzipitalhörner der Seitenventrikel (Kolpozephalie) fanden sich bei 16 Patienten (72,7 %), wobei diese bei allen Kindern mit totaler, jedoch nur bei 8 von 14 (57,1 %) mit partieller ACC diagnostiziert wurden (Tabelle 3).

Tabelle 3. Art und Inzidenz zerebraler Fehlbildungen und Kolpozephalie bei ACC

Zerebrale Fehlbildungen	6(27,3 %)
mediane Zysten	3(13,6 %)
Dandy-Walker-Malformation	2(9 %)
Arhinenzephalie	1(4,5 %)
Pachygyrie, Kortikale Heterotopien	1(4,5 %)
Kolpozephalie	16(72,7 %)

Tabelle 4. Letalität und Entwicklungsprognose (*N* normal, *M* mäßige Retardation, *S* schwere Retardation, * = verstorben, *O* kein Follow-up)

N	M	S	*	O
5(22,7%)	1(4,6%)	7(31,8%)	7(31,8%)	2(9,1%)

5 von 20 nachuntersuchten Patienten entwickelten sich unauffällig, 1 zeigte eine mäßige, 7 eine schwere Retardation der motorischen und mentalen Entwicklung. Bei 2 Patienten traten auch zerebrale Krampfanfälle auf, ohne daß die Kriterien des Aicardi-Syndroms erfüllt wären; 7 verstarben, 2 konnten nicht nachuntersucht werden (Tabelle 4).

Der Zusammenhang (Tabelle 5) verschiedener klinischer und morphologischer Kriterien mit der weiteren Entwicklung zeigte eine positive Korrelation zwischen dem Vorliegen einer partiellen Balkenagenesie, einem normalen Kopfumfang bei der Geburt, dem Fehlen extrazerebraler Fehlbildungen und einer normalen neuromentalen Entwicklung. Patienten mit totaler ACC entwickelten sich weniger oft normal (12,5%), ebenso zeigte das Vorhandensein einer Mikrozephalie oder extrazerebraler Fehlbildungen eine negative Korrelation mit einer normalen neurologischen Entwicklung. Eine Kolpozephalie schloß eine normale neuromentale Entwicklung keineswegs aus; immerhin wurde diese bei 4 der 5 normal entwickelten Patienten diagnostiziert.

Tabelle 5. Korrelation: Klinik, Pathomorphologie und Entwicklungsprognose (*N* normal, *M* mäßiggradige Retardation, *S* schwere Retardation, * = verstorben, *O* kein Follow-up, *KU* Kopfumfang)

	N	M	S	*	O
totale Agenesie (8)	1	1	5	1	–
partielle Agenesie (14)	4	–	2	6	2
KU > 90P. (1)	–	–	1	–	–
KU < 10P. (11)	1	–	5	5	–
KU = 10.–90.P. (10)	4	1	1	2	2
+ extrak. Malform. (17)	1	1	7	7	1
– extrak. Malform. (5)	4	–	–	–	1
+ Kolpozephalie (16)	4	1	5	6	–
– Kolpozephalie (6)	1	–	2	1	2

Diskussion

Die definitive Morphologie des Corpus callosum (CC) wird von der Embryogenese des Telenzephalons bestimmt und hängt somit vom normalen Schluß des

Neuralrohres, der Bildung und Entwicklung der Massa commisuralis als induzierender Struktur zum Zeitpunkt der Faserkreuzung, sowie der normalen neuronalen Migration und konsekutiven Schichtung des zerebralen Kortex ab. Die Beeinflussung und/oder Unterbrechung eines dieser Vorgänge kann in eine Balkenfehlbildung resultieren. Aus diesem wechselseitigen Zusammenhang erklärt sich auch die Heterogenität der diagnostizierten Läsionen.

Die totale Balkenagenesie ist durch eine völlige Trennung der beiden zerebralen Hemisphären mit Ausnahme der vorderen Kommisur und der Lamina terminalis gekennzeichnet. In typischer Weise ist diese Läsion durch ein longitudinales Faserbündel (Probstsches Bündel) gekennzeichnet, das in der medialen Wand der Hemisphären liegt und vermutlich aus Fasern besteht, die normalerweise über den Balken zur kontralateralen Seite gekreuzt hätten. Dadurch scheinen die Seitenventrikel auch lateral verlagert zu sein (Abb. 2), zeigen eine parallele Ausrichtung in der koronalen Schnittebene und weisen oft dilatierte Okzipitalhörner auf (Kolpozephalie). Ob die häufige Kombination der ACC mit einer Kolpozephalie auf eine, mit der ACC assoziierten Dysgenesie der weißen Substanz schließen läßt [11], oder eine zweite, von der ACC ätiopathogenetisch unabhängige Läsion darstellt, ist nicht bekannt.

Der III. Ventrikel ist dorsal- und hochverlagert (Abb. 1 und 3). Häufig bestehen assoziierte zerebrale Defekte, wie Heterotopien, Poly- oder Pachygyrien (Abb. 2 und 3), die ebenfalls Resultat einer Migrationsstörung sind, jedoch auch andere zerebrale Fehlbildungen wie Hydrozephalus, Dandy-Walker Malformationen (Abb. 2 und 3) und interhemisphärielle Zysten werden beobachtet. Bei einer partiellen ACC ist üblicherweise der posteriore Anteil des CC betroffen (Abb. 4); das Ausmaß der fehlenden Anteile läßt Rückschlüsse auf den Zeitpunkt der Schädigung zu. Wenn nur der anteriore Anteil des Balkens betroffen ist, spricht das gegen einen Anlagedefekt und für eine sekundäre Zerstörung eines primär angelegten CC.

Literaturangaben zur Prognose der ACC sind dürftig und vorwiegend retrospektiver Natur, da die Diagnose in vielen Fällen erst post mortem gestellt wurde [10, 13]. Die Häufigkeit abnormer Entwicklungen bei Patienten wird mit bis zu 100 % [7, 10, 13] angegeben. Allerdings berichten Lynn et al. [12] über das familiäre Auftreten einer ACC bei Vater und Sohn, wobei der 11jährige Sohn zwar schwache schulische Leistungen zeigte, beim Vater jedoch unauffällige neuro- und testpsychologische Leistungen zu verzeichnen waren. Der Schwerpunkt rezenterer Arbeiten lag eher auf den Aspekten der bildgebenden Diagnostik und der Klassifikation [1, 2, 3, 5, 7, 11] als der Prognose, jedoch dominieren auch hier schlechte neurologische und mentale Entwicklungen.

Erwiesen sein dürfte, daß eine isolierte Agenesie des Corpus callosum keine signifikanten funktionellen Defizite verursacht, während bei Kombination mit Entwicklungsstörungen der weißen Substanz mit deutlichen klinischen Symptomen gerechnet werden muß [11].

In unserem Krankengut erwiesen sich einfache, vorwiegend klinische Parameter wie der Kopfumfang bei Geburt und das Vorhandensein assoziierter Fehlbildungen als prognostisch wichtig. Das scheint auch naheliegend, ist doch bei Mikrozephalie mit einer mehr als nur die Balkenstruktur umfassenden zerebralen Dysgenesie zu rechnen. Im Gegensatz zu unseren Erwartungen,

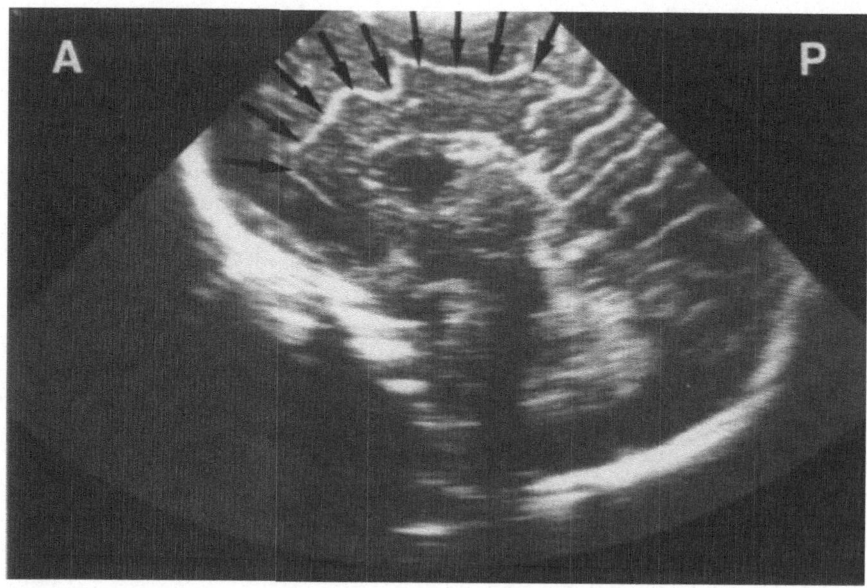

Abb. 4. *Partielle posteriore Balkenagenesie.* Median sagittales Sonogramm. Gyrus und Sulcus cinguli *(Pfeile)* verlaufen parallel zu den bandförmig und echoarm imponierenden vorhandenen anterioren und mittleren Balkenabschnitten

ließen sich jedoch kortikale Fehlbildungen nur bei einem von 8 mit MRT untersuchten Patienten feststellen. Daher ist auch bei Verfügbarkeit moderner bildgebender Verfahren eine präzise Erfassung der kortikalen Architektur erst durch mikroskopische Untersuchung zu erwarten.

Im Gegensatz zur Hypothese, daß die Kolpozephalie eine Dysgenesie der periventrikulären weißen Substanz darstellt [11], war trotz Vorliegens dieser Veränderung bei 4 Patienten eine normale neuromotorische Entwicklung zu beobachten, während sich von 8 Patienten ohne Kolpozephalie nur einer normal entwickelte.

Schlußfolgerungen

1. Der Kopfumfang bei Geburt erwies sich als guter prognostischer Parameter. Von 11 mikro- und 1 makrozephalen Säuglingen entwickelte sich nur 1 (8,3 %) normal, während das bei 4 von 10 (40 %) normozephalen Patienten der Fall war.
2. Die Kombination mit extrazerebralen Fehlbildungen erleichterte ebenfalls eine prognostische Einschätzung: nur 1 Säugling (6,25 %) mit, aber 100 % ohne extrazerebrale Fehlbildungen entwickelten sich normal.

3. Eine totale Balkenagenesie war in nur 1 Fall (12,5 %) von einer normalen neuromentalen Entwicklung gefolgt, während von 12 nachuntersuchten Patienten mit partieller Balkenagenesie sich 4 (33,3 %) normal entwickelten.
4. Die MRT konnte im Vergleich zur Schädelsonographie das exakte Ausmaß der Balkenagenesie besser bestimmen und erlaubt somit eine genauere Zuordnung zu Fehlbildungssyndromen.

Literatur

1. Babcock DS (1984) The normal, absent, and abnormal corpus callosum: Sonographic findings. Radiology 151: 449–453
2. Barkovich J, Norman D (1988) Anomalies of the corpus callosum: Correlation with further anomalies of the brain. AJNR 9: 493–501
3. Barkovich J (1990) Apparent callosal dysgenesis: Analysis of MR-findings in 6 cases and their relationship to holoprosencephaly. AJNR 11: 333–339
4. Davidoff LM, Dyke CG (1934) Agenesis of the corupus callosum. Its diagnosis by encephalography. Report of 3 cases. AJR 32: 1–10
5. Davidson HD, Abraham R, Steiner RE (1985) Agenesis of the corpus callosum: magnetic resonance imaging. Radiology 155: 371–373
6. Ettlinger G et al. (1972) Agenesis of the corpus callosum: A behavioural investigation. Brain 95: 327
7. Fawer C-L, Calame A, Anderegg A, Deonna T, Perentes E (1985) Agenesis of the corpus callosum: real-time ultrasonographic diagnosis and autopsy findings. Helv Paediat Acta 40: 371–380
8. Field M, Ashton R, White K (1978) Agenesis of the corpus callosum. Report of two preschool children and rewiev of literature. Dev Med Child Neurol 20: 47
9. Grogono JL (1968) Children with agenesis of the corpus callosum. Dev Med Child Neurol 10: 613
10. Jellinger K, Gross H, Kaltenbäck E, Grisold W (1981) Holoprosencephaly and agenesis of the corpus callosum: Frequency of associated malformations. Acta Neuropathol 55: 1–10
11. Jinkins JR, Whittemore AR, Bradley WG (1988) MR Imaging of callosal and corticocallosal dysgenesis. AJNR 10: 339–344
12. Lynn RB, Buchanan DC, Fenichel GM, Freemon FR (1980) Agenesis of the corpus callosum. Arch Neurol 37: 444–445
13. Parish ML, Roessmann U, Levinsohn MW (1979) Agenesis of the corpus callosum. A study of the frequency of associated malformations. Ann Neurol 6: 349–354

SPECT in der neuropädiatrischen Diagnostik

M. Weissert, A. Bekier

Methodische Grundlagen

Einleitung

Die modernen bildgebenden Untersuchungsmethoden des Gehirns, die Computertomographie (CT) und die Magnetresonanztomographie (MRT, MRI), liefern dem Kliniker morphologische Informationen von hervorragender Qualität.

Die Untersuchung der Hirnfunktion kann dagegen mit Hilfe radioaktiver Isotope dargestellt werden. Positronenemissionstomographie (PET) und „Single Photon Emission Computed Tomography" (SPECT) vermögen die Biochemie des Gehirns unter normalen Bedingungen sowie auch bei verschiedenen Krankheiten auf molekularer Ebene abzubilden.

Bei der Positronenemissionstomographie werden „physiologische" Radioisotope wie 11 C, 13 N, 15 O und 18 F verwendet, also radioaktive Elemente, welche in jedes metabolische Substrat eingebaut werden können. Die kurze physikalische Halbwertszeit dieser Isotope setzt voraus, daß man für diese Untersuchungen über einen eigenen Zyklotron für die Herstellung dieser Nuklide verfügt.

Dazu bedarf es einer eigenen Radiopharmakologie, welche in der Lage ist, die kurzlebigen Radioisotope in die gewünschten chemischen Moleküle einzubauen, die Qualitätskontrolle durchzuführen und die In-vitro-Messungen der arteriellen Blutproben durchzuführen. Diese Voraussetzungen, zusammen mit den hohen Gestehungskosten der Apparaturen, machen die PET zu einem außerordentlich komplizierten und teuren Verfahren, welches nur wenigen Instituten und Kliniken vorbehalten bleibt.

Die gewonnenen Untersuchungsdaten sind nicht einfach zu interpretieren. Ein erfahrenes Team von Ärzten, Physikern, Chemikern und Informatikern ist erst nach jahrelanger Praxis in der Lage, die kinetischen Modelle für die Besonderheiten der verwendeten Meßanordnung zu entwickeln, um dem Kliniker verständliche und „lesbare" medizinische Informationen bieten zu können.

Die „Single Photon Emission Computed Tomography" (SPECT oder Emissionscomputertomographie) ist dagegen ein relativ einfaches Verfahren, welches in jedem modernen Spital verfügbar ist.

Mit einer Ein- oder Mehrkopfszintillationskamera werden die Gamma-Photonen eines künstlichen, kurzlebigen radioaktiven Isotops, welches für die Untersuchung in das Organ auf metabolischem Wege „inkorporiert" wurde, während einer Rotation aus verschiedenen Projektionen gemessen und in einem Rechner nach einem komplizierten, mathematischen Algorithmus in transversalen, koronalen und sagittalen Schichtebenen rekonstruiert. Auf diese Art ist es möglich, überlagerungsfreie, dreidimensionale Abbildungen der Verteilung einer radioaktiv markierten, organspezifischen Verbindung in den untersuchten Organen herzustellen.

Als Radioisotope verwendet man hauptsächlich „nichtphysiologische" Nuklide: das ^{99m}Tc (HWZ phys. 6 h) und das ^{123}J (HWZ phys. 13 h), beides reine Gamma-Strahler mit einer für die Szintillationsdetektoren günstigen Photonenenergie von 140 bzw. 160 keV.

Die ersten Untersuchungen der regionalen Hirnperfusion wurden in unserem Institut 1983 mit dem ^{123} J-Isopropyl-Amphetamin (IMP) durchgeführt [25].

Seit 1985 wurde diese Substanz durch das ^{99m}Tc-markierte HMPAO (Hexamethyl-propylenamin-oxim, „CERETEC", Amersham) ersetzt. Daneben wurden in den vergangenen Jahren vereinzelt neue neurorezeptorspezifische Liganden wie das ^{123} J-Jomazenil (GABA) oder das ^{123} J-Dopamil (Dopamin D_1) an kleinen Patientengruppen untersucht.

Pharmakokinetik von HMPAO und Untersuchungstechnik

Das HMPAO wird genau nach der Vorschrift des Herstellers vor der Injektion mit einem frischen ^{99m}Tc-Eluat markiert. Die Qualitätskontrolle erfolgt nach der Empfehlung von Ballinger et al. in einer leicht modifizierten Form [1].

Der untersuchte Patient wird nach der vorausgegangenen Gabe von Perchlorat (Blockade der Schilddrüse) in einem ruhigen, leicht abgedunkelten Raum bequem in Rückenlage unter der Szintillationskamera positioniert.

Eine intravenöse Leitung gewährleistet den venösen Zugang ohne Venenpunktion unmittelbar vor der Applikation des Radiopharmakons.

Für erwachsene Patienten verwenden wir bis 740 MBq ^{99m}Tc-HMPAO, die Aktivitätsmenge für die Kinder wird aufgrund des Körpergewichtes entsprechend reduziert.

Nach der intravenösen Injektion der radioaktiv markierten Verbindung kommt es zu einer raschen Clearance dieser Substanz aus dem Blut und zu einer Aufnahme von 3,5–7,0 % der verabreichten Dosis im Gehirn (Tabelle 1).

Etwa 15 % der bei der ersten Passage durch das Gehirn aufgenommenen Aktivitätsmenge werden innerhalb der nächsten Minuten wieder aus dem Gehirn ausgewaschen. Aufgrund der Penetration von ^{99m}Tc-HMPAO durch die intakte Blut-Hirn-Schranke verteilt sich die Verbindung proportional zu der lokalen Hirnperfusion (regional cerebral blood, flow, rCBF) und widerspiegelt im weitesten Sinne die Hirndurchblutung zum Zeitpunkt der Injektion.

Die Untersuchung beginnt etwa 5–10 min nach erfolgter Applikation des Radiopharmakons. Wir verwenden eine Einkopf-Szintillationskamera („Orbi-

Tabelle 1. Strahlenbelastung verschiedener Organe nach Applikation von ^{99m}Tc-HMPAO. (Mod. nach Ell [9])

Kritisches Organ	Absorbierte Energie Dosis (mGy/500 MBq)	Absorbierte Energie Dosis (mrad/mCi)
Tränendrüsen	34,7	256
Gallenblase	27,3	202
Nieren	18,5	136
Schilddrüse	15,0	111
Dickdarmschleimhaut	13,7	101
Leber	8,9	65
Dünndarmschleimhaut	7,8	57
Harnblase	5,4	40
Ovarien	3,2	23
Testes	0,6	4
Ganzkörper	2,1	15

ter 75", Siemens) mit einem hochauflösenden Parallelloch-Kollimator und einen Rechner mit der Standard-Software („Mikro-Delta", Siemens).

Die Aufnahmeparameter sind: Vollrotation 360°, 64 Projektionen von 20–30 s pro Bild, 64 × 64-Matrix, Pixelgröße 6,25 mm. Die Rekonstruktion der transversalen Schichten erfolgt während der Datenaquisition „on the fly" unter Verwendung des Butterworth-Filters mit einer kritischen Frequenz von 0,5 x Nyquist frequency, Ordnungszahl n = 4,0.

Nach der Tiefenkorrektur mit einem linearen Korrektur-Koeffizienten von 0,12 cm^{-1}, werden die transversalen Schichten parallel zu der canthomeatalen Linie (CML) des untersuchten Patienten reanguliert [3].

Anschließend werden aus den reangulierten transversalen Schichten die koronalen und sagittalen Schichten rekonstruiert, zu Doppelschichten addiert (Schichtdicke 2, pixel = 12,5 mm) und auf einem Farbdrucker bzw. schwarz-weißen, transparenten Röntgenfilm dokumentiert (Abb. 1).

Die Quantifizierung

Im Gegensatz zu der PET-Technologie, welche eine lokale Bestimmung der gemessenen Größen, z.B. der lokalen Hirnperfusion in ml/min/100 g Hirngewebe gestattet, ist eine solche absolute Quantifizierung mit den SPECT-Untersuchungen des Hirns nicht möglich. Vereinzelt wurden in der Fachliteratur Methoden zur genauen Quantifizierung empfohlen.

Wegen des großen technischen Aufwandes und der oft benötigten arteriellen Blutentnahmen eignen sich unserer Ansicht nach derartige Verfahren kaum für die tägliche klinische Praxis, insbesondere nicht in der neuropädiatrischen Klinik [12, 21].

Andererseits ist uns die große Subjektivität bei der Beurteilung diskreter Befunde und die damit verbundene diagnostische Unsicherheit schon zu Beginn unserer Studien mit moderner nuklearmedizinischer Hirndiagnostik bewußt

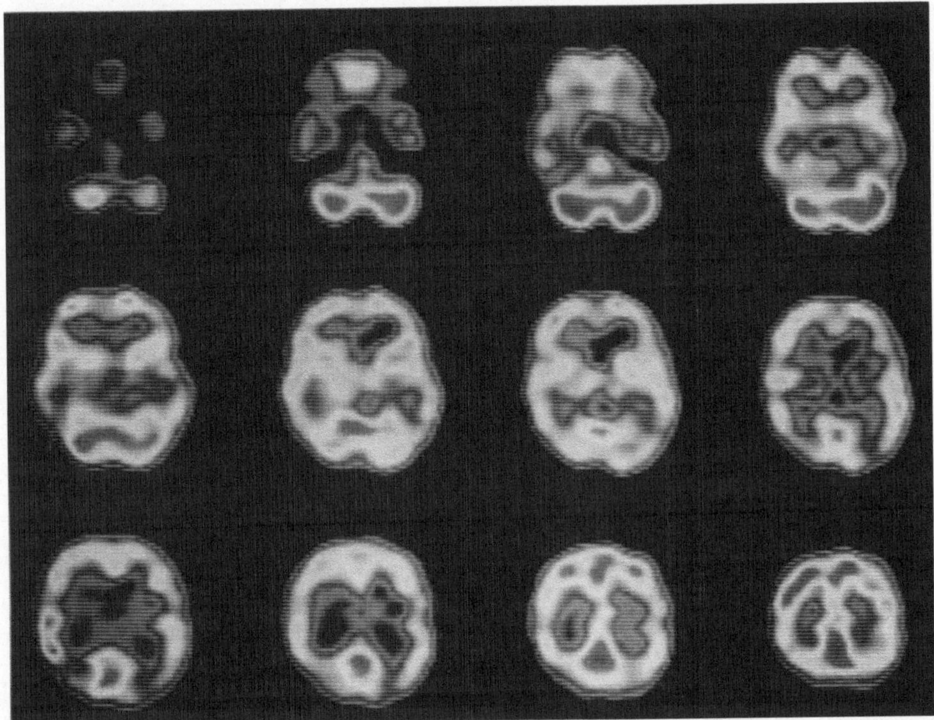

Abb. 1. Normales Ergebnis einer SPECT-Untersuchung mit ^{99m}Tc-HMPAO

geworden. Diese Tatsache hat unsere Arbeitsgruppe veranlaßt, nach einfachen Quantifizierungsmethoden zu suchen [18–20, 25, 26].

Für die alltägliche Praxis bedient man sich der Messung einer Kortex/Zerebellum-Ratio d.h. es werden verschiedene „regions of interest" (ROI) über ausgewählten kortikalen bzw. subkortikalen Hirnregionen gezeichnet und durch den Vergleich der gemessenen mittleren Impulsraten in den ROI's mit einer „Referenz"-ROI der Index für den rCBF gebildet. In der Regel dient als Referenz das Kleinhirn, im Falle einer bestehenden Asymmetrie (z.B. Diaschisis cerebellaris) wird die Kleinhirnhemisphäre mit der höheren mittleren Impulsrate gewählt. Obwohl eine derartige Quantifizierung nicht absolut ist, von der Präzision des auswertenden Arztes oder Technikers abhängt und höchstens als eine Art „Semiquantifizierung" bezeichnet werden kann, liefert sie bei sorgfältiger und reproduzierbarer Untersuchungstechnik und Bildverarbeitung durchaus akzeptable Resultate (Abb. 2).

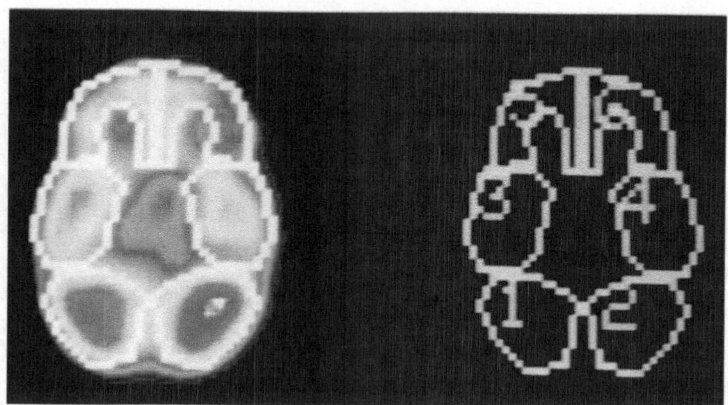

Abb. 2. Ein Satz von „region of interest" (ROI) für die Berechnung der Kortex-/Zerebellum-Ratio

Klinische Anwendung

Mit der neuen apparativen Instrumentierung und der Verfügbarkeit sensitiver Radiopharmaka am Institut für Nuklearmedizin des Kantonsspitals St. Gallen wurde die Single Photon Emission Computed Tomography (SPECT) auch der neuropädiatrischen Diagnostik zugänglich. Wir haben in den vergangenen 5 Jahren rund 50 Kinder vom Neugeborenenalter bis zur Adoleszenz mit gezielter Fragestellung untersucht.

Ziele der Studie waren die Überprüfung der Praktikabilität der Methodik im Kindesalter und die Festlegung des diagnostischen Stellenwertes bzw. der Differentialindikation gegenüber anderen Untersuchungsverfahren.

Zur physiologischen Entwicklung der Perfusion möchte ich eingangs die Untersuchungen von Denays et al. [4] an 30 gesunden Säuglingen erwähnen. Er zeigte, daß in Korrelation mit dem Gestationsalter die Thalamusperfusion bis zum 3. Lebensmonat die Perfusion kortikaler Areale überwiegt. Nach einer langsamen Mehrbelegung des parietalen und okzipitalen Kortex wird die Perfusion des Frontalhirns erst nach dem 2. Lebensmonat deutlicher. Erwachsenenverhältnisse in den Relationen der kortikalen Durchblutungswerte werden ab dem 2. Lebensjahr erreicht.

Ich werde im folgenden nun beispielhaft einige Befunde unserer Untersuchungsergebnisse aus verschiedenen Krankheitsgruppen vorstellen.

Zerebrovaskuläre Prozesse

Zerebrovaskuläre Erkrankungen sind im neuropädiatrischen Bereich wohl quantitativ wenig bedeutsam, doch in diagnostischer Hinsicht oft aufwendig und schwierig.

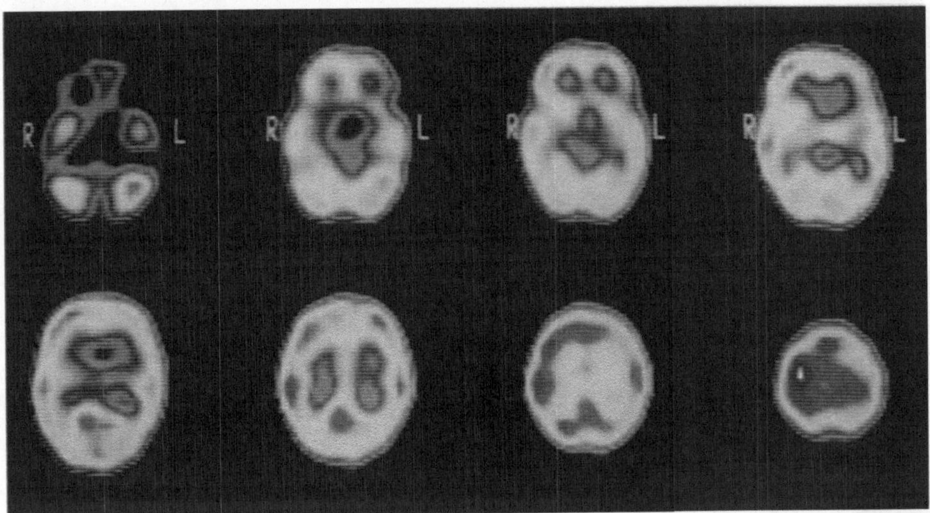

Abb. 3. Minderperfusion links temporal, kortikal und subkortikal

Da in bildgebenden Verfahren strukturelle Veränderungen erst mit einer Latenz manifest werden, kommt heute den funktionellen Untersuchungen wie der Doppler- oder SPECT-Untersuchung eine besondere Bedeutung zu. Ausmaß und Lokalisation einer Ischämie können im SPECT-Verfahren frühzeitig und zuverlässig dargestellt werden [22, 27].

Ein 3jähriger Knabe (S.L.) mit unauffälliger psychomotorischer Entwicklung wurde mit einer akuten schlaffen Hemiplegie rechts mit Aphasie eingewiesen. Bei normalem EEG zeigte die Doppleruntersuchung eine Verlangsamung der Flußgeschwindigkeit links im Mediabereich.

Bei unauffälliger Karotisangiographie ließ sich im SPECT eine ausgesprochene Hypoperfusion der linken Hemisphäre objektivieren. Gleichzeitig war quantitativ auch die Perfusion der rechten Hemisphäre beeinträchtigt (Abb. 3).

Die SPECT-Nachuntersuchung nach 4 Wochen zeigte nach Etablierung einer mäßig ausgebildeten spastischen Hemisymptomatik rechts unter Erholung der Aphasie eine deutliche Besserung der Perfusion, rechts noch ausgeprägter als links, bei einem Infarkt im Capsula-interna-Bereich (Abb. 4).

Wir konnten somit das bei Erwachsenen typische Phänomen einer Diaschisis, durch von Monakow bereits 1914 beschrieben, auch beim Kleinkind nachweisen. Dies bedeutet, bei einer umschriebenen zerebralen Läsion auch die Perfusion anderer Areale durch transhemisphärische bzw. kortiko-spinale Projektionen beeinträchtigt wird [6].

Solche Befunde entgehen allerdings der Beobachtung bei rein visueller Auswertung der Untersuchung; dementsprechend ist für eine korrekte Beurteilung eine quantitative, rechnerische Auswertung zu fordern. Ob der reversiblen Minderperfusion beim Kind eine – allenfalls subklinische – pathophysiologische Bedeutung zukommt, ist bislang allerdings noch nicht geklärt.

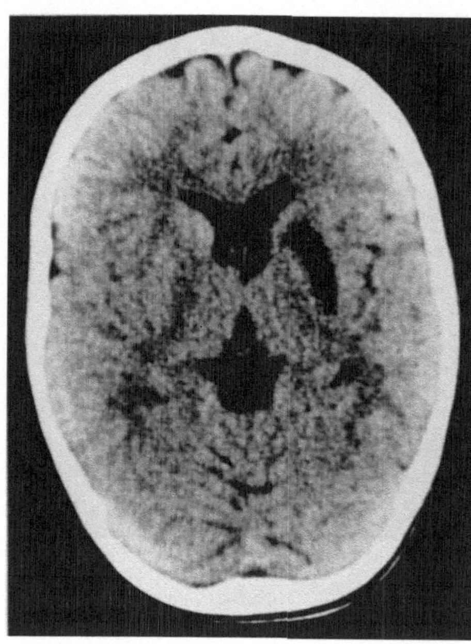

Abb. 4. Infarktbezirk links im Capsula-interna-Bereich

Eher häufiger beschäftigen uns differentialdiagnostisch funktionell-vaskuläre Prozesse aus dem Migränebereich. Entsprechend der Pathophysiologie finden sich sinngemäß in statischen bildgebenden Untersuchungsverfahren keine Auffälligkeiten.

Im Hirnstrombild sind bei Migraine-accompagnée-Episoden herdförmige Verlangsamungen bekannt. Auch im SPECT läßt sich die Asymmetrie von Perfusion und Metabolismus darstellen [24, 28].

Aufgrund unserer Erfahrungen kann die SPECT-Untersuchung bei Gefäßprozessen im Kindesalter als nichtinvasive und wenig belastende Methode zur Frühdiagnostik empfohlen werden. Allerdings muß einschränkend gesagt werden, daß andere Verfahren wie die Angiographie – je nach Ursache der Problematik – damit nicht einfach hinfällig werden.

Intrakranielle Drucksteigerung

Bei nicht tumorbedingter intrakranieller Drucksteigerung von latentem oder intermittierendem Charakter, wie z.B. bei Shunthdysfunktion, beim Pseudotumor cerebri oder subduralen Hygromen, sind Klinik und bildgebende Verfahren oft nicht genügend aufschlußreich.

Als Alternative zu beispielsweise einer längeren invasiven Druckmessung kann eine Perfusionsstudie im Kontext mit den klinischen Befunden ein sinnvolles Therapiekonzept konkretisieren und auch den Effekt medikamentöser Maßnahmen oder eines druckableitenden Eingriffes später dokumentieren.

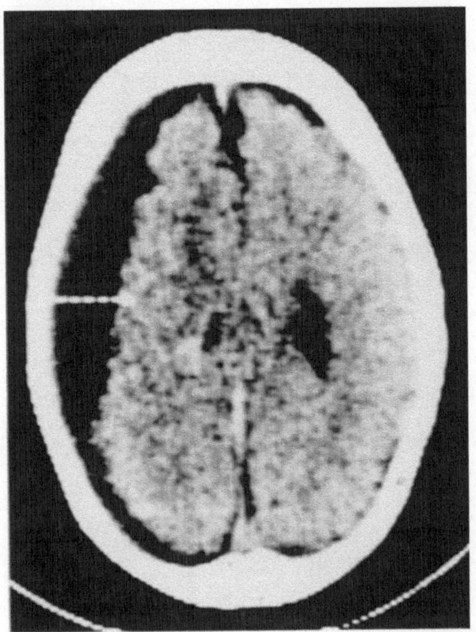

Abb. 5. Subdurales Hygrom links frontal bis temporal

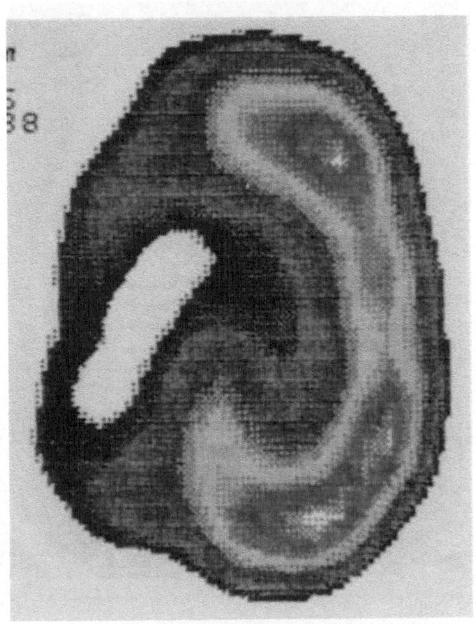

Abb. 6. Minderperfusion der linken Hemisphäre bei Hygrom

Bei einem 5jährigen Mädchen (L.M.) mit von Willebrandscher Erkrankung und sich langsam entwickelndem Hemisyndrom bei chronisch subduralem Hygroms (Abb. 5), ergab das EEG eine typische Depression der kortikalen Aktivität. Im SPECT ließ sich eine schwer beeinträchtigte Perfusion objektivieren (Abb. 6). Die Durchblutungsverhältnisse verbesserten sich 6 Monate nach der operativen Revision signifikant; über einen längeren Zeitraum bildeten sich auch die Hemisymptomatik und die Aphasie bis auf ein leichtes spastisches Residualsyndrom zurück.

Bei Patienten mit unkomplizierten Arachnoidalzysten an typischer Lokalisation konnten wir keine relevanten Perfusionsdefizite im Seitenvergleich im Bereich des nachbarschaftlichen Gewebes nachweisen. Dies stützt die Erkenntnis, bei solchen Situationen mit invasiv operativen Maßnahmen zurückhaltend zu sein.

Die SPECT-Untersuchung ist unter solchen Bedingungen ergänzend zur übrigen Diagnostik wenig belastend, im Vergleich zur Druckmessung nicht invasiv und Ausdruck für die Beeinträchtigung der metabolischen Aktivität entsprechender Hirnareale.

Neurodegenerative Erkrankungen

Die SPECT-Untersuchung vermag bei neurodegenerativen Leiden Erkenntnisse über Perfusion und Metabolismus zu vermitteln, und damit Einblick in den

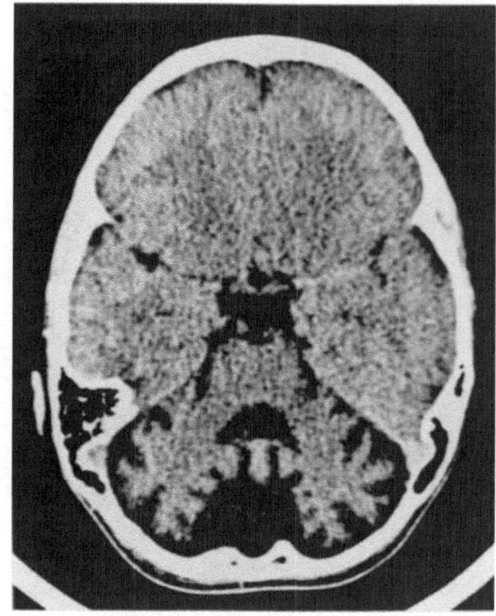

Abb. 7. Schwere Atrophie von Zerebellum und Hirnstamm

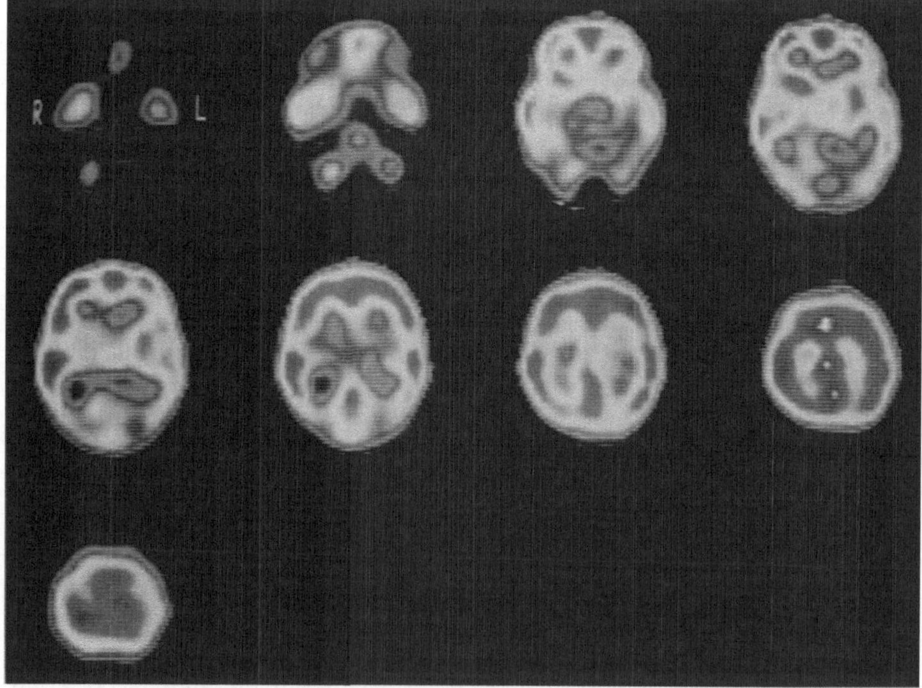

Abb. 8. Ausgeprägte zerebelläre Minderperfusion

pathophysiologischen Verlauf von bisher schlecht definierten Krankheitsbildern zu gewähren.

Wir beobachteten 2 Patienten (M.B./W.J.) mit einer sporadischen Form einer olivo-ponto-zerebellären Atrophie (OPCA) mit rascher Progression der Ataxie im 2. Dezennium. Nebst der eindrücklichen strukturellen Atrophie von Zerebellum und basalen Strukturen im CT und MRI ließ sich eine erhebliche Abnahme der Perfusion des Kleinhirns über die Jahre hinweg dokumentieren (Abb. 7 und 8). Quantitativ läßt sich dies deutlich erfassen in der Kortex-Zerebellum-Ratio. Der Quotient stieg binnen zweier Jahre von 1,16 auf 1,5–2,0. Somit erhalten wir hier einen Meßwert, der gut korreliert mit der Zunahme der Ataxie, die sonst klinisch schwer zu quantifizieren ist, abgesehen vielleicht von regelmäßigen Videosequenzen.

Ein 6jähriger Knabe (C.A.) mit autoptisch gesichertem Morbus Alpers wurde mit einer schubweise auftretenden Epilepsia partialis continua mit wechselnder Lokalisation symptomatisch. Nebst Herdbefunden im EEG und ödematös-hypodensen Bezirken im CT ließ sich auch die Perfusionssteigerung in den korrespondierenden kortikalen bis subkortikalen Strukturen nachweisen, mit entsprechenden Defiziten nach Abklingen eines Krankheitsschubes.

Solche SPECT-Analysen können somit pathophysiologische Vorgänge in Perfusion bzw. Metabolismus nachweisen, wo strukturelle Veränderungen in anderen bildgebenden Verfahren oft eine wenig eindrückliche Dynamik zeigen.

Epilepsien

Die SPECT-Untersuchung hat besonders bei der Abklärung partieller Anfälle in der Evaluation operativer Verfahren eine Bedeutung erlangt [4, 7, 29]. So läßt sich in 75 % der Patienten interiktal eine regionale Hypoperfusion nachweisen, die mit dem EEG-Fokus korreliert. Allerdings kommen z.T. auch weitere Foci zur Darstellung, die der EEG-Oberflächenableitung entgehen können. Andererseits kann bei einer Gruppe von Patienten auch interiktal eine Hyperperfusion bzw. ein gesteigerter Metabolismus objektiviert werden, ohne daß bislang dafür eine befriedigende Erklärung möglich ist. Es hat sich gezeigt, daß sowohl der SPECT-Untersuchung bezüglich der Entwicklung eines Anfallsleidens als auch der kognitiven Funktion eine gewisse prognostische Bedeutung zukommt. So haben multifokale Areale mit Hypoperfusion eine insgesamt eher ominösere Prognose.

Unsere eigenen Erfahrungen sind wegen der sehr heterogenen Zusammensetzung der Probanden mit verschiedenen Anfallsmustern und Lebensaltern in keiner Art repräsentativ und lassen keine generelle Stellungnahme zu.

Bei einem 7jährigen Mädchen (G.A.) manifestierten sich ab dem 6. Lebensjahr rezidivierende therapieresistente partielle Anfälle mit motorischen Phänomenen, ausgehend von der rechten Hemisphäre. Zum Teil stellte sich ein Epilepsia-partialis-continua-ähnliches Bild ein (Abb. 9). Bei normalem CT ließ sich im MRI ein ausgedehnter Prozeß im Bereich der rechten Mantelkante objektivieren. Iktal war im SPECT im entsprechenden Areal eine signifikante Mehrbelegung gegenüber kontralateral nachzuweisen (Abb. 10). Die Genese des Prozesses ist derzeit noch nicht bekannt, eine operative Evaluation ist anstehend.

Nebst Klinik und EEG kann somit die SPECT-Untersuchung hier die eindrückliche Aktivität des Herdes dokumentieren.

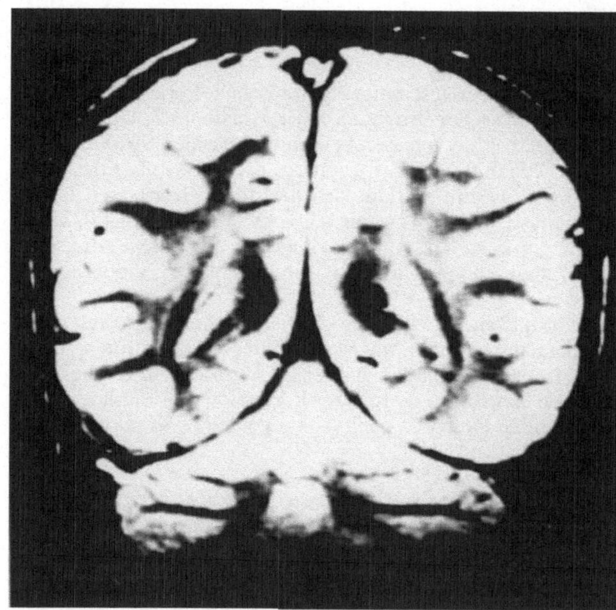

Abb. 9. Prozeß an der rechten Mantelkante

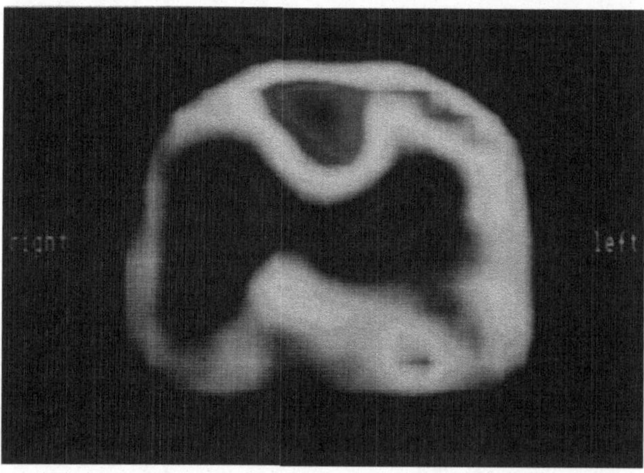

Abb. 10. Hyperperfusion iktal an der rechten Mantelkante

Zusammenfassend läßt sich sagen, daß die SPECT-Untersuchung heute in der Vorevaluation epilepsie-chirurgischer Maßnahmen bei fokalen Läsionen wichtig geworden ist.

Weitere Anwendungsbereiche

Über einen differenzierten Einsatz der SPECT-Untersuchungen bei *Hirntumoren* liegen bislang wenig Erfahrungen vor. Black et al. [3] in Los Angeles berichten über die Möglichkeit einer Quantifizierung der Malignität von niedriggradigeren Gliomen. Es hat sich eine gute Korrelation zwischen erhöhter Aufnahme von ^{201}Th und höherer Malignität ergeben. Gleichzeitig wurde das Radiopharmakon zur frühzeitigen Objektivierung von Rezidiven empfohlen. Inwieweit eine SPECT-Analyse bei der Klärung der Frage nach Tumornekrose unter verschiedenen Therapiemodalitäten und Resttumor hilfreich ist, bedarf noch der weiteren Bestätigung [3, 17].

Bei entzündlichen Prozessen lassen sich fokale Enzephalitiden, insbesondere auch die Rasmussen-Enzephalitis durch Areale mit verminderter Perfusion und Hypometabolismus darstellen [9].

Keine eigenen Erfahrungen haben wir mit der SPECT-Hirntoddiagnostik [10, 23]. Galaske u. Schober [101] aus Hannover berichten aus dem pädiatrisch-intensivmedizinischen Bereich über einen sinnvollen Einsatz der Methode. Mit einer transportablen Gammakamera und einem entsprechend ausgebildeten nuklearmedizinischen Notfallteam kann die Hirntoddiagnose am Krankenbett auf der Intensivstation gestellt werden, ohne daß der Patient zu invasiver Diagnostik wegtransportiert werden muß.

Unbeeinflußt von Sedation und Relaxation kann der Hirntod frühzeitig objektiviert, damit das Pflegepersonal entlastet und die Motivation bei den Eltern für eine Organfreigabe verbessert werden.

HWS-Traumata ohne konventionell radiologisch faßbare Veränderungen können mit einem Technetium-markierten knochenaffinen Phosphonat SPECT-objektiviert werden. Dies ist für die Beurteilung etwaiger zervikaler Ausfallserscheinungen für den Neuropädiater von Bedeutung.

Ausblick

Künftig werden sich interessante weitere diagnostische Möglichkeiten eröffnen. Ich erwähne hier die selektive Darstellung spezifischer Rezeptoren, wie z.B. Benzodiazepinrezeptoren, D_1- und D_2-Dopaminrezeptoren oder gar Rezeptoren an den Ionenkanälen. Entsprechende spezifische Radiopharmaka stehen – z.T. noch im experimentellen Stadium – bereits zur Verfügung. Der Gewinn für die Grundlagenforschung, für die Klinik und schließlich für eine rationale pharmakologische Therapie läßt sich derzeit in den Dimensionen noch nicht abschätzen [13, 15, 16].

Die vorliegende Arbeit ergibt somit einen Überblick über die möglichen Anwendungsgebiete der SPECT-Diagnostik in der Neuropädiatrie [11, 14, 24]. Bei einer kritischen Wertung der Befunde im Kontext mit der Klinik können wertvolle Einblicke in Perfusion und Metabolismus der ZNS gewonnen werden.

Das SPECT-Verfahren ist jedoch keine Screening-Untersuchung, es sollte nur gezielt mit spezifischer Fragestellung an den Nuklearmediziner eingesetzt werden.

Literatur

1. Ballinger JR, Gulenchyn KY (1988) Radiochemical purtiy of (^{99m}Tc) HMPAO. J Nucl Med 29: 572–573
2. Bekier A, Meili A (1986) Unsere klinischen Erfahrungen mit 123-J-Amphetamin Emissionscomputertomographie des Gehirns. Radiol Diagn 27: 368–372
3. Bekier a, Oettli R, Weder B (1989) Upon the significance of the cantho-meatal line in brain SPECT. NUC COMPAC 20: 224–226
4. Black KL, Hawkins RA, Kim KT, Becker DP, Lerner C, Marciano D (1989) Use of thallium-201 SPECT to quantitate malignancy grade of gliomas. J Neurosurg 71: 342–346
5. Denays R, Rubinstein M, Ham H, Piepsz A, Noël P (1988) Single photon emission computed tomography in seizure disorders. Arch Dis Child 63: 1184–1188
6. Denays R, Van Pachterbeke T, Tondeur M (1989) Brain single photon emission computed tomography in neonates. J Nucl Med 30: 1337–1341
7. Dobkin JA, Levine RL, Lagreze HL, Dulli DA, Nickles RJ, Rowe BR (1989) Evidence for transhemispheric diaschisis in unilateral stroke. Arch Neurol 46: 1333–1336
8. Ducan R, Patterson J, Hadley DM, Wyper DJ, Mc George AP, Bone J (1990) Tc 99m HM-PAO single photon emission computed tomography in temporal lobe epilepsy. Acta Neurol Scand 81: 287–293
9. Ell PJ, Costa DC, Cullum IC, Jarrit PH, Lui D (eds) (1987) The clinical application of rCBF imaging by SPECT. Brier Press, High Wycombe, p 12
10. English R, Soper N, Shepstone BJ, Hockaday JM, Stores G (1989) Five patients with Rasmussen's syndrome investigated by single-photon-emission-computed-tomography. Nucl Med Commun 10: 5–14
11. Galaske RG, Schuber O (1988) Bestimmung des Hirntodes bei Kindern: 99m Tc-HM-PAO und 123 J-Amphetamin-Szintigraphie als neue, nichtinvasive Methode. Wien Klin Wochenschr 100: 555–561
12. Garty J, Delbeke D, Sandler Martin P (1989) Correlative pediatric imaging. J Nucl med 30: 15–24
13. Greenberg JH, Kushner M, Rango M, Alavi A, Reivich M, (1990) Validation Studies of jodine-123-jodoamphetamine as a Cerebral Blood flow tracer using emission tomography. J Nucl Med 31, 1364-1369
14. Höll K, Deisenhammer E, Dauth J, Carmann H, Schubiger PA (1989) Imaging benzodiazepine receptors in the human brain by single photon emission computed tomography (SPECT). Nucl Med Biol 16: 755–763
15. Holman LB, Tumeh S (1990) Single photon emission computed tomography (SPECT) JAMA 263: 561–564
16. Kung Hank F (1990) Radiopharmaceuticals for CNS receptor imaging with SPECT. Nucl Med Bil 17: 85–92
17. Kung Hank F, Alavi A, Chang W et al. (1990) In vivo SPECT imaging of CNS D-2 dopamine receptors: Initial studies with Iodine-123-JBZM in humans. J Nucl Med 31: 573–579
18. Langen KJ, Roosen N, Herzog H, Kuwert T, Kiwit JCW, Bock WJ, Feinendegen LE (1989) Investigations of brain tumors with 99m TC-HMPAO SPECT. Nucl Med Commun 10: 325–344
19. Meili A. Bekier A, Weder B (1985) Ein Beitrag zur semiquantitativen Darstellng der regionalen Hirndurchblutung und neuronalen Funktion mittels N-isopropyl-(123 J)-p-Jodoamphetamin (IMP) und Emissionstomographie. Nucl Med 24: 153–158
20. Meili A, Seelentag WW, Bekier A (1986) Beeinflussung der cerebralen N-Isopropyl-p-123-J-Amphetaminspeicherung durch Alter, Größe, Gewicht und Körperoberfläche. NUC COMPACT 17: 30–32
21. Meili A, Seelentag WW, Bekier A (1986) Die cerebrale 99m Tc-Hexamethylpropylen-aminoxim-Speicherung in Beziehung zu individuellen Faktoren wie Alter, Größe und Gewicht. NUC COMPACT 17: 334–336
22. Nickel O, Nägele-Wöhrle B, Ulrich P (1989) RCBF – Quantification with 99m TC-HMPAO-SPECT: Theory and first results. Eur J Nucl Med 15: 1–8

23. Raynaud C, Rancurel G, Tzourio N et al. (1989) SPECT analysis of recent cerebral infarction. Stroke 20: 192–204
24. Reid RH, Gulenchyn KY, Ballinger JR (1989) Clinical use of Technetium-99m HM-PAO for determination of brain death. J Nucl Med 30: 1621–1626
25. Schlake HP, Böttger IG, Grotemeyer KH, Hasstedt IW, Vollet B, Schober O, Brune GG (1990) Single photon emission computed tomography with Technetium-99m hexamethyl propylenamino oxime in the pain – Free interval of migraine and cluster headache. Eur Neurol 30: 153–156
26. Schulthess GK von, Bekier A (1983) 123-J-Isopropyl-Jodoamphetamine (IMP) in the assessement of cerebral perfusion: Is a quantitative non invasive measurement possible? In: Schulthess GK von, Bekier A, Schuiger PA (eds) Proceedings of a Colloquium held at Würenlingen, Switzerland, October 28, 1983, Editions Roche, Basel
27. Schulthess GK von, Ketz E, Schubiger PA, Bekier A (1985) Regional quantitave noninvasive assessement of cerebral perfusion and function with N-Isopropyl-(123 J) p-Jodoamphetamin. J Nucl Med 26: 9–16
28. Shahar E, Gilday DL, Hwang PA, Cohen EK, Lambert R (1990) Pediatric cerebrovascular disease. Arch Neurol 47: 578–584
29. Shirasaka Y, Jto M, Okuno T, Fujii T, Mikawa H (1989) Sequential 123-IMP-SPECT in acute infantile hemiplegia. Pediat Neurol. 5: 306–310
30. Stefan H, Kuhnen C, Biersack HJ, Reichmann K (1987) Initial experience with 99m Tc-hexamethyl-propylene amine oxime (HM-PAO) single photon emission computed tomography (SPECT) in patients with focal epilepsy. Epilepsy Res 1: 134–138
31. Wagner HN (1989) SNM Highlights – 1989 „Why not?" J Nucl Med 30: 1283–1295

SPECT bei Kindern mit benigner Epilepsie und zentrotemporalen Spitzen

M.C. Laub, R. Funke, C.-M. Kirsch, U. Oberst

Einleitung

Die Untersuchung der regionalen Hirndurchblutung (rCBF) mittels Single-Photon-Emissions-Computertomographie (SPECT) hat in den letzten Jahren auch im Rahmen der Epileptologie eine gewisse Anwendung gefunden (Editorial 1989). Grundsätzlich ist zu unterscheiden zwischen iktualen und interiktualen Befunden. Iktual fand sich konstant eine Erhöhung der Perfusion (Bonte et al. 1983; Lee et al. 1988; Lang et al. 1988), hingegen interiktual in der Mehrzahl Hypoperfusion (Stefan et al. 1987 a; Andersen et al. 1989; Ryding et al. 1988; Christe et al. 1989). Untersucht wurden vorwiegend fokale Epilepsien beim Erwachsenen, besonders Temporallappenepilepsien. Interiktuale Veränderungen des rCBF wurden von verschiedenen Autoren in einer Häufigkeit von 70–100 % bei dieser Krankheitsgruppe beschrieben, während bei generalisierten Epilepsien regionale Perfusionsänderungen in einer Häufigkeit von ca. 20–25 % gefunden wurden.

Häufiger als Temporallappenepilepsien findet man im Kindesalter eine typische benigne fokale Epilepsie, die mit charakteristischen zentrotemporalen Spitzen im EEG einhergeht und die daher als benigne Epilepsie mit zentrotemporalen Spitzen (BECT) oder als Rolando-Epilepsie bezeichnet wird. Trotz der guten Prognose dieses epileptischen Syndroms (Loiseau et al. 1988) können bei Kindern mit dieser Erkrankung nicht selten neuropsychologische Beeinträchtigungen gefunden werden (Doose 1988). Es lag nun nahe, daß wir uns folgende Fragen stellten: Wie häufig finden sich bei Kindern mit BECT interiktuale Veränderungen der rCBF? Korrelieren eventuelle rCBF-Veränderungen mit dem epileptischen Fokus im EEG oder mit neuropsychologischen Veränderungen?

Methode

Um diese Fragen zu beantworten, wurden BECT-Patienten ausgewählt, die mindestens einen klaren epileptischen Anfall erlitten hatten, die im EEG den typischen Befund von zentrotemporalen Spitzen zeigten, deren neuroradiologische Befunde – soweit erhältlich – normal waren und die 6 Jahre oder älter waren.

Bei diesen Kindern wurde innerhalb eines Zeitraumes von maximal 4 Wochen folgende Bereiche untersucht:

1. Elektroenzephalographie

Neben dem Routine-EEG wurde ein 8-Kanal-Langzeit-Kassetten-Monitoring über 16–23 h (im Schnitt 19 h) mit kontinuierlicher Registrierung von 3 paramedianen Längsreihen und einer temporalen Längsableitung jeweils beidseits durchgeführt. Bei älteren Patienten wurde auf dem Kanal 1 statt dem EEG ein Okulogramm registriert. Unser besonderes Interesse galt der Frage, ob der epileptische Fokus während der gesamten Registrierung konstant lokalisiert war oder ob sich die Lokalisation änderte, wie dies bei BECT-Patienten nicht selten beobachtet werden kann.

2. Regionale Perfusionsmessung

Als radiopharmazeutische Substanz wurde ^{99m}Tc-Hexamethylpropylene-Amin-Oxim (HMPAO), als bildgebende Technik Single-Photonen-Emissions-Computertomographie (SPECT) verwendet. Der Patient wurde, nachdem die Eltern über das Vorgehen informiert wurden und von ihnen eine schriftliche Zustimmung zur Untersuchung eingeholt worden war, sorgfältig vorbereitet. Es wurde ein i.v. Zugang gelegt, der Patient wurde über mindestens 5 min in einem abgedunkelten Raum gelagert, anschließend wurden 7 MBq/kg KG HMPAO injiziert. Nach frühestens 30 min wurde mit der Registrierung begonnen. Mit Hilfe einer rotierenden Gamma-Kamera wurden 60 Projektionen in 30 min akquiriert und transversale, sagittale und koronare Schichten rekonstruiert. Die Auswertung erfolgte visuell durch zwei unabhängige erfahrene Untersucher.

3. Neuropsychologie

Untersucht wurden alle Kinder von einem Untersucher (U.O.) in zwei getrennten Sitzungen, unter Ausschluß der Eltern, mit HAWIK-R. Bei Kindern über 7 Jahre wurde zusätzlich der Benton-Test, über 9 Jahren zusätzlich der ZVT (Zahlen-Verbindungstest, ein standardisiertes Testverfahren vorwiegend zur Bestimmung der kognitiven Leistungsgeschwindigkeit) angewandt. Diese letzten beiden Tests wurden verwendet, um die durch den HAWIK-R erhaltene Informationsbasis zu erweitern.

4. Sprachtestung

Alle Kinder wurden getestet von einem Untersucher (R.F.) mit dem Heidelberger Sprachentwicklungstest zur Ermittlung des Entwicklungsstandes sprachlicher Fähigkeiten, der für das Alter von 3–9 Jahren standardisiert ist. Getestet wurden dabei sowohl rezeptive als auch produktive und kommunikative Sprachebenen. Der Test wurde in zwei Sitzungen durchgeführt, die Eltern waren wahlweise zugelassen. Bei Patient Nr. 3 wurde der Aachener Aphasietest angewandt. Zusätzlich hierzu wurden die Kinder einer audiometrischen Untersuchung unterworfen sowie verschiedenen Screening-Verfahren, um folgende Bereiche zu evaluieren: Lautdiskrimination, auditive Merkfähigkeitsspanne, Schreibfähigkeiten, orofaziale Bewegungsmuster und Artikulation.

Die Untersucher der Bereiche 2–4 waren nicht informiert über die klinischen Details des Patienten, über die Lokalisation des EEG-Fokus und über die jeweils anderen Untersuchungsergebnisse.

Ergebnisse

Bisher konnten 9 Patienten mit BECT untersucht werden (Tabelle 1). Ein zusätzlicher Patient wurde in die Studie eingeschlossen wegen seines typischen EEG-Befundes mit zentrotemporalen Spitzen, obwohl dieser Patient klinisch eine leichte spastische Hemiparese rechts, im MRI eine linksseitige Signalintensivitätsänderung zeigte, wahrscheinlich aufgrund einer perinatalen Asphyxie (Patient Nr. 10 in Tabelle 1).

Wie aus Tabelle 1 ersichtlich, war die Geschlechtsverteilung in der Untersuchungsgruppe ausgeglichen, das Alter variierte von 6–12 Jahren (Durchschnitt 8 Jahre und 6 Monate), vier der Kinder waren medikamentös nicht behandelt, die übrigen waren mit nichtsedierenden Antiepileptika behandelt. Soweit erhältlich waren CT bei den Patienten 1–9 unauffällig. Patient 10 s. oben. Der EEG-Fokus war bei 2 Patienten wechselnd-fluktuierend, bei 5 Patienten fand sich ein konstanter Fokus links, bei drei rechts.

Bei 5 Patienten konnte eine regionale Hypoperfusion festgestellt werden (2 mal links temporal, jeweils 1mal links fronto-präzentral, links temporoparietal und rechts temporal). Bei den übrigen Patienten fanden sich symmetrische Perfusionsverhältnisse. Die Lokalisation von diesen Hypoperfu-

Tabelle 1. Alter, Medikation, neuroradiologische und EEG-Befunde sowie HMPAO-SPECT-Ergebnisse (*n* normal, *li* links, *re* rechts, *m* männlich, *we* weiblich, *CBZ* Carbamazepin, *PT* Phenytoin, *SUL* Sultiam)

Pat. Nr.	Alter	Medik.	CT/MRI	EEG-Fokus	SPECT
1 m	11,7	CBZ	n	wechselnd	n
2 m	6,7	SUL	n	wechselnd	Hypoperf. li.
3 w	12,7	CBZ	n	li	Hypoperf. li.
4 m	8,4	---	–	re	n
5 w	6,4	SUL	–	li	Hypoperf. re.
6 w	7,2	CBZ/PT	n	re	n
7 m	9,7	---	n	re	n
8 w	6,10	CBZ	n	li	n
9 w	7,3	---	n	li	Hypoperf. li.
10 m	9,6	---	MRI:pathol.	li	Hypoperf. li.

sionsbezirken war nicht durchgehend kongruent zur Lokalisation der EEG-Herde (s. Patienten Nr. 2 und 5 in Tabelle 1). Bei Patient Nr. 10 waren EEG-Fokus, Hypoperfusionsbezirk und MRI-Befund kongruent.

Bei 9 der Patienten konnten neuropsychologische oder sprachlich-linguistische Beeinträchtigungen in irgendeiner Weise nachgewiesen werden. Obwohl die Testergebnisse jeweils signifikante Veränderungen in Teilbereichen aufzeigten, waren diese Defizite im häuslichen oder schulischen Alltag nicht immer für die Patienten von Bedeutung. Die Tabelle 2 informiert über Einzelheiten der gefundenen Defizite. Am häufigsten wurden wir konfrontiert mit Veränderungen der auditiven Behaltensspanne (7 von 10), einer Leistungsschwäche, die üblicherweise einer Schwäche der dominanten Hemisphäre zugeordnet wird. Bei 5 Patienten fand sich eine Verminderung der kognitiven Leistungsgeschwindigkeit, bei 3 Patienten fanden sich Veränderungen der visuo-räumlichen Fähigkeiten, die üblicherweise als Schwäche der nichtdominanten Hemisphäre gedeutet werden. Daneben fanden sich Schwierigkeiten der Aufmerksamkeit, der Atmung während des Sprechens und der grammatischen oder linguistischen Fähigkeiten.

Tabelle 2. Häufigkeit von verschiedenen neuropsychologischen und sprachlichen Defiziten bei unseren 10 Patienten

Auditive Behaltensspanne	7/10
Kognitive Leistungsgeschwindigkeit	5/10
Aufmerksamkeit	3/10
Grammatik	3/10
Visuo-räumliche Fähigkeiten	3/10
Sprechfluß	2/10
Respiratorische Dysrhythmie	2/10
Semantik	2/10
Sequentielle Störung	1/10

Eine lokalisatorische Zuordnung dieser Defizite gelang weder zu den Befunden der Hirnperfusionsmessung noch zum EEG-Fokus. So zeigten z. B. die Patienten mit Störungen im Bereich der auditiven Merkspanne keineswegs häufiger Perfusionsveränderungen der dominanten Hemisphäre oder vermehrt konstante EEG-Foci auf der dominanten Seite. In der Tabelle 3 werden Patienten mit normaler und mit erniedrigter Perfusion gegenübergestellt. Es fanden sich keine Unterschiede bezüglich der visuo-räumlichen Fähigkeiten oder der auditorischen Behaltensspanne. Eine Verminderung der kognitiven Leistungsgeschwindigkeit fand sich jedoch – anders als erwartet – bei symmetrischer Hirnperfusion häufiger als bei Patienten mit regionalen Hypoperfusionen.

Tabelle 3. Korrelation zwischen einigen neuropsychologischen Defiziten und Perfusion im SPECT

	Normale Perfusion	Hypoperfusion
Reduzierte kognitive Leistungsgeschwindigkeit	4/5	1/5
Reduzierte visuo-räumliche Fähigkeiten	1/5	2/5
Reduzierte auditive Behaltensspanne	3/5	4/5

Diskussion

In dieser Studie von Veränderungen des rCBF bei Kindern mit BECT fanden wir regionale Hirnperfusionsminderung in ca. 50 % der Fälle und damit in einem niedrigeren Prozentsatz, als dies für Patienten mit fokalen Epilepsien mit zumeist morphologisch faßbarem Herd, besonders Temporallappenepilepsien, beschrieben wurde. Eher liegt die hier gefundene Häufigkeit im Bereich von Hirnperfusionsveränderungen, wie sie bei Patienten mit generalisierten Epilepsien beschrieben wurden (Devous et al. 1985; Leroy et al. 1987). Leider stehen uns aus offensichtlichen ethischen Gründen SPECT-Befunde von einer Vergleichsgruppe neurologisch gesunder Kinder nicht zur Verfügung.

Die mangelhafte lokalisatorische Kongruenz von Hypoperfusionsbefunden und EEG-Befunden ist nicht verwunderlich im Lichte der Angaben in der Literatur. Bei Erwachsenen wurden Korrelationen zwischen dem Hirnperfusionszustand und dem EEG-Fokus in einer Größenordnung von 50–90 % beschrieben (Sakai et al. 1978; Bonte et al. 1983; Stefan et al. 1987 b). Möglicherweise haben weder Veränderungen des rCBF im hier gefundenen Ausmaß noch EEG-Befunde bei BECT eine wirkliche Herdqualität.

Wir waren erstaunt, bei unseren BECT-Patienten in einer so großen Anzahl neuropsychologische und sprachliche Defizite zu finden, gilt doch die Rolando-Epilepsie als gutartig sowohl im Hinblick auf den Epilepsieverlauf als auch im Hinblick auf die mentale Entwicklung. Selbstverständlich können unsere Befunde nicht sehr valide sein, da Faktoren wie Alter der Patienten, Therapie, soziale Schichtung nicht kontrolliert waren und da es sich hier um eine Klinikpopulation handelt. Dennoch findet sich bei Epilepsiepatienten generell eine relativ hohe Inzidenz von psychomotorischen oder kognitiven Dysfunktionen (Loiseau et al. 1983; Smith et al. 1986). Nach unserem Eindruck scheinen jedenfalls häufiger Beeinträchtigungen höherer Hirnleistungen bei BECT vorzuliegen, als allgemein angenommen, zumindest in Phasen mit einer relativ aktiven epileptischen Manifestation. Sie können leicht übersehen werden, da sie die Kinder im Alltag nicht allzu sehr beeinträchtigen und wahrscheinlich häufig nur Teilleistungsstörungen darstellen.

In der Literatur berichteten Homan et al. (1989) über einen relativ engen Zusammenhang zwischen der Lokalisation von Veränderungen des rCBF und psychomotorischen Funktionen. Unsere Erfahrungen in dieser kleinen Studie sind hierzu unterschiedlich. Dies kann damit zusammenhängen, daß regionale Minderdurchblutungen bei BECT-Patienten keine wirkliche konstante zerebrale Minderfunktion repräsentieren. Zum anderen sind Versuche, mittels neuropsychologischer und linguistischer Testmethoden Aussagen zur Lokalisation von kortikalen Beeinträchtigungen im Kindesalter zu machen, problematisch.

Zusammenfassung

In einer Pilotstudie wurde der Frage nachgegangen, wie häufig Veränderungen der regionalen Hirndurchblutung bei Patienten mit benignen Epilepsien mit zentrotemporalen Spitzen zu finden sind und ob Perfusionsveränderungen gegebenenfalls mit dem EEG-Fokus und dem psychomentalen Status der Patienten im Hinblick auf die zerebrale Lokalisation korrelieren. Mittels HMPAO-SPECT wurden bei der Hälfte der Patienten regionale Minderperfusionen gefunden. In einer relativ hohen Anzahl fanden sich neuropsychologische oder sprachliche Defizite. Zwischen diesen und den Befunden der Hirnperfusion und dem Fokus im EEG konnte ein konstanter Zusammenhang nicht erkannt werden.

Literatur

Andersen AR, Herning M, Dam M (1989) SPECT-scanning and magnetic resonance imaging in epilepsy. In: Chadwick D (ed) Fourth International Symposium on Sodium Valproate and Epilepsy. Royal Society of medicine Services, London, pp 25–32

Bonte FJ, Stokeley EM, Devous MD, Homan RW (1983) Single-photon tomographic study of regional cerebral blood flow in epilepsy. Arch Neurol 40: 267–270

Christe W, Cordes M, Delavier U, Lefebre C, Rieken T (1989) SPECT with 99m Tc-HMPAO in der Diagnostik temporaler Epilepsien. In: Wolf P (Hrsg) Epilepsie 88. Einhorn, Reinbek, S 193–197

Devous MD, Stokely EM, Bonte FJ (1985) Quantitative imaging of regional cerebral blood flow by dynamic single-photon tomography. In: Holman BL (ed) Radionucleide imaging of the brain. Churchill Livingston, New York

Doose H (1988) Benigne Partialepilepsien des Kindesalters und ihre Varianten. Epilepsie-Blätter 1: 2–7

Editorial (1989) SPECT and PET in epilepsy. Lancet I: 135–137

Homan RW, Paulman RG, Devous MD, Walker P, Jennings LW, Bonte FJ (1989) Cognitive function and regional cerebral blood flow in partial seizures. Arch Neurol 46: 964–970

Lang W, Podreka I, Suess E, Müller C, Zeitlhofer J, Deecke L (1988) Single photon emission computerized tomography during and between seizures. J Neurol 235: 277–284

Lee BI, Markand ON, Wellmann HN et al. (1988) HIPDM-SPECT in patients with medically intractable complex partial seizures. Ictal study. Arch Neurol 45: 397–402

Lerman P (1985) Benigne partial epilepsy with centro-temporal spikes. In: Dravet C, Bureau M, Dreifuss FE, Wolf P (eds) Epileptic syndromes in infancy, childhood and adolescence. John Libbey, London, pp 150–158

Leroy RF, Devous MD, Ajmani AK, Rao KK, Bonte FJ (1987) Regional cerebral blood flow determined by xenon 131 inhalation and SPECT scan among epileptics with primary generalized seizures. Neurology 37 (Suppl 1): 102

Loiseau P, Strube E, Broustet D, Battellochi S, Gomeni C, Morselli PL (1983) Learning impairment in epileptic patients. Epilepsia 24: 183–192

Loiseau P, Duché B, Cordova S, Dartigues JF, Cohadon S (1988) Prognosis of benign childhood epilepsy with centro-temporal spikes: a follow-up study of 168 patients. Epilepsia 29: 229–235

Ryding E, Rosen J, Elmquist D, Ingvar DH (1988) SPECT measurements with 99m Tc-HM-PAO in focal epilepsy. J Cereb Blood Flow Metab 8: S 95–S 100
Sakai F, Meyer JS, Naritomi H, Hsu M–C (1978) Regional cerebral blood flow and EEG in patients with epilepsy. Arch Neurol 35: 648–657
Smith DB, Craft BR, Collins J, Mattson RH, Cramer JA (1986) VA Cooperative Study Group 118. Behavioural characteristics of epilepsy patients compared with normal controls. Epilepsia 27: 760–768
Stefan H, Kuhnen C, Biersack HJ, Reichmann K (1987a) Initial experience with 99m Tc-hexamethyl-prophylene-amineoxime (HM-PAO) single photon emission computed tomography (SPECT) in patients with focal epilepsy. Epilepsy Res 1: 134–138
Stefan H, Pawlik G, Böcker-Schwarz HG, Biersack HJ, Burr W, Penin H, Heiss WD (1987b) Functional and morphological abnormalities in temporal lobe epilepsy: a comparison of interictal and ictal EEG, CT, MRI, SPECT and PET. J Neurol 234: 377–384

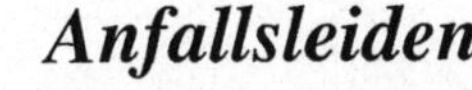
Anfallsleiden

Diagnostisch richtungsweisende EEG-Muster

G. Kurlemann, E.M. Menges, K. Kuchelmeister, M. Köhler, D.G. Palm

Einleitung

In der Diagnostik und Verlaufskontrolle der Epilepsie nimmt das EEG einen entscheidenden Platz ein. Darüber hinaus kann das EEG auch richtungsweisende Befunde für andere, seltenere neuropädiatrische Krankheitsbilder erbringen. Die Kenntnis dieser EEG-Muster ist wichtig, um weiterführende Untersuchungen gezielt zu veranlassen, so daß unnötige, möglicherweise belastende diagnostische Eingriffe gerade bei Kindern vermieden werden können.

Im folgenden stellen wir vier Krankheitsbilder vor, bei denen über das EEG die Verdachtsdiagnose einer spezifischen Erkrankung geäußert und bestätigt werden konnte.

Kasuistiken

1. Beispiel:

11jähriger Knabe, Zwillingsschwangerschaft, 2. Zwilling. Vorstellung wegen Schulschwierigkeiten.

Untersuchungsbefund: Minimale zerebrale Dysfunktion.

EEG: Zeichen der nicht sehr lebhaften rechts temporo-parietalen Anfallsbereitschaft unter Ruhebedingungen. Unter Hyperventilation seitendifferente Frequenzverlangsamung und Amplitudenaktivierung, rechts ausgeprägter als links; nach HV fehlende zeitgerechte Rückbildung, im Gegenteil Fortbestehen und Zunahme einer hochamplitudigen Frequenzverlangsamung (Abb. 1).

Während der EEG-Ableitung, speziell während des Hyperventilationsversuches, keine motorischen oder sensiblen Ausfälle. Verdachtsdiagnose aufgrund des EEG-Befundes nach Hyperventilation: Intrazerebraler vaskulärer Prozeß, Moyamoya-Syndrom. Die Bestätigung dieser Verdachtsdiagnose erfolgte durch die konventionelle Angiographie, indem ein Abbruch der A. carotis interna bds. unterhalb des Siphons nachweisbar war. Über das vertebro-basiläre Stromgebiet wurde ein feinwolkiges Kollateralnetz – des Rete mirabilis – gefüllt, welches die kortikalen Äste der Aa. cerebri anterior und media füllte (Abb. 2).

Kommentar: Nur im Kindesalter ist die hochamplitudige langanhaltende oder wiederauftretende Frequenzverlangsamung im Anschluß an den Mehratmungsversuch für das Moyamoya-Syndrom ein charakteristisches EEG-Merkmal, welches als Re-build-up-Phänomen beschrieben wurde [1]. Die Literaturdurchsicht ergibt, daß nur bei 4 von 87 Kindern mit einem Moyamoya-Syndrom dieses EEG-Merkmal fehlte [5]. Das führende klinische Symptom beim Moyamoya-Syndrom besteht in alternierenden Hemiplegien als Ausdruck transitorischer

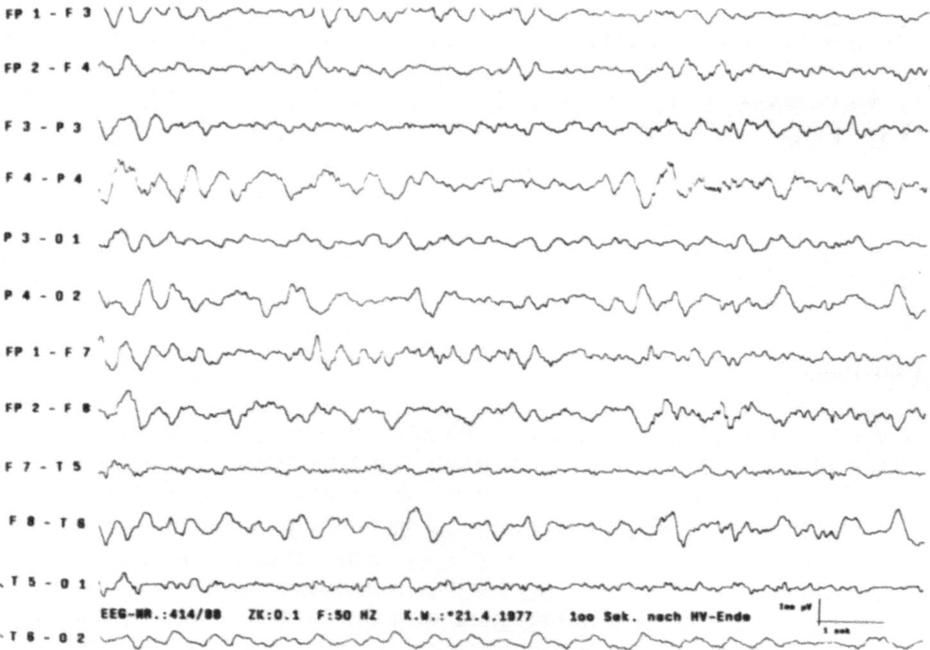

Abb. 1. Hochamplitudige δ-Aktivität, 100 s nach Ende der Hyperventilation

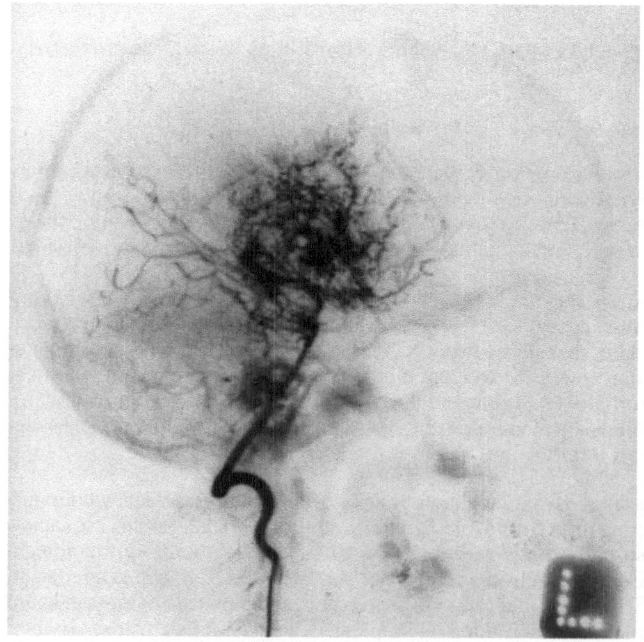

Abb. 2. Angiographische Darstellung eines feinwolkigen Kollateralnetzes über der A. vertebralis mit Abbruch der A. carotis interna unterhalb des Siphons

ischämischer Attacken, oft ausgelöst durch Hyperventilation. In Kenntnis des EEG-Musters kann die Diagnose eines Moyamoya-Syndroms einen Zufallsbefund darstellen – auch ohne klinische Symptome. Als weitere noninvasive Maßnahme zur Diagnosebestätigung bietet sich die Magnetresonanzangiographie an [6].

2. *Beispiel:*

4½jähriger Knabe; therapieresistentes myoklonisch-astatisches Anfallsleiden. Zeichen der Ataxie und eines globalen zerebralen Abbaus mit deutlich eingeschränkter visueller Orientierung bestehen anamnestisch seit 1 Jahr. Irreguläre, diffuse Myoklonien; wächserne Gesichtsmimik.

EEG: Lebhafte irreguläre generalisierte Spike- und Poly-spike-wave-Komplexe. Unter Photostimulation mit langsamen Frequenzen (0,5–1/s) treten okzipital betonte Spikes auf (Abb. 3). Verdachtsdiagnose aufgrund des EEG-Musters unter Photostimulation: Neuronale Ceroidlipofuszinose vom spätinfantilen Typ.

Zusatzbefunde: Retinitis pigmentosa, Hirnatrophie im CCT. Bestätigung der Verdachtsdiagnose durch den elektronenmikroskopischen Nachweis von kurvilinearen Einschlußkörperchen in der Hautstanze (Abb. 4).

Kommentar: Bei Kindern mit mentaler Retardierung/Abbau, besonders mit der Symptomenkombination Ataxie, Myoklonien, zerebralem Anfallsleiden und einer Retinitis pigmentosa, sollte beim Nachweis von sog. PIPS (positive spikes during intermittend photic stimulation) immer an das Vorliegen einer neuronalen Ceroidlipofuszinose vom spätinfantilen Typ (Jansky-Bielschowsky-Disease) gedacht werden. Bei schnelleren Flickerfrequenzen ist dieses charakteristische EEG-Muster nicht mehr provozierbar. Die beiden anderen Formen der neuronalen Ceroidlipofuszinose zeigen diesen charakteristischen EEG-Befund nicht [9]. Eine pränatale Diagnose dieses Krankheitsbildes ist möglich [7].

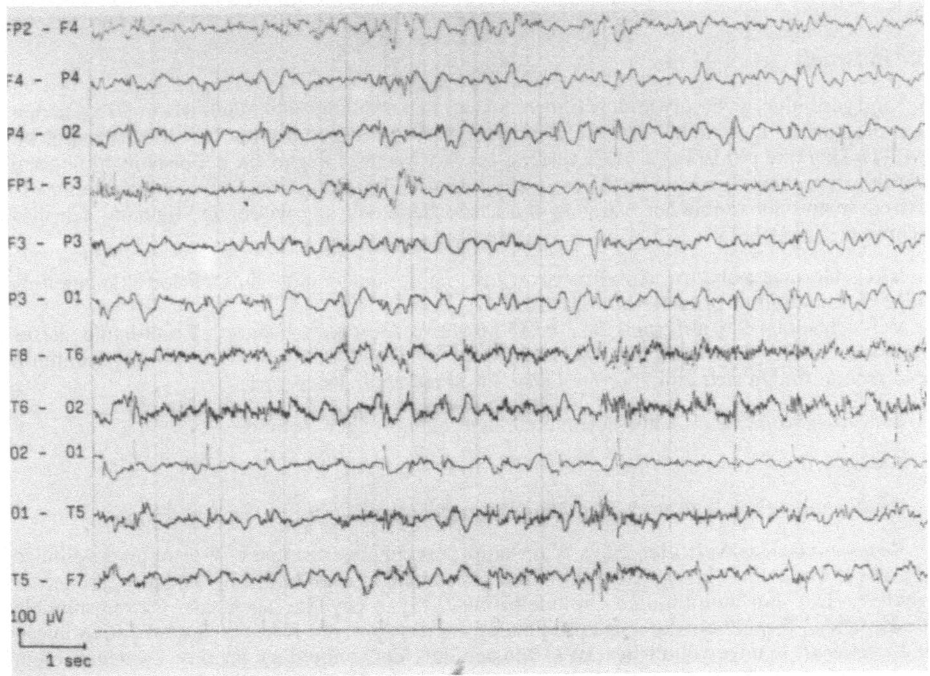

Abb. 3. Okzipitale Spikes unter Photostimulation mit langsamer Frequenz

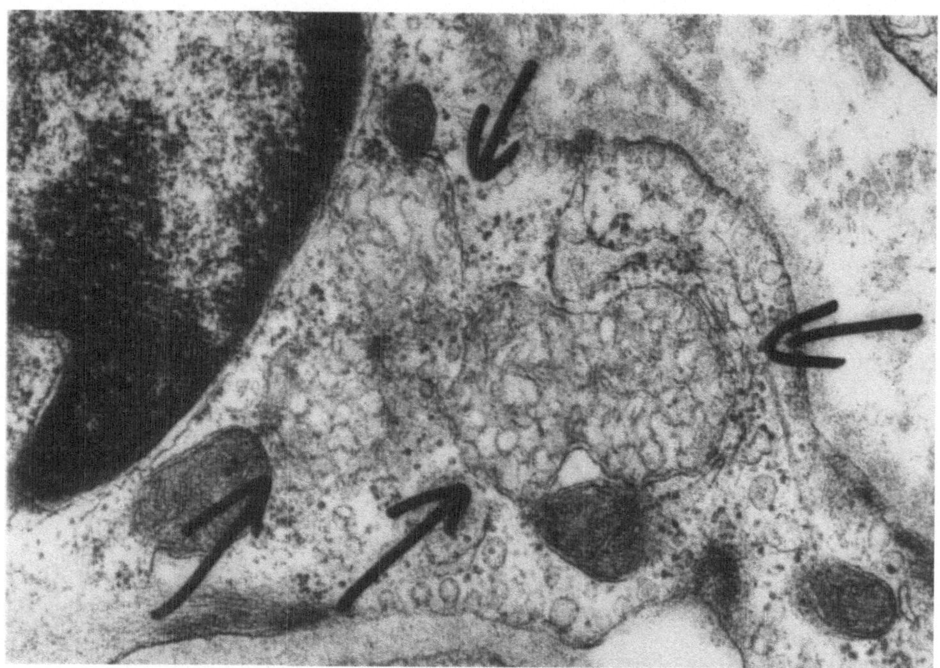

Abb. 4. Elektronenmikroskopischer Nachweis von kurvilinearen Einschlußkörperchen (Hautstanze)

3. Beispiel:

5. Kind gesunder, nichtverwandter Eltern. SS und Geburt unauffällig. Geburt am ET; Zeichen der pränatalen Dystrophie. Manifestation eines West-Syndroms im 6. LM. Erfolgreiche ACTH-Therapie (40 E/Tag). Überweisung zur Stoffwechseldiagnostik bei bislang ätiologisch ungeklärtem West-Syndrom im Alter von 5 Monaten. Zur Aufnahme kam ein mikrozephaler, extrem hypotoner weiblicher Säugling ohne äußerliche richtungsweisende Stigmata. Schrilles Schreien.

EEG: Geringe polytope Anfallsbereitschaft. Es dominiert eine generalisierte, spindelförmige, hochamplitudige α-β-Aktivität (Abb. 5).

Verdachtsdiagnose aufgrund des EEG-Musters: Agyrie/Pachygyrie. Bestätigung dieses Krankheitsbildes durch den Nachweis fehlender Gyrierung in der MRT (Abb. 6). Temporal und frontal finden sich einige grobe Gyrie im Sinne einer Pachygyrie.

Labordiagnostik: Incl. Chromosomenanalyse unauffälliger Befund.

EMG: o.B.

Ophthalmologisch kein pathologischer Befund.

Kommentar: Das Auftreten eines West-Syndroms bei Lissenzephalie ist nicht ungewöhnlich [4], der Befund einer Hypsarrhythmie führt aber nicht zwangsläufig zur Diagnose „Lissenzephalie". Die hochamplitudige, spindelförmige α-β-Aktivität, auch als Extremspindeln beschrieben [3], stellt ein derartig auffallendes, für das Alter der Kinder – unsere Patientin war 9 Monate alt – ungewöhnliches EEG-Muster dar, daß unbedingt an das Vorliegen einer Lissenzephalie gedacht werden sollte. Nach Gastaut et al. [2] ist bei einem lissenzephalem Hirn dieses EEG-Muster durch ein verändertes Dipolverhalten verursacht. Die Dipole sind parallel

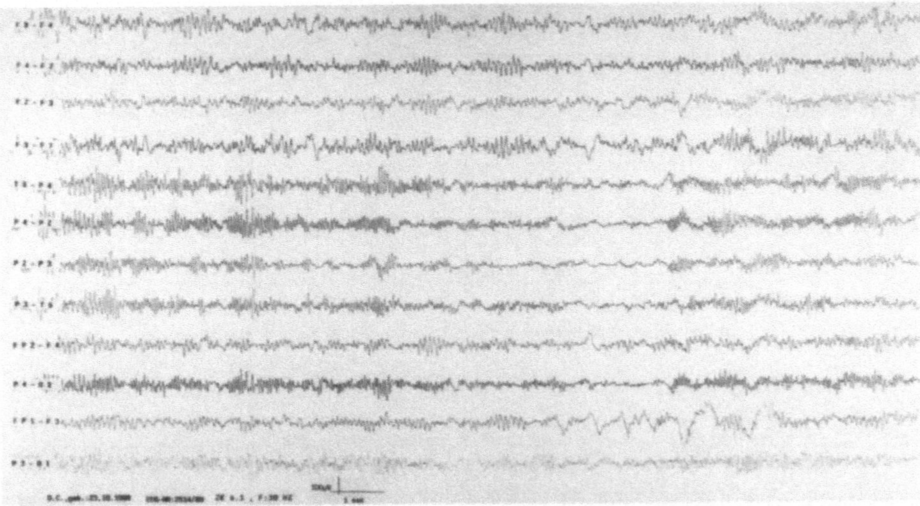

Abb. 5. Generalisierte spindelförmige hochamplitudige α-β-Aktivität

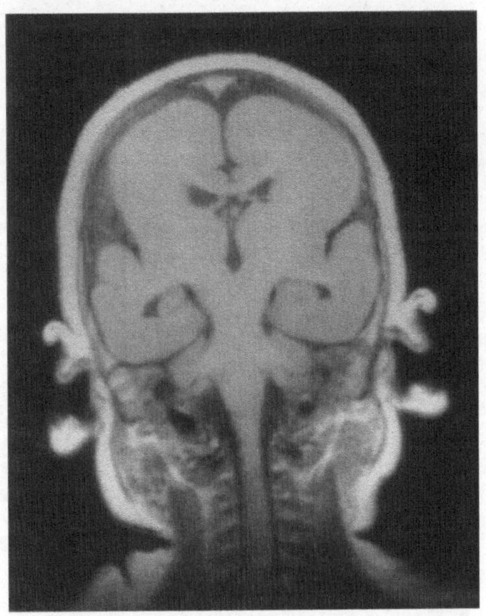

Abb. 6. Glatte Hirnoberfläche (Agyrie)

statt radiär wie im Normalfall allseits in gleicher Weise auf die Ableiteelektroden ausgerichtet. Ein ähnliches EEG-Muster kann bei der neuroaxonalen Dystrophie gefunden werden, allerdings wohl erst zwischen dem 2. und 3. Lebensjahr.

4. Beispiel:

14 3/4jähriger Knabe; Vorstellung wegen eines therapieresistenten Petit-mal-Anfallsleidens. Antikonvulsive Medikation mit Valproinsäure und Primidon.

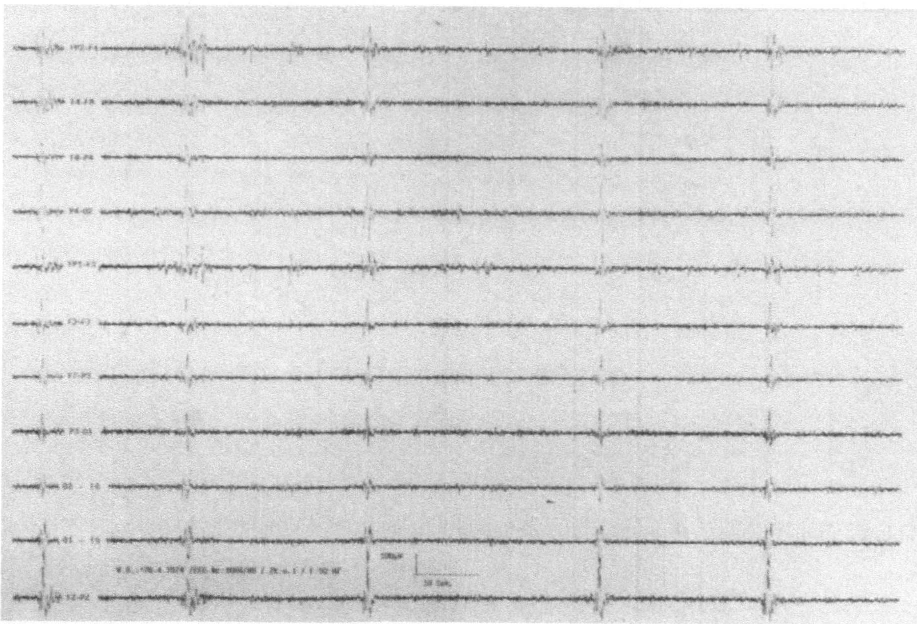

Abb. 7. Periodisch auftretende hochamplitudige generalisierte polyphasische Gruppen. Darstellung des EEGs mit verändertem Zeitvorschub (s. Zeiteinheit), um die Periodizität dieser Veränderungen aufzuzeigen

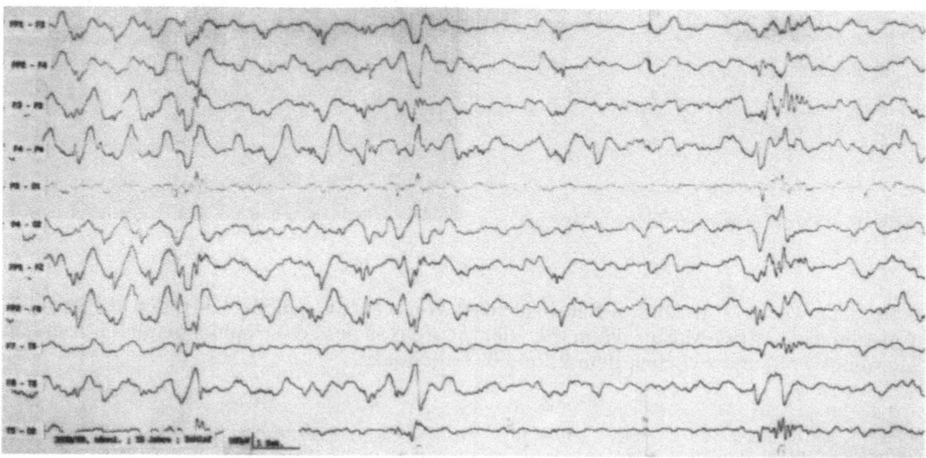

Abb. 8. Spontanschlaf-EEG des gleichen Patienten mit Persistenz der periodischen Komplexe im Schlaf

Anfallsmorphologie: Plötzliches Fallenlassen von Gegenständen; kurzfristiges, sekundenartiges „In-sich-zusammensacken", welches von dem Patienten aufgefangen werden kann. Rückgang der schulischen Leistungen. Bei genauer Beobachtung des Knaben fallen stereotype tonische Augenschlußbewegungen im Abstand von etwa 30 s auf, anschließend oft zwanghaftes Lachen. Im Alter von 2 Jahren Masernwildinfektion.

EEG: Altersentsprechende Grundaktivität. Periodisch, parallel zu den Augenschlußbewegungen etwa alle 30 s, lassen sich generalisierte hochamplitudige [bursts] aus polyphasischen langsamen Wellen nachweisen (Abb. 7), die im Schlaf persistieren (Abb. 8).

Verdachtsdiagnose: Subakute sklerosierende Panenzephalitis (SSPE).

Bestätigende Laborbefunde: Masern-AK (HHT) 1: 1024 i.S., Liquor cerobrospinalis: Ges.-Eiweiß 328 mg/l; oligoklonales IgG pos. In der isoelektrischen Fokussierung der oligoklonalen Bande im Liquor sind alle Bande spezifisch gegen das Nukleokapsid-Protein des Masernvirus gerichtet.

Kommentar: Bei der SSPE handelt es sich um eine Slow-Virus-Infektion nach frühkindlicher Masernwildinfektion. Durch eine Masernlebendimpfung im Kleinkindesalter läßt sich diese immer tödlich endende Erkrankung verhindern. Die periodisch auftretenden generalisierten Komplexe im EEG – die sog. Radermecker-Komplexe – sind charakteristisch für die SSPE [8]. Während die Myoklonien im Schlaf sistieren, sind die Radermecker-Komplexe im EEG auch während des Schlafes nachweisbar (Abb. 8). In der letzten Phase dieser Erkrankung, dem vegetativen Stadium, sind weder Myoklonien noch Radermecker-Komplexe im EEG vorhanden (Abb. 8).

Zusammenfassung

In Kenntnis der charakteristischen EEG-Befunde seltener neuropädiatrischer Krankheitsbilder können weiterführende, diagnostisch beweisende Untersuchungen gezielt durchgeführt werden. Dieses erspart den betroffenen Kindern oftmals lange diagnostische Irrwege. Es werden die charakteristischen EEG-Muster vorgestellt für

das Moyamoya-Syndrom	–	Re-build-up-Phänomen nach HV
die spätinfantile Form der neuronalen Ceroidlipofuszinose	–	positive okzipitale Spikes unter Photostimulation mit langsamer Frequenz
die Lissenzephalie	–	hochamplitudige α-β-Spindelaktivität oder generell für das Alter zu rasche Hirnstromaktivität
die SSPE	–	periodisch auftretende generalisierte hochamplitudige Gruppen aus polyphasischen langsamen Wellen.

Literatur

1. Aoki Y, Hiraga H, Ischigo S (1977) EEG of the Moyamoya disease. Electroence clin Neurophysiol 43: 490
2. Gastaut H, Pinsard N, Rayband C, Aicardi J, Zifkin B (1987) Lissencephaly (agyria-pachygyria): clinical findings and serial EEG studies. Dev Med Child Neurol 26: 167–180

3. Gibbs EL, Gibbs FA (1973) Clinical correlates of various types of extreme spindles. Clin Electroencephalogr 4: 89–100
4. Harper JR (1967) Infantile spasmus associated with cerebral agyria. Dev Med Child Neurol 9: 460–463
5. Kurlemann G, Fahrendorf G (1990) Charakteristischer EEG-Befund bei Moyamoya-Syndrom im Kindesalter: Einzelbericht und Überblick. Z EEG EMG 21: 134–136
6. Kurlemann G, Bongartz G, Palm DG (1991) Das asymptomatische Moyamoya-Syndrom – Diagnose durch EEG und MR-Angiographie. Monatsschr Kinderheilkd 139: 235–238
7. McLeod Pm, Dolman CL, Nickel RE (1985) Prenatal diagnosis of neuronal ceroid-lipofuscinoses. Am J Med Genet 22: 781–789
8. Radermecker JC, Poser CM (1960) The significance of repetitive paroxysmal electroencephalographic patterns. Their specifity in subacute sclerosing leukoencephalitis. Wld Neurol 1: 422–433
9. Santavuori P (1988) Neuronal ceroid-lipofuscinoses in childhood. Brain Dev 10: 80–83

Die TSH-Sekretion epileptischer Kinder unter Carbamazepin

H. Fichsel, V. Fuchs, R. Rosskamp

Der Einfluß der Antikonvulsiva auf das Schilddrüsenhormonsystem ist seit vielen Jahren bekannt. Dabei fanden sich vor allem auch unter einer Carbamazepinmedikation Veränderungen der Schilddrüsenhormonkonzentrationen, die von den meisten Autoren auf eine enzyminduzierte raschere Metabolisierung von T4 und T3 in der Peripherie zurückgeführt wird [1, 2, 3, 6, 7, 8]. Die gleichzeitig gemessenen TSH-Serumkonzentrationen wurden von der Mehrzahl der Untersucher im Normalbereich gefunden [4, 6, 8], allerdings wurden auch erhöhte [1] und vereinzelt sogar erniedrigte TSH-Basalwerte beobachtet [2]. Diese widersprüchlichen Befunde ließen an eine Beeinträchtigung der Regulationsmechanismen der Schilddrüsenhormonsekretion durch Carbamazepin denken. Vor allem schien eine Beeinflussung der Neurosekretion des TRH/TSH-Komplexes möglich, ist doch ein Einfluß des Carbamazepins auf die Adiuretinsekretion des Hypothalamus bekannt.

Eine Untersuchung der 24-h-TSH-Sekretion und ihrer zirkadianen Rhythmik vor und unter Carbamazepinmonotherapie versprach Einblicke in den möglichen Wirkungsmechanismus des Carbamazepins.

Patienten und Methoden

Wir untersuchten 5 Mädchen und 5 Jungen, die wegen einer Epilepsie erstmals mit Carbamazepinmonotherapie behandelt wurden. In dreistündlichen Abständen wurde die TSH-Serumkonzentration von 9.00 bis 9.00 Uhr des darauffolgenden Tages mittels Radio-Immunassay der Firma Serono bestimmt. Diese 24-h-Bestimmungen wurden im unbehandelten Zustand und nach Erreichen des Steadystate der Carbamazepinserumspiegel unter Slow-release-Carbamazepin (Tegretal 400) durchgeführt.

Die tägliche Dosis schwankte zwischen 19,6 und 32 mg/kg KG. Die mittlere Carbamazepinserumkonzentration betrug 10,37 μg/ml.

Die 24-h-Sekretion des TSH wurde anhand der planimetrierten AUC (area under curve) unter Anwendung der Trapezmethode ermittelt.

Die Mittelwerte der Einzelzeitpunktbestimmungen des TSH und die der AUC wurden nach den üblichen Methoden errechnet und im t-Test die Werte vor und unter Carbamazepinmonotherapie miteinander verglichen.

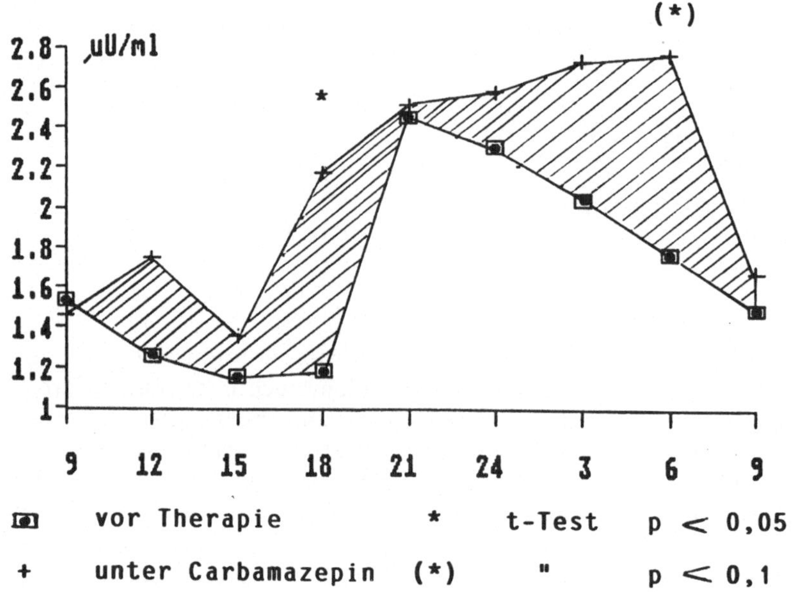

Abb. 1. TSH-Tagesprofile vor und unter Slow-release-Carbamazepin-Monotherapie bei 10 epileptischen Kindern

Ergebnisse

Vor Beginn der Therapie schwankten die morgendlichen TSH-Nüchternwerte zwischen 0,2 und 4,5 µU/ml (6.00 Uhr) mit einem Mittel von 1,75 ± 0,37 µU/ml, das gegen 12.00 und 15.00 Uhr schließlich leicht auf 1,16 ± 0,14 µU/ml zurückging. Ab 18.00 Uhr war ein Anstieg der TSH-Konzentrationen zu erkennen, der schließlich gegen 21.00 Uhr sein Maximum mit 2,44 ± 0,33 µU/ml erreichte. Die TSH-Konzentration blieb bis 3.00 Uhr hoch und ging dann auf die niedrigeren Morgenwerte zurück (Abb. 1).

Diese Tagesrhytmik mit niedrigen TSH-Werten am Morgen und im Laufe des Tages sowie einem steilen Anstieg am Spätnachmittag und Abend mit anhaltend hohen Werten in der Nacht war bei 8 von unseren Kindern mit unbehandelter Epilepsie zu erkennen (Abb. 2 und 3).

Die Mädchen zeigten im Schnitt um 30% höhere TSH-Konzentrationen.

Der durchschnittliche TSH-Anstieg vom tiefsten Morgenwert zum höchsten Nachtwert betrug 64% des Morgenwertes.

Die AUC (area under curve) als Maß für die 24-h-Gesamt-TSH-Sekretion betrug 43,9 ± 6,41 µU/ml in der therapiefreien Phase und schwankte bei 9 von 10 Kindern zwischen 22 und 62 µU/ml, während ein Kind keine nennenswerte 24-h-TSH-Sekretion aufwies. Die Gesamtsekretion über 24 h (AUC) der Mädchen lag um mehr als 50% über der der Jungen (Tabelle 1).

Unter Slow-release-Carbamazepintherapie blieb bei 8 von unseren 10 Patienten die 24-h-Rhythmik erhalten, tiefste durchschnittliche TSH-Werte gegen

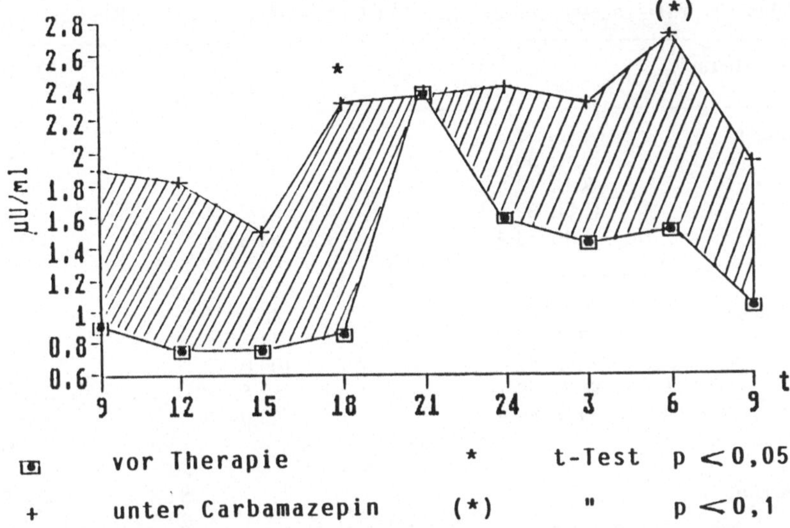

Abb. 2. TSH-Sekretion bei 5 Jungen vor und unter Carbamazepintherapie

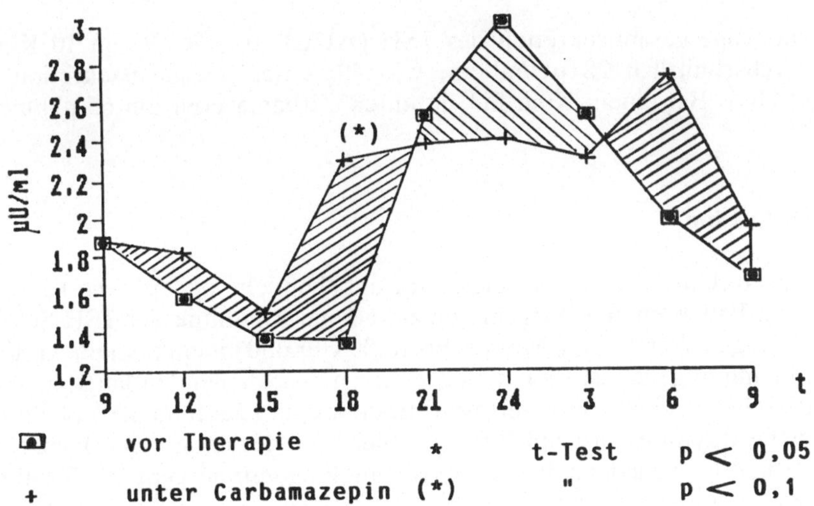

Abb. 3. TSH-Sekretion bei 5 Mädchen vor und unter Carbamazepintherapie

15.00 Uhr, anschließender starker Anstieg schon um 18.00 Uhr und weiterer Anstieg mit Tagesmaximum gegen 6.00 Uhr morgens. Der durchschnittliche Anstieg vom tiefsten Morgenwert zum höchsten Nachtwert betrug 82 % und fiel damit um ein Drittel höher aus als im unbehandelten Zustand. Bei 8 von 10 Kindern lagen die TSH-Werte unter Carbamazepin im Mittel etwa 28 % über den TSH-Werten ohne Therapie, 2 Kinder wiesen eher eine Verringerung der TSH-Konzentrationen auf (Abb. 1–3).

Tabelle 1. TSH-Tagesgesamtsekretion (AUC) bei 10 epileptischen Kindern in μU/ml

Vor Therapie					Unter Carbamazepin		Differenz
Jungen		M.O.	37,8		59,1		+ 21,3
		T.A.	39,6		61,6		+ 22,0
		K.S.	12,8		21,3		+ 8,5
		R.G.	39,6		64,8		+ 25,2
		T.F.	33,3		54,6		+ 21,3
	x̄			32,6		52,3	+ 19,7
	s			10,2		15,8	
Mädchen		B.A.	39,9		46,8		+ 6,9
		P.S.	22,0		33,2		+ 11,2
		P.A.	62,4		109,0		+ 46,6
		W.T.	30,1		52,5		+ 22,4
		H.S.	89,9		25,0		− 64,9
	x̄			48,9		53,3	+ 4,4
	s			24,6		29,5	
Gesamt	x̄			43,9		52,8	+ 8,9 ∅
	s			14,8		20,7	

Die Tagesgesamtsekretion des TSH (AUC) stieg bei 9 von 10 Kindern um durchschnittlich 22 μU/ml an, was 50% der Ausgangssekretion bedeutet (AUC). Bei einem Kind fiel sie unter Carbamazepin um 65 μU/ml (Tabelle 1).

Diskussion

Unsere Untersuchungen zeigten für unbehandelte epileptische Kinder bei fast allen Patienten eine ausgeprägte zirkadiane Rhythmik der TSH-Sekretion mit niedrigen Werten vom Morgen bis 18.00 Uhr und einem raschen Anstieg auf ein Maximum gegen 21.00 Uhr sowie einem anschließenden langsamen Abfall in der Nacht. Unter Slow-release-Carbamazepin (Tegretal 400) bleibt die zirkadiane Rhythmik prinzipiell bei der Mehrzahl der Patienten erhalten. Bei einer Patientin ging jedoch die vor der Behandlung sehr ausgeprägte Rhythmik unter der Therapie verloren.

In der unbehandelten Phase wiesen die Mädchen im Vergleich mit den Jungen im Durchschnitt um 30% höhere TSH-Konzentrationen zu den einzelnen Abnahmezeitpunkten auf, die 24-h-TSH-Gesamtsekretion (AUC) lag mit durchschnittlich 48,8 μU/ml ebenfalls erheblich über der der Jungen (28 μU/ml).

Unter Carbamazepinmedikation stieg die TSH-Gesamtsekretion (AUC) bei 9 von 10 Kindern um beinahe 50% an, bei einem Kind fiel sie jedoch unter Carbamazepin ab, so daß für das Gesamtkollektiv kein signifikanter Unterschied resultierte. Trotzdem kann man nach diesen Ergebnissen davon ausgehen, daß Slow-release-Carbamazepin bei der Mehrzahl der Patienten eine TSH-Mehrsekretion im 24-h-Ablauf bewirkt, ohne die zirkadiane Rhythmik entscheidend zu verändern. Allerdings tritt der abendliche Anstieg des TSH unter Carbamazepin 3 h früher auf, und nimmt während der Nacht bis zum Maximum in den frühen Morgenstunden (6.00 Uhr) noch zu. Dieser Effekt kann als Regulationseffekt auf die Erniedrigung der peripheren Schilddrüsenhormonkonzentrationen angesehen werden; bei einer Patientin blockierte die Carbamazepinmedikation jedoch den nächtlichen TSH-Anstieg vollkommen, so daß hier hypophysäre oder hypothalame Effekte des Carbamazepins diskutiert werden müssen. Bei 2 Patienten fiel die TSH-Mehrsekretion unter Carbamazepin nur sehr gering aus, so daß bei diesen Kindern ein Ausbleiben der Regulationsanforderung aus der Peripherie angenommen werden muß.

Die nur gering erhöhten basalen TSH-Werte unter Carbamazepin verschleiern eine doch nicht unerhebliche TSH-Mehrsekretion bei der Mehrheit der Patienten, die nur an der 24-h-Gesamtsekretion erkannt werden kann.

Zusammenfassung

Die Untersuchung der TSH-Sekretion über 24 h bei 10 epileptischen Kindern vor und unter Slow-release-Carbamazepin (Tegretal 400) ergab bei den unbehandelten Jungen und Mädchen eine identische zirkadiane Rhythmik, allerdings wiesen die Mädchen eine um 50% höhere TSH-Sekretion im Tagesverlauf auf.

Die Carbamazepinmedikation führt bei fast allen Patienten zu einer deutlichen Mehrsekretion, vor allem abends und nachts, während die TSH-Sekretion tagsüber sich nicht von der vor der Therapie unterschied. Die zirkadiane Rhythmik der TSH-Sekretion war im wesentlichen unter Carbamazepin unverändert, der abendliche Hormonanstieg begann aber schon am Nachmittag um 15.00 Uhr und setzte sich auf einem insgesamt höheren Niveau bis zum Morgen hin fort. Bei einzelnen Patienten bleibt dieser Effekt aus, und bei einer Patientin bewirkte Carbamazepin sogar eine Blockade des nächtlichen TSH-Anstieges.

Die beobachteten Carbamazepineffekte sind als Regulationsantwort des TRH/TSH-Komplexes auf die Erniedrigung der peripheren Schilddrüsenhormonkonzentrationen bei der Mehrzahl der Patienten anzusehen, bei einzelnen Patienten scheinen aber auch hypothalam-hypophysäre Blockierungen durch Carbamazepin möglich zu sein.

Literatur

1. Bentson KD, Gram L, Veje A (1983) Serum thyroid hormones and blood folic acid during monotherapy with carbamacepine or valproate. Acta Neurol Scand 67: 235–241
2. Ericsson UB, Bjerre I, Forsgran M, Ivarsson S (1985) Thyroglobulin and thyroid hormones in patients on long-term treatment with phenytoin, carbamacepine and valproic acid. Epilepsie 26: 594–596
3. Fichsel H, Knöpfle G (1977) Carbamazepin-bedingte Veränderungen im Schilddrüsenhormonsystem bei der antikonvulsiven Dauertherapie epileptischer Kinder und Jugendlicher. Klin Pädiatr 189: 455–462

4. Fichsel H, Knöpfle G (1978) Effects of anticonvulsant drugs on thyroid hormones in epileptic children. Epilepsia 19: 323–336
5. Fichsel H (1981) Hormonal changes in children receiving antiepileptic drugs. In: Dam M, Gram L, Penry JK (eds) Advances in epileptology, XII. Symposium. Raven Press, New York, pp 449–459
6. Liewendahl K, Majuri H, Helenius T (1978) Thyroid function tests in patients on long-term treatment with various anticonvulsant drugs. Clin Endocrinol 8: 185–191
7. Specchio LM, Cavallo La Neve A, Licci D, Sisto L, Olivieri G (1985) Effects of chronic anticonvulsant monotherapy on endocrin system in prepubertal children with convulsiv disorders. Bull Soc Ital Biol Sper 61 (2) 205–208
8. Strandjord RE, Aanderud S, Mykind OL, Johannessen SI (1981) Influence of carbamacepine on serum thyroxine and triiodothyronine in patients with epilepsy. Acta Neurol Scand 63: 111–121

Therapieresistente Krampfanfälle und spastisch-dystone Zerebralparese als Manifestation einer atypischen nichtketotischen Hyperglyzinämie

G. C. Korenke, U. Stephani, F. Hanefeld

Einleitung

Die nichtketotische Hyperglyzinämie (NKH) ist eine angeborene Aminosäure-Stoffwechselstörung, bei der hohe Glyzinkonzentrationen in allen Körperflüssigkeiten gefunden werden. Charakteristisch sind der erhöhte Glyzinspiegel im Liquor und die Erhöhung des Glyzin-Liquor/Blut-Quotienten. Die normale Ausscheidung organischer Säuren bei der NKH unterscheidet die nichtketotische von der ketotischen Hyperglyzinämie, die als sekundäre Hyperglyzinämie bei der Methylmalonazidurie, der Propionazidämie oder der Isovalerianazidämie auftreten kann. Die Ursache der NKH ist ein Defekt des in Leber und Gehirn lokalisierten Glyzin-Spaltungsenzyms im Hauptabbauweg des Glyzins (Abb. 1).

Die NKH beginnt typischerweise mit Lethargie und Hypotonie in den ersten Lebenstagen und entwickelt sich zu einem lebensbedrohlichen Krankheitsbild mit Krampfanfällen, Koma und Apnoen. Die große Mehrzahl der betroffenen Kinder verstirbt trotz maschineller Beatmung im 1. Lebensmonat.

Demgegenüber traten bei dem vorgestellten Patienten erst in der 3. Lebenswoche Krampfanfälle als erstes Symptom auf. Es entwickelte sich ein Enzephalopathie-Syndrom mit therapieresistenten Krampfanfällen, spastisch-dystoner Zerebralparese, Mikrozephalie und Demenz. Bei der Erstvorstellung des Patienten im Alter von 12 Jahren konnte eine NKH diagnostiziert werden. Die Ergebnisse der klinischen, bildgebenden, elektrophysiologischen und biochemischen Untersuchungen werden dargestellt und diskutiert.

Kasuistik

In der Familie sind keine neurologischen oder metabolischen Erkrankungen bekannt. Der männliche Patient ist das 2. Kind gesunder, nichtkonsanguiner Eltern. Die Geburt erfolgte nach unauffälliger Schwangerschaft in der 40. Schwangerschaftswoche: Geburtgewicht 3560 g, Körperlänge 54 cm, Kopfumfang 35 cm, Apgar-Werte 8–10, Post-partal fiel ein linksseitiger Klumpfuß auf. Nach vorübergehenden Ernährungsstörungen in der 2. Lebenswoche traten in der 3. Lebenswoche tonische Krampfanfälle auf, die mit Phenobarbital und Diazepam behandelt wurden. Im Alter von 4 Monaten wurde die Diagnose einer „Paralysis cerebralis infantum" gestellt. Wegen anhaltender Krampfanfälle wurde eine zusätzliche antikonvulsive Therapie mit Dexamethason durchgeführt. Im Laufe des 1. Lebensjahres zeigte sich eine schwere psychomotorische Retardierung. Tonische Anfälle traten weiterhin mehrfach täglich auf. Mit 6 Jahren traten zu den tonischen Anfällen wenige Sekunden andauernde tonisch-

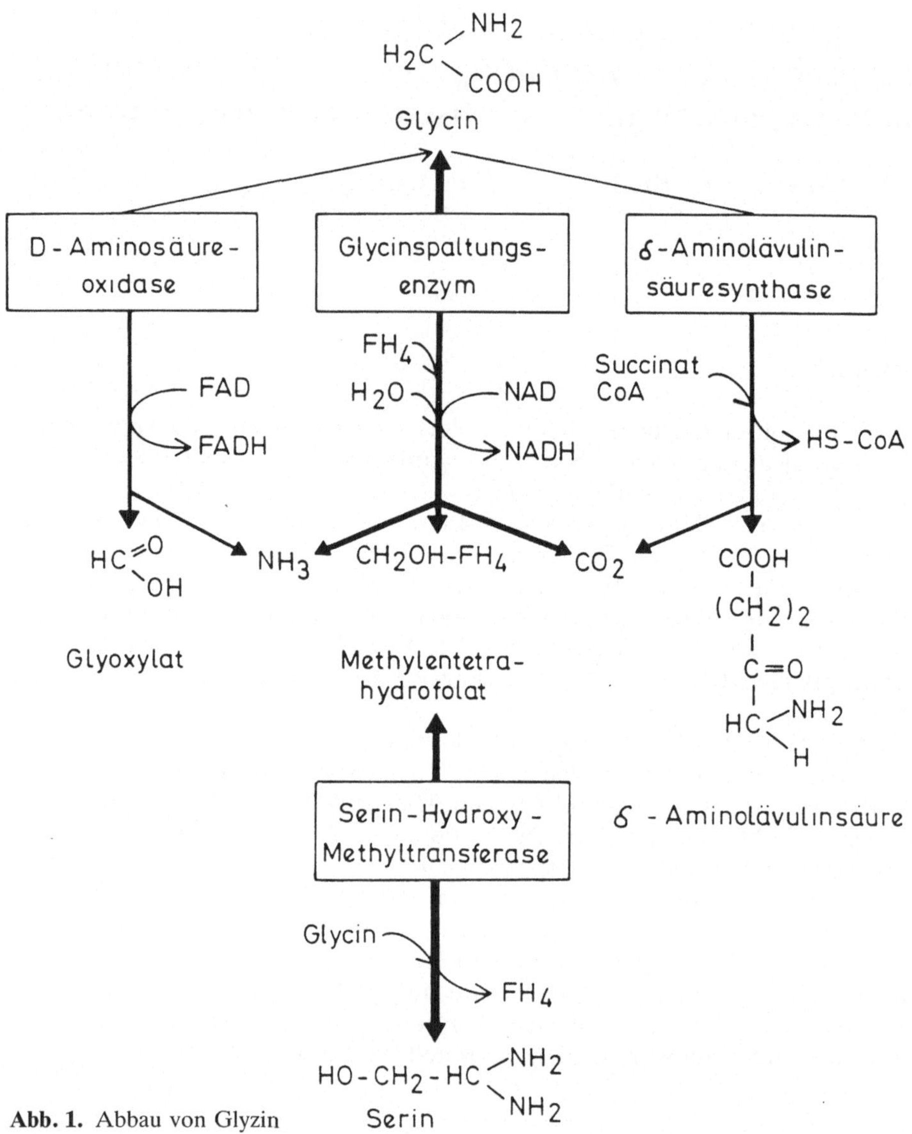

Abb. 1. Abbau von Glyzin

klonische Anfälle hinzu. Die antikonvulsive Therapie wurde mit Clonazepam, Phenytoin, Valproat und Vitamin B_6 durchgeführt, ohne die Anfälle anhaltend beeinflussen zu können.

Der 12jährige Patient war schwerst psychomotorisch retardiert und dystroph, Gewicht (23,4 kg), Länge (135 cm) und Kopfumfang (49 cm) lagen alle unter der 3. Perzentile. Er zeigte eine spastisch-dystone Tetraparese mit beidseitigen Klumpfüßen. Der Muskeltonus wechselte zwischen Hypo- und Hypertonie. Die Muskeleigenreflexe waren lebhaft kloniform auslösbar, Pyramidenbahnzeichen fanden sich nicht. Das Gehör erschien unbeeinträchtigt, der Fundus war unauffällig. Die Befunde der apparativen Untersuchungen sind in Tabelle 1 zusammengefaßt.

Tabelle 1. Untersuchungsbefunde

CT	Dysplasie frontotemporal rechts, Temporalhornasymmetrie
EEG	zahlreiche generalisierte frontal betonte Paroxysmen unregelmäßiger langsamer Wellen, multifokale Spitzenpotentiale, gelegentliche paroxysmale Abflachung der Kurve
VEP	Normalbefund mit zeitgerechten Komponenten N1, P2 und N2
SSEP	primäre kortikale Antwort (N1-P1) zeitgerecht vorhanden, folgende Potentiale fehlend
NLG	sensibel (N. suralis) 53 m/s, Amplitude 38 μV motorisch (N. tibialis) 54 m/s, 3 mV

Bei den labor- und biochemischen Untersuchungen fanden sich Normalwerte für Differentialblutbild, Elektrolyte, Transaminasen, CK, Ammoniak, VLCFA, Blutgasanalyse, Laktat in Blut und Liquor, Carnitin in Plasma und Urin, Liquor-Eiweiß, -Zellzahl und STORCH-Screening, lysosomale Enzyme (β-Hexosaminidase, α-Hexosaminidase, Glukoronidase, β-Galaktosidase und Arylsulfatase A) in Leukozyten und organische Säuren im Urin. Bei der Aminosäuren-Untersuchung (LKB 4151 Alpha Plus Aminosäuren-Analysator) fiel eine isolierte Glyzinerhöhung in Urin, Blut und Liquor auf (Tabelle 2). Die Konzentrationen aller anderen Aminosäuren lagen im Normbereich.

Tabelle 2. Glyzinkonzentration verschiedener Körperflüssigkeiten

		Patient	neonatale NKH (n=46)	atyp. NKH (n=14)	Valproat-Th. (n=4)	Kontrollen (n=20)
Blut	(μmol/l)	1249–2214	410–1620	249–1235	410–430	160–300
Liquor	(μmol/l)	57	60–410	15–94	≤ 11	3–11
Liquor/Blut		0,046	0,033–0,581	0,051–0,119	0,012–0,024	0,016–0,048
Urin	(mmol/mol Kreat)	4020–7181	•	•	720–940	≤ 200
Urin	(mg/24 h)	3100	110–1900	•		50–200

Diskussion

Die NKH ist eine seltene, autosomal rezessiv vererbte Erkrankung, deren Häufigkeit auf 1:250000 geschätzt wird (Nyhan 1989). Von den bisher beschriebenen 120 Patienten (Tada 1987) mit NKH wiesen über 80% den klassischen Verlauf der neonatalen NKH mit letalem Ausgang im 1. Lebensmonat auf. Das klinische Krankheitsbild ist heterogen. Kürzlich wurden Patienten mit transienter neonataler NKH beschrieben, die Krampfanfälle und die typische Erhöhung des Liquor-Glyzin-Spiegels in den ersten Lebenstagen aufwiesen, sich im weiteren Verlauf aber unauffällig entwickelten (Luder et al. 1989). Außer der typischen Verlaufsform der neonatalen NKH sind vereinzelt Patienten mit einem atypischen Verlauf beschrieben worden. Bei diesen traten erste Symptome jenseits des Neugeborenenalters, teilweise erst im späten Kleinkindesalter auf. Initialsymptome waren psychomotorische Retardierung, Krampfanfälle oder Zerebralparese. Patienten mit atypischer NKH zeigten im

Vergleich zu Patienten mit typischer NKH eine geringere Erhöhung von Liquor-Glyzin-Spiegel und Gylcin-Liquor/Blut-Quotienten (Tabelle 2).

Auch bei unserem Patienten findet sich ein atypischer klinischer Verlauf, der zwar in der späten Neonatalzeit mit Krampfanfällen beginnt, aber insgesamt weniger schwer verläuft als bei Patienten mit typischer NKH. Zur typischen Symptomatik der neonatalen NKH gehören muskuläre Hypotonie, Hyporeflexie und Ateminsuffizienz. Diese Symptome sind durch die direkte Wirkung des Glyzins erklärbar, das als Neurotransmitter hemmender Synapsen im ZNS, besonders auf spinaler Ebene und in der Formatio reticularis, dient. Demgegenüber zeigte sich bei unserem Patienten eine Zerebralparese mit spastisch-dystoner Bewegungsstörung, wechselndem Muskeltonus und kloniform gesteigerten Muskeleigenreflexen. Die bei ihm gefundene erhöhte Liquor-Glyzin-Konzentration liegt im für Patienten mit atypischer NKH beschriebenen Bereich und kann weder durch eine Organoazidurie noch durch die Valproattherapie erklärt werden.

Die typische EEG-Veränderung der NKH im Neugeborenenalter ist das „Burst-supression"-Muster mit periodischen Ausbrüchen hochamplitudiger Spitzen bei niedriggespannter Grundaktivität. Im späten Säuglingsalter kann sich das „Burst-suppression"-Muster in eine Hypsarrhythmie verändern (Markand et al. 1982). Auch bei unserem Patienten fand sich ein hochpathologisches EEG mit generalisierter, multifokaler Krampfaktivität. Häufige zerebrale Fehlbildungen bei der NKH sind Balkenagenesie und Gyrationsstörungen (Dobyns 1989). Bei dem vorgestellten Patienten fanden sich bis auf eine einseitige frontotemporale Dysplasie im CT keine gröberen Strukturauffälligkeiten.

Der molekulare Defekt der NKH liegt im mitochondrialen Glyzin-Spaltungsenzym, einem Multienzymkomplex aus 4 einzelnen Proteinkomponenten, die als P, H-, T- und L-Protein bezeichnet werden. In Patienten mit typischer NKH wurden Defizienzen überwiegend des P- aber auch des T-Proteins gefunden, in Patienten mit atypischer NKH konnten Defizienzen des T- und des H-Proteins nachgewiesen werden (Hayasaka et al. 1987). Eine deutliche Korrelation zwischen Defektlokalisation und klinischer Symptomatik zeigt sich bisher nicht. Die Höhe des Blut-Glyzin-Spiegels wird überwiegend von der Aktivität des Glyzin-Spaltungsenzyms der Leber bestimmt, während die Höhe des Liquor-Glyzin-Spiegels von der Aktivität des Glyzin-Spaltungsenzyms des Gehirns abhängt. Die Patienten mit atypischer NKH weisen eine relativ geringere Erhöhung des Liquor-Glyzins auf, die Ausdruck einer relativ hohen Restaktivität des zerebralen Glyzin-Spaltungsenzyms ist. Bisher kann der Erkrankungsverlauf der NKH kausal therapeutisch nicht beeinflußt werden, in einzelnen Fällen konnte durch Natriumbenzoat eine Senkung von Liquor-Glyzin-Spiegel und Anfallshäufigkeit herbeigeführt werden (Wolff et al. 1986).

Zusammenfassung

Bei einem 12jährigen Jungen mit schwerster spastisch-dystoner Zerebralparese und therapieresistenten tonisch-klonischen Krampfanfällen fanden wir in Urin,

Blut und Liquor deutlich erhöhte Glyzinkonzentrationen mit erhöhtem Liquor/Blut-Quotienten. Bei unauffälliger Ausscheidung der organischen Säuren diagnostizierten wir eine NKH, die von klinischem Verlauf und biochemischen Befunden als atypische NKH zu klassifizieren ist. Wird das Stoffwechsel-Screening aus Urin durchgeführt, muß auch bei einer leicht erhöhten Glyzinausscheidung durch weitere quantitative Untersuchungen zwischen einer durch Valproat bedingten Hyperglyzinurie und einer Stoffwechselerkrankung unterschieden werden.

Literatur

Dobyns WB (1989) Agenesis of the corpus callosum and gyral malformations are frequent malformations of nonketotic hyperglycinemia. Neurology 39: 817–820

Hayasaka K, Tada K, Fueki N et al. (1987) Nonketotic hyperglycinemia: Analyses of glycine cleavage system in typical and atypical cases. J Pediatr 110: 873–877

Luder AS, Davidson A, Goodman SI, Greene CL (1989) Transient nonketotic hyperglycinemia in neonates. J Pediatr 114: 1013–1015

Markand ON, Garg BP, Brandt IK (1982) Nonketotic hyperglycinemia: Electroencephalographic and evoked potential abnormalities. Neurology 32: 151–156

Nyhan WL (1989) Nonketotic hyperglycinemia. In: Scriver CR, Beaudet AL, Sly WS, Valle D (eds) The metabolic basis of inherites disease, Vol I. McGraw-Hill, New York, pp 743–753

Tada K (1987) Nonketotic hyperglycinemia: Clinical and metabolic aspects. Enzyme 38: 27–35

Wolff JA, Kulovich S, Yu AL, Quiao CN, Nyhan WL (1986) The effectiveness of benzoate in the management of seizures in nonketotic hyperglycinemia. AJDC 140: 596–602

Hochdosierte Vitamin-B_6-Behandlung bei BNS-Anfallsleiden

J. Pietz, C. Benninger, H. Schäfer, G. Mittermaier, D. Sontheimer, D. Rating

Einleitung

Neben der Behandlung von Vitamin-B_6-abhängigen (Neugeborenen) Anfällen sowie von Anfällen bei B_6-Mangel wurde Vitamin B_6 bei verschiedenen Epilepsieformen eingesetzt (Hansson u. Hagberg 1968; Ekelund et al. 1969), wobei auch Kinder mit BNS-Anfällen zu finden waren (French et al. 1965). Ohtsuka et al. berichteten 1982 erstmals über systematisch mit Vitamin B_6 (tägliche Dosis 30–400 mg Pyridoxalphosphat) behandelte Kinder mit BNS-Leiden und 1987 ausführlich über Erfolge sowohl bei Kindern mit symptomatischem als auch idiopathischem BNS-Leiden: 15 (12,7 %) von 118 Fällen mit West-Syndrom waren unter hochdosierter Pyridoxal-Phosphat-Behandlung anfallsfrei geworden. 12 der Kinder blieben anfallsfrei, 2 Kinder entwickelten ein Lennox-Gastaut-Syndrom, 1 Kind starb später. 1986 publizierten Blennow u. Starck 3 Fälle von Kindern mit BNS-Anfällen, die erfolgreich mit einer Vitamin-B_6-Dosis von 200–400 mg/kgKG/Tag behandelt worden waren.

Ausgehend von diesem Behandlungsvorschlag führten wir ab 1988 eine hochdosierte Vitamin-B_6-Behandlung als initiale Therapie bei allen neu in die Klinik aufgenommenen Kindern mit BNS-Anfällen durch. Ergebnisse über 17 Kinder und Erfahrungen mit diesem therapeutischen Ansatz werden berichtet.

Patienten und Methodik

Die 17 Kinder waren bei Auftreten der BNS-Anfälle zwischen 2,5 und 13 Monate alt. 13 Kinder hatten ein symptomatisches BNS-Anfallsleiden, bei 4 Kindern blieb die Ursache unbekannt (Abb. 1). Nach Bestätigung der Diagnose und Einwilligung der Eltern wurde die Vitamin-B_6-Behandlung folgendermaßen durchgeführt: Es wurde mit 100 mg/kgKG/Tag Pyridoxin-HCL (Benadon) oral begonnen. Die Dosis wurde so rasch wie möglich, zumeist innerhalb der ersten Behandlungswoche, auf 300 mg/kgKG/Tag gesteigert. Bei Abnahme der Anfallsfrequenz oder einer Besserung des EEG-Befundes wurde die Behandlung jeweils um eine Woche verlängert. Danach erfolgte eine erneute Entscheidung bis zu einer Behandlungsdauer von insgesamt 4 Wochen. Kinder, bei denen in diesem Zeitraum Anfallsfreiheit erzielt wurde, wurden als „Responder“ klassifiziert. Im negativen Fall, d.h. bei unveränderter Anfallsfrequenz und

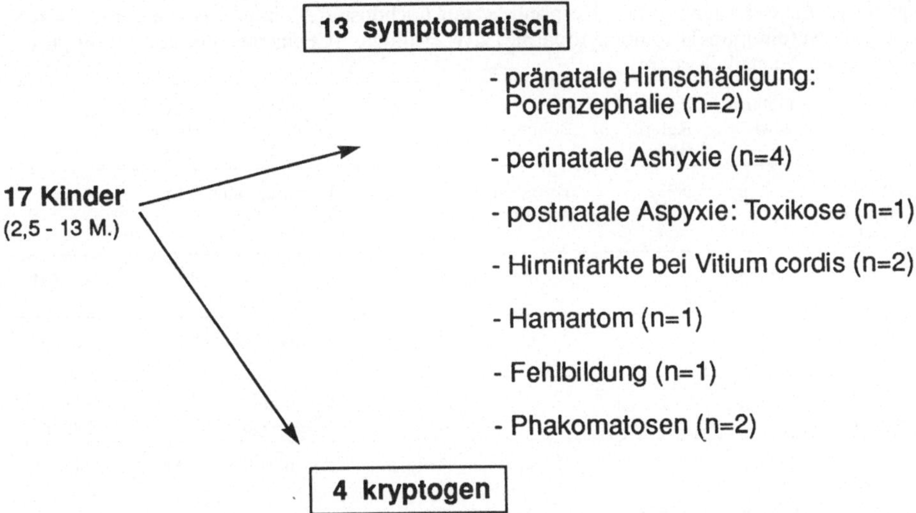

Abb. 1. Darstellung des Patientenkollektivs

gleichbleibendem EEG-Befund, wurde umgehend eine Behandlung mit ACTH, Kortikosteroiden, Valproat oder in einem Fall mit Immunglobulinen begonnen.

Ergebnisse

Unter unserem Behandlungsprotokoll wurden 5 Kinder (2 mit kryptogenen Anfällen, 2 mit schwerem zerebralen Hirnschaden und ein Kind mit Sturge-Weber-Syndrom) als Responder auf die hochdosierte Vitamin-B$_6$-Therapie klassifiziert. Das mittlere Alter bei Auftreten der BNS-Anfälle war bei den Respondern etwas höher ($\bar{x} = 9$ Monate) im Vergleich zu den Non-Respondern ($\bar{x} = 7,1$ Monate). Bei allen 5 Respondern trat der Effekt auf die Vitamin-B$_6$-Behandlung innerhalb der ersten 2 Behandlungswochen auf, die Kinder waren nach 4 Wochen Behandlung anfallsfrei. Während der Folgebeobachtung [$\bar{x} = 10$ (5–13) Monate] ereignete sich kein Rückfall. 1 Kind entwickelte ein Jahr später partielle Anfälle, wurde jedoch unter einer Carbamazepin-Therapie anfallsfrei.

In Tabelle 1 sind die klinischen Daten der Kinder aufgelistet, die mittels Vitamin B$_6$ erfolgreich behandelt wurden.

Schlußfolgerung

Über den Wirkungsmechanismus von Vitamin B$_6$ bei BNS-Anfällen liegen keine gesicherten Erkenntnisse vor: Vitamin B$_6$ ist als Co-Enzym bei sehr vielen

Tabelle 1. Klinische Daten der „Responder" auf hochdosierte Vitamin-B_6-Therapie (NAIT neonatale Autoimmun-Thrombozytopathie; ZW Zwillinge; ICH intrazerebrale Blutung; EVS vergrößertes Ventrikelsystem)

Diagnose	Geburts-gewicht	Psychomot. Retard. vor BNS	ICP/ Behind.	Anfälle vor BNS	CT/MRT Sono	Alter bei Beginn BNS	EEG
Intrauterine Hirnblutung bei NAIT	1580 g	+++	Tetraparese Amaurose	–	Porenzephalie EVS	9 M	Hemi-H.
?(ZW1)	2200 g	+	Asymmetrie	Neugeb-Anfälle	Part. Aplasie C.callosum	8 M	Kont.H.
?(ZW2)	2250 g	+	–	Neugeb-Anfälle	normal	7 M	Kont.H.
Sturge-Weber-S.	3250 g	(+)	–	Hemi-GM 7M	Kortikale H.-Atrophie	13 M	Kont.H. Schlaf
ICH nach Asphyxie	2580 g	++	Hemiparese	Neugeb.	Porenzephalie EVS	8 M	Mod.H.

metabolischen Schritten involviert (Tryptophan-Abbau, Abbau sulfatierter Aminosäuren, Transaminisierung, Decarbocylierung). Die Decarboxylierung von Glutamat zu Gamma-Aminobuttersäure, einer der wesentlichen hemmenden Transmittersubstanzen, könnte für den anfallsunterdrückenden Effekt ausschlaggebend sein.

In unserem Kollektiv wurden 30% (n=5) der mit Vitamin B_6 behandelten Kinder mit BNS-Anfällen anfallsfrei. Eine erfolgreiche Behandlung war nicht auf idiopathische Fälle beschränkt, sondern schloß einen Fall mit Sturge-Weber-Syndrom und zwei Fälle mit pränataler Hirnschädigung mit ein. Unter der Behandlung traten bis auf einen Fall mit einer hämorrhagischen Gastritis keine schwerwiegenden Nebenwirkungen der Vitamin-B_6-Therapie auf. Es kam jedoch regelmäßig zu gastrointestinalen Beschwerden (Tabelle 2). Möglicherweise liegt dem eine Übersäurerung des Magens durch das eingenommene Präparat, Pyridoxin-HCL, vor. Alle beobachteten Nebenwirkungen waren nach Dosisreduktion wieder rückläufig.

Tabelle 2. Nebenwirkungen der hochdosierten Vitamin-B_6-Therapie

[%]	[n]	Symptomatik
71	12	Appetitlosigkeit
59	10	Unruhe/Schreiattacken (schmerzbedingt?)
47	8	Rezidivierendes Erbrechen
35	6	Diarrhoe
30	5	Obstipation
30	5	Apathie/Schläfigkeit
12	2	Meteorismus
12	2	Blut im Magenaspirat (Gastritis?)
6	1	Fieber/Erhöhung der Leberwerte (Gamma-GT 220 U/l, GPT 50 U/l)→ Zusammenhang mit B_6-Gabe sehr fraglich

Die Wirkung von Vitamin B_6 trat bei allen Fällen bereits nach kurzer Behandlungsdauer (<2 Wochen) auf, während bei den Non-Respondern kein wesentlicher Effekt auf EEG oder Anfälle zu beobachten war. Somit war auch bei den Non-Respondern allenfalls eine zeitliche Verzögerung von 2 Wochen bis zum Einsetzen einer sonst üblichen Therapie eingetreten. Da eine rasche und effektive Therapie für die Prognose wesentlich ist, muß eine entsprechende therapeutische Entscheidung so rasch wie möglich getroffen werden. Unter Abwägung der möglichen potentiell lebensbedrohlichen Nebenwirkungen der ACTH- oder Valproat-Therapie scheint uns ein Behandlungsversuch mit hochdosiertem Vitamin B_6 bei allen Kindern mit BNS-Leiden gerechtfertigt.

Literatur

Blennow G, Starck L (1986) High dose B_6 treatment in infantile spasms. Neuropediatrics 17: 7–10

Ekelund H, Gamstorp I, von Studnitz W (1969) Apparent response of impaired mental development, minor motor epilepsy and ataxis to pyridoxine. Acta Paediatr Scand 58: 572–576

French JH, Crueter BB, Druckman R, O'Brian D (1965) Pyridoxine and infantile myoclonic seizures. Neurology 15: 101–113

Hansson O, Hagberg B (1968) Effect of pyridoxine treatment in children with epilepsy. Acta Soc Med Uppsala 73: 35–43

Ohtsuka Y, Iyoda K, Ishida S, Oka E, Ohtahara S (1982) Pyridoxal phosphate in the treatment of the West syndrome. In: Akimoto H, Kazamatursi H, Seino M, Ward A (eds) Advances in epileptology. XIIIth Epilepsy International Symposium. Raven Press, New York, pp 311–313

Ohtsuka Y, Matsuda M, Ogino T, Kobayashi K, Ohtahara S (1987) Treatment of the West syndrome with high-dose pyridoxal phosphate. Brain Dev 9: 417–20

Immunglobuline und IgG-Subklassenspiegel bei epileptischen Kindern unter Natriumvalproat- oder Carbamazepintherapie

C. Panteliadis, E. Kontopoulos, G. Pardalos, P. Avgustidou, F. Kanakoudi-Tsakalidou

Einleitung

Immunologische Störungen bei behandelten Patienten mit Epilepsie sind seit langem bekannt. In vielen Arbeiten sind die niedrigen Immunglobulin-A-Werte (IgA) nach Hydantoinbehandlung dargestellt. Außerdem wurden Beziehungen zwischen Hydantoin und bösartigem Lymphom festgestellt. Manche Patienten zeigten sogar eine Depression der humoralen und zellulären Immunreaktion. Bekannt ist auch, daß nach Hydantoin- oder Carbamazepinbehandlung Lupus erythematodes entstehen kann [5, 6].

Rawlins ordnete diese Nebenwirkungen der Antiepileptika in die Klasse des Typs A. Es handelt sich um Auswirkungen, die zu erwarten sind entsprechend der pharmakologischen Eigenschaften, als Folge höherer Dosen oder pharmakokinetischer Faktoren (z.B. erhöhte Resorption oder verminderte Ausscheidung).

Ziel dieser Studie war es, den Einfluß von Natriumvalproat (NV) und Carbamazepin (CBZ) auf die humorale Immunität unter Langzeittherapie zu untersuchen.

Patienten und Methodik

Es wurden 31 Kinder im Alter von 2–13 Jahren untersucht. 17 der Patienten bekamen als Monotherapie Carbamazepin und 14 Valproat. Patienten, denen ein zweites Antiepileptikum im Verlauf der Therapie verordnet wurde, sind aus der Studie ausgeschlossen. Die verabreichten Dosen lagen im Bereich der allgemein bekannten Richtlinien und änderten sich entsprechend der gemessenen Antiepileptikaspiegel.

Die Blutentnahmen zur Bestimmung der Immunglobuline (IgA, IgM, IgG) und der IgG-Subklassen (IgG_1, IgG_2, IgG_3, IgG_4) erfolgten vor Beginn der Behandlung und 6 sowie 12 Monate nach Beginn.

Im gleichen Blut wurden außerdem die Antiepileptikaspiegel, Transaminasen, alkalische Phosphatase, Thrombozyten und das Allgemeinblutbild untersucht.

Die Bestimmung der Immunglobuline erfolgte mittels Immundiffusion (Nor Partigen, Hoechst), die der IgG-Subklassen mit Immundiffusion und Verwendung monoklonaler Antiseren der Binding site.

Ergebnisse

Hämatologische und biochemische Daten lagen bei allen Messungen im Normbereich. Auch die Antiepileptikaspiegel waren bei den meisten Patienten im erwünschten Bereich und nur bei 3 Kindern außerhalb der oberen Grenze; hier erfolgte jeweils eine Korrektur.

Die Immunglobulinwerte vor der Behandlung waren bei allen Patienten physiologisch, abgesehen von 1 Fall mit niedrigen IgA-, IgM- sowie IgG-Spiegeln. Bei einem weiteren Fall waren nur die IgM-Werte niedrig.

Die IgG-Subklassenwerte lagen ebenfalls vor Behandlung im Normbereich, außer bei 2 Kindern (nicht die oben erwähnten), die niedrige IgG_4-Werte zeigten.

Die statistische Auswertung der Immunglobuline bei den Patienten unter Valproat und Carbamazepin vor und nach 6 bzw. 12 Monaten Behandlung zeigten keine signifikanten Unterschiede (Tabelle 1 und 2). Unterschiede wurden auch nicht im Vergleichstest (Valproat, Carbamazepin) der beiden Kollektive festgestellt. Die bei den 4 Kindern gemessenen niedrigen Immunglobulinwerte vor der Behandlung waren auch bei zwei weiteren Bestimmungen niedrig. Der Epilepsieverlauf war in allen Fällen normal, und klinische Nebenwirkungen wurden nicht beobachtet.

Tabelle 1. Mittelwerte und SD der Immunglobuline vor und nach 12monatiger Behandlung mit Carbamazepin (g/l)

	vor	nach 12 Monaten
IgG	14,1±4,4	12,7±3,7
IgM	1,8±0,6	1,8±0,4
IgA	1,9±1,0	1,7±0,7

$p>0,05$

Tabelle 2. Mittelwerte und SD der Immunglobuline vor und nach 12monatiger Behandlung mit Valproat (g/l)

	vor	nach 12 Monaten
IgG	11,8±1,7	13,7±4,6
IgM	1,8±0,6	1,9±0,7
IgA	1,8±0,7	1,6±0,5

$p>0,05$

Diskussion

In den letzten Jahren wurde vereinzelt über Störungen der Immunglobuline und/oder deren Subklassen bei manchen Epilepsieformen und Fieberkrämpfen berichtet [2, 3, 5]. Die Verabreichung von Immunglobulinen bei solchen Fällen zeigte gute Therapieresultate [3].

Der Einfluß der antiepileptischen Langzeittherapie auf das Immunsystem ist bekannt [1, 4, 5, 6]. Zu diesen Störungen gehören vor allem niedrige IgA- und, seltener, auch IgM- und IgG-Werte unter Hydantoinbehandlung [1 ,3, 6]. Manche Autoren sind sogar der Meinung, daß die Gingivahyperplasie auf niedrige IgA-Werte im Speichel zurückzuführen ist [4, 6].

In unserer Studie wurden keine nennenswerten Verschiebungen der Immunglobuline und der IgG-Subklassen, sowohl vor wie auch nach der Behandlung festgestellt. Die IgG-Subklassen waren nur bei einem Kind nach 12monatiger Valproatbehandlung niedrig. Ähnliche Beobachtungen sind uns aus der Literatur nicht bekannt.

Nach Rawlins [4] sind Antiepileptikanebenwirkungen auf das Immunsystem die Folgen pharmakokinetischer Störungen oder höherer Dosen. Wir sind der Meinung, daß die regelmäßige Antiepileptikabestimmung ausreicht, um solche unerwünschte Wirkungen rechtzeitig zu erfassen. Die Studie wird für zwei weitere Jahre fortgesetzt, und erst dann kann man definitive Aussagen machen.

Zusammenfassung

Bei 17 Patienten mit Carbamazepinbehandlung und 14 mit Valproatbehandlung wurden die Immunglobuline IgA, IgM, IgG und die IgG-Subklassen vor, 6 und 12 Monate nach Behandlung untersucht. Die Ergebnisse zeigten, daß unter Langzeittherapie (z.Z. 12 Monate) und normalen Antiepileptikaspiegeln, die humorale Immunität nicht beeinflußt wird. Die Studie wird für 2–3 weitere Jahre fortgesetzt. Der Epilepsieverlauf war in allen Fällen normal, und klinische Nebenwirkungen wurden nicht beobachtet.

Literatur

1. Aarli JA (1976) Drug-induced IgA deficiency in epileptic patients. Arch Neurol 33: 296
2. Aarli JA, Fontana A (1980) Immunological aspects of epilepsy. Epilepsia 21: 451
3. Fontana AP, Grob J, Sauter R, Joller H (1976) IgA deficiency, epilepsy, and hydantoin medication. Lancet II: 228
4. Rawlins MD (1981) Adverse reactions to drugs. Br Med J 282 (1): 974
5. Schmidt D, Seldon L (1982) Adverse effects of antiepileptic drugs. Raven, New York
6. Sorell TC, Forbes IJ (1975) Depression of immune competence by phenytoin and carbamazepine. Clin Exp Immunol 20: 273

Neurometabolische bzw. neurodegenerative Erkrankungen

Volumenselektive Protonen-Spektroskopie des Gehirns bei Kindern mit neurodegenerativen Erkrankungen

I. Krägeloh-Mann, W. Grodd, U. Klose, R. Michaelis

Die Kernspintomographie (Magnetic Resonance Imaging, MRI) bietet neue Möglichkeiten der Diagnostik neurodegenerativer Erkrankungen im Kindesalter. Myelinisierungsvorgänge sind besser darstellbar und damit auch ihre Störungsbilder. Die Kernspinspektroskopie (Magnetic Resonance Spectroscopy, MRS) ermöglicht eine nichtinvasive biochemische Analyse des Gewebes. Die Protonenspektroskopie erlaubt im Gegensatz zur Phosphorspektroskopie eine bildkontrollierte Lokalisation des gewünschten Meßbereichs. Wir berichten über Ergebnisse dieser Untersuchungsmethode bei Kindern mit neurodegenerativen Erkrankungen.

Patienten

Aus einer Gruppe von 17 Kindern mit neurodegenerativen Erkrankungen, die wie unten angegeben untersucht wurden, werden nachfolgend diejenigen vorgestellt, bei denen die MRS nach bisherigen Erfahrungen einen großen Beitrag zur Diagnosestellung und zur Einsicht in das Krankheitsbild gab. Die Ergebnisse wurden mit Spektren von Kindern verglichen, die eine normale Gehirnentwicklung aufwiesen. Die Kinder wurden mit oral oder rektal appliziertem Chloralhydrat sediert (50–100 mg/kgKG) und während der Untersuchung durch einen EKG-Monitor überwacht. Die Dauer der Untersuchung (MRI und MRS) betrug 1 ½–2 h.

Methode

Die Untersuchungen wurden an einem 1,5-Tesla-Ganzkörpertomographen (Siemens, Magnetom) durchgeführt. Die Bildgebung erfolgte u.a. in axialer Schichtung mit einer Spin-Echo (SE)-Technik (256 × 256 Matrix, 1 Akquisition, Schichtdicke 4 mm), einer Repetitionszeit (TR) von 0,6 s und einer Echozeit (TE) von 15 ms für T1-gewichtete (T1w) und einer TR von 2 s und einer TE von 45 und 90 ms für T2-gewichtete (T2w) Bilder.

Die Volumenselektion erfolgte mit einer Spin-Echo-Technik mit drei frequenzselektiven 90°, 180°, 180° Pulsen (Sauter et al. 1990). Die Voxelgröße betrug $2 \times 2 \times 2$ cm^3. Es wurden jeweils zwei Spektren mit 256 Akquisitionen, einer TR von 1,5 s und TE von 135 und 270 ms gemessen, um eine sichere Identifizierung von Laktat zu ermöglichen. An einem 400-MHz-Spektrometer (Bruker AM 400) wurden zusätzlich Urinproben von erkrankten und gesunden Kindern gemessen.

Ergebnisse

Die gewonnenen Spektren aus der weißen Substanz eines normalen Kindes zeigten folgende, deutlich sichtbare Peaks: N-Azetyl-Aspartat (NAA) bei 2 ppm, Kreatin/Phospho-Kreatin (Cr/PCr) bei 3 und 3,8 ppm und Cholin (Ch) bei 3,2 ppm und kein Signal für Laktat (bei 1,3 ppm) (Abb. 1). Die Funktion des NAA ist noch nicht sicher bekannt, in höheren Konzentrationen wird es jedoch nur im ZNS gefunden und befindet sich wahrscheinlich vorwiegend in Neuronen (Hagenfeldt et al. 1987). Die Signale für Cr/PCr können mit der Protonenspektroskopie nicht differenziert werden, beide spielen eine wesentliche Rolle im Energiestoffwechsel der Zellen. Der Cholinpeak ist die Summe aller cholinenthaltenden Substanzen wie Phosphorylcholin, Lezithin und Sphingomyelin, er entspricht hauptsächlich Bestandteilen der Zellmembranen, insbesondere der Myelinscheiden. Laktat stellt sich unter normalen Bedingungen nicht dar, sondern erscheint nur im Rahmen einer anaeroben Stoffwechselsituation.

Morbus Canavan

Der vorgestellte Patient verlor ab dem 3. Lebensmonat seine Kopfkontrolle, entwickelte eine Makrozephalie, eine ausgeprägte Spastik und verschlechterte sich im Kontaktverhalten. Die MRI mit 7 Monaten zeigte ein pathologisches Signalverhalten des gesamten Marklagers (T1 w hypo-, T2w hyperintens), einem massiven Myelinmangel entsprechend, eine Myelinisierung

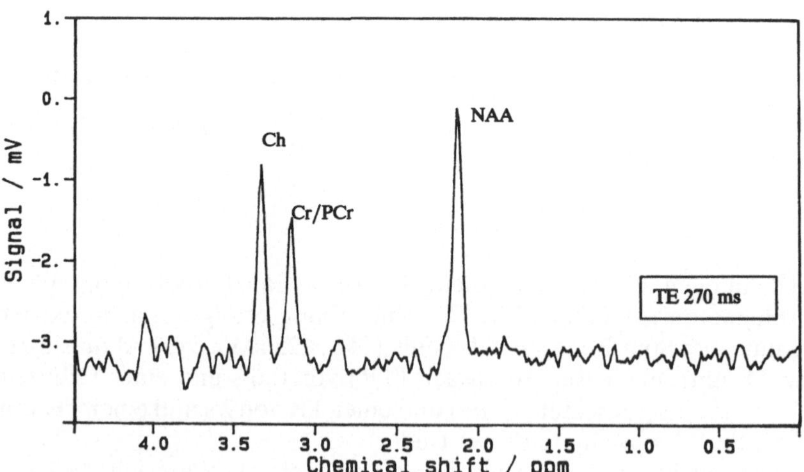

Abb. 1. Volumenselektives Spektrum (TE 270 ms) eines normalen 4jährigen Kindes (Abkürzungen s. Text)

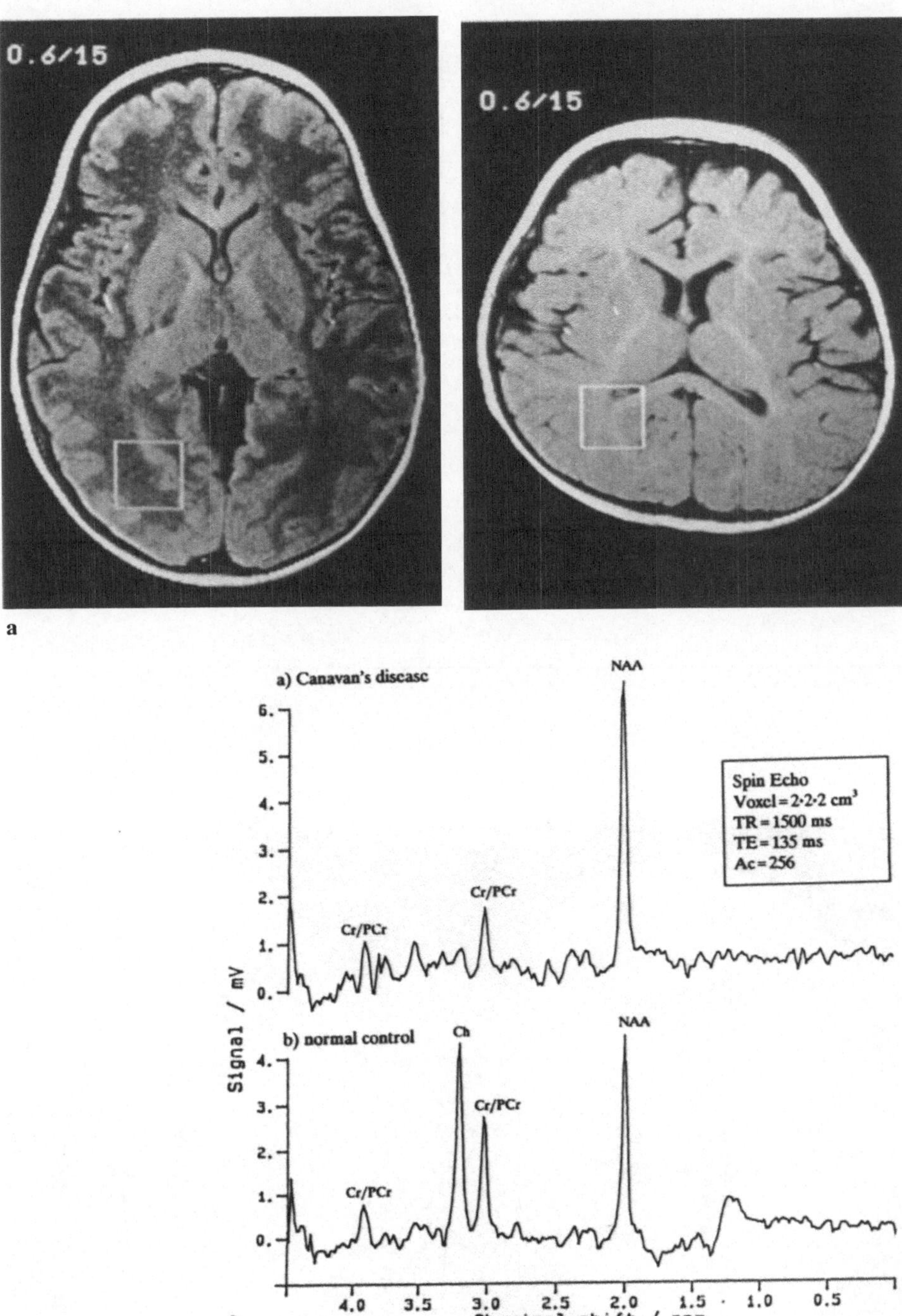

Abb. 2a–c. M. Canavan (*li.*) und gleichaltrige Kontrolle (*re.*) – 7 Monate.
a) MRI T1w mit Voxellokalisation; **b)** MRS; *c)* hochauflösende Spektren des Urins, deutlicher NAA-Peak bei M. Canavan bei 2,0, 2,7 und 4,4 ppm (*Cr* Kreatin, *Hip* Hippurat, *Bet* Betain, *Ace* Azetat, *Ala* Alanin)

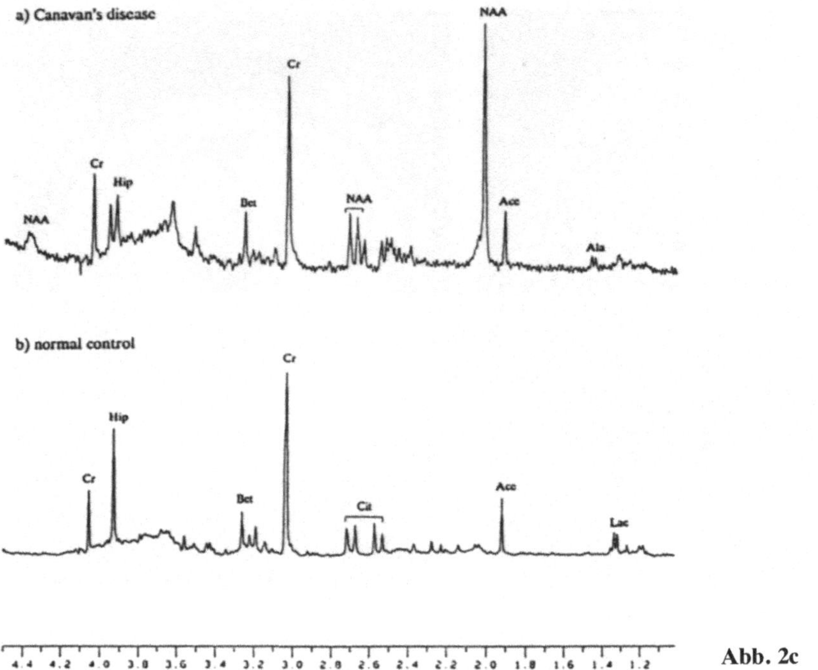

Abb. 2c

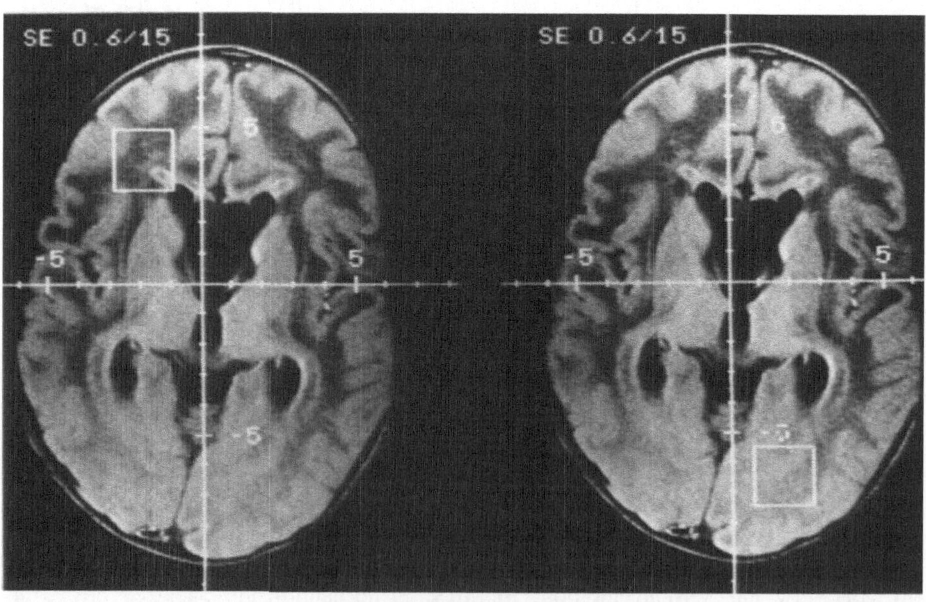

Abb. 3a, b. M. Alexander – 14 Monate. **a)** MRI T1w mit Voxellokalisation; **b)** MRS im Frontal- und Okzipitallappen

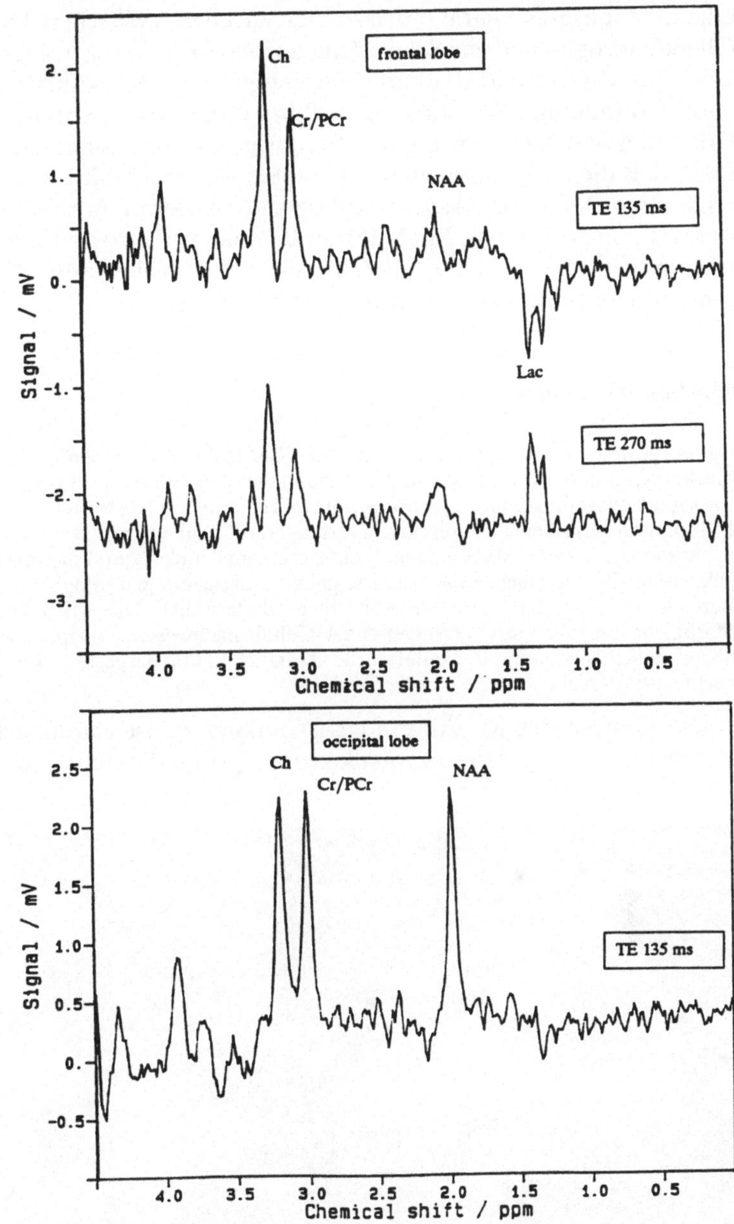

Abb. 3b

zeigte sich nur im vorderen Bereich des Balkens und im Genu capsulae internae. NAA war im Urin (3,5 mol/mol crea) und Serum (halbquantitativ) deutlich erhöht (F.K. Trefz, Heidelberg). Die Aspartoacylase war in Hautfibroblasten nicht nachweisbar (M.O. Rolland, Lyon). Die MRS zeigte im Vergleich zu einem normalen, gleichaltrigen Kontrollkind eine Erhöhung des NAA-Peaks und ein völliges Fehlen der Cholinkomponente (Abb. 2).

Die spongiöse Leukodystrophie oder M. Canavan, eine seltene autosomal rezessive Erkrankung, ist durch einen Defekt der Myelinbildung und/oder des

Gliametabolismus charakterisiert, der zu einer zystischen Degeneration der Oligodendroglia und zur Schwellung der Astrozyten führt. Der oben skizzierte klinische Verlauf und die kernspintomographischen Befunde sind typisch für diese Erkrankung. Seit kurzem wird bei Canavan-Patienten eine ausgeprägte Erhöhung von NAA im Liquor, Serum und Urin beschrieben und angenommen, daß dies die Folge einer Akkumulation im Gehirn darstellt. Ursächlich scheint ein Defekt der Aspartoacylase zu sein, der in Fibroblasten nachweisbar ist (Matalon et al. 1988). Mit Hilfe der Protonenspektroskopie konnten wir diese Akkumulation des NAA im Gehirngewebe nachweisen, ebenso die stark erhöhte Konzentration im Urin (Grodd et al. 1990).

Morbus Alexander

Der vorgestellte Patient zeigte seit den ersten Lebensmonaten einen Entwicklungsstopp, eine Muskelhypotonie, im Verlauf eine Makrozephalie, eine Spastik und vereinzelt große Anfälle, sowie eine ausgeprägte Gedeihstörung mit rezidivierendem Erbrechen. Die MRI im Alter von 14 Monaten zeigte eine ausgeprägte Marklagerauffälligkeit frontal betont (T1w hypo-, T2w hyperintens), einem Myelinmangel entsprechend, außerdem eine ausgeprägte Septum-pellucidum-Zyste. Nach Kontrastmittelgabe erfolgte ein pathologisches Enhancement im Bereich des Ependyms (in der Abb. nicht dargestellt). Die MRS konnte im frontalen Marklager nur einen sehr geringen NAA-Gehalt nachweisen, okzipital war der NAA-Peak höher, jedoch nicht normal; frontal wurde zusätzlich Laktat dargestellt. Im Urin war kein NAA nachweisbar (Abb. 3).

Die Genese des M. Alexander ist unklar, er ist charakterisiert durch die Entwicklung einer Makrozephalie, einer progredienten Entwicklungsstörung

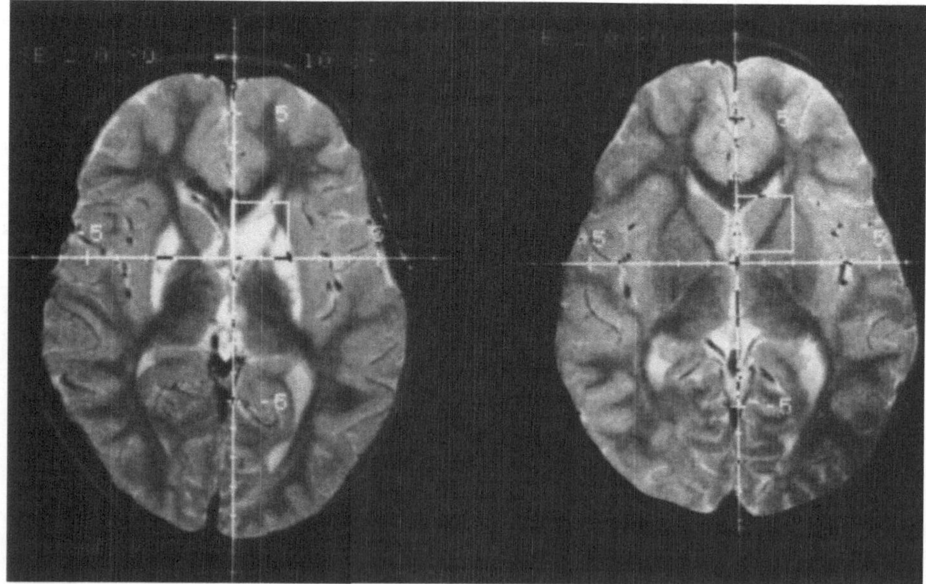

Abb. 4a, b. M. Leigh (4 J.) und Kontrolle (3 J.). **a)** MRI T2w mit Voxellokalisation; **b)** MRS (Caudatumkopf)

NAA
Ch
Cr/PCr
TE 135 ms
Lac
TE 270 ms
Signal / mV
2.
1.
0.
-1.
-2.
-3.
4.0
3.5
3.0
2.5
2.0
1.5
1.0
0.5
Chemical shift / ppm

NAA
Ch
Cr/PCr
TE 135 ms
TE 270 ms
Signal / mV
4.
3.
2.
1.
0.
-1.
-2.
-3.
4.0
3.5
3.0
2.5
2.0
1.5
1.0
0.5
Chemical shift / ppm

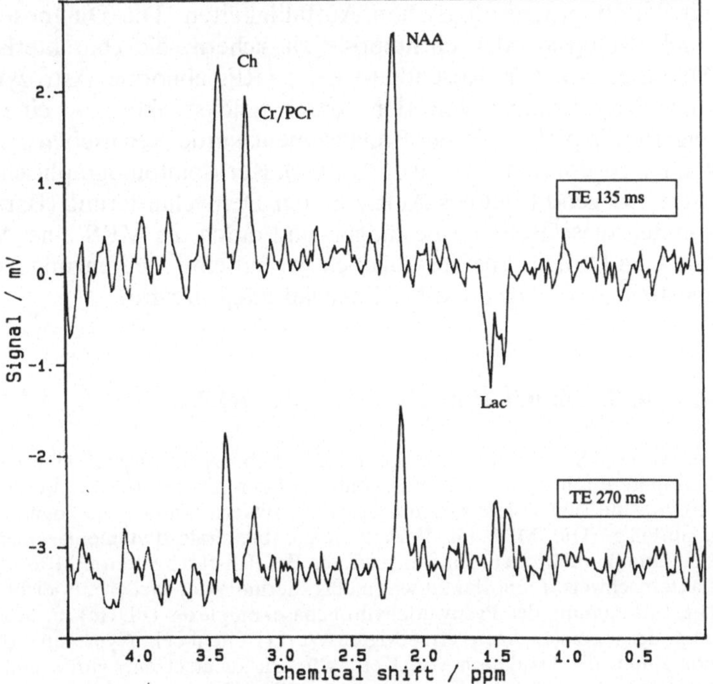

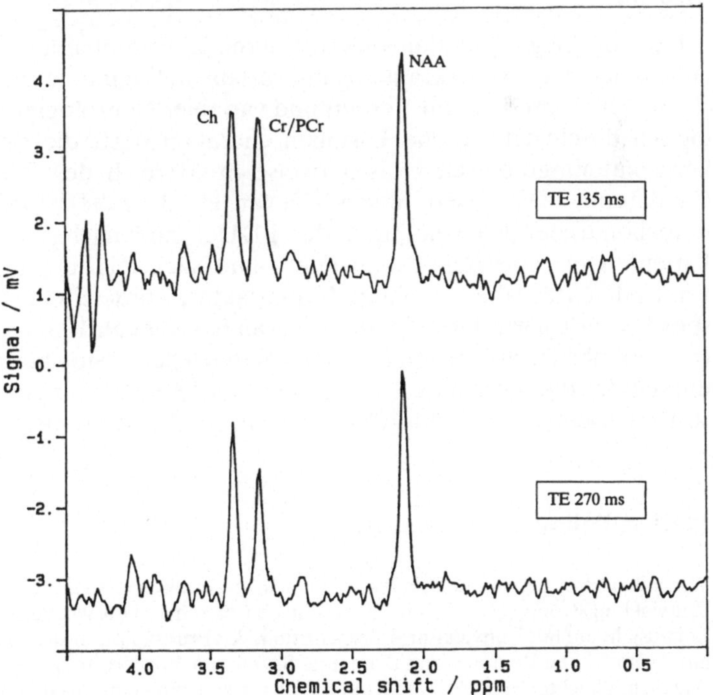

Abb. 4b

mit variablen neurologischen Auffälligkeiten. Die Diagnose war bislang nur durch Autopsie oder Hirnbiopsie zu sichern, die charakteristischerweise eine Akkumulation von Rosenthal-Fasern (RF; abnorme Astrozyten) und – wahrscheinlich abhängig von der Astrozytendysfunktion – eine Demyelinisation zeigten. Ein pathologisches Enhancement wurde beschrieben und der Proliferation von RF zugeordnet (Farrell et al. 1984). Kernspintomographische Befunde zeigten ein vorwiegend frontales Auftreten der Demyelinisierung (Barkovich 1990). Wir konnten diese Befunde bestätigen und durch die MRS eine Akkumulation von NAA im Hirngewebe ausschließen, womit eine Abgrenzung zum differentialdiagnostisch zu erwägenden M. Canavan möglich wird.

Morbus Leigh mit Hinweis für PDHc-Defekt

Der vorgestellte Patient entwickelte im 3. Lebensjahr langsam eine beinbetonte spastische Tetraparese mit dystoner Komponente und eine Dysarthrie. Im Verlauf trat eine Optikusatrophie auf (noch ohne wesentliche Sehverschlechterung). Die kognitive Entwicklung blieb unauffällig. Die MRI im Verlauf zeigte bilaterale Putamenläsionen und progrediente Caudatumkopfläsionen. Eine im letzteren Bereich durchgeführte MRS ergab einen deutlichen Laktatnachweis. Liquorlaktat war mäßig, Serumlaktat wiederholt leicht erhöht oder normal. Die Bestimmung des Pyruvatdehydrogenasekomplexes (PDHc) im Muskel ergab einen auf 40% der untersten Norm erniedrigten Wert (Ruitenbeek, Nymegen). Um die Pyruvatoxidation durch die Oxidation von Ketonkörpern zu ersetzen, wurde eine Diät mit vermehrt gesättigten, kurzkettigen Fettsäuren eingeführt. Darunter stabilisierte sich das Kind klinisch, eine Progredienz der Läsionen war nicht mehr zu verzeichnen, ein Laktatpeak nicht mehr nachweisbar. Eine Koinzidenz mit einem spontanen Verlauf ist jedoch nicht auszuschließen (Abb. 4).

Der M. Leigh (subakute nekrotisierende Enzephalomyelopathie) ist eine autosomal rezessive Erkrankung mit variablem Beginn, intermittierendem oder chronisch progredientem Verlauf und variabler Neurologie. Er ist neuropathologisch durch nekrotische Läsionen charakterisiert, die sich computer- und kernspintomographisch typischerweise im Bereich des Putamens sowie des Caudatums nachweisen lassen (Geyer et al. 1988). Defekte spezifischer mitochondrialer Enzyme, u.a. des PDHc, sind nachgewiesen worden. Bei Patienten mit typischem Bild, jedoch ohne Nachweis eines sicheren peripheren Enzymdefektes, aber erhöhtem Liquorlaktat, wurde ein für das Gehirngewebe spezifischer Enzymdefekt postuliert (van Erven et al. 1987). Der kernspinspektroskopische Nachweis von Laktat im Bereich der Läsion bei unserem Patienten unterstützt die Annahme eines zerebralen Defektes im Bereich des Energiestoffwechsels, der im Muskelgewebe nur mäßig nachweisbar ist.

Morbus Pelizaeus-Merzbacher

Wir haben drei betroffene Jungen untersucht, zwei davon zeigten einen frühen Beginn mit Entwicklungsstopp (seit Geburt bzw. seit den ersten Lebenswochen), der dritte fiel im 2. Lebensjahr auf mit Entwicklungsrückschritten. Als Frühsymptom wiesen alle einen Nystagmus auf, beim frühen Beginn stand dann eine Spastik im Vordergrund, beim dritten Jungen eine Ataxie mit leichter Spastik. Alle Kinder entwickelten eine Optikusatrophie. Das CT zeigte bei frühem Beginn eine deutliche bzw. leichte Erweiterung der Liquorräume, bei späterem Beginn eine leichte periventrikuläre Marklagerauflockerung. Die MRI wies dagegen massive Veränderungen des Marklagers auf, einem völligen oder massiven Myelinmangel entsprechend, der bei Verlaufskontrolle (im Abstand von 3–9 Mon.) konstant war: im T2w-Bild eine Hyperintensität und damit Signalumkehr, im T1w-Bild einen variablen Befund (isointens beim ersten, diffus leicht hyperintens beim zweiten, hypointens beim dritten Kind). Die Kernspinspektroskopie zeigte bei den Kindern mit frühem Beginn eine deutliche NAA- und Cr/PCr Erniedrigung, beim dritten Kind eine starke Cholinerniedrigung bei relativ normalem NAA (Abb. 5, Befunde vom ersten und dritten Kind).

Der M. Pelizaeus-Merzbacher ist eine seltene Erkrankung der zentralen Myelinisierung mit vorwiegend x-chromosomalem Erbgang, sporadische Fälle und Erkrankungen bei Schwestern von männlichen Probanden sind jedoch beschrieben. Die Klinik ist charakterisiert durch das frühe Auftreten von Augenbewegungsstörungen, vorwiegend eines Nystagmus, die Entwicklung einer Spastik oder Ataxie sowie Störungen der geistigen Entwicklung; der Verlauf ist bezüglich Schwere und Fortschreiten des Krankheitsbildes sehr variabel. Genetische Untersuchungen haben beim x-chromosomalen Verlauf einen Defekt im Gen für das Proteolipidprotein, einem wichtigen Strukturprotein des Myelins, gezeigt (Gencic et al. 1989). Bei frühem Beginn wird ein Myelinisierungsstopp diskutiert, bei späterem Beginn ein eventuell insuffizienter Myelinaufbau mit langsamer Degradation im Verlauf (van der Knaap et al. 1989). Unsere Befunde sprechen ebenfalls eher für einen Myelinisierungsstopp, wobei ein Myelinverlust beim dritten Kind auf Grund der rapiden Progression nicht auszuschließen ist. Die MRS zeigt beim frühen Verlauf einen deutlichen NAA-Mangel, der eventuell mit der geringeren neuronalen Funktion bei früher

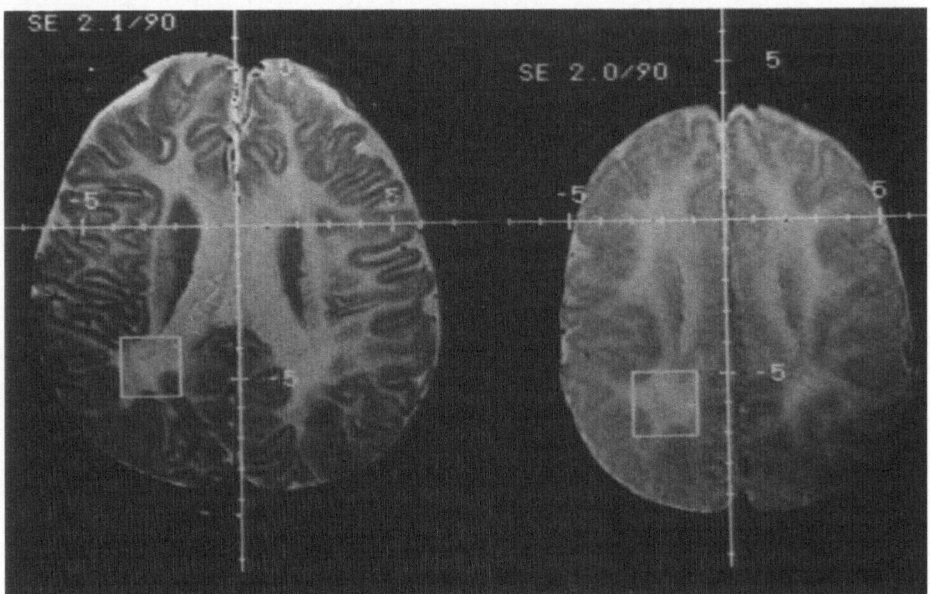

Abb. 5a–c. M. Pelizaeus-Merzbacher (5 ½ J., 17 Mon.). **a)** MRI T2w mit Voxellokalisation; **b)** MRS des 5 ½ jährigen Kindes; **c)** MRS des 17 Monate alten Kindes

NAA
Cr/PCr
Ch
TE 135 ms
TE 270 ms
Signal / mV
Chemical shift / ppm

Abb. 5b

Ch
Cr/PCr
NAA
TE 135 ms
TE 270 ms
Signal / mV
Chemical shift / ppm

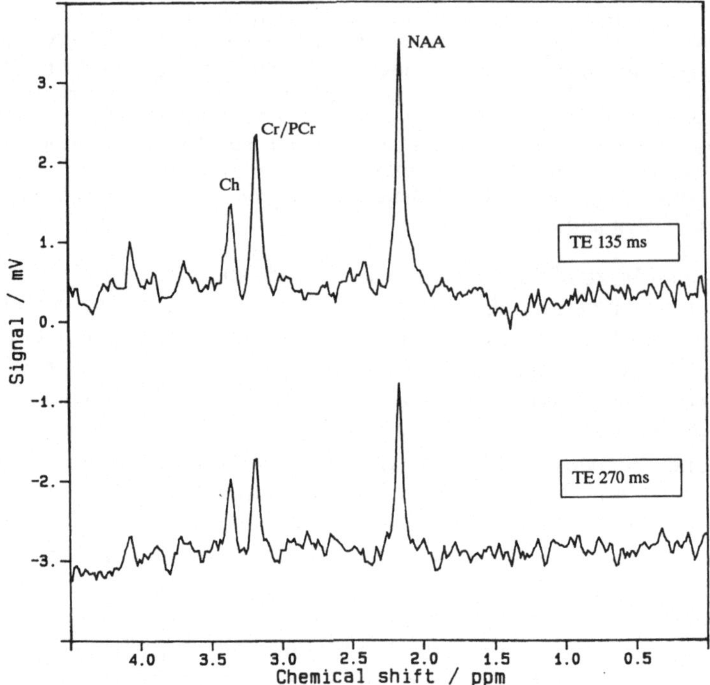

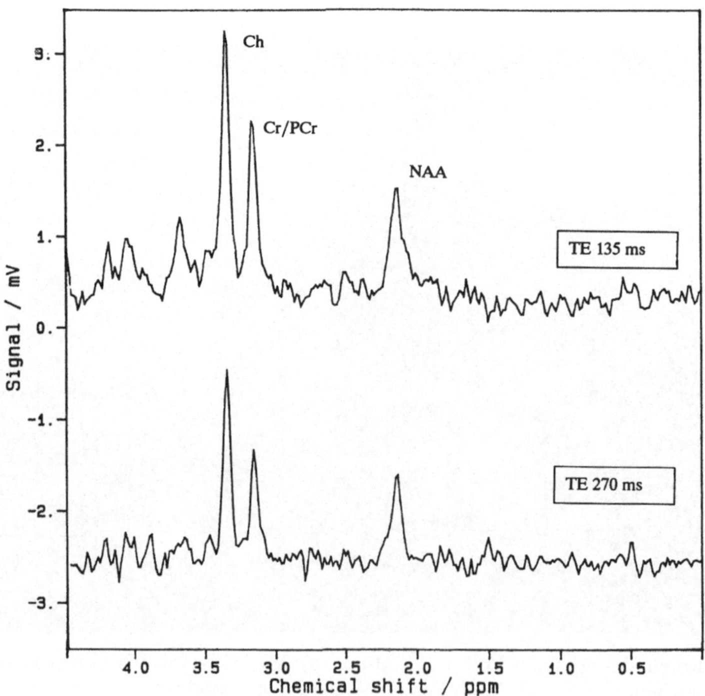

Abb. 5c

Myelinisierungsstörung zu korrelieren ist. Beim dritten Kind fand sich ein niedriges Cholin, welches möglicherweise mit dem nicht nachweisbaren Myelin einhergeht, dagegen ein relativ hohes NAA. Weitere Untersuchungen sind notwendig, um folgende Fragen weiter abzuklären: Charakterisieren die Spektren einen Funktionszustand des Gehirns in einer bestimmten Krankheitsphase oder sind sie mit unterschiedlichen Gruppen der Erkrankung korrelierbar?

Schlußfolgerungen

1. Die volumenselektive Protonen-Spektroskopie ermöglicht eine nichtinvasive Analyse einzelner Stoffwechselprodukte des Gehirns.
2. Sie ist hilfreich zur Diagnose und Differentialdiagnose bei neurodegenerativen Erkrankungen und erlaubt neue Einsichten in die Biochemie des Gehirns.
3. Sie kann relativ einfach an einem klinischen Gerät (1,5 Tesla) durchgeführt und mit der Bildgebung kombiniert werden (Untersuchungsdauer 1 ½ h).
4. Sie ist besonders gut bei Kindern anwendbar, da hier eine spektrale Auflösung von 0,05 ppm erzielt werden kann.

Literatur

Barkovich AJ (1990) Pediatric neuroimaging. Raven Press, New York

Erven PMM van, Gabreels FJM, Ruitenbeek W, Renier WO, Lamers KJB, Sloof JL (1987) Familial Leigh's syndrome: Association with a defect in oxidative metabolism probably restricted to the brain. J Neurol 234: 215–219

Farrell K, Chuang S, Becker LE (1984) Computed tomography in Alexander's disease. Ann Neurol 15: 605–607

Gencic S, Abuelo D, Ambler M, Hudson YD (1989) Pelizaeus-Merzbacher disease: An x-linked neurologic disorder of myelin metabolism with a novel mutation in the gene encoding proteolipid protein. Am J Hum Genet 45: 435–442

Geyer CA, Sartor KJ, Prensky AJ, Abramson CL, Hodges FJ, Gado MH (1988) Leigh disease (subacute necrotizing encephalomyelopathy): CT and MR in five cases. J Comput Assist Tomogr 12: 40–44

Grodd W, Krägeloh-Mann I, Petersen D, Trefz FK, Harzer K (1990) In vivo assessment of N-acetylaspartate of brain in spongy degeneration (Canavan's disease) by proton spectroscopy. Lancet 336: 437–438

Hagenfeldt L, Bollgren I, Venizelos N (1987) N-acetylaspartic aciduria due to aspartoacylase deficiency – a new aetiology of childhood leucodystrophy. J Inher Metab Dis 10: 135–141

Knaap MS van der, Valk J (1989) The reflection of histology in MR imaging of Pelizaeus-Merzbacher disease. AJNR 10: 99–103

Matalon R, Michals K, Sebesta D, Deanching M, Gashkoff P, Casanova J (1988) Aspartoacylase deficiency and N-acetylaspartic aciduria in patients with Canavan disease. Am J Med Genet 29: 463–471

Sauter R, Schneider M, Grodd W (1990) Localized proton NMR spectroscopy of the human brain: Comparison of the stimulated echo technique and the spin echo technique. Soc Magn Reson Imag, 8th Annual Meeting, Washington 1990

Letale Valproat-Unverträglichkeit bei progressiver zerebraler Poliodystrophie Alpers

H. M. Straßburg, M. Sauer, U. P. Ketelsen, N. Böhm, M. Schwab, B. Volk

1931 beschrieb *Alpers* [3] erstmals ein Krankheitsbild mit Entwicklungsverzögerung, Epilepsie und Leberstörungen nach dem 1. Lebensjahr. Pathologisch-anatomisch fanden sich eine okzipital betonte Poliodystrophie mit Astrozytose und Neuronenverlust sowie eine fettige Degeneration mit Hepatozytennekrose und Übergang zur Leberzirrhose. Nach *Scheffner et al.* [9] entsteht bei Kindern in durchschnittlich 1:5 000 Fällen eine meist letal verlaufende Leberschädigung unter einer Valproattherapie. Eine gesicherte Ursache hierfür ist nicht bekannt, das Risiko ist bei antikonvulsiver Polytherapie, einem Alter unter 2 Jahren und vorbestehenden neurologischen Symptomen höher [2]. Aufgrund von zwei Fallbeschreibungen wollen wir auf mögliche Zusammenhänge dieser beiden Krankheitsbilder hinweisen.

Kasuistiken

Patientin P. N. (geb. 1967)

Familienanamnese: Ein Bruder im Alter von 11 Jahren 1968 verstorben. Krankheitsbeginn mit Gangstörung, tonisch-klonischen Partialanfällen und Myoklonien. Initial normale Leberwerte, Behandlung mit verschiedenen Antikonvulsiva, kein Valproat. Präfinal Ikterus. Pathologisch-anatomisch Leberzellverfettung, spongiöse glioneurale Dystrophie mit disseminiertem Befall.

Eine Schwester verstarb 1971 mit 10 Jahren, Krankheitsbeginn mit Kopfschmerzen, Visusverlust und klonischen Partialanfällen. Im weiteren Verlauf leicht erhöhte Transaminasen. Tod infolge Pneumonie.

Ausführliche Beschreibung in der Publikation von *Bohnert* u. *Noetzel* [1].

Eigene Anamnese: Normale Geburt und frühkindliche Entwicklung, mit 4 Jahren in einem Routine-EEG auffallende okzipitale Dysrhythmie. Normaler Schulbesuch. Seit Sommer 1984 Stimmungslabilität, Konzentrationsprobleme und Appetitmangel.

Am 11.01.85 rechts betonte klonische Partialanfälle, Myoklonien und Apathie. Im EEG mittelschwere Allgemeinveränderung, Krampffokus parieto-okzipital. Kraniale Computertomographie regelrecht. Transaminasen normal, keine Laktatbestimmung. Ab 14.01.85 Therapie mit 25 mg/kgKG/Tag Valproinsäure. Vorübergehende Besserung der zerebralen Anfälle. Im April 1985 Serum-Ammoniak mit 138 mg/dl erhöht, normale Cholinesterase. Sonographie der Leber: keine Vergrößerung, diffuse Echoverdichtung.

Tod am 06.05.85 durch schwere Pneumonie bei Leberversagen. Pathologisch-anatomische Untersuchung nur an Gewebsbiopsien möglich. Leber: schwere Parenchymschädigung mit Cholestase, Pseudogallengangsproliferation, zentraler Fibrose, Verfettung und ausgedehnten Nekrosen. Im Okzipitalgehirn astrozytäre fibrilläre Gliose, *kein sicherer* Hinweis für Poliodystrophie.

Patientin M. L. (geb. 1985)

Familienanamnese unauffällig, Eltern nicht verwandt.

Eigene Anamnese: 1. Kind, normale Schwangerschaft, Geburt und Entwicklung bis zum 10. Lebensmonat. Konnte an der Hand gehen, sprach erste Worte, dann zunehmende Entwicklungsverzögerung. Mit 15 Monaten stationäre Aufnahme in auswärtigem Krankenhaus wegen seitenbetonter großer Anfälle und Myoklonien. Diagnose: Zytomegalie-Enzephalitis. GOT 28 U/l, GPT 24 U/l, Gamma-GT 257 U/l, sonst regelrechte Werte der Routine-Labordaten. Liquor: Gesamteiweiß 95 mg/dl, überwiegende Schrankenstörung. Urin: Anzüchtung von CMV-Virus. CT: Mäßige innere und äußere Hirnatrophie. EEG: Mittelschwere Allgemeinveränderung, parieto-okzipital betonte Delta-Wellen mit vorangehenden Spikes, passagerer Herdbefund rechts temporal.

Befund bei erster stationärer Aufnahme im Dezember 1989: Allgemeine Dystrophie, ausgeprägte muskuläre Hypotonie, Hemiparese rechts, rechtsseitig betonte Myoklonien, reagiert gezielt auf die Mutter mit Lallen, sonst Somnolenz, Blickdeviation nach oben, Eigenreflexe schwach auslösbar, kein freies Sitzen. Leber 2 cm unter Rippenbogen.

Normalwerte für Blutbild, Elektrolyte, Nierenwerte, quantitative Immunglobuline, Gerinnung, Fettstoffwechsel, Kupfer. Liquor-Gesamteiweiß zwischen 80–120 mg/dl, ausgeprägte Erhöhung des basischen Myelinproteins auf mehr als 25 ng/ml (Prof. Kohlschütter, Hamburg). GPT 79 U/l, GOT 102 U/l, Gamma-GT 386 U/l, Aminosäuren im Serum normal. Screening auf organische Säuren im Urin normal. Belastung mit 3-Phenyl-Propionsäure normal. Ammoniak mit 74 µg/dl normal. Cholinesterase normal. Freies Carnitin und Gesamtcarnitin normal. Laktat im Serum normal, im Liquor 23 mg/dl (normal 11–19 mg/dl). Lysosomale Enzyme normal (Prof. Harzer, Tübingen). Langkettige Fettsäuren und Phytansäure im Serum normal. EEG: Unverändert mittelschwere Allgemeinveränderung, irreguläre Muskelaktionspotentiale nicht immer von hypersynchronen Potentialen abgrenzbar. Bei polygraphischer Registrierung kein Hinweis für Korrelation der Muskelaktivität mit EEG-Veränderungen. VEP: abnorme Form, verlängerte Latenzen. SSEP: kein sicheres kortikales Potential ableitbar. NMR: innere und äußere Atrophie, altersentsprechende Myelinisierung. C-Komplementfraktion vermindert.

Am 10.01.90 Muskelbiopsie: Fasertyp-I-Prädominanz und selektive Fasertyp-II-Hypotrophie (Abb. 1), kein Hinweis für primär metabolische Myopathie oder Strukturanomalie. Nervus suralis: altersentsprechender Normalbefund.

Wegen Therapieresistenz der wiederholten generalisierten Anfälle und der kontinuierlichen Myoklonien auf Barbiturate, Hydantoin und Clobazam ab 12.01.90 Therapie mit Valproinsäure 30 mg/kgKG/Tag.

Ab 20.01. Besserung der Myoklonien, ab 26.01. Erhöhung der Ammoniakwerte auf 95–130 µg/dl unter Carnitinsubstitution.

Leberpunktion am 14.02.90: Ballonierte Hepatozyten, leichte periportale Fibrose. Verdacht auf toxische Hepatopathie. Elektronenmikroskopisch matrixverdichtete, z.T. vergrößerte und elongierte Mitochondrien mit nur rudimentären Cristaestrukturen (Abb. 2a und b) sowie ausgeprägte Lipideinlagerungen. Keine Peroxisomen nachweisbar.

Am 13.03.90 stationäre Wiederaufnahme wegen Bronchopneumonie, Aszites, Leber nicht vergrößert, sonographisch vermehrt echogen. Valproat abgesetzt. Ammoniak 93 mg %, GOT 90 U/l, GPT 27 U/l, Cholinesterase normal, Quick 12,6 %, Gesamteiweiß 4,8 g %. Tod am 24.03.90 im Multiorganversagen mit Pneumonie.

Pathologische Anatomie: Leber: Faservermehrung, Auflösung der Grundtextur, Nekrosen und Verfettung, Cholestase, Gallengangsproliferation, fokale Hepatozytenhypertrophie und kleinknotige Leberzirrhose.

Gehirn: Spongiöse Gliose, Neuronenverlust, Schwellung postsynaptischer Dendriten, Kapillarproliferation.

Bestimmung von NADH-Dehydrogenase, NADH-Cytochrom-c-Reduktase, Succinatdehydrogenase und Succinat-Cytochrom-c-Reduktase im direkt postmortal entnommenen Gehirn, Leber und Muskel normal (Prof. Dr. Reichmann, Neurologische Universitäts-Klinik Würzburg). Succinat-Cytochrom-c-Oxidase im Gehirn leicht erniedrigt.

Normalwerte bei der Bestimmung der Enzyme des Pyruvat-Dehydrogenase-Komplexes in Fibroblasten (Prof. Dr. Wick, Basel).

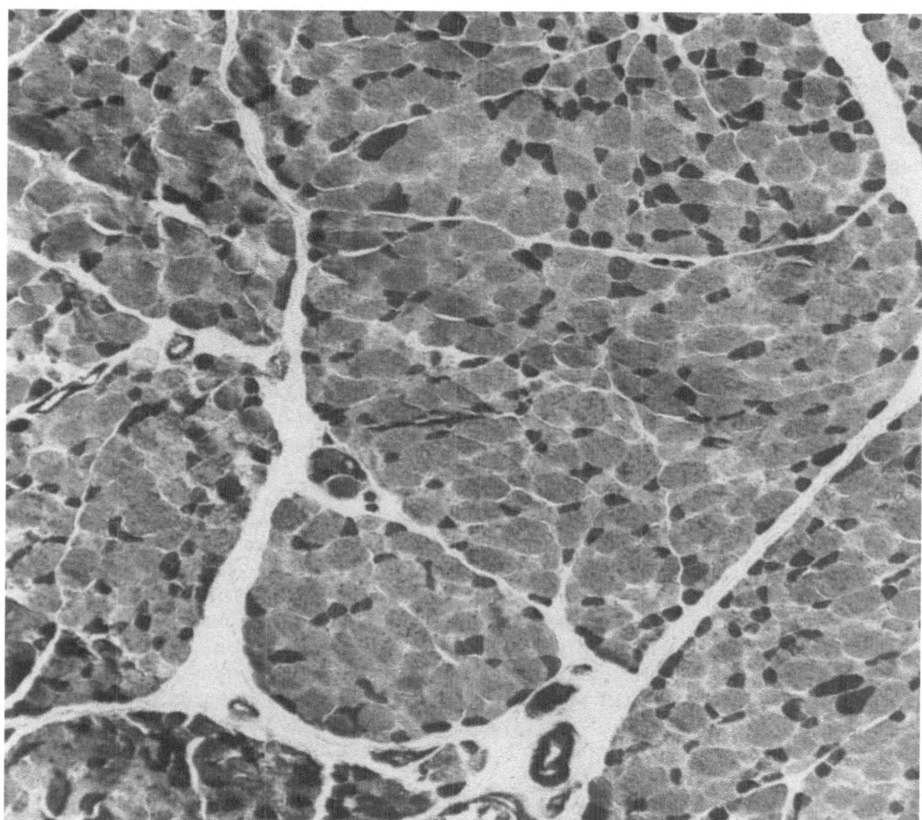

Abb. 1. Biopsie Mm. quadriceps femoris Pat. M.L.
Fasertyp-I-Prädominanz (*helle Fasern*) und selektive Fasertyp-II-Hypotrophie (*dunkle Fasern*) ATPase-Reaktion, pH 9,4. Möglicherweise Folge einer Erkrankung des ZNS

Diskussion

Scheffner et al. [9] haben 1988 112 Patienten aus der Literatur mit tödlicher Valproat-Unverträglichkeit zusammengestellt, 16 davon wurden genauer analysiert. Vor VPA-Therapiebeginn wurden gehäuft neurologische Auffälligkeiten in Form von verzögerter Entwicklung, primär generalisierten Anfällen, Ataxie und Myoklonien beobachtet. Bei mehreren Patienten wurden Störungen des Harnstoffzyklus sowie progressive neuronale Degenerationserkrankungen festgestellt. Kein klinischer Parameter, auch nicht die Leberbiopsie, erlaubt initial zwischen transitorischer und letaler Leberintoxikation zu unterscheiden. Die Leberschäden unter VPA waren unspezifisch mit Lebernekrose, Zirrhose und Gallengangsproliferation; das Leberversagen war die Haupttodesursache der verstorbenen Patienten.

Eine Valproat-Unverträglichkeit kann unterschiedlich erklärt werden: durch direkte lebertoxische Metabolite (4-en VPA), durch einen systemischen Carni-

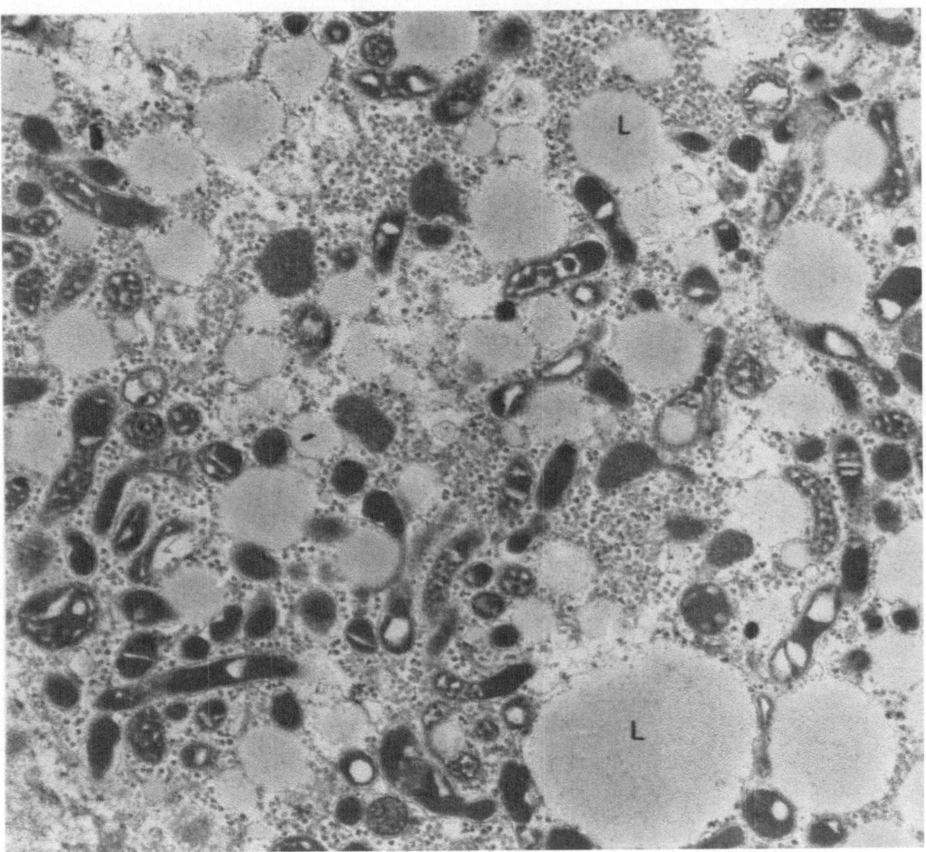

Abb. 2a, b. Elektronenmikroskopie der Leberpunktion 4 Wochen nach Einleitung einer Valproattherapie. Ausgeprägte Lipideinlagerungen (*L*), pathologisch veränderte Mitochondrien (*M*) mit Matrixverdichtung und rudimentären Cristaestrukturen. Keine Peroxisomen

tinmangel, durch Störung der Beta-Oxidation, z.B. bei Acyl-CoA-Dehydrogenasemangel, durch Störung des Harnstoff- und Zitronensäurezyklus und verschiedener Mitochondrienfunktionen, z.B. der Atmungskette, der Hemmung der Glyzinspaltung sowie der Hemmung membrangebundener Mitochondrienenzyme. Tierexperimentell kommt es wenige Tage nach Valproat-Applikation zu Riesenmitochondrien durch Vermehrung der Mitochondrienproteine in der Leber [4, 6, 9, 13].

Harding et al. [3] haben 1986 10 Fälle mit letalem *Alpers*-Syndrom analysiert, 7 davon erhielten Valproat. Nach ihrer Ansicht ähneln sich die Leberveränderungen unabhängig von der Valpratgabe, es erscheint unwahrscheinlich, daß Valproat eine ursächliche Rolle für die Lebererkrankung spielt, vielmehr verstärkt es die bereits vorhandene Leberschädigung. Als Ursache des *Alpers*-Syndroms wird u.a. eine Störung im zellulären Energiestoffwechsel, vor allem der Mitochondrien, postuliert.

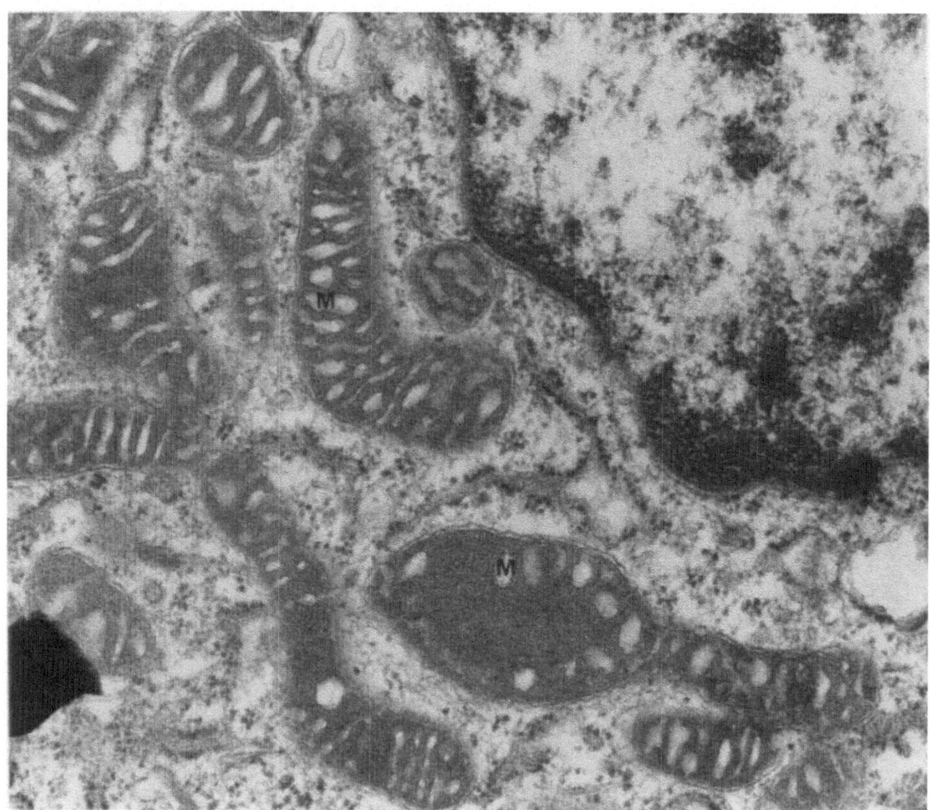

Abb. 2b

Lenn et al. [5] haben über ein letal verlaufendes hepato-zerebrales Syndrom bei Geschwistern berichtet, von denen einer unter Valproattherapie an schwerem nekrotischen Leberversagen verstarb, während die Leberveränderungen bei dem anderen Geschwisterkind weniger ausgeprägt, histopathologisch aber vergleichbar waren. Dies spräche für einen unabhängig von Valproat bestehenden angeborenen, wahrscheinlich autosomal rezessiven Stoffwechseldefekt, der sich unter Valproatgabe vor allem durch schwere Leberveränderungen äußert. Eine spezifische Ursache konnte nicht gefunden werden.

Nach *Prick* und *Siemes* [7, 8, 11] können Pyruvat-Dehydrogenasedefekte vor allem das Gehirn betreffen, evtl. ist das Laktat nur im Liquor erhöht, in verschiedenen Geweben wurden abnorme Mitochondrien beschrieben. Klinische Symptome sind Lethargie, Epilepsie, Muskelhypotonie, Myoklonien, Ataxie und Dyspnoe. Es kommt zu episodischen Verschlechterungen bei fieberhaften Infekten. Wir sehen Beziehungen zwischen diesem Krankheitsbild und unseren beiden Patientinnen; die Bestimmung des Pyruvatdehydrogenasekomplexes bei unserer Patientin M. L. ergab jedoch in den Fibroblasten Normalbefunde.

Zusammenfassung

Wir berichten über 2 Patienten mit schwerer progredienter neurologischer Grunderkrankung und letalem Leberversagen unter Valproattherapie. Bei einer Patientin sind zwei Geschwister an spongiöser glioneuraler Dystrophie mit Lebersymptomen ohne Valproattherapie verstorben. Wir vermuten bei beiden Patientinnen eine Stoffwechselstörung der Leber und des Gehirns als Grunderkrankung, ohne den primären Defekt bisher nachgewiesen zu haben. Verschiedene Befunde der Literatur sprechen dafür, daß sowohl beim *Alpers*-Syndrom als auch zumindest einem Teil der Fälle von Valproat-Unverträglichkeit eine Funktionsstörung der Mitochondrien vorliegt [5, 7, 8, 10, 11, 12, 13]. Wir postulieren, daß das tödliche Leberversagen unter einer Valproattherapie bei unterschiedlichen Grundkrankheiten auftreten kann, die zu einer Störung des Leberstoffwechsels führen. Vor Einleitung einer Valproatbehandlung sollte auch an das Vorliegen einer Mitochondriopathie gedacht werden.

Literatur

1. Bohnert B, Noetzel H (1974) Beitrag zur familiären spongiösen glio-neuralen Dystrophie. Arch Psychiat Nervenkr 218: 353–368
2. Dreifuss FE, Santilli N et al. (1987) Valproic acid hepatic fatalities – a retrospective review. Neurology 37: 379–385
3. Harding N, Egger J et al. (1986) Progressive neuronal degeneration of childhood with liver disease – a pathological study. Brain 109: 181–202
4. Hayasaka K, Takahashi I et al. (1986) Effects of valproate on biogenesis and function of liver mitochondria. Neurology 36: 351–356
5. Lenn NJ, Ellis WG et al. (1990) Fatal hepatocerebral syndrome in siblings discordant for exposure to valproate. Epilepsia 31: 578–583
6. Ohtani Y, Endo F et al. (1982) Carnitine deficiency and hyperammonemia associated with valproic acid therapy. J Pediatr 101: 782–785
7. Prick MJJ, Gabreels FJM et al. (1981a) Pyruvatdehydrogenase deficiency restricted to brain. Neurology 31: 398–404
8. Prick MJJ, Gabreels FJM et al. (1981b) Progressive infantile poliodystrophy. Association with disturbed pyruvate oxydation in muscle and liver. Arch Neurol 38: 767–772
9. Scheffner D, König S et al. (1988) Fatal liver failure in 16 children with valproate therapy. Epilepsia 29: 530–542
10. Sengers RCA, Stadthouders AM, Trijbels JMF (1989) Mitochondriale Defekte. Monatsschr Kinderheilkd 137: 308–311
11. Siemens H (1985) Mitochondriale Myopathien und Enzephalomyopathien – Neuromuskuläre und zentralnervöse Erkrankungen infolge von Defekten des mitochondrialen oxydativen Stoffwechsels. Monatsschr Kinderheilkd 133: 798–805
12. Trijbels JMF, Sengers RCA et al. (1988) Disorders of the mitochondrial respiratory chain: clinical manifestations and diagnostic approach. Eur J Pediatr 148: 92–97
13. Triggs MJ, Willmore LJ et al. (1989) Valproate-induced mitochondrial encephalopathy with ketosis and dicarboxylic aciduria. Ann Neurol 26: 161

Das Hallervorden-Spatz-Syndrom – eine Verdachtsdiagnose intra vitam mittels Magnetresonanztomographie

G. Kurlemann, G. Bongartz, G. Fahrendorf, K. Kuchelmeister, D. G. Palm

Das Hallervorden-Spatz-Syndrom (HSS) ist eine seltene, autosomal rezessiv vererbte Erkrankung aus dem Formenkreis der extrapyramidalen Bewegungsstörungen. Benannt wird dieses Krankheitsbild nach seinen beiden Erstbeschreibern Hallervorden u. Spatz, die 1922 eine Familie beschrieben, in der 5 von 12 Kindern eine Symptomatik mit progressiver Dysarthrie, Dystonie und Demenz aufwiesen [7]. Die Diagnose eines HSS wird neben der klinischen Symptomatik bis vor kurzer Zeit pathologisch-anatomisch mittels Hirnbiopsie oder post mortem gesichert. Schon makroskopisch findet man eine bräunliche Verfärbung des Globus pallidus bds. und der Pars reticulata der Substantia nigra durch Anreicherung eisenhaltigen Pigmentes. Mikroskopisch lassen sich Axonschollen, eine Reduktion von Nervenzellen und eine ausgeprägte Astrozytenproliferation nachweisen, desweiteren Spheroidkörperchen, die über die gesamte weiße und graue Substanz verteilt sein können. Im Markscheidenpräparat findet sich im Globus pallidus bds. eine Verarmung an Markfasern (Status dysmyelinatus) [2, 5].

Der zugrundeliegende metabolische Defekt konnte bislang nicht geklärt werden. Beweisende Laborbefunde fehlen, so daß der klinische Befund, der Verlauf und eine Ausschlußdiagnostik anderer faßbarer Erkrankungen mit extrapyramidaler Symptomatik den Verdacht auf ein HSS erbringen.

Bildgebende Verfahren wie die kranielle Computertomographie (CCT) und insbesondere die Magnetresonanztomographie (MRT) können hilfreich sein, die vom klinischen Befund her bestehende Verdachtsdiagnose eines HSS zu festigen.

Es soll der Verlauf eines jetzt 17 ½jährigen Mädchens dargestellt werden, bei dem sich aufgrund der bildgebenden Befunde die Diagnose eines HSS mit hoher Wahrscheinlichkeit stellen läßt.

Kasuistik

Die hier beschriebene Patientin ist das erste Kind gesunder, nicht blutsverwandter Eltern. Die Familienanamnese bezüglich einer neurologischen Erkrankung ist leer; die jetzt 15jährige Schwester ist gesund. Schwangerschaft und Geburt verliefen unauffällig, ebenso die frühkindliche Entwicklung. Im Alter von 11 ½ Jahren stellten sich nach einem leichten Schädel-Hirn-Trauma im Rahmen eines Verkehrsunfalles Unsicherheiten beim Fahrradfahren ein. Mit 12 ½ Jahren Auftreten von athetoiden Fingerbewegungen der re. Hand, Tremor beim Armhalteversuch, Dysdiadochokinese li. > re., Tonuserhöhung im li. Arm gegen passive

Bewegung. Muskeleigenreflexe allseits gesteigert. Sprachlich und mental unauffällig. Schwierigkeiten beim Schreiben, der Stift kann nur noch palmar gehalten werden, differenzierte Fingerbewegungen re. sind nur noch schwer möglich. Unauffälliges Gangbild. Zu diesem Zeitpunkt wurde die Verdachtsdiagnose einer psychogen bedingten Bewegungsstörung gestellt. Im Alter von 13 ½ Jahren erfolgte eine ausführliche stationäre Untersuchung: Bei der neurologischen Untersuchung fand sich ein steifes Gangbild ohne Mitbewegungen der Arme; dystone Armbewegungen, ausgeprägte Tonuserhöhung und Rigor im li. Arm. Deutlich reduzierte Mimik. Schreiben war nicht mehr möglich, erhebliche Schwierigkeiten beim An- und Ausziehen. Keine Tagesrhythmik dieser Symptomatik; beginnende Dysarthrie; keine Schluckbeschwerden. Keine Sensibilitätsstörungen. Der mentale Befund ist altersentsprechend.

Diagnostik

CCT nativ: Symmetrische punktförmige Verkalkungen im Globus pallidus bds. (Abb. 1).

Ophthalmologisch kein pathologischer Befund, im ERG normale Spannungsproduktion.

Laborbefunde: Unauffälliges Ergebnis für: rotes und weißes Blutbild, keine Akanthozyten, keine Lymphozytenvakuolen. Aminosäuren im Serum, Liquor und Urin, Laktat im Serum, Liquor und Urin. Kupfer im Serum, Kupferausscheidung im 24-h Urin, Coeruloplasmin, Transferrin, Eisen, Leberparameter, Vitamin E, Vitamin B, lysosomale Enzyme und organische Säuren.

Elektrophysiologische Befunde: EEG altersentsprechend, unauffällige Befunde der motorischen und sensiblen Nervenleitgeschwindigkeit, VEP, BAEP, SSEPs.

Leberbiopsie: Unauffälliger Befund, keine vermehrte Eisenpigmentablagerung.

Diagnose: Torsionsdystonie; Hallervorden-Spatz-Syndrom vom spätinfantilen Typ möglich.

Therapieversuche mit Levodopa in Kombination mit einem Decarboxylasehemmer brachten eine kurzfristige Besserung der klinischen Symptomatik. Trotz Dosissteigerung trat aber bald ein völliger Wirkungsverlust ein, so daß diese Medikation beendet wurde. Trihexyphenidyl,

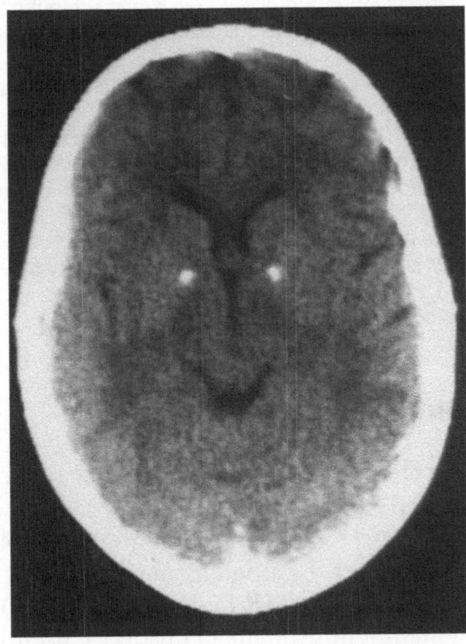

Abb. 1. CCT nativ: Bilateral symmetrisch punktförmige Verkalkungen im Globus pallidus

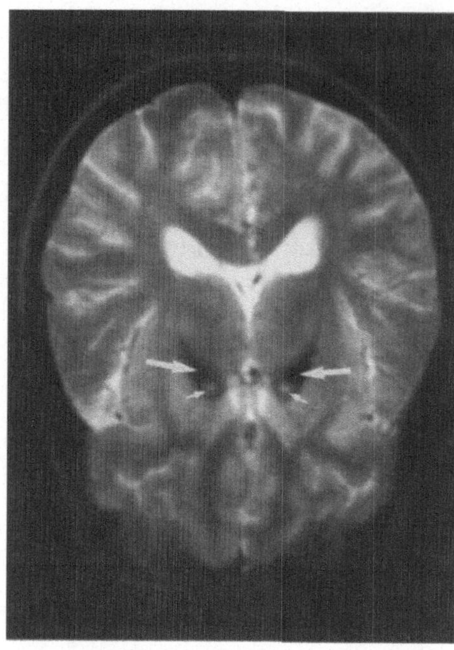

Abb. 2. Axiales T2-gewichtetes MR-Bild: Deutliche Signalverminderung im Globus pallidus bds. (*kräftiger Pfeil*) mit punktförmiger annähernd zentral gelegener Strukur mit erhöhter Signalintensität (*zarter Pfeil*)

Carbamazepin und Bromocriptin blieben trotz hoher Dosierung ohne positiven Effekt auf die Bewegungsstörung.

Der weitere Verlauf über jetzt 3 ½ Jahre ist durch eine erhebliche Verschlechterung des Gangbildes bis hin zur Rollstuhlpflicht gekennzeichnet. Die Arme zeigen ein ausgeprägtes dystones Bewegungsmuster, der Kopf wird fast ständig in Reklination gehalten, der Mund ist dyston geöffnet und kann nur noch mit passiver Unterstützung durch die Hand geschlossen werden. Pes equinovarus bds. Keine Schluckprobleme. Es besteht eine schwere Dysarthrie, bei erhaltenem Sprachverständnis. Keine Abnahme der mentalen Leistungen, Realschulabschluß.

Regelmäßige opthalmologische Untersuchungen ergaben bislang keinen Hinweis auf eine Retinitis pigmentosa.

Im MRT (1.5-Tesla-Magnetom) zeigte sich in Globus pallidus bds. eine deutliche Signalverminderung betont in der T2-Wichtung (SE: TR = 2500/TE = 90), die mit einer vermehrten Eisenablagerung vereinbar ist (Abb. 2). Zentral finden sich in diesen Strukturen bds. kleine rundliche Bezirke mit erhöhter Signalintensität. Aufgrund einer Artefaktüberlagerung ist die Pars reticulata der Substantia nigra nicht beurteilbar. Die Darstellung der übrigen Hirnregionen ist bis auf eine diskrete Ventrikelasymmetrie unauffällig.

Der Befund in der MRT macht die Diagnose eines Hallervorden-Spatz-Syndromes hochwahrscheinlich.

Diskussion

Bis vor kurzem konnte die Verdachtsdiagnose eines HSS nur durch Hirnbiopsie oder post mortem bestätigt werden. Der klinische Verlauf unserer Patientin läßt uns trotz fehlendem dementiellen Abbau nach Ausschluß anderer möglicher sekundärer Dystonieformen, gestützt durch die Befunde in der CCT und besonders der MRT, das Vorliegen eines HSS annehmen. Der noch fehlende dementielle Abbau bei unserer Patientin spricht nicht gegen die Diagnose eines

HSS, da dieser erst im späteren Verlauf manifest werden kann [3]. Eine Retinitis pigmentosa tritt nur etwa bei 20–40 % der Patienten auf [9, 11, 14].

Die bildgebenden Verfahren im Rahmen der Diagnostik extrapyramidaler Bewegungsstörungen haben gerade nach Einführung der MRT für die Verdachtsdiagnose eines HSS durch die Gegenüberstellung bildgebender Befunde (CCT oder MRT) und post mortem gesicherter Diagnose einen hohen Stellenwert erlangt. Boltshauser et al. [1] sowie Tennison et al. [19] berichten über Befunde in der CCT mit bilateral symmetrischer Verkalkung im Globus pallidus bei je einem Kind, deren Klinik mit der eines HSS vereinbar und post mortem durch den typischen makroskopischen und histologischen Befund gesichert werden konnte. Sowohl das klinische Bild wie auch der CCT-Befund unserer Patientin stimmen mit den Befunden dieser beiden beschriebenen Patienten überein. Ähnliche Befunde werden auch von Köhler [9] und van Kirk et al. [20] mitgeteilt. Neben den bilateralen Verkalkungen im Globus pallidus sind mehrere Fälle eines HSS beschrieben ohne derartige Veränderungen, aber mit den Zeichen einer allgemeinen Hirnatrophie [10], unauffälligen CCT-Befunden [14], Ventrikelerweiterungen und allgemeiner Hirnatrophie [8] sowie Atrophie des Nucleus caudatus [3]. Nur in 3 Fällen konnte die Diagnose eines HSS dann auch autoptisch gesichert werden [3, 8, 10].

Befunde in der MRT beim HSS sind bislang nur wenig mitgeteilt. Die Einlagerung von Eisenpigment im Globus pallidus und in der Substantia nigra pars reticulata führt durch den Einfluß von Eisen auf das lokale Magnetfeld gerade in der T2-Wichtung zu einer lokalen Signalverminderung innerhalb dieser anatomischen Strukturen. Dieses Phänomen ist abhängig von der verwendeten Feldstärke des MR-Tomographen [4]. Schaffert et al. [15] konnten bei einem 11jährigen Mädchen mit den klinisch vergleichbaren Befunden unserer Patientin Signalverminderungen im Globus pallidus bds. in der MRT zeigen. Pathologisch-anatomisch ließ sich post mortem der typische Befund für ein HSS erheben. Die weiteren in der Literatur beschriebenen Veränderungen im Globus pallidus bds. mit dem klinischen Bild eines HSS sind bislang autoptisch nicht bestätigt [6, 12, 13, 16, 18].

Die zentral im Globus pallidus nachweisbaren rundlichen Strukturen mit normaler Signalintensität scheinen einer Veränderung zu unterliegen, wie Gallucci et al. [6] in einer Follow-up-Studie mittels MRT bei einem Patienten mit HSS zeigen konnten: In der frühen Phase sind diese Strukturen signalintensiver und in der Ausdehnung größer nachweisbar, um im weiteren Verlauf sowohl an Intensität als auch Größe abzunehmen. Die bei unserer Patientin nachweisbaren Veränderungen entsprechen den Befunden von Gallucci et al. [6], mit längerem Verlauf des HSS. Dieses scheint auch für die übrigen in der Literatur mitgeteilten MRT-Befunde bei HSS zu gelten. Die mittels Follow-up-MR-Untersuchung von Gallucci et al. [6] gezeigten Veränderungen könnten dafür sprechen, daß die Eisenablagerungen im Globus pallidus im Verlauf der Erkrankung zunehmen und zu einem progredienten Zelluntergang führen, der in einem Status dysmyelinatus endet [17].

Die Verdachtsdiagnose eines HSS kann neben dem klinischen Bild durch den Nachweis einer verminderten Signalintensität in der T2-Wichtung im Globus pallidus als Folge vermehrter Eisenpigmentablagerung wie sie für das HSS autoptisch typisch ist, erhärtet werden. Sheti et al. [18] bezeichneten diesen für das HSS richtungsweisenden MR-Befund als „eye of the tiger“-sign. Die Spezifität dieses Befundes muß durch Zusammenarbeit zwischen Klinikern, Neuroradiologen und Neuropathologen an größeren Patientenzahlen noch bewiesen werden. Erste Ergebnisse, daß das „eye of the tiger“-sign im MRT einen richtungsweisenden Befund für die Diagnose eines HSS liefert, zeigt die Mitteilung von Schaffert et al. [15] die bei diesem MRT-Befund die Diagnose eines HSS post mortem bestätigen konnten. Dieses bestärkt uns in der Annahme, daß bei unserer Patientin ein HSS vorliegt.

Literatur

1. Boltshauser E, Lang W, Janzer R, Briner J, Spiers H, Kleihues P, Isler W (1987) Computed tomography in Hallervorden-Spatz disease. Neuropediatrics 18: 81–83
2. Cervos-Navarro J, Ferszt R (1989) Klinische Neuropathologie. Thieme, Stuttgart
3. Dooling EC, Schoene WC, Richardson EP (1974) Hallervorden-Spatz syndrom. Arch Neurol 30: 70–83
4. Drayer B, Burger P, Darwin R, Riederer S, Herfkens R, Johnson GA (1986) Magnetic resonance imaging of brain iron. AJNR 7: 373–380
5. Friede RL (1989) Development neuropathology, 2. Aufl. Springer, Berlin Heidelberg New York Tokyo
6. Gallucci M, Cardona F, Arachi M, Splendiani A, Bozzao A, Passariello R (1989) Follow-up MR studies in Hallervorden-Spatz disease. J Comput Assist Tomogr 14: 119–129
7. Hallervorden J, Spatz H (1922) Eigenartige Erkrankung im extrapyramidalen System mit besonderer Beteiligung des Globus pallidus und der Substantia nigra. Z Neurol Psychiat 79: 254–302
8. Jankovic J, Kirkpatrick JB, Blomquist KA, Langlais PH, Bird ED (1985) Hallervorden-Spatz disease presenting as familial parkinsonism. Neurology 35: 227–234
9. Köhler B (1989) Hallervorden-Spatz-Syndrom mit Akantozytose. Monatsschr Kinderheilk 137: 616–619
10. Luckenbach MW, Green RW, Miller NR, Moser HW, Clark AW, Tennekoon G (1983) Hallervorden-Spatz syndrome with acanthocytosis and pigmentary retinopathy. Am J Ophthalmol 95: 369–382
11. Luckenbach MW, Green WR, Miller NR, Moser HW, Clark AW, Tennekoon G (1983) Ocular clinico-pathologic correlation of Hallervorden-Spatz syndrom with acanthocytosis and pigmentary retinopathy. Am J Ophthalmol 95: 369–382
12. Littrup PJ, Gebarski SS (1985) MR imaging of Hallervorden-Spatz disease. J Comput Assist Tomogr 9: 491–493
13. Mutoh K, Okuno T, Ito M, Nakano S, Mikawa H, Fujisawa J, Asato R (1988) MR imaging of a group I case of Hallervorden-Spatz disease. J Comput Assist Tomogr 12: 851–853
14. Newell FW, Johnson RO, Huttenlocher PR (1979) Pigmentary degeneration of the retina in the Hallervorden-Spatz syndrome. Am J Ophthalmol 88: 467–471
15. Schaffert DA, Johnsen SD, Johnson PC, Drayer BR (1989) Magnetic resonance imaging in pathologically proven Hallervorden-Spatz disease. Neurology 39: 440–442
16. Scheer PJ, Perz A, Ebner F, Kratky-Dunitz M (1988) Magnet-Resonanz-Tomographie erhärtet die Diagnose der Hallervorden-Spatzschen Erkrankung. Pädiatr Pädol 23: 245–252
17. Seitelberger F, Gooth E, Gross H (1963) Beitrag zur spätinfantilen Hallervorden-Spatz-Krankheit. Acta Neuropathol 3: 16–28
18. Sheti KD, Adams RJ, Loring DW, Gammal TE (1988) Hallervorden-Spatz syndrome: clinical and magnetic resonance imaging correlations. Neurol 24: 692–694
19. Tennison MB, Bouldin TW, Whaley RA (1988) Mineralization of the basal ganglia detected by CT in Hallervorden-Spatz syndrom. Neurology 38: 154–155
20. Van Kirk MP, Larsen PD, O'Connors PS (1986) New computed tomography scan finding in Hallervorden-Spatz syndrome, Part I. Clin Neurol Ophthalmol 6: 86–90

B1-Variante der GM2-Gangliosidose – Fallbeschreibung eines seltenen Krankheitsbildes

C. Benninger, G. Mittermaier, J. Pietz, M. Cantz, H. P. Schmitt, S. S. Zhan

Einführung

Die klassische GM2-Gangliosidose Typ B (Tay-Sachs) ist durch einen Mangel an Beta-Hexosaminidase A (HexA) charakterisiert, was zu einer abnormen Anhäufung von GM2-Gangliosiden führt. 1980 beschrieben Goldman et al. eine GM2-Gangliosidose mit normaler HexA-Aktivität gegen das künstliche Substrat (4-Methylumbelliferyl-2-acedamido-2-deoxy-beta-D-glucopyranosid) 4MUG, aber fehlender Aktivität gegen die sulfatierte Form 4MUGS, die spätere sog. B1-Variante.

Die Sequenzierung von cDNA-Klonen des Alpha-Ketten-Gens der HexA zeigte, daß der Defekt bei der B1-Variante in einer Punktmutation des für die Alpha-Untereinheit kodierenden Gens besteht: Es findet eine Basensubstitution von Guanin zu Adenin an Position 533 statt, was zu einem Austausch von Arginin gegen Histidin bei der Aminosäurensequenz 178 des Enzymproteins führt (Ohno u. Suzuki 1988).

Bis heute sind 15 Fälle einer B1-Variante beschrieben, wobei bei 5 von 6 nichtverwandten Fällen unterschiedlicher geographischer Herkunft (Tanaka et al. 1988) die gleiche Mutation bestätigt wurde. Der vorgestellte Fall ist die erste Beobachtung der B1-Variante in Deutschland bei einem Kind deutsch-ungarischer Abstammung.

Kasuistik

Es handelt sich um einen 12 Jahre alt gewordenen männlichen Patienten, der als drittes und jüngstes Kind gesunder nicht-blutsverwandter Eltern geboren wurde. Eine ältere Schwester ist gesund, ein weiteres Kind verstarb mit 9 Monaten an einer Toxikose, die weitere Familienanamnese ist unauffällig. Der Schwangerschaftsverlauf war unauffällig, die Geburt erfolgte spontan zum Termin mit einem Gewicht von 4400 g, Körperlänge 56 cm, KU 39 cm, Apgar 9/10. Der Säugling zeigte zunächst eine unauffällige Entwicklung, er lernte mit ca. 1 Jahr laufen, die Sprachentwicklung war leicht verzögert. Im Alter von 3 Jahren zeigte sich erstmals eine Störung statomotorischer und geistiger Fähigkeiten, zunächst überwiegend im sprachlichen Bereich, später aber auch grob- und feinmotorisch. Es folgte der Besuch eines Sonderschulkindergartens; der zunehmende Verlust sprachlicher Fähigkeiten und die Entwicklung einer Bewegungsstörung führten mit 7 Jahren zur Diagnose einer „progredienten Abbauerkrankung" unklarer Ätiologie mit Hirnatrophie (CT, s. Abb. 1) und abnormer Mukopolysaccharidspeicherung in Fibroblasten, jedoch ohne vermehrte Mukopolysaccharid (MPS)-Ausscheidung im Urin und mit normalen Aktivitäten einiger MPS-abbauender Enzyme

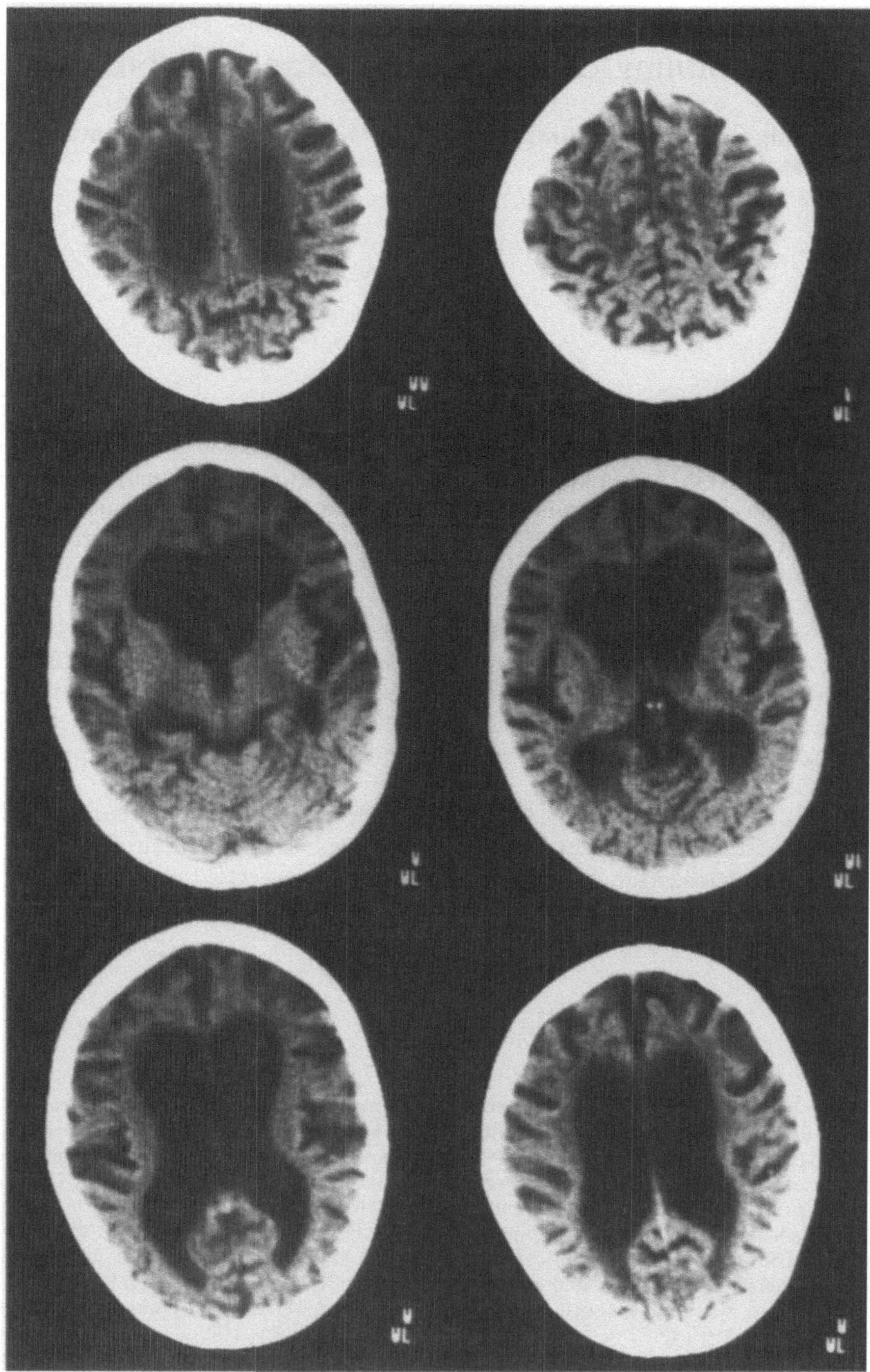

Abb. 1. CT nativ des Patienten im Alter von 9 Jahren

im Serum. Der weitere psychomotorische Abbau führte mit 9 Jahren zur Demenz, es kam zunehmend zu unmotiviertem Schreien, zu generalisierten Anfällen, Fixationsverlust, Tetraspastik und Gewichtsverlust bei Schluckstörung. Rezidivierende Pneumonien bei Ateminsuffizienz sowie eine zunehmende respiratorische Azidose machten eine Tracheotomie nötig. Mit 12 Jahren verstarb der Patient im Atem- und Kreislaufversagen.

Neuropathologische Befunde

Das Gehirn bot ausgeprägte Zeichen einer kortikalen Atrophie (Gewicht 1040 g). Die Konsistenz des Hirngewebes war stark vermehrt, was auf eine Fasergliose hindeutete. Die Endhirnventrikel waren erheblich erweitert.

Lichtmikroskopisch fand sich in allen Abschnitten des ZNS, in den Spinalganglien und im Grenzstrang das typische Bild des „Schaffer-Spielmeyerschen Zellprozesses" mit Ballonierung des Nervenzellzytoplasmas und Randwärtsverdrängung des Kerns durch die Einlagerung von stark Luxol-Fast-Blue-positivem Speichermaterial in das Zytosol. In der Kleinhirnrinde war eine Verlagerung des Speichermaterials in die Purkinje-Zelldendriten mit zahlreichen runden bis spindelförmigen, Luxol-Fast-Blue-positiven Auftreibungen in der Molekularschicht zu beobachten.

Elektronenmikroskopisch fanden sich sowohl multilamelläre, konzentrische Körperchen („MCBs"), wie sie für die Gangliosidosen typisch sind, als auch „Zebra-Bodies".

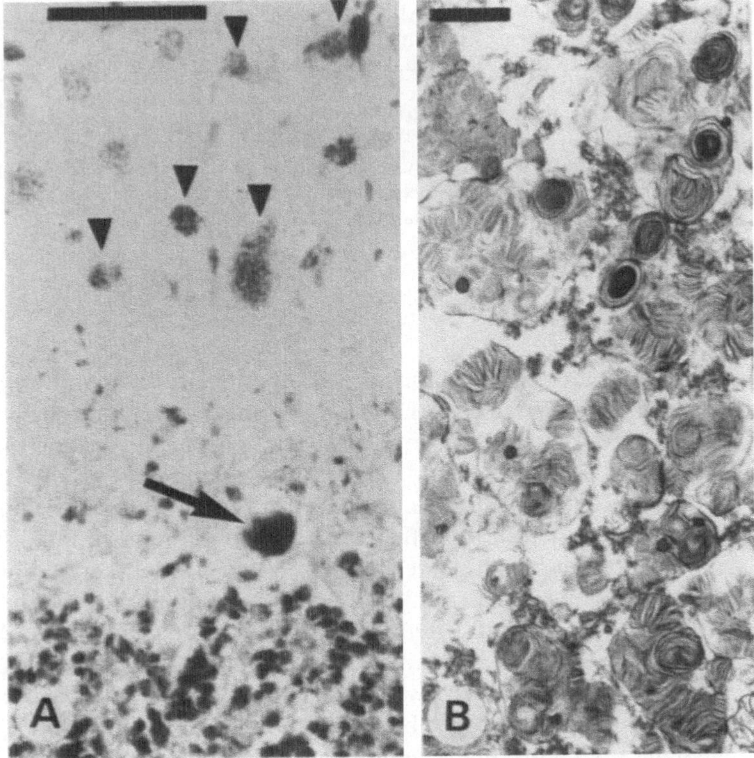

Abb. 2. A Gangliosidspeicherung in Purkinje-Zelldendriten der Molekularschicht des Kleinhirns (*Pfeilspitzen*) und Purkinje-Zellen (*Pfeil*) (Klüver-Barrera; Kalibrierung 100 μm). **B** Speichermaterial im Elektronenmikroskop: multilamelläre konzentrische Körperchen („MCBs") und Zebra-Körperchen (Kalibrierung 1 μm).

Tabelle 1. Biochemische Analyse der Enzymaktivitäten in Hautfibroblasten

Enzym	nmol/min/mg Protein	% der Norm	Bereich
Hexosaminidase A	4MUG : 147,8	102	92–108
	4MUGS: 1,46	**4**	**75–141**
Hexosaminidase B	4MUG : 74,6	98	86–114
Beta-N-Azetylhexosaminidase	222,5	96	63–171
Alpha-Azetylglukosaminidase	0,205	159	47–140
Arylsulfatase B	9,28	67	80–118
Beta-Galaktosidase	15,19	105	63–188
Beta-Glucuronidase	5,205	113	31–163
Alpha-L-Iduronidase	1,474	150	36–165
Sulfamat-Sulfatase	1,221 U	114	43–139
Iduronid-Sulfatase	29,40 U	150	69–177

Biochemische Befunde

Die Fibroblasten nach einer im Alter von 9 Jahren durchgeführten Hautbiopsie zeigten eine erhöhte Speicherung von ^{35}Sulfat-markierten Mukopolysacchariden (MPS). Die biochemische Analyse erbrachte die in Tabelle 1 aufgeführten Enzymaktivitäten. Im Urin wurde keine Erhöhung der MPS gefunden.

Es handelt sich also um ein fast vollständiges Fehlen der Hex-A-Aktivität gegenüber dem sulfatierten 4-MUGS-Substrat, während die Aktivität gegenüber dem unsulfatierten Substrat normal war. Damit war die Diagnose einer GM2-Gangliosidose-B1-Variante wahrscheinlich. Die Diagnose wurde durch den Nachweis der charakteristischen Mutation auf DNA-Ebene gesichert (K. Suzuki und A. Tanaka, persönliche Mitteilung).

Schlußbemerkung

Die B1-Variante der Tay-Sachs-Erkrankung tritt als spätinfantile und juvenile Form auf. Der präsentierte Fall ist mit einem Erkrankungsbeginn mit 3 Jahren und einem Verlauf von 9 Jahren als juvenile Form wie die von Maia et al. (1990) berichteten portugiesischen Fälle einzuordnen. Unser Fall zeigt die gleiche Mutation wie der ursprünglich von Tanaka et al. (1988) berichtete, bei den von Maia et al. berichteten portugiesischen Fälle konnte die gleiche zugrundeliegende Mutation bestätigt werden. Trotz der großen geographischen Verbreitung der bislang bekannten Fälle muß bei der vorliegenden Punktmutation vermutet werden, daß alle Fälle von einer ursprünglichen Mutation ihren Ausgang genommen haben. Dies ist zumindest für die nordamerikanischen Fälle gesichert, die sich auf einen gemeinsamen portugiesischen Ausgang zurückverfolgen lassen. Während bei unserem Patienten die Familie mütterlicherseits aus Deutschland stammt, ist der Vater ungarischer Herkunft, eine weitere Rückverfolgung war nicht möglich.

Bei unserem Fall besteht zusätzlich eine Mukopolysaccharid-Speicherung in Hautfibroblasten und Gehirn. Es ist möglich, daß in normalen Geweben (z.B.

Fibroblasten) die Aktivität der Hex A erforderlich ist, um sulfatierte Mukopolysaccharide vollständig abzubauen.

Literatur

Goldmann JE, Yamanaka T, Rapin I, Adachi M, Suzuki K, Suzuki K (1980) The AB-Variant of GM2-Gangliosidosis. Acta Neuropathol 52: 189–202

Maia M, Alves D, Ribeiro G, Pinto R, SA Miranda MC (1990): Juvenile GM2 gangliosidosis variant B1: Clinical and biochemical study in seven patients. Neuropediatrics 21: 18–23

Ohno K, Suzuki K (1988): Mutation in GM2 gangliosidosis B1 variant. J Neurochem 50: 316–318

Tanaka A, Ohno K, Suzuki K (1988): GM2-gangliosidosis B1 variant. A wide geographic and ethnic distribution of the specific beta-hexosaminidase alpha chain mutation originally identified in a Puerto Rican patient. Biochem Biophys Res Comm 156(2): 1015–1019

Die Bedeutung der Kernspintomographie (MRT) bei der Diagnose des Morbus Pelizaeus-Merzbacher (MPM)

V. Griebel, I. Krägeloh-Mann, W. Grodd, R. Michaelis

Einleitung

Der Verdacht auf Morbus Pelizaeus-Merzbacher (MPM), der in die Gruppe der sudanophilen Leukodystrophien gehört, stützte sich bis vor wenigen Jahren auf die Klinik, eine positive Familienanamnese und auf die Pathologie, die charakterisiert ist durch ein (sub-)totales Fehlen von Myelin. Die Computertomographie (CT) zeigt im Gegensatz zu anderen Leukodystrophien beim MPM häufig keine typischen Veränderungen. Mit der Kernspintomographie (MRT) existiert seit wenigen Jahren eine hochsensitive Methode zum nichtinvasiven Nachweis einer Myelinisierungsstörung.

Das Ziel dieses Beitrags ist es, 3 Patienten mit MPM vorzustellen und den Stellenwert und die Aussagemöglichkeiten der MRT bei diesem Krankheitsbild zu diskutieren.

Charakteristika des MPM

Folgende Charakteristika zeichnen den MPM aus:

Klinik: Nystagmoide Augenbewegungen, Hyperexzitabilität (insbesondere Typ II), Kopfwackeln und -tremor, extrapyramidalmotorische Störungen, Spastik, psychomotorische Retardierung, Optikusatrophie, Mikrozephalie, Anfallsleiden, Ataxie.

Typeneinteilung: Die Typen mit frühem Beginn sind – entsprechend der Einteilung nach Seitelberger (1970) – in Tabelle 1 aufgeführt.

Histopathologie und Pathogenese: Als Ursache des MPM wird ein Stop der Myelinisierung während der Hirnreifung (evtl. mit einem leichten Abbau) angesehen. Als Pathomechanismen werden diskutiert: ein Mangel an Proteolipidprotein (PLP) und/oder eine Dysfunktion der Oligodendroglia.

Histopathologisch zeigt sich ein totales oder partielles Fehlen von Myelin im ZNS, wobei keine oder kaum Myelinabbauprodukte nachweisbar sind.

Genetik: Es ist ein x-chomosomal-rezessiver Erbgang, aber auch ein sporadisches Auftreten beschrieben worden.

Tabelle 1. Einteilung der frühen Typen nach Seitelberger (1970)

Typus		Beginn	Histopathologie	Prognose
I	infantiler T. klassischer T.	Säug- lingsalter	subtotales Fehlen von Myelin; getigertes Aussehen der weißen Substanz durch perivaskuläre Myelininseln	sehr variabler Verlauf, aber immer zu schwerer Behinderung führend; Tod im jungen Erwachsenenalter
II	konnataler T. T. Seitelberger	Geburt	totales Fehlen von Myelin	keine Entwicklungsfortschritte; Tod in 1. Dekade
III	Übergangs-T.	Geburt, Säug- lingsalter	subtotales Fehlen von Myelin; getigertes Aussehen	zwischen Typ I und II

Methodik

Folgende Diagnostik wurde bei allen Patienten durchgeführt: Labor (Blut, Liquor, Urin), Röntgen, US, CT, Augen-/Ohrenuntersuchung, EEG, EKG, NLG, EMG, Biopsien, Genanalyse: Mutation des Proteolipidprotein (PLP)-Gens auf X-Chromosom.

In Tabelle 2 ist das Protokoll für die kernspintomographischen Eingangs- und Kontrolluntersuchungen zusammengestellt.

Tabelle 2. MRT-Untersuchungsprotokoll

Gerät	Magnetom (Fa. Siemens)	
Feldstärke	1.5 Tesla	
Spule	Kopfspule	
Untersuchungszeit[a]	60 min	
Untersuchungsbedingung	Sedierung mit 80–100 mg/kg KG Chloralhydrat oral	
Sequenzen	Spin-Echo (SE)	
Repetitionszeit	600 ms	2000 ms
Echo-Delay-Zeit	15 ms (T1-gew. Bild)	90 ms (T2-gew. Bild)
Orientierung	axial	

[a] einschließlich Aufklärung, Lagerung etc.

Falldarstellungen

In Tabelle 3 sind die anamnestischen Daten und die klinischen Untersuchungsergebnisse zusammengefaßt.

Tabelle 3. Falldarstellungen

Patient	(1), ♂, *1989	(2), ♂, *1988	(3), ♂, *1984
Anamnese	2. Kind gesunder, verwandter Eltern; SS u. Geburt o.B.	1. Kind gesunder, nichtverwandter Eltern; SS u. Geburt o.B.	1. Kind gesunder, verwandter Eltern; SS u. Geburt o.B.
Familienanamnese	4 Geschwister des Vaters unklar verstorben (2 ♀, 2 ♂)	Großonkel aus mütterlicher Linie mit 20 Jahren unklar verstorben	leer
erste Symptome	Nystagmus Hyperexzitabilität tonisch-klonisches Anfallsleiden	Nystagmus Hyperexzitabilität Muskelhypotonie	Nystagmus Muskelhypertonie (beinbetont)
klinisch auffällig seit	Geburt	1. Lebensmonat	2. Lebensjahr
weitere Symptome	Tetraspastik Mikrozephalie psychomot. Retardierung	Optikusatrophie Tetraspastik psychomot. Retardierung	Optikusatrophie Tetraspastik Ataxie, Dysarthrie psychomot. Retardierung
Verlauf	keine Entwicklung	motorisch: Abbau, kognitiv: Stillstand	motorisch: Abbau, kognitiv: Stillstand
MPM-Typ (nach Klinik)	Typ II: konnataler T. (T. Seitelberger)	Typ II: konnataler T. (T. Seitelberger)	Typ I: infantiler T. (klassischer T.)
MRT mit	8 Monaten und 15 Monaten	18 Monaten und 21 Monaten	5 Jahren 9 Monaten und 6 Jahren 4 Monaten
Schädel-CT	Erweiterung der inn. u. äuß. Liquorräume	diskrete Erweiterung der Seitenventrikel	leichte Erweiterung der inn. u. äuß. Liquorräume, periventrikulär hypodendense Veränderungen
weitere pathologische Befunde[a]	Schädel-US EEG, NLG Augenuntersuchung	EEG Augenuntersuchung	Augenuntersuchung

[a] Die übrige Diagnostik war in allen drei Fällen negativ.

Kernspintomographische Untersuchungsergebnisse

1. Unsere Patienten zeigen in der MRT das für De-/Hypomyelinisierungsprozesse typische Signalverhalten:

Tabelle 4. Gehirnstrukturen mit dem beschriebenen typischen Signalverhalten

	Patient 1	Patient 2	Patient 3
Capsula interna	ja	teilweise	ja
Kleinhirn	nein	nein	nein
Medulla/Pons	ja	teilweise	ja
Sehstrahlung	ja	T1: teilweise T2: ja	ja

– im T1-Bild: graue Substanz ist heller als weiße Substanz bzw. isointens,
– im T2-Bild: weiße Substanz ist heller als graue Substanz.

Dieses Verhalten stellt eine Umkehr der normalen T1- und T2-Kontraste nach Abschluß der Myelinisierung (adultes Signalverhalten) dar, ähnelt aber den normalen T1- und T2-Kontrasten beim Säugling und Kleinkind (infantiles Signalverhalten).

2. Die verschiedenen Gehirnstrukturen sind unterschiedlich von dem oben beschriebenen Signalverhalten betroffen. Eine Zusammenstellung zeigt Tabelle 4.
3. Patient (1) zeigt bei der Erstuntersuchung im 8. Lebensmonat ein fast vollständiges Fehlen der Myelinisierung. Wegen der gleichzeitig vorliegenden ausgeprägten Hirnatrophie ist differentialdiagnostisch an eine extrem verzögerte Myelinisierung zu denken. Die weitgehend unveränderte Verlaufskontrolle im 15. Lebensmonat (Abb. 1) spricht gegen diesen Verdacht.

   Bei Patient (2) zeigt sich bei beiden MRT-Untersuchungen konstant ein subtotales Fehlen von Myelin. Die klinische Zuordnung zum Typ II erscheint somit fraglich (Tabelle 3) und ein Übergangstyp kann diskutiert werden (Abb. 2).

   Bei Patient (3) fiel klinisch eine starke Progredienz auf, während die MRT-Verlaufskontrolle – wie bei den anderen Fällen auch – ein konstantes Bild zeigte (Abb. 3).

Diskussion

1. Die MRT ist die bildgebende Methode der Wahl, wenn der Verdacht auf eine De-/Hypomyelinisierung besteht. Als Hinweis für diese Myelinisierungsstörungen dient in der MRT die Persistenz von infantilem Signalverhalten nach dem ca. 6. Lebensmonat im T1-Bild bzw. nach dem ca. 15. Lebensmonat im T2-Bild. Als Ursache für das pathologische Signalverhalten werden ein erhöhter Wasser- bzw. verminderter oder veränderter Lipidgehalt in der weißen Substanz sowie eine Gliose diskutiert.

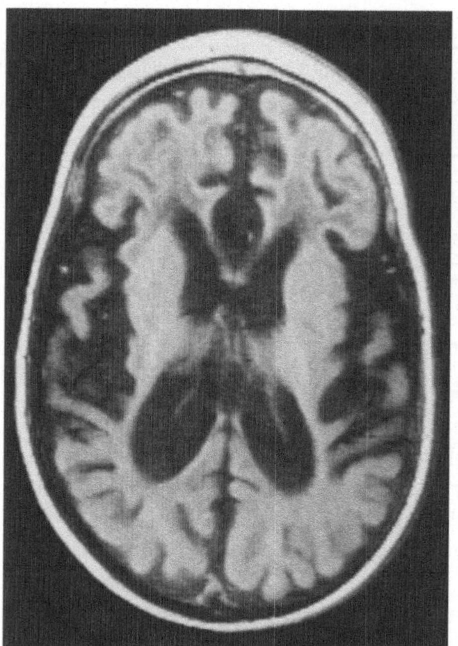
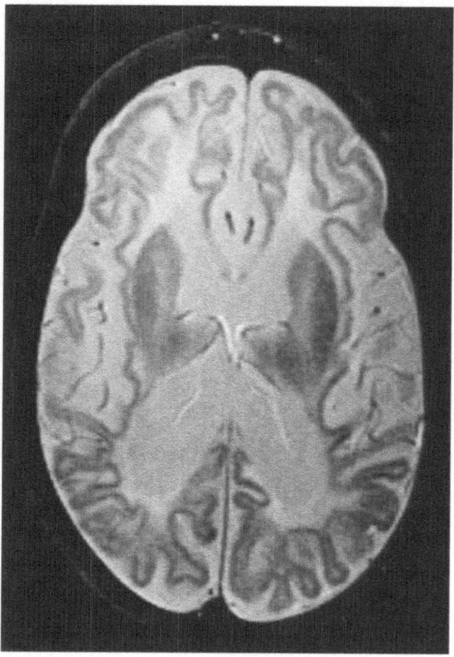

Abb. 1. Patient (1) mit 15 Monaten. Typisches infantiles Signalmuster bei fast vollständig fehlender Myelinisierung der weißen Substanz in allen Bereichen einschließlich der Capsula interna mit aufgehobenem Grau-weiß-Kontrast im T1-gewichteten Bild (*links*: SE/600/15) und höherer Signalintensität der weißen Substanz im T2-gewichteten Bild (*rechts*: SE/2100/90). Ausgeprägte Hirnatrophie. Bei diesem Patienten – wie auch bei den beiden anderen – weitgehend unveränderter Befund im Vergleich zur Voruntersuchung

2. Das beschriebene Signalverhalten ist sensitiv für MPM, aber nicht spezifisch.
3. Durch die MRT ergibt sich für den MPM erstmals die Möglichkeit, die Dynamik der Myelinisierungsstörung zu dokumentieren. Eine optimale Beurteilung des Krankheitsprozesses erfordert neben einer Erstuntersuchung vor Beendigung der physiologischen Myelinisierung mindestens zwei MRT-Verlaufskontrollen danach, um eine totale Hypomyelinisierung von einer subtotalen unterscheiden bzw. um eine unspezifische massive Myelinisierungsverzögerung ausschließen zu können.

   Unsere Untersuchungen zeigen beim MPM keine Abnahme des Myelinisierungsgrades im Verlauf und ein symmetrisches Auftreten der Signalveränderungen. Diese Ergebnisse sprechen für einen Hypomyelinisierungs- und gegen einen Demyelinisierungsvorgang.
4. Inwieweit MRT – neben den neuen genetischen Untersuchungen – einen Beitrag zur Diskussion der Klassifikation leisten kann, müssen weitere klinische Studien zeigen.

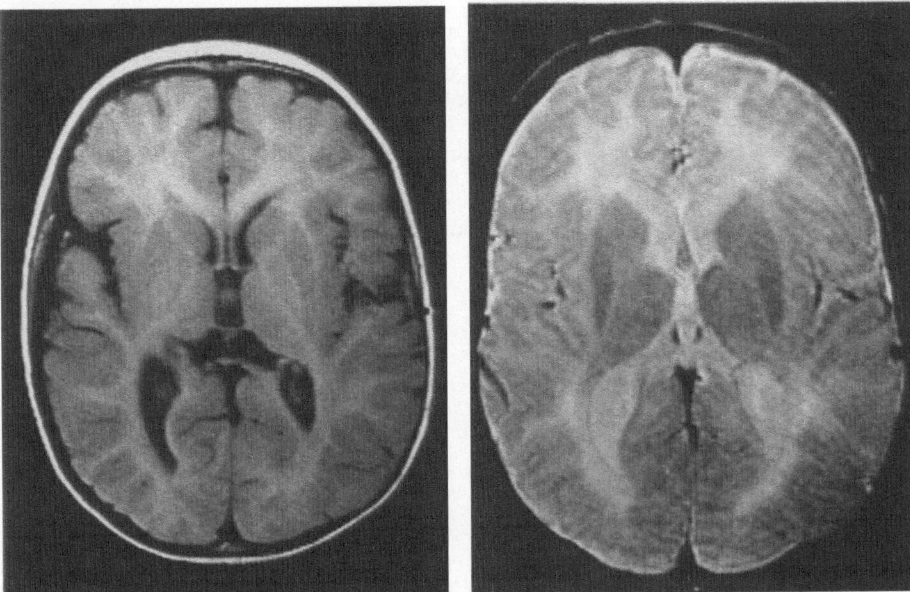

Abb. 2. Patient (2) mit 21 Monaten. Im T1-gewichteten Bild (*links*: SE/600/15) weitgehend normales Signalverhalten. Im T2-gewichteten Bild (*rechts*: SE/2000/90) deutliche Signalanhebung der weißen Substanz, insbesondere periventrikulär und im Centrum semiovale beidseits. Ausgenommen sind die hinteren Schenkel der Capsula interna beidseits und Teile der Sehstrahlung. Leichte Erweiterung der inneren und äußeren Liquorräume

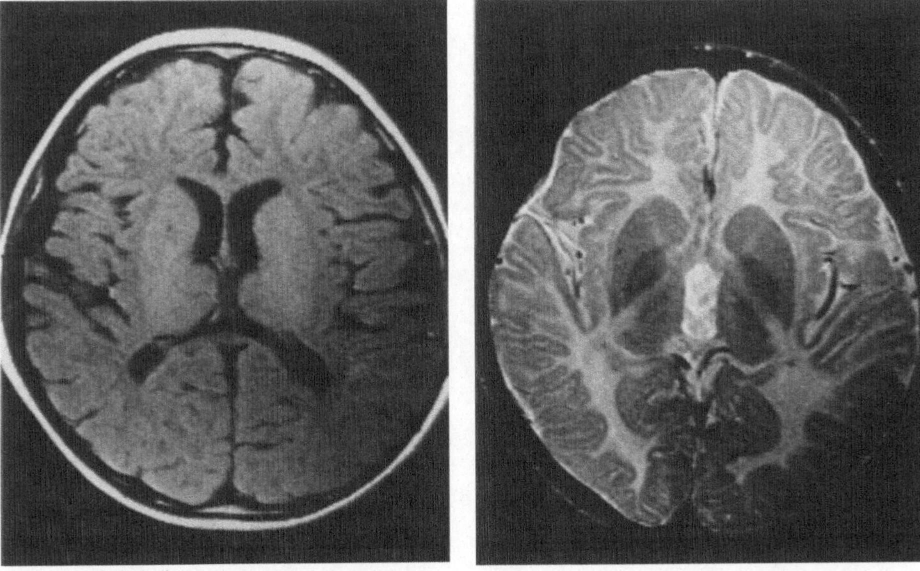

Abb. 3. Patient (3) mit 6 Jahren. Infantiles Signalmuster aller supratentoriellen Strukturen einschließlich der Capsula interna auf dem T1 (*links*: SE/600/15) und T2 (*rechts*: SE/2100/90)-gewichteten Bild. Leichte Hirnatrophie

Literatur

Gencic S, Abuelo D et al. (1989) Pelizaeus-Merzbacher disease: An X-linked neurologic disorder of myelin metabolism with a novel mutation in the gene encoding proteolipid protein. Am J Hum Genet 45: 435–442

Knaap MS van der, Valk J (1989) The reflection of histology in MR imaging of Pelizaeus-Merzbacher disease. AJNR 10: 99–103

Seitelberger F (1970) Pelizaeus-Merzbacher disease. In: Vinken PJ, Bruyn GW (eds) Handbook of clinical neurology, Vol 10. North-Holland, Amsterdam, pp 150–202

Klinische Variabilität bei 2 Patienten mit Aspartoacylase-Defekt (Leukodystrophie Typ Canavan)

A. von Moers, T. Michael, J. Sperner, T. M. Shutgens, D. Scheffner

Einführung

Die Leukodystrophie Typ Canavan ist eine seltene autosomal rezessiv vererbte, neurodegenerative Erkrankung. Charakteristischerweise fallen die Kinder um den 3. Lebensmonat mit Megalenzephalie, statomotorischer Retardierung und verminderter Spontanmotorik auf. Der weitere Verlauf ist durch den Verlust der psychomotorischen und kommunikativen Fähigkeiten, progrediente Spastik, Blindheit, gelegentlich auch Taubheit und Krampfanfälle gekennzeichnet. Konnatale und Late-onset-Verlaufsvarianten sind ebenfalls beschrieben worden [3, 4]. Hagenfeld et al. [5] wiesen erstmals auf den Zusammenhang zwischen der N-acetyl-Aspartazidurie und einer Leukodystrophie hin. Matalon et al. [9] gelang durch den Nachweis einer spongiösen subkortikalen und kortikalen Degeneration in der Hirnbiopsie bei Patienten mit N-acetyl-Aspartatazidurie die Zuordnung zum Typ Canavan.

Es wird über 2 Patienten mit nachgewiesenem Aspartoacylase-Defekt berichtet. Beide zeigten erste neurologische Symptome innerhalb der ersten 3 Lebensmonate. Bei Patient 1 verlief die Erkrankung in typischer Weise (s. unten), bei Patient 2 in Anbetracht des frühen Manifestationszeitpunktes ungewöhnlich protrahiert und vorerst mit verzögerter, aber kontinuierlicher psychomotorischer Entwicklung. Die Schwere der Symptomatik korreliert bei diesen beiden Patienten umgekehrt proportional mit der vorhandenen Restaktivität des Enzyms in der Fibroblastenkultur.

Kasuistiken

Patient 1: E. H. wurde als erstes Kind nicht blutsverwandter, gesunder türkischer Eltern geboren. Schwangerschaft und Geburt verliefen ohne Besonderheiten. Bei der Geburt fiel die Makrosomie mit einem Gewicht von 4300 g, einer Länge von 56 cm und einem Kopfumfang von 38 cm auf. Die ersten Lebenswochen sollen unauffällig gewesen sein. E. H. habe gut getrunken, sich seitengleich bewegt und habe angefangen, Kontakt aufzunehmen.

Im Alter von ca. 2 Monaten begann der rasch fortschreitende Verlust statomotorischer und kommunikativer Fähigkeiten. E. H. wurde schreckhaft, er zeigte keinerlei Aufrichttendenzen mehr bei Rumpfhypotonie und Tonuszunahme in den Extremitäten. Im weiteren Verlauf kam es zu einem fast völligen Verschwinden der Spontanmotorik. Es entwickelte sich eine Tetraspastik, er mußte über eine Sonde ernährt werden. Eine Kontaktaufnahme erscheint nicht mehr möglich. Der Kopfumfang liegt weit über der 97er Perzentile (Abb. 1). E. H. ist jetzt 2 Jahre alt.

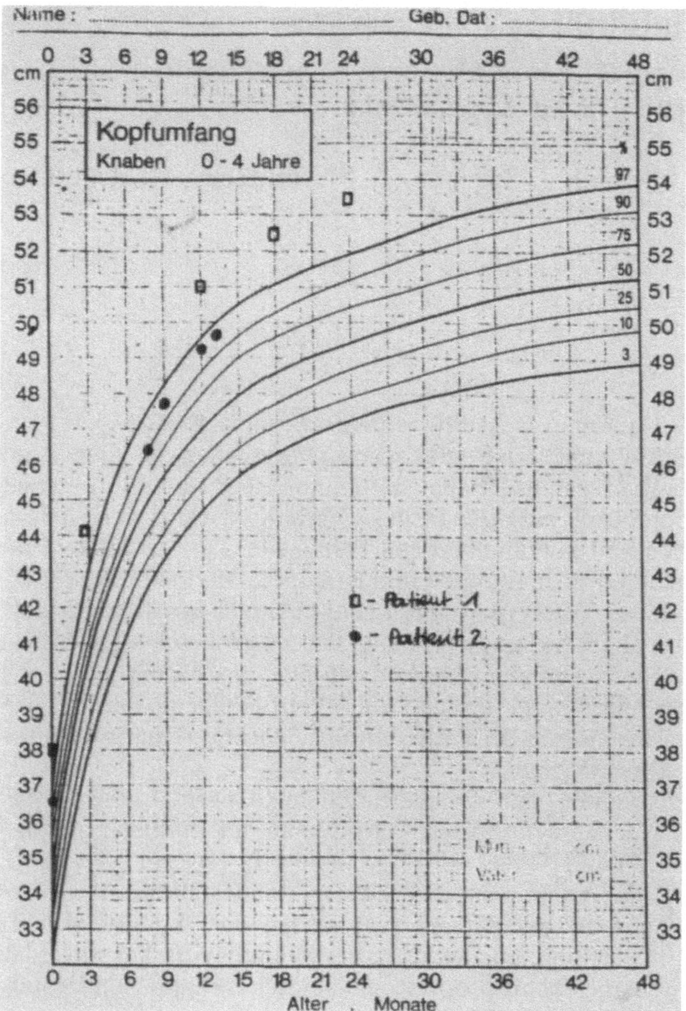

Abb. 1. Kopfumfang bei 2 Patienten mit Leukodystrophie Typ Canavan

Umfangreiche Stoffwechseldiagnostik (Ausschluß von lysomalen, peroxysomalen und mitochondrialen Erkrankungen, Urinscreening auf pathologische Ausscheidung von Aminosäuren, organische Säuren, Mukopolysacchariden und Zuckern) hatte zunächst keinen Erfolg. Erst bei wiederholter Urinuntersuchung konnte die Diagnose dann in Amsterdam durch Nachweis einer vermehrten N-acetyl-Aspartausscheidung im Urin sowie des Enzymdefektes in Fibroblasten gesichert werden. Die erste Schädelsonographie im Alter von 2 Monaten zeigte bereits eine auffällige Parenchymstruktur mit Betonung der Basalganglien, im Verlauf dann ein diffus hyperdenses Parenchym. Im kranialen Computertomogramm fanden sich anfangs symmetrische hypodense Areale in den Basalganglien (Abb. 2), später ausgeprägte leukodystrophische Veränderungen im gesamten Marklager sowohl im Computertomogramm als auch im Kernspintomogramm (Abb. 3 und 4).

Patient 2: K. I. wurde als erstes Kind gesunder, konsanguiner türkischer Eltern geboren (Cousin, Cousine II°). Schwangerschaft und Geburt verliefen ohne Besonderheiten.

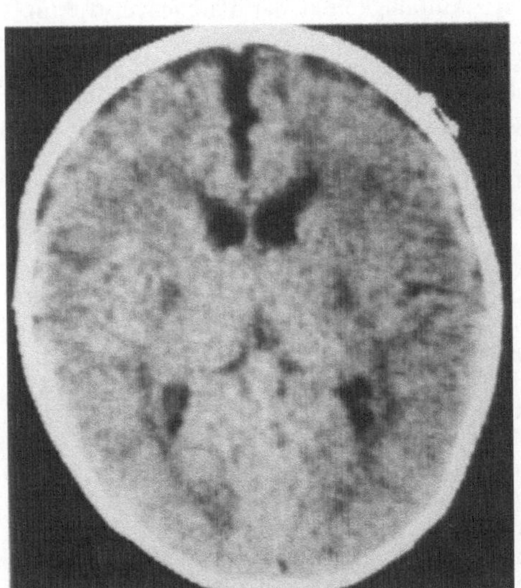

Abb. 2. Kraniales CT 2 Mo.; symmetrisch hypodense Areale in den Basalganglien (Pat. 1)

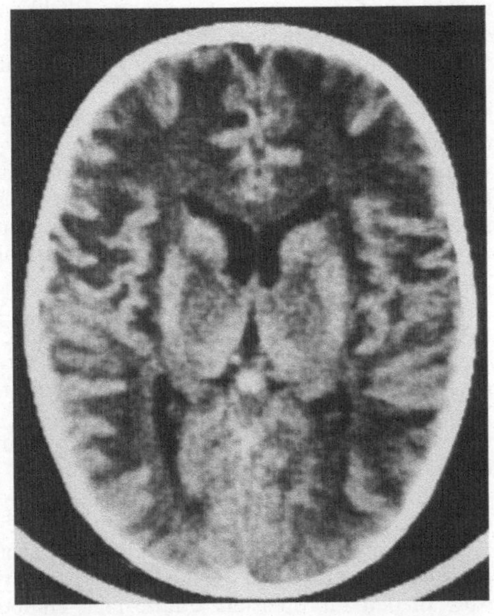

Abb. 3. Kraniales CT 18 Mo.; diffuse Hypodensität der weißen Substanz, Hirnatrophie (Pat. 1)

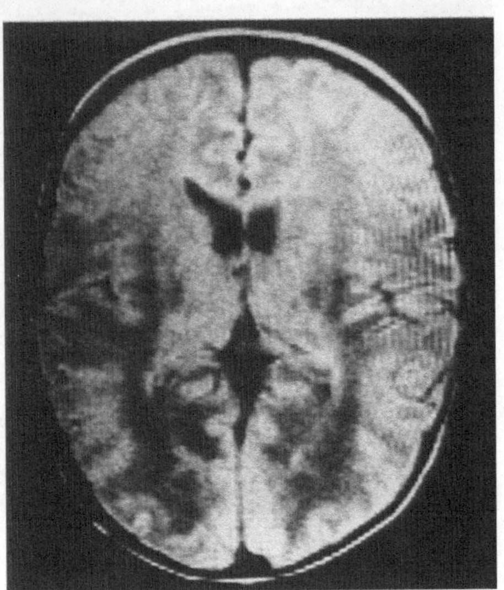

Abb. 4. Kraniales MRT, T1-gewichtet; 18 Mo.; generalisierte symmetrische leukodystrophische Veränderungen (Pat. 1)

6 Wochen: Stationärer Aufenthalt wegen Gastoenteritis. Dabei erstmals Verdacht auf zentrale Koordinationsstörung wegen Hypotonie, mangelhafter Kopfkontrolle und vermehrtem Fausten. Das Schädelsonogramm zeigte etwas vergrößerte Seitenventrikel.

3 ½ Monate: Stationärer Aufenthalt wegen Pneumonie. Es bestand weiterhin eine Hypotonie mit unzureichender Kopfkontrolle.

5 Monate: Stationärer Aufenthalt wegen Staphylodermie und kleinem Abszeß am Kinn. Die statomotorischen Fähigkeiten haben sich verbessert. I. kann den Kopf halten, er greift

angebotene Gegenstände, ein sicherer Blickkontakt kann jedoch nicht hergestellt werden. Bei der Schädelsonographie wird neben der bekannten Erweiterung der Seitenventrikel der Verdacht auf eine Kleinhirnhypoplasie geäußert. Auffälligkeiten der Parenchymstruktur wurden nicht beschrieben.

8 Monate: Vorstellung in der Risikoberatungsstelle: Säugling mit seitengleicher Spontanmotorik, beidhändigem Greifen nach Spielzeug, Hand-Hand- und Hand-Mund-Koordination vorhanden, kein sicherer Blickkontakt und Augenfolgebewegungen, prompte Reaktion auf akustische Reize. Altersgemäßes Lautieren. Sicherer Handstütz in Bauchlage, noch kein Drehen. Rumpfbetonte Hypotonie. Der Kopfumfang liegt an der 75. Perzentile, die Fontanelle ist weit offen (3 × 4 cm). Degenerative Stigmata: antimongoloide Lidachse, hoher, schmaler Gaumen, Vierfingerfurche beidseits.

9 ½ Monate: Erstmals Vorstellung in der Kinderklinik Heubnerweg (KAVH). Motorisch aktiver Junge, Drehen nach rechts und links. Erhebliche Bewegungsunruhe mit überwiegend dyskinetischen Mustern, jedoch sicheres Greifen beim Spielen, der Rumpf ist stabiler geworden. Inkonstanter Strabismus divergens, nur kurzes Fixieren und vereinzeltes Verfolgen. Seitengleich normale Muskeldehnungsreflexe, keine Pyramidenbahnzeichen. Sichere Reaktion auf Geräusche. Der Kopfumfang lag an der 95. Perzentile (Gewicht P 25, Länge P 50) (Abb. 1).

Wegen des Verdachtes auf eine Kleinhirnhypoplasie/-fehlbildung wurde eine Kernspintomographie veranlaßt. Es zeigte sich dabei eine Störung der Myelinisierung (Abb. 5–7). Aufgrund dieses Befundes, des grenzwertig großen Kopfes und der bekannten Konsanguinität der Eltern untersuchten wir die N-acetyl-Aspartat-Ausscheidung im Urin, die deutlich erhöht war. In den Fibroblasten konnte eine eindeutig erniedrigte Aktivität der Aspartoacylase nachgewiesen werden (Tabelle 1).

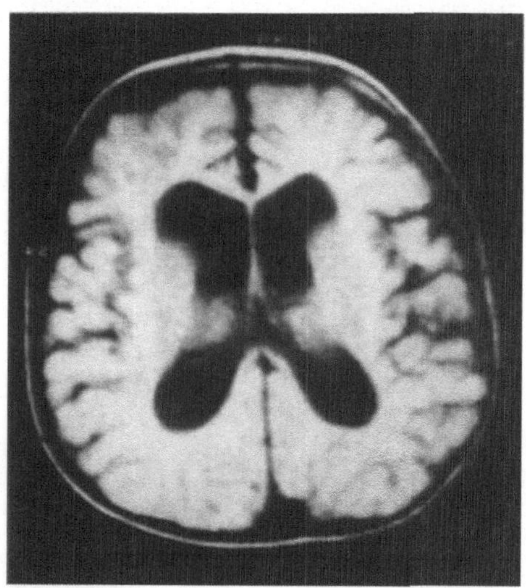

Abb. 5. Kraniales MRT, in- und externe Hirnatrophie (Pat. 2)

Tabelle 1. NAA-Ausscheidung im Urin und NAA-Aktivität in Fibroblasten

	NAA im Urin [µmol/l]	NAA-Aktivität in Fibroblasten [µmol/h/mg]
Patient 1	1120	0,4
Patient 2	200/540	3,1
Kontrolle	0–100	15,3 + 4,6

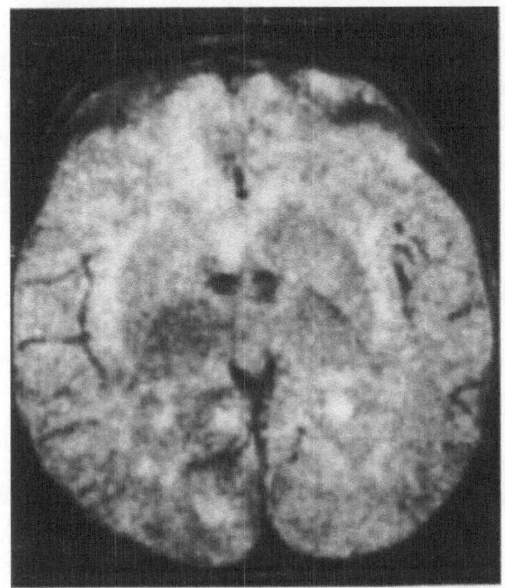

Abb. 6. Kraniales MRT, T2-gewichtet; inhomogene geringe Myelinisierung (Pat. 2)

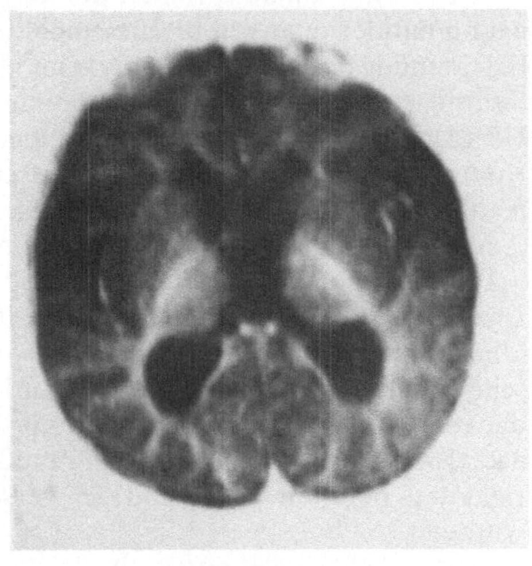

Abb. 7. Kraniales MRT stark T1-gewichtet; schmächtiges Marklager (Pat. 2)

Diskussion

Es werden 2 Patienten mit Aspartoacylase-Defekt vorgestellt. Patient 1 weist den typischen klinischen Verlauf einer Leukodystrophie Typ Canavan auf: Erkrankungsbeginn im frühen Säuglingsalter mit rasch progredienter neurologischer Symptomatik, Tetraspastik und Makrozephalie ohne Hepatosplenomegalie. Die frühen Veränderungen in der Schädelsonographie sind typisch für einen leukodystrophischen Prozeß, aber nicht spezifisch für eine Leukodystrophie Typ Canavan [1, 6]. Kraniales Computertomogramm sowie Kernspintomogramm zeigen ausgeprägte leukodystrophische Veränderungen, die ebenfalls nicht spezifisch für die Leukodystrophie Typ Canavan sind. Charakteristischerweise werden die Veränderungen der weißen Substanz bei dieser Leukodystrophieform mit zentraler Betonung gefunden [11, 14, 18]. Die Pathogenese der Myelinisierungsstörung ist bislang ungeklärt. Es wird eine Synthesestörung der für die Myelinisierung notwendigen Membranlipide angenommen [2, 12, 13, 16, 17].

Patient 2 ist das erste Kind konsanguiner Eltern. Auch bei ihm wurden im frühen Säuglingsalter erste neurologische Symptome bemerkt (s. oben). Er wies dann eine deutlich verzögerte, jedoch kontinuierliche Weiterentwicklung auf. Er ist an seiner Umgebung interessiert, reagiert prompt auf Geräusche. Beeinträchtigt ist die visuelle Wahrnehmung, die sicheres Fixieren und Augenfolgebewegungen verhindert. Die zerebrale Bewegungsstörung ist bisher als überwiegend hypoton-dyskinetisch zu klassifizieren. Die Erkrankung verläuft bei diesem Jungen trotz der frühen Manifestation erster Symptome ungewöhnlich protrahiert und bislang ohne Regression. Bei ihm hat daher nicht primär die klinische Symptomatik, sonder der kernspintomographische Befund in Kombination mit der relativen Makrozephalie und der Konsanguinität der Eltern zur Bestimmung des N-acetyl-Asparts im Urin und der Aspartoacylase-Aktivität in Fibroblasten geführt. Die bei Patient 1 beschriebenen Veränderungen des Hirnparenchyms im Alter von wenigen Monaten wurden trotz mehrfacher Kontrollen bei ihm nicht nachgewiesen. Möglicherweise besteht ein Zusammenhang zwischen der noch verbliebenen Restaktivität des Enzyms und der Ausprägung und Progredienz der neurologischen Symptome (Tabelle 1).

Ein therapeutischer Nutzen ergibt sich bisher durch den Nachweis des Enzymdefektes nicht. Matalon et al. [10] konnten sowohl pränatal als auch bei Überträgern den Enzymdefekt nachweisen, so daß eine differenzierte genetische Beratung möglich ist. Es ist erforderlich, noch einmal darauf hinzuweisen, daß dem untersuchenden Labor die spezielle Fragestellung nach einer N-acetyl-Apartazidurie bekannt sein muß, da die Identifikation im Urin Schwierigkeiten bereiten kann und an verschiedenen Stellen häufiger übersehen wurde.

Schlußfolgerungen

Beim Vorliegen einer Makrozephalie (auch relativer Makrozephalie) und neurologischen Symptomen, die nicht progredient sein müssen, gehört die Bestimmung des N-acetyl-Aspartats im Urin unbedingt zur diagnostischen Abklärung.

Der klinische Verlauf der Erkrankung kann auch bei früher Manifestation sehr variabel sein, möglicherweise in Abhängigkeit von der verbliebenen Restaktivität des Enzyms.

Bei nachgewiesenem Enzymdefekt ist eine pränatale Diagnostik und Überträgerinnen-Diagnostik möglich. Spezifische therapeutische Möglichkeiten sind bisher nicht bekannt.

Literatur

1. Bosnjak V, Besenski N, Marusic D-M, Polah J (1988) Ultrasonography in hereditary degenerative disease of the cerebral white matter in infancy. Neuropediatrics 19: 208–211
2. D'Adamo A, Gidez L, Yatsu F (1968) Acetyl transport mechanisms. Involvement of N-acetyl-aspartic acid in de novo fatty acid biosynthesis in the developing rat brain. Exp Brain REs 5: 267–273
3. Divry P, Viany-Liand C, Gay C, Macabes V, Rapin F, Echenne B (1988) N-acetylaspartic aciduria: report of three new cases in children with a neurological syndrome associating macrocephaly and leucodystrophy. J Inher Metab Dis 11: 307 –308
4. Echenne B, Divry P, Viancy-Liand C (1989) Spongy degeneration of the neuroaxis (Canavan-Van Bogaert Disease) and N-acetylaspartic aciduria. Neuropediatrics 20: 79–81
5. Hagenfeldt L, Bollgren I, Venizelos N (1987) N-acetylaspartic aciduria due to aspartoacylase-deficiency – a new aetiology of childhood leucodystrophy. J Inher Metab Dis 10: 135–141

6. Harbord MG, LeQuesne GW (1988) Alexander's disease cranial ultrasound findings. Pediatr Radiol 18: 341–343
7. Kvittingen EA, Guldal G, Borstimg S, Skalpe IO, Stokke O, Jellum E (1986) N-acetylaspartic aciduria in a child with progressive cerebral atrophy. Clin Chim Acta 158: 217–227
8. Luo Y, Huang K (1984) Spongy degeneration of the CNS in infancy. Arch Neurol 41: 164–170
9. Matalon R, Michals K, Sebesta D, Deanching M, Gashkoff P, Casanova J (1988) Aspartoacylase deficiency and N-acetylaspartic aciduria in patients with Canavan disease. Am J Med Genet 29: 463–471
10. Matalon R, Kaul R, Casanova J et al. (1989) Aspartoacylase deficiency: the enzyme defect in Canavan disease. J Inher Metab Dis 12 (Suppl 2): 329–331
11. Nowell M, Grossmann R, Hackney D, Zimmermann R, Goldberg H, Bilaniuk L (1988) MR Imaging of white matter disease in children. AJNR 9: 503–309
12. Patel TB, Clark JB (1979) Synthesis of N-acetyl-aspartate by rat brain mitochondria and its involvement in mitochondrial cytosolic carbon transport. Biochem J 184: 539–546
13. Patel TB, Clark JB (1980) Lipogenesis in the brain of suckeling rats – Studies on the mechanism of mitochondrial cytosolic carbon transfer. Biochem J 188: 163–168
14. Rushton AR, Shaywitz BA, Duncan C, Geehr RB, Mannolidis E (1981) Computed tomography in the diagnosis of Canavan's disease. Ann Neurol 10: 57–60
15. Shigematsu H, Okamura N, Shimeno H, Kishimoto Y, Kau L, Fenselan C (1983) Purification and characterisation of the heat-stable factors essential for the conversion of lignoceric acid to cerebronic acid and glutamic acid: Identification of N-acetyl-L-aspartic acid. J Neurochem 40: 814–820
16. Tallan H, Moore S, Stein W (1956) N-acetal-L-aspartic acid in brain. J Biol Chem 219: 257–264
17. Truckenmiller ME, Namboodiri MAA, Brownstein MJ, Neale JH (1985) N-acetylation of L-aspatate in the nervous system; differential distribution of a specific enzyme. J Neurochem 45: 1658–1662
18. Valk I, van der Knaap MS (1989) Canavan's disease. In: Valk I, van der Knaap MS (eds) Magnetic resonance of myelin, myelination and myelin disorders. Springer, Berlin Heidelberg New York Tokyo, pp 137–140
19. Yalaz K, Topen M, Topaloglu Th, Gürcay Ö, Özcan OE, Önol B, Renda Y (1990) N-Acetylaspartic aciduria in Canavan disease: Another proof in two infants. Neuropediatrics 21: 140–142

Knochenmarktransplantation bei einem Jungen mit spätinfantiler metachromatischer Leukodystrophie (MLD)

J.M. Penzien, A. Gratwohl, V. Gieselmann, F. Vassella, N. Herschkowitz

Bei einem fast 3 Jahre alten Jungen (Alain) müßte eine progredientes neurometabolisches Leiden vermutet werden, nachdem er uns wegen des Verlusts der freien Gehfähigkeit vorgestellt worden war. Bis zu diesem Zeitpunkt war seine motorische Entwicklung im Sinne einer Zerebralparese (CP) nach neonataler Streptokokken-B-Sepsis mit pulmonaler Hypertonie und

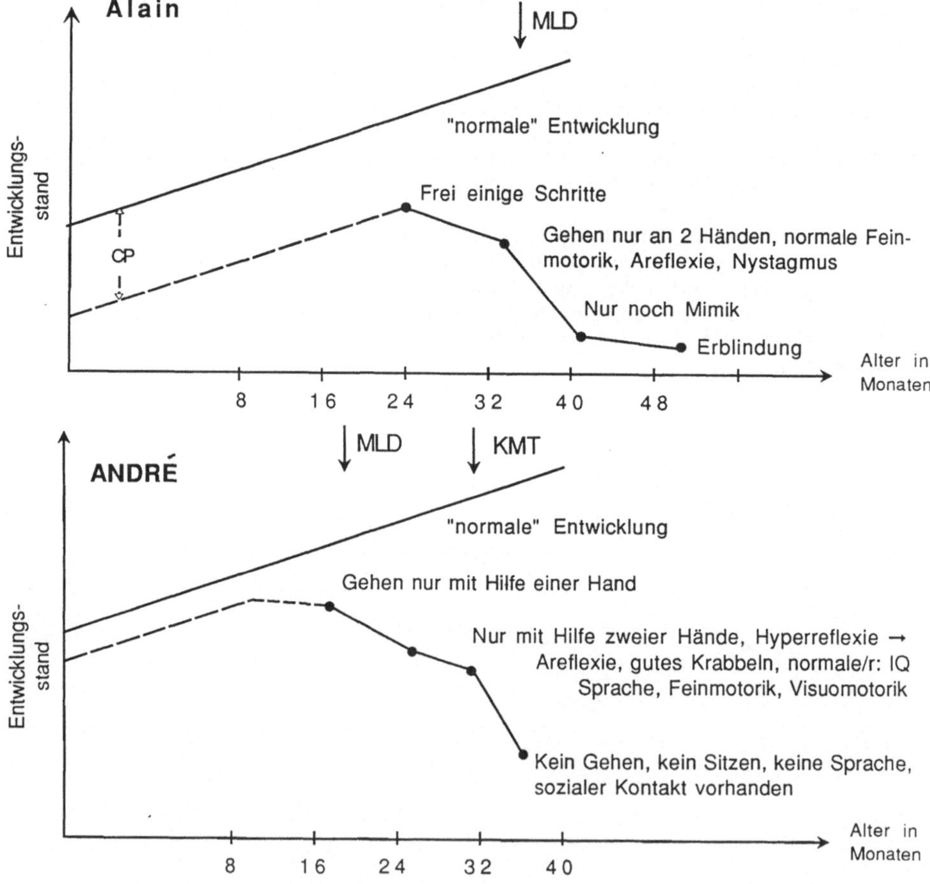

Abb. 1. Semiquantitative Darstellung der Entwicklung von Alain (Spontanverlauf) und André (KMT): rapide Verschlechterung im gleichen Lebensalter

Tabelle 1. Biochemische Untersuchungen (*F* Fibroblasten, *U* Urin, *PD* Pseudodefizienz)

	ASA-F[a]	ASA-U[a]	Sulfatid-U[b]	PD-Allel	Genotyp
Vater 1958	28.3	6 4	0.003	–	ASA2/–
Mutter 1953	6.1	7.4	n.meßbar	–	ASA p/–
Alain 7/86	1.6	4.2	0.049	–	ASA–/–
André 11/87	1.7	n. meßbar	0.172	–	ASA–/–

a in % der Norm,
b µg/mg Kreatinin

Langzeitbeatmung verzögert, aber nie regredient gewesen (Abb. 1). Im Rahmen der Familienabklärung untersuchten wir auch seinen 18 Monate alten Bruder André, dessen Entwicklung bis zu 1 Jahr normal gewesen war, der jetzt aber erst an einer Hand geführt gehen konnte. Die biochemischen Untersuchungen bestätigten leider bei beiden Knaben die klinisch vermutete Diagnose einer spätinfantilen metachromatischen Leukodystrophie (MLD).

Eine äußerst niedrige Arylsulfatase-A-Aktivität, angegeben in Prozent der Norm, in Fibroblasten, Leukozyten und im Urin, verbunden mit einer deutlichen Sulfatidurie, machen die Diagnose sehr wahrscheinlich; es muß jedoch zusätzlich molekulargenetisch das Vorliegen eines Pseudodefizienz-(PD) Allels ausgeschlossen werden, das in der Bevölkerung weitaus häufiger als ein MLD-Gen vorkommt und zu einer erniedrigten ASA-Aktivität führt, aber wahrscheinlich nicht zu klinischen Symptomen [4]. Bei der (gesunden) heterozygoten Mutter wurde dieses Gen tatsächlich (Genotyp ASA-/ASA^{p}, compound) gefunden, was verbunden ist mit einer niedrigeren ASA-Aktivität als beim einfach heterozygoten Vater (ASA+/ASA–). Die Mutter scheidet im Urin kein Sulfatid aus, der Vater nur in Spuren.

Eine therapeutische Beeinflussung der MLD mit diätetischen und medikamentösen Maßnahmen ist bis heute nicht gelungen. Desgleichen sind Versuche einer Enzymsubstitution (intravenös, intrathekal, Injektion enzymkompetenter Fibroblasten) fehlgeschlagen. Als einzige Möglichkeit kommt ein Enzymtransfer via Knochenmarktransplantation (KMT) in Betracht [2]. Das Prinzip beruht auf der Tatsache, daß in Zellkulturen ein Transfer gewisser lysosomaler Enzyme zwischen bestimmten enzymkompetenten und enzymdefizienten Zellen stattfindet. Ein solcher andauernder Enzymersatz gelingt im Tierversuch – aber auch beim Menschen mittels KMT, wo zirkulierende vom Spender stammende Makrophagen besonders das retikulohistiozytäre System erreichen und zu Gewebsmakrophagen differenzieren. Auch die Blut-Hirn-Schranke kann – möglicherweise erst auf den Reiz eines Gewebeschadens hin – von Monozyten durchwandert werden. Wahrscheinlich aufgrund der ontogenetischen Verwandtschaft zwischen Knochenmarkzellen und perivaskulärer Mikroglia kann eine Korrektur des enzymatischen Defekts sowie ein langsamer

Abbau des akkumulierten Substrats stattfinden [1]. Bis heute sind weit über 100 KMT bei lysosomalen Erkrankungen durchgeführt worden, davon mindestens 12 Patienten mit MLD. Nach dem Angehen des Transplantats konnte eine anhaltende Korrektur der Leukozyten-ASA-Aktivität auf Spenderniveau beobachtet werden. Der klinische Verlauf der Transplantierten ist eindeutig milder als der ihrer jeweiligen unbehandelten älteren an MLD erkrankten Geschwister. Vor allem bei den Kindern mit spätinfantiler MLD war es in den Monaten nach der Transplantation zu einer weiteren Verschlechterung gekommen, bis eine Verlangsamung oder gar ein Stillstand der Progredienz eintrat. In einer gewissen Korrelation zum Ausgangsbefund reicht das klinische Spektrum der bisher Transplantierten von schwerer Spastik, Sondenernährung und Sprechunfähigkeit bis zum Normalschulbesuch bei leichterem motorischen Handicap [3].

Sowohl diese Erfahrungen als auch Tierversuche zeigen, daß eine KMT nur dann klinische Erfolgsaussichten hat, wenn sie in einem prä- oder oligosymptomatischen Stadium durchgeführt wird. Trotz der spärlichen Daten über die bisherigen Erfahrungen mit KMT bei MLD und des experimentellen Charakters dieser Therapie mußte für André eine schnelle Entscheidung getroffen werden: Lehnen wir die Transplantation ab, so wird André sicher nach Monaten oder Jahren an der MLD sterben. Das Leiden ist u.a. gekennzeichnet durch Schmerzen und durch relativ lang erhaltenes bewußtes Erleben. Die Eltern und Ärzte mögen sich später evtl. vorwerfen, eine bestehende Möglichkeit nicht genutzt zu haben. Wird die KMT dagegen durchgeführt, so müssen wir mit Sicherheit mit folgenden Belastungen rechnen: Streß im weitesten Sinne für alle Beteiligten, eine monatelange Hospitalisation und noch über Jahre erforderliche ambulante Nachkontrollen, damit verbunden eingreifende Veränderungen des Familienlebens – nicht nur aufgrund des Ortswechsels- evtl. zu Lasten des anderen Kindes. Schmerzhafte Prozeduren und unangenehme Medikamente sind ebenfalls unabwendbar und notwendig. Schließlich – das haben die bisherigen Erfahrungen gezeigt – muß noch mit einem weiteren Fortschreiten der Grunderkrankung gerechnet werden, bis möglicherweise die Progredienz gestoppt wird. Im optimalen Fall dürfen wir einen baldigen Stillstand und sogar leichte Rückbildung bestehender Symptome erwarten (d.h. Remyelinisierung) [1, 33]. Bei ungünstigem Verlauf geht das Transplantat nicht an, Infekte treten auf oder eine akute oder chronische Graft-versus-host-Reaktion bewirken eine zusätzliche Morbidität. Die MLD kann voranschreiten und evtl. erst auf einem neurologisch sehr schlechten Niveau zum Stillstand kommen.

Wir leiteten im Juli 1989 die Suche nach einem HLA-identischen Knochenmarkspender ein. Trotz intensiver Suche in mehreren Spenderbanken konnte in den folgenden 6 Monaten kein immunologisch idealer Spender gefunden werden. Die Eltern, die zu diesem Zeitpunkt den beschleunigten Abbau (Sprachverlust, Tetraspastik) des älteren Bruders vor Augen hatten, machten deutlich, daß sie sich mit einer Absage unsererseits nicht abfinden würden, Kontakte zur Presse sowie zu verschiedenen Transplantationszentren wurden von ihnen selbständig geknüpft. Anfang 1990 erhielten wir von der Universität Iowa das Angebot, bei André im Rahmen eines experimentellen Programms eine „Closely-matched"-Transplantation durchzuführen. Wir hielten dieses zusätzliche Risiko zwar nicht für vertretbar, konnten dieses Angebot den Eltern jedoch nicht vorenthalten. Nach ausführlichen Besprechungen und mehrtägiger Bedenkzeit verlangten beide Eltern die KMT in lowa.

Zum Zeitpunkt der Transplantation (1 Jahr nach Diagnosestellung) konnte André nur noch an 2 Händen gehalten gehen, dabei gut krabbeln. Sprache, Feinmotorik und kognitive Funktionen waren altersgemäß (Abb. 1).

Nach 5 Monaten kam André aus den USA zurück. Sein neurologischer Status hat sich stark verschlechtert: Bei ausgeprägter Spastik, besonders der unteren Extremitäten mit Areflexie, hat André fast alle motorischen Fähigkeiten sowie das Sprechen verloren. Dies deutet auf einen Befall kortikospinaler Bahnen wie auch des peripheren NS hin. Zusätzlich leidet André an einer unklaren Hepatopathie.

Auch wenn es für eine abschließende Beurteilung zu früh ist, wollen wir doch eine Zwischenbilanz ziehen: Die biochemische Korrektur des Enzymdefekts mittels KMT wurde – zumindest auußerhalb des ZNS – erreicht. Andrés Leukozyten tragen die Spenderantigene, und ihre ASA-Aktivität beträgt jetzt 100%. Als Komplikation ist neben einer leichten transitorischen Graft-versus-host-Reaktion eine bis heute bestehende unklare Transaminasenerhöhung aufgetreten. Das Ziel der Transplantation, die Progredienz der MLD auf einem noch relativ guten neurologischen Niveau zu stoppen, ist nicht erreicht worden, wenn auch eine gewisse Besserung in der Zukunft noch nicht auszuschließen ist. Die neurologische Verschlechterung hat wahrscheinlich nicht ihren Grund in der KMT an sich, da sich der Zustand des älteren Bruders im gleichen Alter rapide verschlechtert hatte (Abb. 1). Die bereits bestehende Symptomatik bei Diagnosestellung sowie die 12monatige Verzögerung durch die Spendersuche haben den Verlauf ungünstig beeinflußt. Wir meinen, daß bei frühzeitiger Diagnosestellung sowie bei weniger rasch progredienten Leukodystrophieformen, z.B. der spät juvenilen Form, eine KMT erwogen werden sollte [3].

Literatur

1. Hoogerbrugge PM (1988) Bone marrow transplantation for lysosomal enzyme deficiency. (Thesis University of Leiden)
2. Kolodny EH (1989) Sulfatide lipidosis: Metachromatic leukodystrophy and multiple sulfatase deficiency. In: Scriver CR, Beaudet AL, Sly WS, Valle D (eds) The metabolic basis of inherited disease, 6th ednn. McGraw-Hill, New York, pp 1721–1750
3. Krivit W (1991) Recommendations for treatment of metachromatic leukodystrophy by bone marrow transplantation based on a review of seven patients who have been engrafted for at least 1 Year. Am J Med Genet
4. Penzien JM, Nüssel F, Gsell S, Vassella F, Herschkowitz N (1990) Störung des Sulfatidmetabolismus und MRI-Veränderungen bei 2 Compound-Heterozygoten für metachromatische Leukodystrophie (MLD). In: Hanefeld F, Rating D, Christen H-J (Hrsg) Aktuelle Neuropädiatrie 1989. Springer, Berlin Heidelberg New York, pp 99–104

Asymptomatische Makrozephalie als Frühsymptom von Organoazidopathien

G.F. Hoffmann, F.K. Trefz, P.G. Barth, F. Hanefeld, J. Valk, E. Christensen, N. Amir, O.N. Elpeleg, H.-J. Bremer, D. Rating

Einleitung

Der Glutaryl-CoA-Dehydrogenase-Mangel oder die Glutarazidurie Typ I manifestiert sich im Säuglings- und Kleinkindesalter mit einem zumeist akut beginnenden, letztlich schubweise progredienten Enzephalopathiesyndrom (Amir et al. 1989; Bergmann et al. 1989; Hoffmann et al. 1991; Iafolla u. Kahler 1989; Yager et al. 1988). Im Vordergrund steht eine extrapyramidale dystonedyskinetische Bewegungsstörung, wobei die motorische Entwicklung viel stärker beeinträchtigt ist als die mentalen Fähigkeiten. Die Progredienz kann durch die Behandlung der metabolischen Grunderkrankung aufgehalten werden. Eine klinische Besserung wird in der Regel nicht erreicht (Hoffmann et al. 1991). Unbehandelt kann die Erkrankung tödlich verlaufen.

Ergebnisse und Diskussion

Wir überblicken den Verlauf von 9 Patienten. Die neurologische Entwicklung war nach komplikationsloser Schwangerschaft und Geburt bis zur ersten akuten Dekompensation im Alter von im Mittel 13 Monaten (2–37 Monaten) unauffällig verlaufen. Bei 7 Patienten manifestierte sich die Erkrankung akut mit einem fieberhaften Infekt. Die Kinder trübten zunehmend ein. Dystone Bewegungen traten auf, der Muskeltonus war herabgesetzt, Pyramidenbahnzeichen wurden sichtbar. Häufigste Fehldiagnose war eine Enzephalitis.

Einziges klinisches Symptom bei Geburt bzw. in den ersten Lebensmonaten war eine Makrozephalie bei 7 der Kinder. Die Kopfumfänge bei Geburt betrugen bei drei Knaben 39 cm, 39 cm und 39,5 cm (97. Perzentile = 37,8 cm) und bei vier Mädchen 34 cm, 37 cm, 39 cm und 39,5 cm (97. Perzentiele = 36,5 cm). Das Mädchen mit dem bei Geburt normalen Kopfumfang von 34 cm zeigte in den ersten Lebensmonaten ein beschleunigtes Kopfumfangswachstum. Die Kopfumfänge lagen mit 42 cm im Alter von 3 Monaten und 48 cm im Alter von 11 Monaten jeweils oberhalb der 97. Perzentile.

Mit Fortschreiten der Erkrankung blieb das Kopfumfangswachstum dann relativ zurück, und der Kopfumfang lag ab dem Kleinkindesalter zumeist im Bereich der Norm. In Verbindung mit der oft erheblich verzögerten Diagnosestellung mag dieses dazu geführt haben, daß die Makrozephalie als charakteristisches Symptom des Glutaryl-CoA-Dehydrogenase-Mangels bislang nur in Einzelfällen (Iafolla u. Kahler 1989; Yager et al. 1988) beschrieben worden war.

In unserem Kollektiv war die Diagnose im Mittel 20 Monate nach der ersten akuten Dekompensation gestellt worden.

Vor diesem Hintergrund haben wir damit begonnen, Säuglinge mit einer Makrozephalie in den ersten 3–6 Lebensmonaten auf das Vorhandensein einer Organoazidopathie zu untersuchen. Innerhalb eines Jahres konnten wir bei einem 5 Monate alten Säugling mit einer asymptomatischen Makrozephalie die Diagnose eines Glutaryl-CoA-Dehydrogenase-Mangels sowie bei zwei Kindern mit Makrozephalie und zerebralen Anfällen die einer Canavanschen Erkrankung (N-Azetylasparaginazidurie) stellen. Desweiteren konnte ein betroffenes Geschwisterkind eines neurologisch schwer erkrankten Kindes mit Glutaryl-CoA-Dehydrogenase-Mangel pränatal diagnostiziert werden. Auch bei diesem Mädchen bestand bei Geburt eine Makrozephalie von 37 cm.

Während die Therapie erkrankter Patienten mit einem Glutaryl-CoA-Dehydrogenase-Mangel in der Regel nicht mehr zu einer wesentlichen Verbesserung des schweren neurologischen Leidens führt, sind unseres Wissens in der Literatur keine längerfristigen Krankheitsverläufe von Patienten dokumentiert, bei denen die Diagnose schon vor Beginn der neurologischen Symptomatik gestellt werden konnte. Die bislang sehr ermutigenden Verläufe unserer beiden frühbehandelten Patienten mit weiterhin unauffälliger psychomotorischer Entwicklung sollen im folgenden kurz beschrieben werden.

Kasuistiken

Der erste Patient, ein Junge wurde in der 36. Schwangerschaftswoche nach protrahierter Geburt mittels Sectio caesarea mit einem Kopfumfang von 37,8 cm (97. Perzentiele = 34,9 cm) entbunden. Wiederholte Schädelsonogramme ergaben den Befund einer rechtsseitigen Matrixblutung 1.–2. Grades. Das Kind fiel durch eine muskuläre Hypotonie sowie Hyperexzitabilität auf. Im Alter von 2 Monaten wurde mit einer krankengymnastischen Übungsbehandlung begonnen. Eine Urinanalyse der organischen Säuren im Rahmen der diagnostischen Abklärung der Makrozephalie (42,5 cm mit 3 Wochen, 44,5 mit 9 Wochen, 48,6 cm mit 4 Monaten und 50 cm mit 5 Monaten; jeweils korrigiertes Alter) ergab eine massive Glutarazidurie mit 2660 mmol/mol Kreatinin (Normalbereich 0,6–4 mmol/mol Kreatinin) sowie Glutarazidämie mit 18 μmol/l (bei Kontrollen nicht nachweisbar [Hoffmann et al. 1989]). Neuroradiologische Untersuchungen dokumentierten eine progrediente bilaterale frontotemporale Atrophie. Seit Diagnosestellung wird eine Behandlung mit einer lysin- und tryptophanarmen Diät (80 mg Lysin/kg KG/Tag; 20 mg Tryptophan/kg KG/Tag), Riboflavin (70 mg/kg KG/Tag) und L-Carnitin (100 mg/kg KG/Tag) durchgeführt, womit die Urinausscheidung der Glutarsäure um ~ 50% gesenkt werden konnte. Die psychomotorische Entwicklung des Jungen verläuft seit dem 6. Lebensmonat bis zu einem Alter von jetzt 18 Monaten völlig unauffällig.

Die zweite Patientin, ein pränatal diagnostiziertes Geschwisterkind eines neurologisch schwer betroffenen Patienten, wird seit Geburt ebenfalls mit einer lysin- und tryptophanarmen Diät (86 mg Lysin/kg KG/Tag; 20 mg Tryptophan/kg KG/Tag), Riboflavin, L-Carnitin sowie dem GABA-Analogon Baclofen behandelt. Bei Geburt bestanden mit 37 cm eine grenzwertige Makrozephalie sowie eine Glutarazidurie von 150–200 mmol/mol Kreatinin (Normalbereich 0,6–4 mmol/molKreatinin). Auch bei dieser Patientin verminderte sich die Glutarsäureausscheidung unter Behandlung um ~ 50%. Im Kernspintomogramm ließ sich im Alter von 5 Monaten ebenfalls die für diese Erkrankung charakteristische bilaterale fronto-temporale Atrophie nachweisen (Abb. 1 a). Inzwischen ist das Mädchen 3 Jahre alt und hat sich völlig unauffällig entwickelt. Vielleicht noch bedeutsamer ist die Tatsache, daß sich die neuroradiologischen Veränderungen im Alter von 22 Monaten weitgehend zurückgebildet haben (Abb. 1 b).

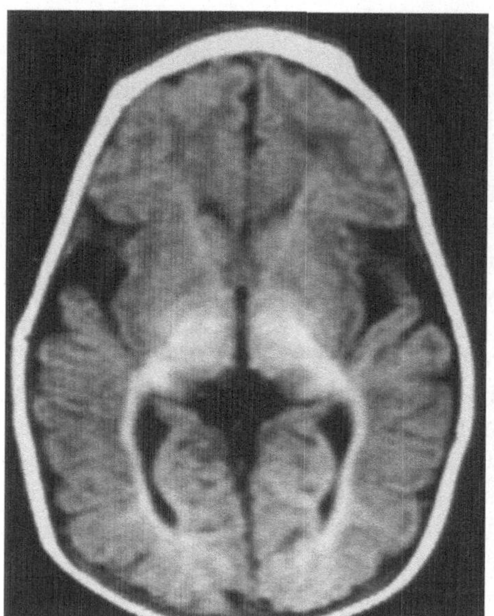
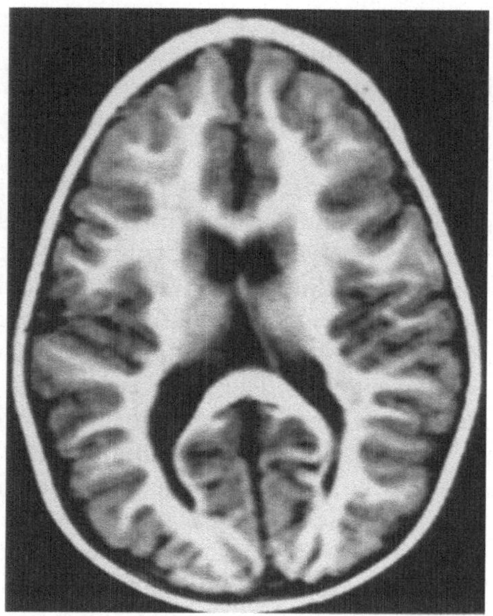

Abb. 1 a, b. NMR-Befunde einer früh behandelten Patientin mit Glutaryl-CoA-Dehydrogenase-Mangel; im Alter von **a** 5 und **b** 22 Monaten

Die beschriebenen Krankheitsverläufe lassen hoffen, daß durch eine frühzeitige Diagnostik und Behandlung die neurologischen Symptome des Glutaryl-CoA-Dehydrogenase-Mangels verhindert oder zumindest gemildert werden können. Aus der Literatur sind uns keine Patienten bekannt, welche nach frühzeitiger Diagnosestellung und Behandlung neurologische Symptome entwickelten. Die Verlaufsbeobachtung unserer Patienten ist noch relativ kurz (8 bzw. 36 Monate). In Anbetracht des sehr unterschiedlichen natürlichen Krankheitsverlaufs (Hoffmann et al. 1991) bis hin zu einzelnen asymptomatischen Erwachsenen mit Glutaryl-CoA-Dehydrogenase-Mangel (Amir et al. 1989) wird erst die Langzeitbehandlung einer größeren Anzahl von Patienten zeigen, ob das Auftreten der neurologischen Symptomatik durch eine frühzeitige Diagnose und Therapie verhindert werden kann.

Klinische, neuroradiologische, neuropathologische Befunde (Amir et al. 1989; Hoffmann et al. 1991) sowie pathobiochemische Studien (Stokke et al. 1976) bei Patienten mit Glutaryl-CoA-Dehydrogenase-Mangel deuten auf die möglicherweise toxische Schädigung der weißen Substanz sowie der Basalganglien durch hohe Glutarsäurespiegel hin. Die Ursache der Makrozephalie ist völlig ungeklärt. Da die Makrozephalie bei sonst asymptomatischen Patienten mit Glutaryl-CoA-Dehydrogenase-Mangel schon intrauterin entsteht, könnte über eine Hemmung des programmierten Zelluntergangs im ZNS (Cowan et al. 1984) spekuliert werden.

Schlußfolgerungen

Eine asymptomatische Makrozephalie ist das früheste klinische Symptom eines Glutaryl-CoA-Dehydrogenase-Mangels und kommt in Verbindung mit einer schweren neurologischen Symptomatik obligat bei der Canavanschen Erkrankung (N-Azetylasparaginazidurie) vor (Grood et al. 1990). In Einzelfällen besteht eine Makrozephalie auch bei Patienten mit anderen Organoazidopathien, z.B. mit einer 3-Hydroxy-3-Methylglutarazidurie (Leupold et al. 1982), einem Biotinidasemangel (Eyskens et al. 1990) oder einem mittelkettigen Acyl-CoA-Dehydrogenase-Mangel (Dr.Sylvia Stöckler, Graz, persönl. Mitteilung). Wir empfehlen, auch bei einer isolierten, sonst asymptomatischen Makrozephalie eine Untersuchung der organischen Säuren im Urin durchzuführen. Die klinische Fragestellung sollte dem Speziallabor mitgeteilt werden, da sowohl die Urinausscheidung der Glutarsäure bei dem Glutaryl-CoA-Dehydrogenase-Mangel (Bergman et al. 1989) als auch der N-Azetylasparaginsäure bei der Canavanschen Erkrankung sehr schwanken können, wie auch die in diesem Beitrag veröffentlichten Daten belegen. Hilfreich für die Diagnose eines Glutaryl-CoA-Dehydrogenase-Mangels ist nach unserer Erfahrung die Bestimmung des Gesamt- sowie Acylcarnitins in Plasma und Urin. In Einzelfällen ist der Nachweis einer vermehrten Ausscheidung von Glutarylcarnitin im Urin und/oder des Enzymdefektes in der Gewebekultur erforderlich (Bergman et al. 1989).

Die frühzeitige Diagnosestellung erscheint vor allem für Patienten mit Glutaryl-CoA-Dehydrogenase-Mangel entscheidend, da die mit der ersten akuten enzephalopathischen Krise einsetzende neurologische Symptomatik nicht mehr reversibel ist (Amir et al. 1989; Bergman et al. 1989; Hoffmann et al. 1991). Zudem ist zu vermuten, daß wegen der bei den meisten Patienten fehlenden Stoffwechselentgleisungen bislang nur ein kleiner Teil diagnostiziert werden konnte (Amir et al. 1989; Bergman et al. 1989; Hoffmann et al. 1991). Schließlich kann bei früher Diagnosestellung den betroffenen Familien rechtzeitig eine pränatale Diagnostik angeboten werden (Hoffmann et al. 1990).

Literatur

Amir N, Elpeleg ON, Shalev RS, Christensen E (1989) Glutaric aciduria type I: enzymatic and neuroradiologic investigations of two kindreds. J Pediatr 114: 983–989

Bergman I, Finegold D, Gartner JC et al. (1989) Acute profound dystonia in infants with glutaric acidemia. Pediatrics 83: 228–234

Cowan WM, Fawcett JW, O'Leary DDM, Stanfield BB (1984) Regressive events in neurogenesis. Science 225: 1258–1265

Eyskens FJM, Roodhooft AM, van Acker KJ, Jaeken J (1990) Two patients with biotinidase deficiency. 28th Symposium of the Society for the Study of Inborn Errors of Metabolism, Birmingham, U.K. Davis, Birmingham, p 56

Grood W, Krägeloh-Mann I, Petersen D, Trefz FK, Harzer K (1990) In vivo assessment of N-acetylaspartate in brain in spongy degeneration (Canavan's disease) by proton spectroscopy. Lancet 336: 437–438

Hoffmann G, Aramaki S, Blum-Hoffmann E, Nyhan WL, Sweetman L (1989) Quantitative analysis for organic acids in biological samples: batch isolation followed by gas chromatographic-mass spectrometric analysis. Clin Chem 35: 587–595

Hoffmann GF, Jakobs C, Rating D, Sweetman L, Trefz FK (1990) Prä- und postnatale Diagnostik der Organoazidopathien. Monatsschr Kinderheilk 138: 381–388
Hoffmann GF, Trefz FK, Böhles HJ et al. (1991) Glutaryl-CoA dehydrogenase deficiency: A distinct encephalopathy. Pediatrics im Druck
Iafolla AK, Kahler SG (1989) Megaencephaly in the neonatal period as the initial manifestation of glutaric aciduria type I. J Pediatr 114: 1004–1006
Leupold D, Bojasch M, Jacobs C (1982) 3-Hydroxy-3-methylglutaryl-CoA lyase deficiency in an infant with macrocephaly and mild metabolic acidosis. Eur J Pediatr 138: 73–76
Stokke O, Goodman SI, Moe PG (1976) Inhibition of brain glutamate decarboxylase by glutarate, glutaconate, and beta-hydroxyglutarate: explanation of the symptoms in glutaric aciduria? Clin Chim Acta 66: 411–415
Yager JY, McClarty BM, Seshia SS (1988) CT-scan findings in an infant with glutaric aciduria type I. Dev Med Child Neurol 30: 808–811

Untersuchungen bei mitochondrialen Enzephalomyopathie-Syndromen mit Hilfe der Protonen-NMR-Spektroskopie und der DNA-Analyse – Bedeutung für Ätiologie und Pathogenese

E. Wilichowski, A. Bruhn, F. Hanefeld

Einführung

Das Konzept der Mitochondriozytopathien

Seitdem Luft und Ernster im Jahre 1962 erstmals eine Patientin mit einer mitochondrialen Stoffwechselstörung in Form eines euthyreoten Hypermetabolismus beschrieben (Luft et al. 1962), wurde in den vergangenen 25 Jahren das *Konzept der Mitochondriozytopathien (MC)* entwickelt. Heute werden hierunter hereditäre Krankheitsbilder zusammengefaßt, bei denen es durch Stoffwechselstörungen der mitochondrialen Atmungskette zu einem Mangel an energiereichem Phosphat (ATP) kommt. Klinisch sind vor allem die stark energieabhängigen Organsysteme, allen voran die Muskulatur und das zentralnervöse System, betroffen. So werden die Mitochondriozytopathien zum gegenwärtigen Zeitpunkt in die

„mitochondrialen Myopathien (MM)“: benigne oder maligne, myopathische Verlaufsformen von der Neugeborenenzeit bis hin zum Erwachsenenalter, mit und ohne Laktazidosen

und in die

„mitochondrialen Enzephalomyopathien (MEM)„: progrediente zentralnervöse Verlaufsformen des Säuglings-, Kinder- und Jugendlichen-/Erwachsenenalters, mit und ohne Laktazidose

unterteilt. Klinisch lassen sich innerhalb dieser beiden Gruppen mehr oder weniger gut definierte Krankheitsbilder abgrenzen, die in Tabelle 1 zusammengestellt sind. Die klinische Symptomatik ist jedoch sehr variabel, Überschneidungen der einzelnen Krankheitsbilder hinsichtlich ihrer Symptomatologie sind häufig. Neben der Manifestation von seiten der Muskulatur und des ZNS können bei allen Krankheitsbildern auch Symptome durch Dysfunktionen anderer Organsysteme hinzutreten: Herz (Kardiomyopathien, Herzrhythmusstörungen), Niere (DeToni-Debré-Fanconi-Syndrom), Leber (Hepatopathien), endokrine Organe (Minderwuchs, Pubertas tarda), und hämatopoetisches System (Panzytopenien). Die Mitochondriozytopathien stellen somit Multisystem-Erkrankungen mit großer klinischer Variabilität dar.

Spiro konnte 1970 erstmals einen *Enzymdefekt der mitochondrialen Atmungskette*, einen Cytochrom-b-Mangel, nachweisen (Spiro et al. 1970). Die Atmungskette umfaßt 5 Enzymkomplexe, jeder Komplex ist seinerseits aus

Tabelle 1. Klinische Klassifikation der Mitochondriozytopathien

Mitochondriale Myopathien
* vom adulten Typ
  - Chronisch progrediente externe Ophthalmoplegie (CPEO) mit/ohne proximal betonte Muskelschwäche
  - mit proximaler Muskelschwäche
  - mit „exercise-intolerance", Myalgien
* vom infantilen Typ
  - Infantile Myopathie
    Fatale Verlaufsform
      mit Myopathie allein
      mit Myopathie und DeToni-Fanconi-Debré-Syndrom
      mit Myopathie und Kardiopathie
    Benigne Verlaufsform

Mitochondriale Enzephalomyopathien
* vom infantilen Typ
  - mit Muskelhypotonie, Apathie, Koma, Ateminsuffizienz, Laktazidose
* vom adulten Typ
  - KEARNS-SAYRE-Syndrom (KSS)
  - MERRF-Syndrom
  - MELAS-Syndrom
  - M. LEIGH
  - M. ALPERS

unterschiedlich vielen Untereinheiten UE (insgesamt 63) aufgebaut. Bis heute sind bei den MCs zahlreiche Enzymdefekte auf den unterschiedlichen Ebenen des mitochondrialen Atmungsketten-Stoffwechsels beschrieben worden. Die Tabelle 2 zeigt, daß weder ein bestimmtes Krankheitsbild mit einem spezifischen Enzymdefekt einhergeht, noch kann ein bestimmter Atmungsketten-Komplexdefekt einer einzigen Erkrankungsform zugeordnet werden (DiMauro et al. 1985; Morgan-Hughes 1986); dies drückt die große biochemische Heterogenität aus. Der Enzymblock innerhalb der Atmungskette führt dazu, daß sich Pyruvat vermehrt anstaut und sekundär der Laktatspiegel im Blut und/oder im Gewebe (Liquor!) ansteigt. Dies wird zu diagnostischen Zwecken genutzt. Mit der Entwicklung der *Protonen-^{H}NMR-Spektroskopie* existiert seit kurzem ein diagnostisches Verfahren, das den Laktatgehalt in jedem beliebigen Gewebe (z.B. Gehirn) bestimmbar werden läßt. Es beruht auf der Registrierung substanzspezifischer Kernspin-Resonanzspektren und stellt eine in-vivo-Untersuchungstechnik dar, die ohne Belastung des Patienten einhergeht. Die ^{H}NMR-Spektroskopie gestattet damit erstmals, biochemische Veränderungen im ZNS zu erkennen, die zuvor entweder gar nicht oder nur indirekt und wenig spezifisch über die Analyse des Liquor cerebrospinalis möglich war. Durch eine volumenselektive Ableitung der Spektren von verschiedenen Hirnregionen und durch wiederholte Untersuchungen lassen sich darüber hinaus die räumlichen Verteilungen und die zeitlichen Änderungen der Alterationen studieren.

Von den identifizierbaren Substanzen, die jeweils im Millimolar-Bereich liegen müssen, sind das *N-Acetyl-Aspartat (NAA)*, *Kreatin/Phosphokreatin (Cr/PCr)* sowie *Cholin (Chol)* bisher am besten untersucht. Die Funktion des

Tabelle 2. Defekte der mitochondrialen Atmungskettenkomplexe bei Mitochondriozytopathien

Komplexdefekt	Krankheitsbild
Komplex I	Mitochondriale Myopathien (CPEO, andere Formen) KongenitaleLaktazidosen Hepatopathien Kardiomyopathien MELAS-Syndrom MERRF-Syndrom KEARNS-SAYRE-Syndrom M. LEIGH M. ALPERS
Komplex II	Mitochondriale Myopathien MELAS-Syndrom Andere Enzephalomyopathien
Komplex III	Mitochondriale Myopathien (CPEO, andere Formen) Kardiomyopathien KEARNS-SAYRE-Syndrom M. ALPERS
Komplex IV	Kongenitale Laktazidosen vom infantil-myopathischen Typ (fatale und benigne Form) Mitochondriale Myopathien (CPEO, andere Formen) Kardiomyopathien Hepatopathien KEARNS-SAYRE-Syndrom MELAS-Syndrom MERRF-Syndrom M. LEIGH M. ALPERS
Komplex V	Mitochondriale Myopathie mit Schultergürtel-Schwäche Zerebelläre Syndrome mit/ohne Demenz
alle Komplexe	MELAS-Syndrom KEARNS-SAYRE-Syndrom

NAA ist noch nicht endgültig geklärt, jedoch scheint es in intakten Neuronen vorzukommen und eine wichtige Bedeutung in der Regulation der Neurolipid-Synthese zu haben. Cr/PCr spiegelt den zellulären Energiemetabolismus wider, während der Chol-Peak die Summe aller cholin-enthaltenden Komponenten darstellt und v.a. die strukturelle Integrität von Zellmembranen (insbesondere der Myelinscheiden) anzuzeigen scheint. Ein *Laktat-Peak (Lac)* erscheint nur unter anaeroben Stoffwechselbedingungen, ein *Alanin-Peak (Ala)* bei speziellen mitochondrialen Stoffwechselstörungen, während die Bedeutung eines vermehrten *Inosit-Peaks (Ins)* bisher unklar ist.

Den *morphologischen Leitbefund* aller MCs stellen die lichtmikroskopisch sichtbaren „ragged red fibers (RRF)“ sowie die elektronenmikroskopisch faßbaren, pathologischen Mitochondrienkonfigurationen in der Muskulatur dar. Die einfache diagnostische Zugänglichkeit der Skelettmuskulatur führt dazu, daß die morphologischen Zeichen einer MM zu dem entscheidenden diagnostischen Kriterium aller MCs wurden.

Genetik der Mitochondriozytopathien

Die weit überwiegende Zahl von MC-Erkrankungen stellen sporadische Fälle dar, nur 18–20 % der Fälle sind familiärer Art. Während man früher autosomal rezessive, dominante oder X-chromosomale Vererbungsmodi annahm, konnten Egger u. Wilson (1983) sowie Harding et al. (1988) zeigen, daß in über 90 % aller von ihnen untersuchten Familien eine *maternale Vererbung* vorliegt. Die maternale Transmission zeigt einen von den Mendelschen Regeln abweichenden Vererbungsmodus: eine betroffene Mutter vererbt die Erkrankung an alle ihre Kinder, unabhängig ihres Geschlechts, jedoch wird der Defekt nur von den Töchtern, nicht von den Söhnen an die kommenden Generationen weitergegeben; so entstehen maternale Linien (Abb. 1). In der Tabelle 3 sind die verschiedenen Krankheitsbilder gemäß ihrem Vererbungsmodus aufgelistet.

Die 63 UE der mitochondrialen Atmungskette werden von zwei unterschiedlichen Genomen kodiert: die nukleäre DNA (n-DNA) der Chromosomen kodiert 50 UE aus allen Komplexen, während die restlichen 13 UE der Komplexe I, III, IV und V von der extrachromosomalen, mitochondrialen DNA kodiert werden.

Die *mitochondriale DNA (mt-DNA)* ist ein doppelsträngiges DNA-Ringmolekül von 16,5 kb Größe und umfaßt außer den 13 peptid-kodierenden

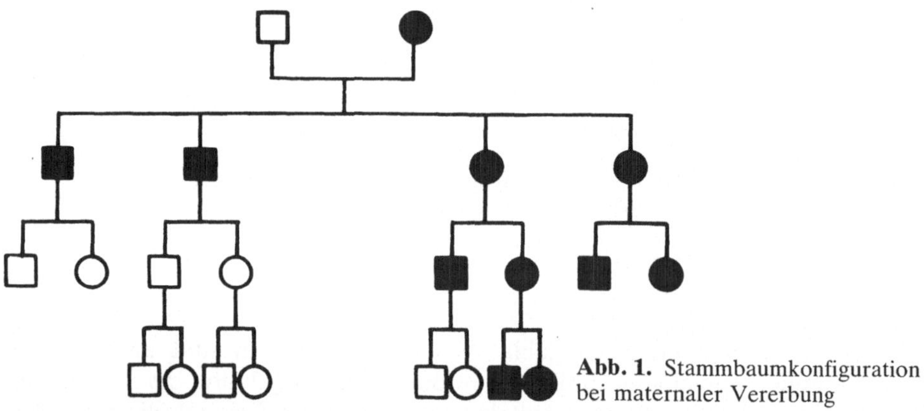

Abb. 1. Stammbaumkonfiguration bei maternaler Vererbung

Tabelle 3. Vererbungsmodi verschiedener Formen von Mitochondriozytopathien

1. Maternale Vererbung:
   - CPEO und andere Formen mitochondrialer Myopathien
   - MERRF-Syndrom
   - MELAS-Syndrom

   Lebersche hereditäre Optikusneuropathie
2. Autosomal-rezessive Vererbung:
   - Fatale und benigne Form der infantilen Myopathie (Cytochrom-c-Oxidase-Defekt)
   - M. LEIGH
   - M. ALPERS (?)
3. Überwiegend sporadisches Auftreten:
   - KEARNS-SAYRE-Syndrom

Tabelle 4. Gene der mitochondrialen DNA

Gene	Funktionen
16S rRNA-Gen 12S rRNA-Gen	beteiligt am Aufbau der mitochondrialen Ribosomen
22 tRNAs	mitochondriale Translation
13 Polypeptid-Gene	7 UE (1, 2, 3, 4, 4L, 5 und 6) des Komplex I (NADH-DH) 1 UE (Cytochrom b) des Komplex III (Cytochrom bc_1-Komplex) 3 UE (I, II, III) des Komplex IV (Cytochrom-c-Oxidase (COX)) 2 UE (6,8) des Komplex V (ATPase)

Sequenzen noch 22 tRNA-Gene sowie 2 rRNA-Gene (Tabelle 4). Sie zeigt aufgrund ihrer zytoplasmatischen Lokalisation in den Mitochondrien außergewöhnliche Eigenschaften: sie wird ausschließlich maternal vererbt, und sie kann in sich voneinander unterscheidenden Populationen vorkommen (Heteroplasmie). In diesem Fall kann mitotische Segregation zu einer ganz heterogenen Verteilung der verschiedenen mt-DNA-Populationen auf der Ebene der Zellen, der Gewebe, der Organe und der Organsysteme führen. Oberhalb einer bestimmten Schwelle führen geringe Veränderungen des Verhältnisses von normaler zu mutierter mt-DNA zu erheblichen Änderungen des Phänotyps („threshold effect").

Die Beobachtung von maternaler Vererbung bei bestimmten Formen von MCs ließ Mutationen der mt-DNA als molekulare Ursache vermuten. Zum gegenwärtigen Zeitpunkt sind mutative DNA-Veränderungen bei der CPEO und dem KSS (heteroplasmatische Deletionen unterschiedlicher Größe, vorwiegend in der Muskulatur), dem MERRF-Syndrom (heteroplasmatische Punktmutation in dem $tRNA^{Lys}$-Gen) und der Leberschen Optikusneuropathie (heteroplasmatische Punktmutation in dem Gen für die UE 4 der NADH-Dehydrogenase (Komplex I)) nachgewiesen (Shoffner u. Wallace 1990).

Kasuistiken

Wir beschreiben zwei Patienten mit MCs und deren Familien, eine 16 Jahre alte Patientin mit Kearns-Sayre-Syndrom (KSS) und einen 11jährigen Patienten mit MERRF-Syndrom und diskutieren die klinischen Befunde und die ^{H}NMR-spektroskopischen Ergebnisse des Gehirns im Vergleich zu den Ergebnissen der Analyse der mt-DNA.

Fall 1: Michaela G. (geb. am 7. 12. 1974)

Michaela wurde nach unauffälliger Gemini-Schwangerschaft zum Termin geboren, auch die Geburt erfolgte komplikationslos, die zweieiige Zwillingsschwester ist gesund. Der Großvater mütterlicherseits soll im höheren Lebensalter erblindet, ansonsten aber gesund gewesen sein. Die Mutter sei „immer die Kleinste" gewesen, die Eltern sind gesund. Die frühkindliche Entwicklung von Michaela verlief normal, die zweite Klasse mußte wiederholt werden. Im Alter von 12 Jahren erfolgte eine stationäre Abklärung eines Minderwuchses (22 cm unter der

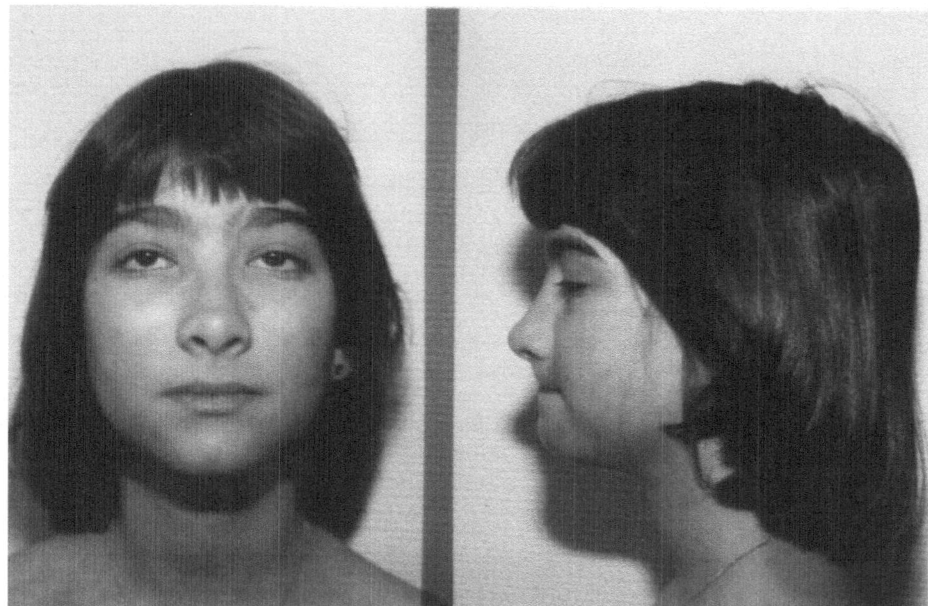

Abb. 2. Patientin M.G. im Alter von 13 Jahren

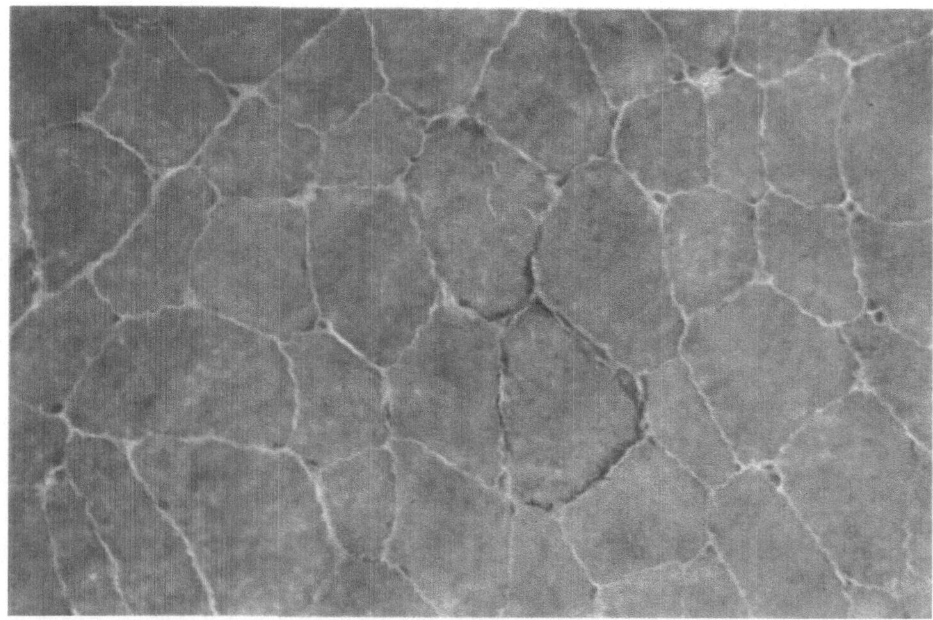

Abb. 3. "Ragged red fibers" in der Muskulatur der Patientin M.G. *(Gomori-Trichrom-Färbung)*

3. Perzentile). Dabei fiel eine Ptosis beidseits, Stand- und Gangataxie sowie ein Aktions- und Intentionstremor auf (Abb. 2). Endokrinologische Untersuchungen zeigten einen STH-Mangel; eine Wachstumshormon-Therapie wurde nach einem Jahr erfolglos abgebrochen. Weitere Untersuchungen ergaben eine Innenohr-Schwerhörigkeit, eine Retinitis pigmentosa mit verlängerten VEP-Latenzen sowie einen Rechtsschenkelblock im EKG. Das Liquoreiweiß war auf 197 mg% erhöht. Weitere umfangreiche Laboruntersuchungen (langkettige Fettsäuren, organische Säuren i.U., ASDC i.U., Schilddrüsenhormone, Laktat und Pyruvat i.S., Lipoproteinstatus) ergaben Normalbefunde. Auch das CCT und das kraniale NMR zeigten keinen pathologischen Befund. In der Muskelbiopsie fanden sich lichtmikroskopisch RRF (Abb. 3) und elektronenmikroskopisch pathologische Mitochondrienkonfigurationen, die biochemische Analyse der Muskulatur konnte keinen Defekt der Atmungskette identifizieren. Die^{H}NMR-Spektroskopie der supraventrikulären Bereiche des Gehirns zeigten einen 5- bis 10fach erhöhten Laktatgehalt (Abb. 4). Wir untersuchten die mt-DNA aus Muskulatur, Fibroblasten und Thrombozyten und konnten eine heteroplasmatisch vorliegende Deletion von 4,2 kb Länge nachweisen, die die Gene für die UE 3, 4L, 4 und 5 der NADH-Dehydrogenase (Komplex I) erfaßt. Sie ist nur in der Muskulatur zu finden, mit einem Anteil von 70 % an deletierter mt-DNA (Abb. 5).

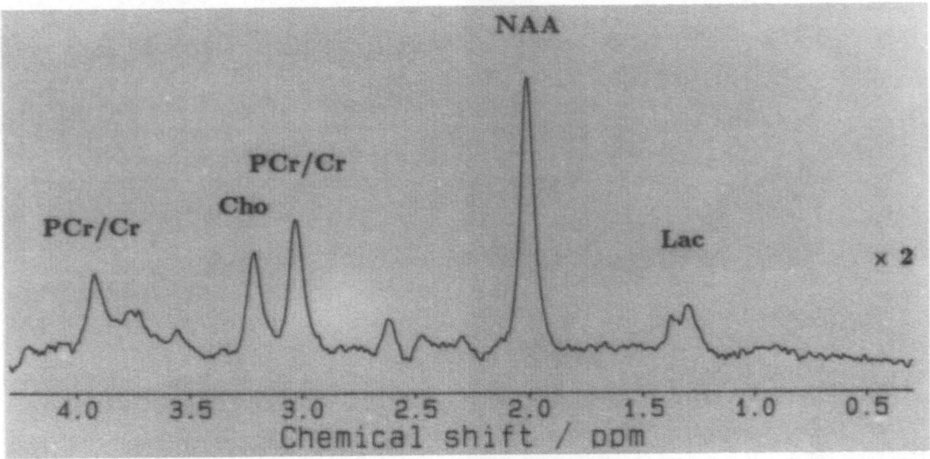

Abb. 4. ^{H}NMR-Spektroskopie des Gehirns der Patientin M.G.

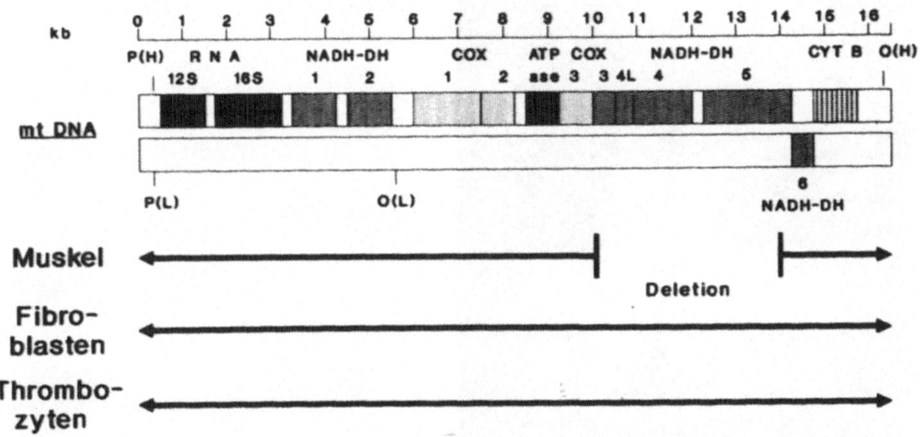

Abb. 5. Heteroplasmatische Deletion der mt-DNA in der Muskulatur der Patientin M.G.

Der weitere klinische Verlauf ist durch eine Progredienz der Ataxie und des Tremors gekennzeichnet – trotz Therapie mit Ubiquinon, Vitamin B, K und C sowie Riboflavin. Erst seit kurzem ist eine, z.Z. noch milde externe Ophthalmoplegie hinzugetreten.

Auch bei der klinisch unauffälligen Mutter sind RRF im Muskelbiopsat nachzuweisen. Die mit der Southern-blot-Methode untersuchte mt-DNA aus Muskulatur, Fibroblasten und Thrombozyten ist bei ihr jedoch strukturell normal, die ^{H}NMR-Spektroskopie des Gehirns zeigte einen normalen Laktatgehalt.

Fall 2: Michael K.(geb. am 6.11.1979)

Michael ist das zweite Kind einer 44 Jahre alten Mutter, die an einer ausgeprägten Innenohrschwerhörigkeit beidseits leidet und mental retardiert erscheint. Familienanamnestisch konnte eine Innenohrschwerhörigkeit auch bei der Großmutter mütterlicherseits von Michael eruiert werden. Eine Schwester sowie der Vater sind gesund.

Die zunächst normal verlaufende Schwangerschaft mußte in der 35. Woche per Sectio bei pathologischem CTG beendet werden, eine Intubation und Beatmung des vital geborenen

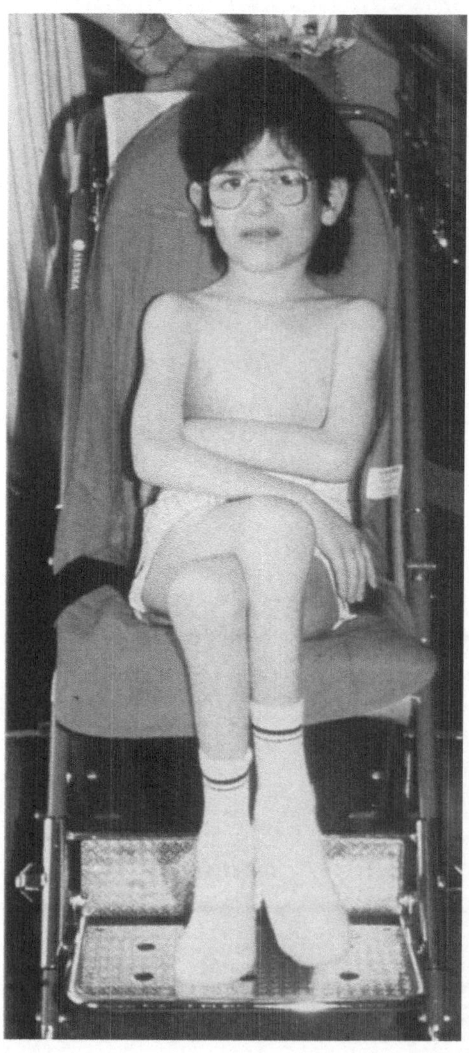

Abb. 6. Patient M.K. im Alter von 8 Jahren

Kindes waren wegen eines Pneumothorax und einer neonatalen Infektion erforderlich. Die frühkindliche Entwicklung verlief verzögert mit Retardierung der sprachlichen und motorischen Entwicklung. Im Alter von 5 6/12 Jahren traten myoklonisch-astatische Anfälle auf, ein Jahr später seitenbetonte Myoklonien, Dysarthrie und ein Hypoparathyreoidismus. Mit 8 Jahren entwickelte sich eine progrediente Ataxie mit Verlust der Gehfähigkeit und eine zunehmende mentale Verschlechterung, die Myoklonien zeigten nun stark wechselnde Seitenbetonungen (Abb. 6). Unter einer Therapie mit Ubiquinon, Vitamin B, C und Riboflavin war der klinische Verlauf progredient, das Anfallsleiden mit Valproinat nur unbefriedigend einzustellen. Knapp 1 Jahr später kam es zu einem apoplektiformen Verlust der Sehfähigkeit, die sich im folgenden nur sehr eingeschränkt restituierte. Im Alter von 11 Jahren verstarb Michael an den Folgen rezidivierender bronchopulmonaler Infektionen. Von den diagnostischen Befunden sind deutliche Laktat- und Pyruvaterhöhungen i.S. und Laktaterhöhungen i.L. zu nennen, das Liquoreiweiß war normal. Das EEG zeigte schwere Allgemeinveränderungen sowie eine Photosensibilität, die Myoklonien manifestierten sich im EEG nicht. Das CCT zeigte eine kortikale Atrophie mit einer kleinen Verkalkung im Ponsbereich, das kraniale NMR zusätzlich eine Signalanhebung links parieto-okzipital (Abb. 7). Bei der Muskelbiopsie konnten lichtmikroskopisch RRF und elektronenoptisch strukturell abnorme Mitochondrien nachgewiesen werden. Die biochemische Analyse der Atmungskette aus Muskelgewebe ergab einen Komplex-I-Defekt. Die ^{H}NMR-spektroskopische Analyse des Gehirns in Abb. 8 zeigt einen 20- bis 25fach erhöhten Laktatlevel.

Auch bei der Mutter besteht eine – wechselnd ausgeprägte – Laktaterhöhung i.S., der ^{H}NMR-spektroskopisch ermittelte Laktatgehalt des Gehirns ist nicht so stark erhöht wie bei

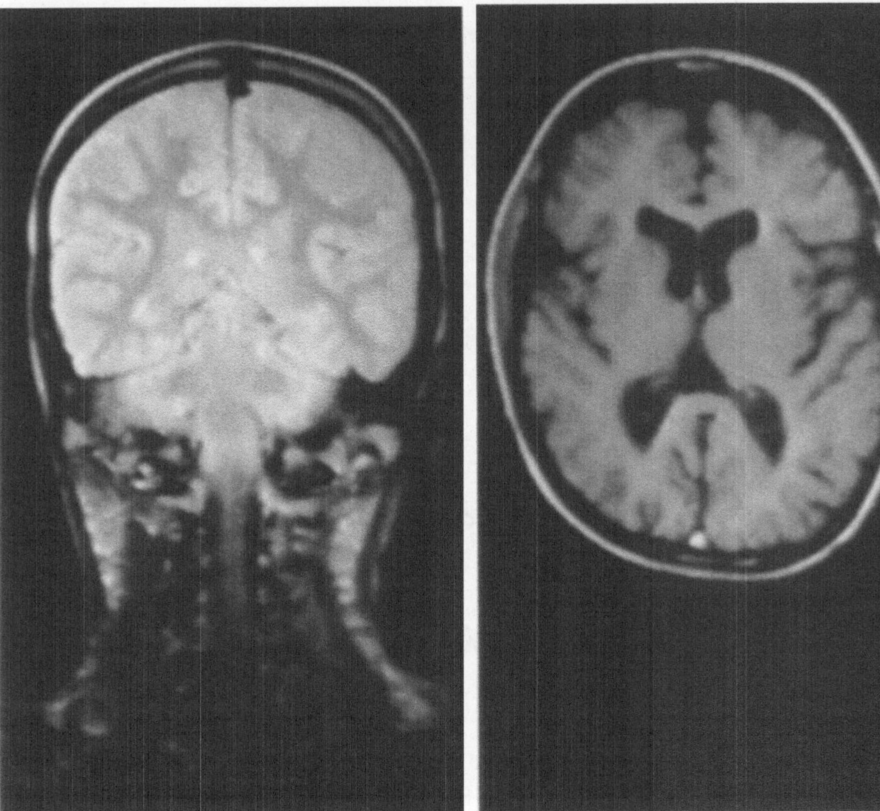

Abb. 7. NMR des Patienten M.K.

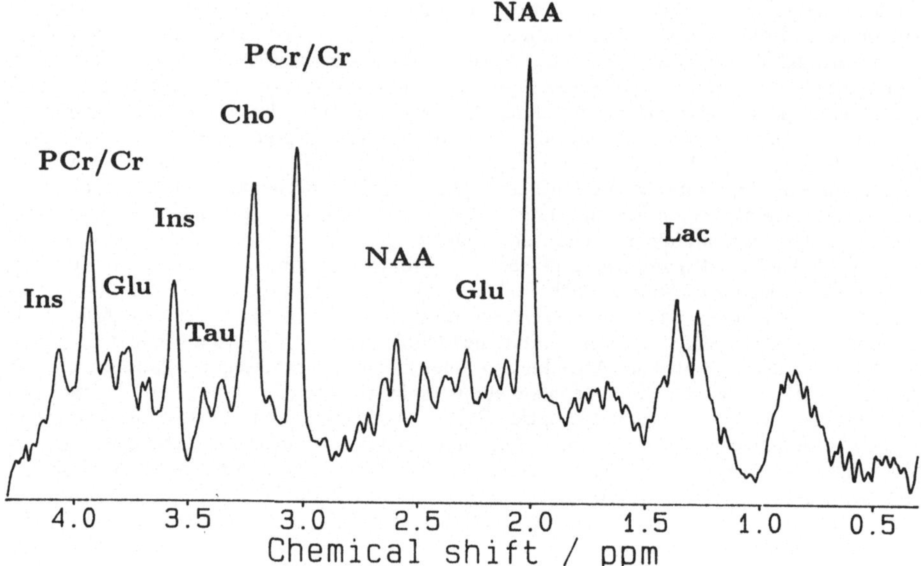

Abb. 8. HNMR-Spektroskopie des Gehirns des Patienten M.K.

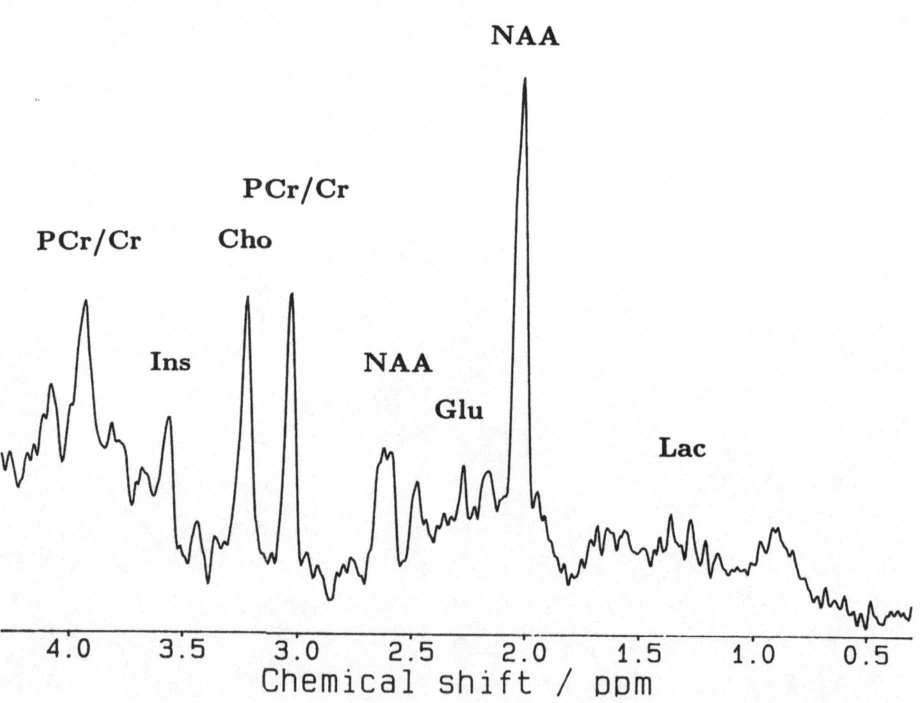

Abb. 9. HNMR-Spektroskopie des Gehirns der Mutter von M.K.

ihrem Sohn (Abb. 9). Das CCT zeigte ebenfalls eine kortikale Atrophie. In der Muskulatur wurden RRF und pathologische Mitochondrienkonfigurationen ausgeprägteren Ausmaßes gesehen als bei Michael. Die Untersuchuung der mt-DNA aus Muskulatur, Fibroblasten und Thrombozyten mit Hilfe der Southern-blot-Technik ergab bei Michael und seiner Mutter einen strukturell normalen Befund. Mit dieser Technik sind jedoch kleinere Strukturveränderungen (weniger als 0,5 kb) oder Punktmutationen nicht zu identifizieren.

Diskussion

Das KSS und das MERRF-Syndrom stellen unterschiedliche Manifestationsformen von Mitochondriozytopathien dar und zählen zu der Gruppe der mitochondrialen Enzephalomyopathien. Das KSS ist gekennzeichnet durch die klinische Trias progressive, externe Ophthalmoplegie, Retinitis pigmentosa und Erstmanifestation vor dem 16. Lebensjahr, während das MERRF-Syndrom durch die Kombination aus Myoklonus-Epilepsie und RRF in der Muskulatur definiert wurde (DiMauro et al. 1985). Die klinischen Verläufe der hier dargestellten Patienten sind typisch für die Erkrankungen, wenngleich der Minderwuchs bei der Patientin mit dem KSS das erste auffallende Symptom darstellte und die externe Ophthalmoplegie sich bei ihr erst relativ spät manifestierte. Die Diagnosen konnten letztlich durch den morphologischen Nachweis einer mitochondrialen Myopathie in der Muskulatur (RRF, pathologische Mitochondrienkonfigurationen) bestätigt werden.

Bei beiden Patienten weisen die klinischen und diagnostischen Befunde auf eine Multisystem-Erkrankung hin. In unterschiedlichem Ausmaß und in Form unterschiedlicher klinischer Manifestationen sind das ZNS, die Muskulatur, das Herz, Auge, Innenohr und die endokrinen Organe betroffen (Tabelle 5). Es handelt sich um Organe bzw. Organsysteme mit einem hohen Energiebedarf. Dies macht verständlich, warum eine Stoffwechselstörung im Bereich der oxidativen Phosphorylierung zu Funktionsstörungen gerade dieser Organsysteme führt.

Biochemische Analysen konnten jedoch nur bei dem Patienten mit dem MERRF-Syndrom einen Atmungsketten-Komplex-Defekt (Komplex-I-Defizienz) nachweisen. Ebenso konnte nur bei ihm eine Laktaterhöhung im Serum

Tabelle 5. Manifestationsorgane des KSS- und des MERRF-Syndroms

ORGAN(SYSTEME)	KSS	MERRF
ZNS		
– Zerebrum	mentales Handicap	globale Retardierung, Epilepsie, Amaurosis
– Zerebellum	Ataxie, Tremor, Muskelhypotonie	Ataxie, Myoklonien, Muskelhypotonie
Muskulatur	externe Ophthalmoplegie, Muskelhypotonie	Muskelhypotonie
Auge	Retinitis pigmentosa	Optikusatrophie
Innenohr	Schwerhörigkeit	Hörverlust
Herz	Rechtsschenkelblock	
Endokrinium	STH-Mangel mit Minderwuchs	Hypoparathyreoidismus

Tabelle 6. Klinisches Spektrum des KSS-, MERRF- und MELAS-Syndroms

	KSS	MERRF	MELAS
Myopathie mit RRF	100 %	100 %	100 %
externe Ophthalmoplegie	100 %	–	–
Retina-Degeneration	100 %	–	–
Herzblock	100 %	?	?
Zerebelläre Symptome	80 %	100 %	–
Myoklonus	–	100 %	–
Epilepsie	5 %	70 %	100 %
Demenz	50 %	70 %	80 %
Kortikale Amaurosis	–	?	90 %
Liquoreiweiß-Erhöhung	80 %	?	?
Optikusatrophie	?	50 %	5 %
Minderwuchs	67 %	35 %	100 %
Hörverlust	60 %	35 %	25 %
Positive Familienanamnese	~ 3 %	60 %	40 %

* Die DNA-Untersuchungen erfolgten mit Unterstützung der HÜBNER-Stiftung (Projekt-Nr. TS 114/20/89).

und im Liquor gefunden werden. Die ^{H}NMR-spektroskopischen Befunde des Gehirns zeigen jedoch bei beiden Patienten eine deutliche Laktaterhöhung. Damit kann mit Hilfe dieser nicht belastenden Technik erstmals intra vitam eine Stoffwechselstörung der oxidativen Phosphorylierung im Bereich des ZNS dokumentiert werden. Die Spektroskopie ist von hoher Sensitivität und Spezifität und kann Stoffwechselveränderungen aufzeigen, die mit herkömmlichen Verfahren, insbesondere in Körperflüssigkeiten, nicht zu erfassen sind.

Das KSS und das MERRF-Syndrom sind durch eine große klinische Heterogenität gekennzeichnet. Die Tabelle 6 macht deutlich, daß zahlreiche Überschneidungen in der Symptomatologie vorliegen. Der plötzliche, schlaganfallsartige Sehverlust bei dem Patienten mit dem MERRF-Syndrom ist ein typisches Ereignis beim MELAS-Syndrom. Auch in der Literatur wird von Mischbildern dieser zwei Erkrankungen berichtet (Rating u. Hanefeld 1990).

Die unterschiedliche klinische Ausprägung kommt auch dadurch zum Ausdruck, daß die Mütter beider Patienten eindeutige morphologische Zeichen einer mitochondrialen Myopathie haben. Die Mutter des MERRF-Patienten zeigt zusätzlich eine milde klinische Symptomatik, und auch die isolierte Innenohrschwerhörigkeit bei der Großmutter mütterlicherseits kann als abortive Manifestation des MERRF-Syndroms gewertet werden. Ähnliche MERRF-Familien mit einer in der Deszendenz zunehmend stärker sich ausprägenden Symptomatik wurden inzwischen beschrieben (Wallace et al. 1988).

In beiden Familien zeigt sich eine maternale Vererbung des KSS und des MERRF-Syndroms. Die mt-DNA der Muskulatur bei der KSS-Patientin weist eine Deletion von ca. einem Viertel des Gesamtgenoms auf. Allerdings sind nicht alle mt-DNA-Moleküle von der Deletion betroffen, 30 % aller Moleküle haben eine normale Größe von 16,5 kb, die Deletion liegt also in heteroplasmatischer Form vor. Die Heteroplasmie ist zudem nur in der Muskulatur zu finden, in anderen untersuchten Geweben ist die mt-DNA von normaler Struktur. Dies weist auf eine gewebs- bzw. organspezifische Verteilung der deletierten Population hin, was sich durch differentielle mitotische Segregation während der frühen Entwicklung erklären läßt (Wilichowski 1990). Auch die Tatsache, daß sich in der Muskulatur kein Atmungskettendefekt nachweisen läßt, ist durch die Heteroplasmie erklärbar. Nicht alle Muskelfasern enthalten mutierte mt-DNA-Populationen oder aber in nur so geringem Ausmaß, daß kein „threshold effect", also keine Änderung des Phänotypus auftreten kann. Untersuchungen einzelner Muskelfasern mit immunhistologischen und DNA-analytischen Verfahren haben dies bestätigen können (Mita et al. 1989). Die biochemischen Globalanalysen können nur die Gesamtaktivitäten der Atmungskettenkomplexe im Muskelbiopsat messen, mosaikartig verteilte Aktivitätsänderungen entgehen der Bestimmung.

Bisher konnte lediglich bei einem verstorbenen KSS-Patienten die in der Muskulatur nachweisbare heteroplasmatische Deletion zusätzlich in Gehirn, Leber und Fibroblasten nachgewiesen werden (Moraes et al. 1989). Der deutlich erhöhte Laktatgehalt im Gehirn unserer Patientin weist darauf hin, daß bei ihr die Deletion auch im ZNS präsent ist.

Die Analyse der mt-DNA aus verschiedenen Geweben des MERRF-Patienten ergab eine strukturell unauffällige mt-DNA. Vor kurzem hat die Arbeitsgruppe von D.C. Wallace eine Punktmutation in der mt-DNA bei mehreren MERRF-Patienten identifizieren können (Shoffner et al. 1990). Es handelt sich dabei um eine A→G-Transition an Position 8344 des tRNA^{Lys}-Gens und bewirkt eine Hemmung der Syntheserate mehrerer UE der mitochondrialen Atmungskette (Abb. 10). Auch diese Mutation liegt in der Muskulatur in

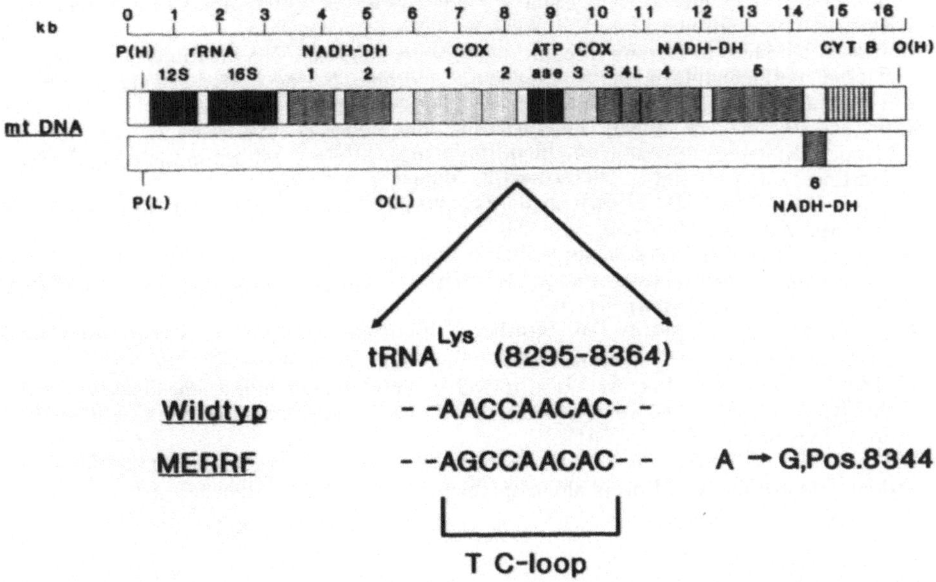

Abb. 10. Punktmutation (A→G Transition) im tRNA^{LYS}-Gen als Ursache des MERRF-Syndroms

heteroplasmatischer Form vor. In anderen Geweben (Fibroblasten, Leber, Leukozyten) ist sie nicht oder in deutlich geringeren Anteilen nachweisbar. Ergebnisse über Untersuchungen des Gehirns bei MERRF-Patienten sind z.Z. noch nicht bekannt. Die Laktaterhöhung im Gehirn bei unserem Patienten und dessen Mutter läßt vermuten, daß die Mutation der mt-DNA auch im ZNS vorliegt.

Die klinische Manifestation und Symptomatologie des KSS und des MERRF-Syndroms mit zahlreichen Überlappungen läßt sich durch eine gewebsspezifische Verteilung heteroplasmatisch vorliegender mutativer Veränderungen der mt-DNA erklären. Die klinische und biochemische Heterogenität wird dadurch verständlich, genauso wie die maternale Vererbung bei den hier beschriebenen Familien. Die ^{H}NMR-spektroskopischen Befunde legen das Vorhandensein dieser Mutationen auch im ZNS bei diesen beiden mitochondrialen Enzephalomyopathien nahe.

Literatur

DiMauro S, Bonilla E, Zeviani M, Nakagawa M, DeVivo DC (1985) Mitochondrial myopathies. Ann Neurol 17: 521–538

EggerJ, Wilson J (1983) Mitochondrial inheritance in a mitochondrially mediated disease. N Engl J Med 309: 142–146

Harding AE, Petty RKH, Morgan-Hughes JA (1988) Mitochondrial myopathy: a genetic study of 71 cases. J Med Genet 25: 528–535

Luft R, Ikkos D, Palmieri G, Ernster L, Afzelius B (1962) A case of severe hypermetabolism of nonthyreoid origin with a defect in the maintenance of mitochondrial respiratory control: A correlated clinical, biological, and morphological study. J Clin Invest 41: 1776–1804

Mita S, Schmidt B, Schon E, DiMauro S, Bonilla E (1989) Detection of "deleted" mitochondrial genomes in cytochrome-c oxidase-deficient muscle fibers of a patient with Kearns-Sayre syndrome. Proc Natl Acad Sci USA 86: 9509–9513

Moraes C, DiMauro S, Zeviani M et al. (1989) Mitochondrial DNA deletions in progressive external ophthalmoplegia and Kearns-Sayre-syndrome. N Engl J Med 320: 1293–1299

Morgan-Hughes JA (1986) Mitochondrial myopathies. Tins 24: 15–19

Rating D, Hanefeld F (1990) Klassifizierung und klinische Syndrome mitochondrialer Myopathien und Encephalomyopathien. In: Siemes H (Hrsg) Mitochondriale Myopathien und Encephalomyopathien. Zuckschwerdt, München, S 34–45

Shoffner JM, Wallace DC (1990) Oxidative phosphorylation diseases: Disorders of two genomes. Adv Hum Genet 19: 267–330

Shoffner JM, Lott MT, Lezza AMS, Seibel P, Ballinger SW, Wallace DC (1990) Myoclonic epilepsy and ragged-red fiber disease (MERRF) is associated with a mitochondrial DNA $tRNA^{LYS}$ mutation. Cell 61: 931–937

Spiro AJ, Moore CL, Prineas JW, Strasberg PM, Rapin I (1970) A cytochrome-related inherited disorder of the nervous system and muscle. Arch Neurol 23: 103–112

Wallace DC, Zheng X, Lott MT et al. (1988) Familial mitochondrial encephalomyopathy (MERRF): Genetic, pathophysiological, and biochemical characterization of a mitochondrial DNA disease. Cell 55: 601–610

Wilichowski E (1990) Genetik der Mitochondriocytopathien. In: Siemes H (Hrsg) Mitochondriale Myopathien und Encephalomyopathien. Zuckschwerdt, München, S 9–33

Wernicke-Enzephalopathie als tödliche Komplikation bei akuter lymphatischer Leukämie

H.-J. Christen, W. Brück, M. Lakomek, F. Hanefeld

Einleitung

Die Wernicke-Enzephalopathie wird durch einen Vitamin-B_1-Mangel verursacht. Die klinische Symptomatik wird mit der klassischen Trias aus psychopathologischen Symptomen, Ophthalmoplegie und Ataxie beschrieben (Reuler et al. 1985; Victor et al. 1989). Die Wernicke-Enzephalopathie ist als typische Komplikation bei chronischem Alkoholismus bekannt. Das Krankheitsbild kann jedoch bei jedweder Fehlernährung längerer Dauer auftreten, wie bereits Wernicke in seiner Erstbeobachtung beschrieb (Wernicke 1881). Bei Kindern wurde die Wernicke-Enzephalopathie bislang nur in Einzelfällen beschrieben, aber möglicherweise zu selten diagnostiziert (Pikho et al. 1989).

Kasuistik

Es handelte sich um ein 3jähriges Mädchen, das seit 8 Wochen an rezidivierenden Infekten und gastrointestinalen Beschwerden litt. Bei stationärer Aufnahme befand sie sich in deutlich reduziertem Allgemeinzustand und wog nur noch 12,5 kg. Auffällige klinische Befunde waren Zeichen der oberen Einflußstauung, multiple Lymphknotenvergrößerungen und eine Hepatosplenomegalie. Laborchemisch fiel neben einer Anämie und Thrombozytopenie eine ausgeprägte Leukozytose (296000/μl) mit hohem Lymphoblastenanteil (94%) auf. Im Knochenmark war eine homogene, PAS- positive Lymphoblastenpopulation nachweisbar, die phänotypisch einer frühen T-ALL entsprach. Der Liquorbefund war unauffällig. Die obere Einflußstauung war radiologisch durch eine Thymusvergrößerung sowie durch Pleura- und Perikardergüsse zu erklären. Somit wurde die Diagnose einer akuten lymphatischen Leukämie mit primärem Thymusbefall und hohem Risiko gestellt.

Noch am Aufnahmetag erfolgte eine operative Drainage der Pleura- und Perikardergüsse in Vollnarkose. Aus ungeklärter Ursache blieb das Mädchen nach der Operation für 1 Woche komatös. Die Computertomographie des Gehirns zeigte eine Erweiterung der internen und externen Liquorräume, im EEG bestand eine schwere Allgemeinveränderung. Das Mädchen wurde nach dem Therapieprotokoll der ALL/NHL-BFM-Studie 86 behandelt. Neben der parenteralen Gabe von Prednison und Zytostatika wurde Methotrexat intrathekal appliziert. Am 40. Behandlungstag bestand im Knochenmark Vollremission. 3 Wochen nach stationärer Aufnahme hatte sich das Befinden des Mädchens so weit gebessert, daß sie erstmals nach Hause entlassen werden konnte. Mit Ausnahme einer leichten Ataxie war sie zu diesem Zeitpunkt neurologisch unauffällig.

3 Wochen nach Beginn der Reinduktionstherapie entwickelte das Kind gastrointestinale Beschwerden sowie eine anhaltende Dysphorie, so daß die Chemotherapie unterbrochen werden mußte. Wegen unzureichender Nahrungs- und Flüssigkeitszufuhr wurden zunächst eine zusätzliche parenterale Flüssigkeitszufuhr und schließlich eine parenterale Ernährung

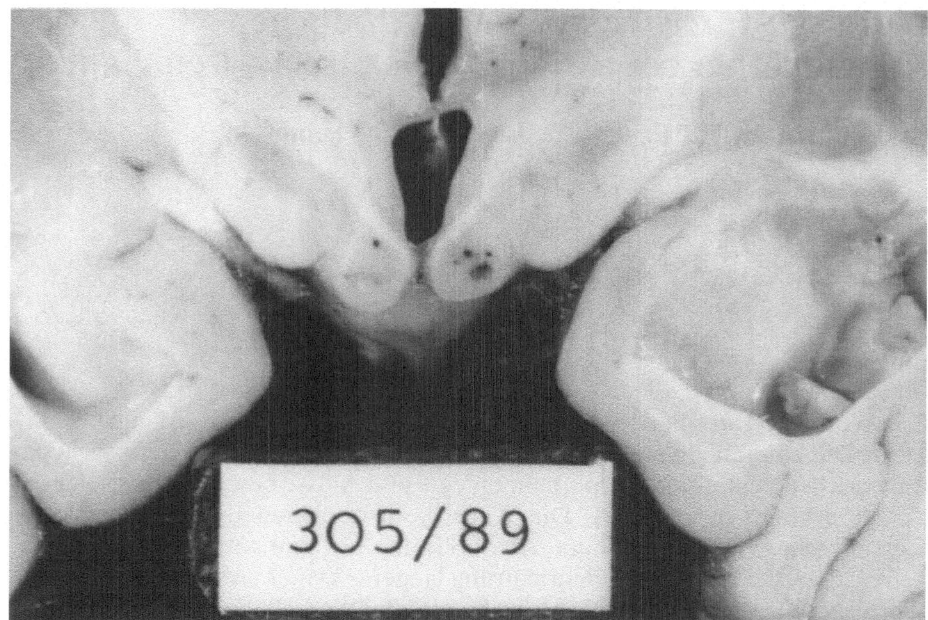

Abb. 1. Petechiale Hämorrhagien in beiden Corpora mamillaria (Koronarschnitt)

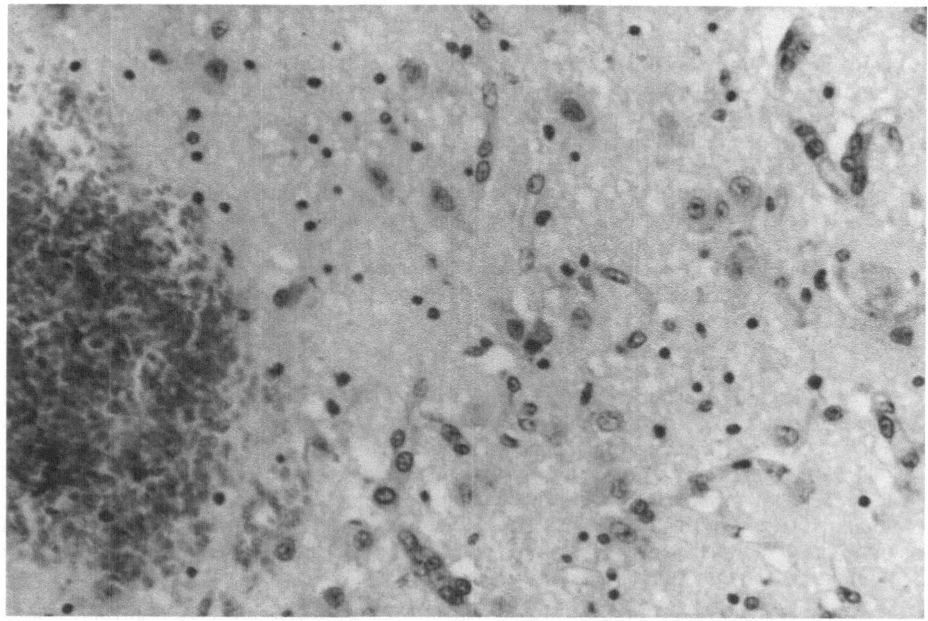

Abb. 2. Status spongiosus mit perivaskulären Hämorrhagien, Gefäßproliferationen und Proliferation der Astroglia (Corpora mamillaria, Vergr. 1:250)

erforderlich. 4 Wochen nach Beginn der gastrointestinalen Symptomatik traten akute neurologische Symptome in Form einer beidseitigen Ptosis, einer bilateralen Abduzensparese sowie einer Dysarthrie auf. Das Kind war weiterhin dysphorisch, aber nicht bewußtseinsgetrübt. Der computertomographische Befund des Gehirns war gegenüber der Voruntersuchung unverändert. Eine Meningeosis leucaemica konnte anhand eines unauffälligen Liquorbefundes ausgeschlossen werden. 3 Tage später erlitt das Kind – im Bett sitzend – perakut einen Atem- und Herz-Kreislauf-Stillstand und verstarb trotz sofortiger Reanimationsmaßnahmen.

Autoptisch fielen makroskopisch Hämorrhagien im Bereich der Corpora mamillaria auf (Abb. 1). Histologisch ergab sich der charakteristische Befund einer Wernicke-Enzephalopathie mit Nachweis von perivaskulären Hämorrhagien, Gefäßproliferationen und einer Proliferation der Astroglia in den Corpora mamillaria (Abb. 2), im dorsomedialen Hypothalamus, in den unteren Vierhügeln und am Boden des IV. Ventrikels.

Diskussion

Die Wernicke-Enzephalopathie wird durch einen Vitamin-B_1-Mangel verursacht. Vitamin B_1, auch Thiamin genannt, stellt ein wasserlösliches, hitzelabiles Enzym dar, das mit Gemüsen, Früchten und Milch aufgenommen wird. Thiamin hat eine zentrale Bedeutung als Koenzym im Kohlenhydratstoffwechsel (Lehninger 1970). Die Pyruvat-Dehydrogenase, die Alpha-Ketoglutarat-Dehydrogenase und die Transketolase, ein Enzym im Pentosephosphatzyklus, benötigen Thiamin als Koenzym. Ursachen eines Vitamin-B_1-Mangels sind unzureichende Substitution, z.B. bei parenteraler Ernährung, enterales Malabsorptionssyndrom oder auch ein erhöhter Vitamin-B_1-Bedarf in katabolen Stoffwechselsituationen, wie Fieber, Streß oder längeres Fasten (Reuler et al. 1985). Eine hochdosierte Glukosezufuhr bildet einen Realisationsfaktor für die Wernicke-Enzephalopathie (Harper 1980). In Anbetracht dieses Ursachenspektrums verwundert es, daß die Wernicke-Enzephalopathie nicht häufiger vorkommt. Eine mögliche Erklärung ergibt sich aus der Beobachtung, daß bei einigen Patienten abnorme Bindungsverhältnisse zwischen dem Apoenzym Transketolase und seinem Koenzym Thiamin nachgewiesen wurden (Blass u. Gibson 1977). Somit besteht bei einem Teil der Patienten eine genetisch determinierte Prädisposition zur Manifestation einer Wernicke-Enzephalopathie.

Aus der Literatur lassen sich 15 Erkrankungsfälle im Kindesalter zusammenstellen (Pikho et al. 1989). Alle Kinder litten an Erkrankungen, die aus ganz verschiedener Ursache mit einer Fehlernährung und unzureichender Vitaminzufuhr oder -aufnahme einhergingen. Am häufigsten handelte es sich um maligne Erkrankungen des hämatopoetischen Systems oder Zustände einer Mangelernährung mit rezidivierendem Erbrechen und begleitender Diarrhoe. Bei zwei Kindern erklärte sich die unzureichende Vitaminzufuhr durch eine Sojadiät, die wegen einer Nahrungsmittelunverträglichkeit verabreicht worden war. Bei einigen Kindern betrug die nachvollziehbare Dauer der Fehlernährung weniger als einen Monat. Thiamin wird im Organismus nur in sehr begrenztem Umfang gespeichert, so daß sich ein Thiaminmangel insbesondere in Streßsituationen verschiedenster Art rasch ausbilden kann (Ziporin et al. 1965).

Die klinische Diagnose der Wernicke-Enzephalopathie wird dadurch erschwert, daß die klassische Trias – psychopathologische Veränderungen, Ophthalmoplegie und Ataxie – selten voll ausgeprägt ist (Harper 1983). Bei

Kindern äußerte sich das Krankheitsbild in der Regel monosymptomatisch, am häufigsten mit psychopathologischen Auffälligkeiten, die von einer Dysphorie über eine Lethargie bis hin zu komatösen Zuständen reichten. Es ist anzunehmen, daß sich die Wernicke-Enzephalopathie häufig zunächst mit chronischem, unspezifischen Verlauf manifestiert, wobei die typischen Leitsymptome fehlen, bis – wie bei unserer Patientin – eine akute Verschlechterung einsetzt. Die frühzeitige Vitaminsubstitution führt zu einer raschen Rückbildung der okulomotorischen Symptome. Die Bewußtseinsstörung und die Ataxie zeigen demgegenüber eine protrahierte und nicht immer vollständige Remission (Victor et al. 1989). Der Grundbedarf an Vitamin B_1 beträgt unter Normalbedingungen 0,3–0,5 mg/1000 kcal/Tag. Dies bedeutet für Säuglinge einen Bedarf von 0,5 mg/Tag und für ältere Kinder von bis zu 1,5 mg/Tag (National Research Council Food and Nutrition Board 1974). Bei schweren Erkrankungen mit kataboler Stoffwechselsituation ist mit einem täglichen Thiaminbedarf von 10 mg und mehr zu rechnen.

Zusammenfassung

Eine Wernicke-Enzephalopathie wurde bei einem 3jährigen Mädchen mit akuter lymphatischer Leukämie autoptisch diagnostiziert. Das Mädchen war perakut an einem Atem- und Herz-Kreislauf-Stillstand verstorben. Spezifische Symptome einer Wernicke-Enzephalopathie – Ophthalmoplegie, Dysarthrie und Dysphorie – waren erst 3 Tage vor dem Tod aufgetreten. Die nachvollziehbare Dauer einer Fehlernährung mit unzureichender Vitamin-B_1-Aufnahme betrug nicht mehr als 4 Wochen. Kinder mit malignen Erkrankungen, die eine Polychemotherapie erhalten, stellen eine Risikogruppe für die Wernicke-Enzephalopathie dar und erfordern eine frühzeitige Vitamin-B_1-Substitution.

Literatur

Blass JP, Gibson GE (1977) Abnormality of a thiamine-requiring enzyme in patients with Wernicke-Korsakoff syndrome. N Engl J Med 297: 1367–1370

Harper CG (1980) Sudden unexpected death and Wernicke's encephalopathy. A complication of prolonged intravenous feeding. Aust NZ J Med 10: 230–235

Harper CG (1983) The incidence of Wernicke's encephalopathy in Australia – A neuropathological study of 131 cases. J Neurol Neurosurg Psychiatry 46: 593–598

Lehninger AL (1970) Biochemistry. Worth Publ., New York

National Research Council Food and Nutrition Board (1974) Recommended Dietary Allowance, 8th edn. National Acadamy of Sciences, Washington, DC

Pikho H, Saarinen U, Paetau A (1989) Wernicke encephalopathy – A preventable cause of death: 2 children with malignant disease. Pediatr Neurol 5: 237–242

Reuler JB, Girard DE, Cooney TG (1985) Wernicke's encephalopathy. N Engl J Med 312: 1035–1038

Victor M, Adams RD, Collins GH (1989) The Wernicke-Korsakoff syndrome, 2nd edn. Davis, Philadelphia

Wernicke C (1881) Lehrbuch der Gehirnkrankheiten, Vol 2. Fischer, Kassel, S 229–242

Ziporin ZZ, Nunes WT, Powell RC, Waring PP, Sauderlich HE (1965) Thiamine requirement in the adult human as measured by urinary excretion of thiamine metabolites. J Nutr 85: 297–304

Peroxisomale Biogenesestörung bei einem Mädchen mit klinischen und biochemischen Befunden eines Zellweger-Syndroms

R. Sauter, J. Dietrich, H. Götze, T. Klemm

Einleitung

Das zerebro-hepato-renale (Zellweger-) Syndrom ist eine seltene autosomal rezessive Stoffwechselerkrankung. Sie ist gekennzeichnet durch generalisierte peroxisomale Enzymdefizienz. Die Häufigkeit des Zellweger-Syndroms wird auf 1:100000 Geburten geschätzt. Es ist charakterisiert durch kraniofaziale Dysmorphien, ophthalmologische Störungen (z.B. Hornhauttrübung, Katarakt, Retionopathien), zerebrale Anfälle, Muskelhypotonie, schwere psychomotorische Retardierung, Hepatomegalie und Gedeihstörung. Röntgenologisch sieht man epiphysäre spritzerartige Verkalkungen, besonders im Bereich der Knie- und Hüftgelenke. Pathoanatomisch findet man eine Siderose, Fibrose und Zirrhose der Leber, Hirnmißbildungen und Nierenzysten. Die Patienten sterben meist im Säuglingsalter [3].

Mit einer eigenen Beobachtung werden charakteristische Befunde des Zellweger-Syndroms und biochemische Untersuchungen dargestellt, durch die eine intravitale und pränatale Diagnosestellung möglich ist.

Kasuistik

Anamnese

Die Patientin ist das zweite von Zwillings-Frühgeborenen der 35. SSW. konsanguiner türkischer Eltern. Die ersten beiden Kinder haben eine Mukopolysaccharidose vom Typ Morquio. Aus einer vorausgegangenen Zwillingsgeburt verstarb ein Zwilling mit 3 Monaten an einem nichtklassifizierten Dysmorphie-Syndrom, der andere Zwilling entwickelte sich normal.

Befunde

Die kleine Patientin fiel postpartal auf durch: gnomenhaften Gesichtsausdruck mit Protrusio bulbi, etwas prominente Stirnhöcker, weite Fontanellen mit dehiszenter Sagittalnaht, Mikrostomie, gotischen Gaumen, starke Muskelhypotonie, schwachen Saugreflex, Vierfingerfurche bds.; Geburtsgewicht 1980 g, Kopfumfang 31 cm, Länge 44 cm (normal proportionierte Extremitäten), Leber 1,5 cm unter Ribo in MCL tastbar.

Normal waren: Chromosomenanalyse, Lipidstatus, Laktose-H_2-Exhalations-Test, Schweißtest, Stuhl auf Chymotrypsin; aus dem Urin kein Hinweis auf Mukopolysaccharidose.

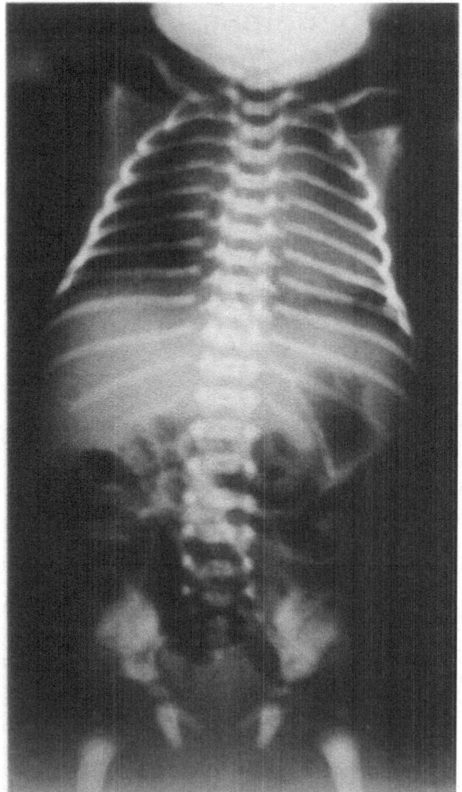

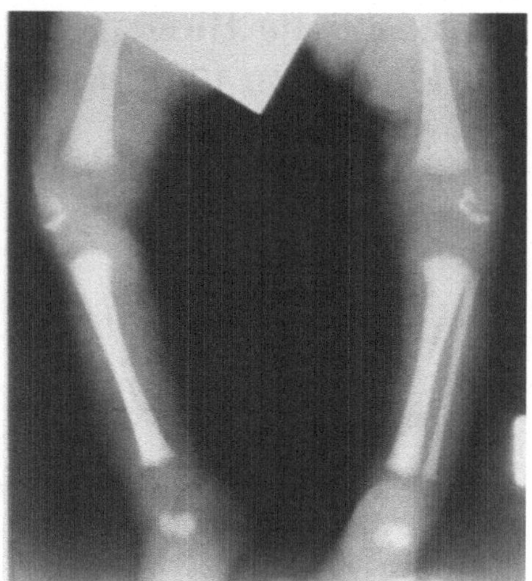

Abb. 1a, b. Stippchenförmige Verkalkungen beim Zellweger-Syndrom im Bereich der Patellae und der Y-Fugen, nicht in den Epiphysen der langen Röhrenknochen und den Wachstumszentren der Wirbelkörper. Normal proportioniertes, regelrecht strukturiertes Skelett

Röntgen-Babygramm: normal proportioniertes Skelett, jedoch auffallende Kalkeinlagerungen (Abb. 1a–b).

CCT mit 2 Monaten: geringe subkortikale Atrophie und leichte Erweiterung der Hinterhörner des Ventrikelsystems.

Abdomen-Sonographie mit 3 Monaten: geringe Aszitesmenge, vergrößerte Nieren mit unscharfen Papillen und erhöhter Echogenität des Nierenparenchyms. EEG mit 2 und 12 Wochen: leichte Allgemeinveränderung mit paroxysmaler Dysrhythmie.

Augenfunduskopie: unscharf begrenzte Papillen mit gräulicher Farbe bei fehlenden direkten und indirekten Pupillenreaktion.

Verlauf

Nach abgeklungenem physiologischen Ikterus trat ab der 5. Woche eine zunehmende Hyperbilirubinämie auf, die ihr Maximum mit 3 Monaten von 6,1 mg/dl (davon 5,2 mg/dl direktes Bilirubin) erreichte. Parallel dazu stiegen die Transaminasen an. Sie erreichten ihr Maximum um die 6. Lebenswoche (GOT 263 U/l, GPT 113 U/l, GGT 183U/l). Höchstwerte für alkalische Phosphatase (962 U/l) und NH_3 (211 μg/dl) wurden um die 10. Woche, für Ferritin (1820 ng/dl) und Eisen (151 μg/dl) um die 5. Woche gemessen.

Schlechtes Gedeihen und zunehmende Hepatopathie veranlaßten zu einer Leberbiopsie. Lichtmikroskopisch fanden sich eine Cholestase, Siderose, geringe Faservermehrung und Einzelzellnekrosen (PD Dr. Dahm, Esslingen, Prof. Dr. Klinge, Kassel). Elektronenmikro-

Tabelle 1. Plasmakonzentrationen überlangkettiger Fettsäuren

Überlangkettige Fettsäuren	Patientin	Normal (Moser et al.)
C 22 : 0	20,4 nmol/ml	–
C 24 : 0	42,0 nmol/ml	–
C 26 : 0	13,1 nmol/ml	0,83 ± 0,46 nmol/ml
C 24 : 0 / C 22 : 0	2,06	0,84 ± 0,08
C 26 : 0 / C 22 : 0	0,643	0,013 ± 0,009
Phytansäure	Patientin	Normal
	8 nmol/ml	4,0 – 18,8 nmol/l

Tabelle 2. Diagnostik peroxisomaler Erkrankungen aus Fibroblasten

Überlangkettige Fettsäuren	Patientin	Normal (Moser et al.)
C 24 : 0 / C 22 : 0	2,684 µg/mg Prot.	2,018 ± 0,338 µg/mg Prot.
C 26 : 0 / C 22 : 0	0,465 µg/mg Prot.	0,039 ± 0,011 µg/mg Prot.
C 26 : 0	0,542 µ/mg Prot.	0,096 ± 0,025 µg/mg Prot.
Plasmologenbiosynthese	Patientin	Normal (Roscher et al. 1989)
Radioaktivität in 1'-Alkenylgruppen $^3H/^{14}C$-Ratio	16,5	0,60 – 1,80
Katalaselatenz	Patientin	Normal (Roscher et al. 1989)
% partikuläre Katalase	7 %	über 70 %

skopisch sah man eine kräftige Entwicklung des endoplasmatischen Retikulums, reichlich Mitochondrien mit schlecht erkennbaren Binnenstrukturen bei verdichteter Matrix sowie fragliche peroxisomen (Prof. Dr. Klinge, Kassel). Unter dem Verdacht auf eine peroxisomale Stoffwechselstörung wurden aus dem Plasma die Konzentrationen der überlangkettigen Fettsäuren (Dr.Hunneman, Göttingen, s. Tabelle 1) und aus Fibroblastenkulturen zusätzlich die Plasmalogenbiosynthese und Katalaselatenz (Prof. Dr. Roscher, München, s. Tabelle 2) bestimmt.

Das Kind erhielt Physiotherapie, worunter jedoch keine psychomotorischen Entwicklungsfortschritte erkennbar waren. Aufgrund ausgeprägter Trinkschwäche wurde es überwiegend sondiert. Vereinzelte Apnoen wurden als mögliche zerebrale Anfälle gedeutet. Die Patientin verstarb zu Beginn ihres 4. Lebensmonates infolge einer Pneumonie an kardiopulmonaler Insuffizienz. Zusätzlich zu den schon bekannten Befunden ergab die Obduktion Rindenzysten beider Nieren. Der Zwillingsbruder der Patientin ist gesund.

Diskussion

In der Literatur wurden bisher über 130 Patienten mit Zellweger-Syndrom (ZS) beschrieben. Davon starben 92 % im Säuglingsalter, nur wenige erreichten ein Lebensalter von mehreren Jahren [4]. Neuere Untersuchungen fanden mit dem

ZS vergleichbare biochemische Auffälligkeiten bei: infantiler Refsum-Erkrankung, Hyperpipecholinämie, neonataler Adrenoleukodystrophie und Chondrodysplasia punctata vom rhizomelen Typ. Die genetische Beziehung zwischen diesen Erkrankungen wurde durch somatische Zellfusion und heterokaryontische Analysen untersucht. Dabei konnte gezeigt werden, daß ihre Phänotypen keinen distinkten Genotypen entsprechen, so daß sie durch die Diagnose einer peroxisomalen Biogenesestörung ersetzt werden sollten [2]. Peroxisomen sind subzelluläre Organellen, die in allen Geweben vorkommen. Sie spielen eine wichtige Rolle bezüglich der Gallensäuren- und Plasmalogenbiosynthese sowie der Oxidation der sehr langkettigen Fettsäuren und im Metabolismus der Pipecholinsäure. Vollständiges Fehlen oder Mangel an Peroxisomen sowie generalisierte oder partielle peroxisomale Enzymdysfunktionen führten zur Klassifikation der peroxisomalen Erkrankungen [3]. Beim ZS werden ultrastrukturell keine Peroxisomen oder nur funktionslose „Ghost-Peroxisomen“ gefunden. Dagegen sieht man sie reichlich beim Pseudo-Zellweger-Syndrom, bei Patienten mit rhizomeler Chondrodysplasia punctata sind sie irregulär geformt. Bei Patienten mit infantiler Refsum-Erkrankung und neonataler Adrenoleukodystrophie sind die Peroxisomen in der Leber reduziert oder fehlen ganz. Peroxisomale Störungen können durch erhöhte Konzentration überlangkettiger Fettsäuren und Phytansäure, Verminderung der Plasmalogenbiosynthese, Dihydroxy-Acetonphosphat-Acyltransferase und der partikulären Katalase-Aktivität biochemisch nachgewiesen werden. Unterschiedliche Konstellationen und Konzentrationen dieser biochemischen Befunde ermöglichen jetzt eine Unterscheidung von Erkrankungen, die phänotypisch dem ZS ähnlich sind [2, 4].

In unserem Fall dachten wir – ohne Kenntnis der biochemischen Befunde – aufgrund der fraglich vorhandenen Peroxisomen in den Hepatozyten zunächst an ein Pseudo-Zellweger-Syndrom. Bei verschiedenen peroxisomalen Enzymdefizienzen sind jedoch bei ihm im Gegensatz zum ZS die partikuläre Katalase-Enzymaktivität und die Plasmalogenbiosynthese normal [1]. Diese waren jedoch bei unserer Patientin deutlich vermindert. Ferner wurde bei ihr differentialdiagnostisch auch die Chondrodysplasia punctata (Abb. 2) erwogen. Sie unterscheidet sich vom ZS aufgrund von Extremitätenverkürzungen (rhizomeler Typ: vorwiegend symmetrische Verkürzungen der Oberarme und Oberschenkel; Conradi-Hünermann-Typ: meist einseitige Extremitätenverkürzungen).

Aufgrund unserer klinisch und biochemischen Befunde stellten wir die phänotypische Diagnose eines Zellweger-Syndroms.

Vermutlich hatte das früher verstorbene Geschwisterkind mit ähnlichem Krankheitsverlauf und Dysmorphie-Syndrom auch eine peroxisomale Erkrankung.

Zusammenfassung

Wir berichten über einen weiblichen Säugling mit den charakteristischen Symptomen des Zellweger-Syndroms. Dabei handelt es sich aufgrund neuerer

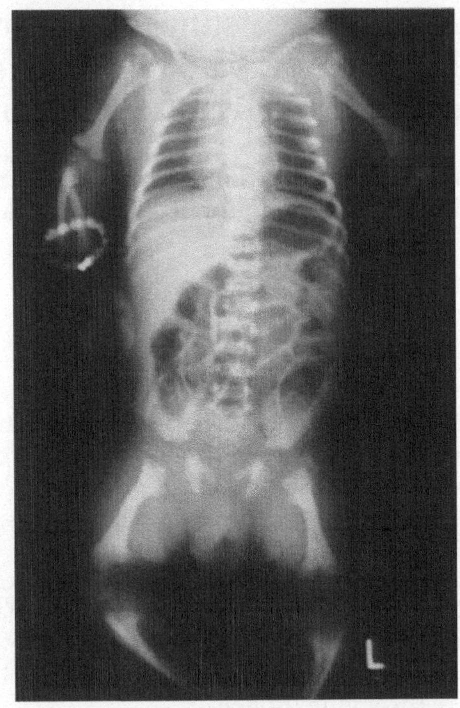

Abb. 2. Stippchenförmige Verkalkungen bei der rhizomelen Chondrodysplasia punctata in nahezu allen Wachstumszentren. Verkürzung besonders der Oberarme und Oberschenkel beidseits. Schwere metaphysäre Dysplasie (aufgeworfene Ränder, zerrissene Abschlußlinien, rachitiforme Kehlung). Trapezoide Form der Beckenschaufeln

Untersuchungen um eine peroxisomale Biogenesestörung. Ihre biochemischen Befunde, womit eine intravitale und pränatale Diagnosestellung möglich ist, werden dargestellt.

Literatur

1. Goldfischer S, Collins J, Rapin I et al. (1986) Pseudo-Zellweger syndrome: Deficiencies in several peroxisomal oxidative activities. J Pediatr 108: 25–32
2. Roscher A, Hoefler S, Hoefler G, Paschke E, Paltauf F, Moser A, Moseer H (1989) Genetic and phenotypic heterogeneity in disorders of peroxisome biogenesis – A complementation study involving cell lines from 19 patients. Pediatr Res 26: 67–72
3. Schutgens RBH, Wanders RJA, Heymans HSA, Tager JM, van den Hosch H (1987) Peroxisomenmangelerkrankungen. In: Stehr K, Böhles J (Hrsg) Stoffwechselerkrankungen im Kindesalter. Perimed, Erlangen, S 97–112
4. Zellweger H (1987) The cerebro-hepato-renal (Zellweger) syndrome and other peroxisomal disorders. Dev Med Child Neurol 29: 821–829

Infantile Refsumsche Erkrankung – Eine peroxisomale Störung mit charakteristischem klinischen Bild

H. Schäfer, D. Sontheimer, C. Benninger, J. Pietz, D. Rating, D. H. Hunnemann, R. B. H. Schutgens, R. J. A. Wanders

Einleitung

Neben dem klassischen peroxisomalen Krankheitsbild des zerebro-hepatorenalen Syndroms (Zellwegersche Erkrankung) sind inzwischen eine Reihe weiterer Erkrankungen als primär peroxisomale Störungen erkannt worden. Es erscheint – gerade aus klinischer Sicht – sinnvoll, an der folgenden Gruppierung festzuhalten: Erkrankungen mit

a) Fehlen bzw. Inaktivität eines peroxisomalen Enzyms,
b) multiplen peroxisomalen Enzymdefekten,
c) Fehlen funktionsfähiger Peroxisomen; die Peroxisomen liegen als leere Hülle („ghost") vor, und es resultiert ein Verlust aller peroxisomalen Enzymfunktionen.

Der letzten Gruppe zugeordnet werden das (klassische) Zellweger-Syndrom, die neonatale Adrenoleukodystrophie (NALD), die Hyperpipecolazidämie und die Infantile Refsumsche Erkrankung (IRD) [2, 4, 6, 11, 12, 13, 19]. Trotz histopathologisch ähnlicher Bilder mit meist völligem Fehlen peroxisomaler Strukturen unterscheiden sich die genannten Erkrankungen ganz wesentlich in Ausprägung und Schwere der Klinik und in ihrer Progredienz. Nachfolgend wird der Fall eines 5 Jahre alten Jungen beschrieben, dessen klinische Symptome, unterstützt durch entsprechende Laborergebnisse, zur Diagnose einer infantilen Refsumschen Erkrankung führten.

Kasuistik

Klinischer Verlauf

M. B. wurde im Oktober 1985 als drittes Kind gesunder türkischer, nichtkonsanguiner Eltern geboren. Eine ältere Schwester sei muskelhypoton gewesen und verstarb 1981 im Alter von 7 Monaten an einer Gastroenteritis (?). Eine zweite Schwester (geb. 1982) und ein jüngerer Bruder (geb. 1987) sind ebenfalls gesund.

Schwangerschaft, Geburt und Neonatalperiode verliefen unauffällig. Im 7. Lebensmonat fiel ein Entwicklungsknick auf. Bei einer ersten stationären Untersuchung im Alter von 8 Monaten bestand dabei eine deutliche Muskelhypotonie ohne Schwäche bei schwach auslösbaren Muskeleigenreflexen und eine Hepatomegalie. Klinisch wurde der Verdacht einer Schwerhörigkeit und einer Visusminderung geäußert. Bei einer augenärztlichen Untersuchung fand sich eine beidseitige Makuladysplasie. Eine Ableitung akustisch evozierter Hirnstammpotentiale

(BERA) zeigte eine beidseitige mittelgradige sensoneurale Schwerhörigkeit. In einem Nativ-Schädel-CT erschien das Ventrikelsystem etwas verplumpt. Die Nervenleitgeschwindigkeit war im Altersnormbereich.

Bei einer erneuten Untersuchung im Alter von einem Jahr war die Schwerhörigkeit progredient, eine Elektroretinographie zeigte das typische Muster einer tapetoretinalen Degeneration.

Im 20. Lebensmonat war der Patient ertaubt; bei der erneuten BERA-Untersuchung waren keine Potentiale mehr auslösbar. Auch die tapetoretinalen Veränderungen waren progredient, der Junge war amaurotisch.

Seit dem 27. Lebensmonat ist ein zerebrales Anfallsleiden bekannt. Nach initialen Grand-mal-Anfällen bei Fieber entwickelte der Patient auch afebrile Grand-mal-, kruze tonische und komplex-fokale Anfälle. Im EEG fanden sich Paroxysmen irregulärer Spike waves und Poly spike waves.

Eine CT-Kontrolle im Alter von 30 Monaten zeigte nur eine diskrete Erweiterung vor allem der äußeren Liquorräume.

Bei einer letzten klinischen Untersuchung im Oktober 1990 ist der Junge im Alter von 5 Jahren mikrozephal, völlig ertaubt und erblindet. Eine Kontaktaufnahme zu ihm ist nicht möglich. Die Pupillenreaktionen auf Licht sind negativ, Okulozephal- und Kornealreflex sind erhalten. Die Spontanmotorik ist spärlich und läuft nur in Form von Massenbewegungen ab; der Muskeltonus wechselt zwischen Hypo- und Hypertonie. Die muskulären Eigenreflexe sind schwach auslösbar, der Masseterreflex ist gesteigert. Babinski-, Gordon- und Trömner-Reflex sind negativ. Es finden sich beginnende Kontrakturen der großen Gelenke.

Laborergebnisse

Die Konzentrationen der langkettigen Fettsäuren (VLCFA) und der Phytansäure im Serum waren erhöht (Tabelle 1). Das Muster spezifischer Gallensäuren im Serum war pathologisch verändert, insbesondere fanden sich die bei Gesunden nicht nachweisbaren Säuren 3α, 7α-dihydroxi-5β-cholestan-26-oic-Säure (DHCA) und 3α, 7α, 12α-trihydroxi-5β-cholestan-26-oic-Säure (THCA) in deutlich erhöhter Konzentration (Tabelle 2). Die Rate der De-novo-Synthese von Äther-Phospholipiden, hier der Plasmalogene, war in der Fibroblastenkultur im Vergleich zu Gesunden eindeutig beeinträchtigt (Tabelle 3). Die Bestimmung der Dihydroxiaceton-Phosphat-Acyltransferase (DHAP-AT), die u.a. auch in Thrombozyten lokalisiert ist, zeigte eine praktisch völlig fehlende Aktivität dieses peroxisomalen Enzyms (Tabelle 4).

Diskussion

Der hier vorgestellte Patient zeigt in vielen Punkten das charakteristische klinische Bild und den typischen Verlauf einer Infantilen Refsumschen Erkran-

Tabelle 1. Langkettige Fettsäuren (VLCFA) im Plasma

Fettsäure/Ratio	Konzentration	Normalbereich
C 22:0	25,3 nmol/ml	–
C 24:0	35,1 nmol/ml	–
C 26:0	2,8 nmol/ml	0,83 ± 0,46 nmol/ml
C 24:0/C 22:0	1,39	0,84 ± 0,08
C 26:0/C 22:0	0,111	0,013 ± 0,009
Phytansäure	47,1 nmol/ml	Normaler Mittelwert: 4,0 nmol/ml; obere Grenze des Normalbereiches: 18,8 nmol/ml

Tabelle 2. Gallensäurekonzentrationen im Serum (*DHCA* 3α, 7α-dihydroxi-5β-cholestan-26-oic-Säure; *THCA* 3α, 7α, 12α-trihydroxi-5β-cholestan-26-oic-Säure; *C 29* 3α, 7α, 12α-trihydroxi-27a, 27b-dihomo-5β-cholestan-26,27b-dioic-Säure; *nn* nicht nachweisbar)

	Patient		Kontrollen (n = 30)	
	[%]	[μg/ml]	[%]	[μg/ml]
Lithochol-Säure	3,7	0,10	10±10	0,3±0,3
Deoxychol-Säure	9,3	0,25	24±10	0,6±0,4
Chenodeoxychol-Säure	41,4	1,11	42±15	1,6±0,8
Cholsäure	4,1	0,11	16±12	0,4±0,3
Ursodeoxychol-Säure	4,1	0,11	10±9	0,4±0,4
DHCA	32,5	0,87	nn	nn
THCA	4,9	0,13	nn	nn
C 29	nn	nn	nn	nn

Tabelle 3. De-novo-Plasmalogen-Biosynthese in Hautfibroblasten (*pPE* Plasmalogen-Phosphatidylethanolamin; *pPC* Plasmalogen-Phosphatidylcholin; *PE* Gesamt-Phosphatidylethanolamin; *PC* Gesamt-Phosphatidylcholin)

	% pPE in PE	% pPC in PC	(3H/14C) Ratio in Alkenyl PE	Alkenyl PC
Experiment 1				
Patient	70,4	2,0	4,1	2,0
Kontrolle	89,2	8,2	0,7	0,5
Zellweger	28,1	0,5	18,6	5,4
Experiment 2				
Patient	72,9	2,6	1,3	0,9
Kontrolle	92,0	6,2	0,4	0,2
Zellweger	14,1	0,4	19,5	3,3
Experiment 3				
Patient	73,8	2,3	1,4	1,0
Kontrolle	87,2	4,1	0,5	0,5
Zellweger	8,5	1,1	68,3	2,6
Literatur				
Kontrollen	85,0±4,2	7,3±2,6	1,5±0,9	1,1±0,7
Zellweger (n=19)	21,0±12,9	1,0±0,4	>3,0	>2,0

Tabelle 4. Aktivität der DHAP-AT in Thrombozyten. [*DHAP-AT* Acyl-CoA-Dihydroxiaceton-Phosphat-Acyltransferase; *GDH* Glutamat-Dehydrogenase (Kontrollenzym)]

	DHAP-AT-Aktivität (nmol/30 min/mg Protein)		DHAP-AT/GDH-Ratio	
	Experiment 1	*Experiment 2*	*Experiment 1*	*Experiment 2*
Patient	1,0	1,2	1,8	2,2
Kontrolle	4,6	4,6	8,8	8,8
Zellweger	0,3	0,4	0,5	0,7

kung [1, 8, 11, 18]. Nach unauffälliger Geburt und Neonatalperiode kam es etwa Mitte des ersten Lebensjahres zu einem Entwicklungsknick, parallel dazu zeigte sich eine Muskelhypotonie und eine rasch progrediente Schwerhörigkeit. Auch die beobachtete tapetoretinale Degeneration ist für die IRD charakteristisch. Ausgeprägte Dysmorphiezeichen, ZNS-Mißbildungen oder leukodystrophische Veränderungen, wie sie bei den anderen peroxisomalen Erkrankungen mit generalisiertem Funktionsverlust gesehen werden, fehlen bei der IRD und sind auch bei unserem Patienten nicht nachweisbar.

Untypisch in unserem Falle sind das Fehlen intestinaler Symptome mit rezidivierenden Diarrhoen bzw. Steatorrhoen und einer begleitenden Gedeihstörung. Ein zerebrales Anfallsleiden wie bei unserem Patienten scheint eher selten zu sein.

Die vorliegenden Laborresultate weisen auf eine peroxisiomale Erkrankung hin. Typisch sind die Erhöhung der langkettigen Fettsäuren und der Phytansäure sowie das abnorme Gallensäuremuster im Serum [7, 9, 10]. Auch die Beeinträchtigung der De-novo-Plasmalogen-Biosynthese läßt sich in ihrem geringergradigen Ausmaß der IRD gut zuordnen [14]. Ein weiterer laborchemischer Hinweis auf die Erkrankung ist schließlich noch der Aktivitätsmangel der Dihydroxyaceton-Phosphat-Acyltransferase [3].

Angesichts dieser Untersuchungsergebnisse, der oben aufgeführten klinischen Merkmale und des typischen, relativ langsam progredienten Verlaufs kann die Diagnose einer Infantilen Refsumschen Erkrankung gestellt werden.

Eine pränatale Diagnose der Erkrankung ist heute mittels der DHAP-AT-Aktivitätsbestimmungen [5], Messungen der VLCFA [15], der Plasmalogene [16] oder des Phytansäureabbaus [14] in Chorionzottenfibroblasten bzw. kultivierten Amnionzellen möglich.

Literatur

1. Boltshauser E, Spycher MA, Steinmann B et al. (1982) Infantile phytanic acid storage disease: a variant of Refsum's disease? Eur J Pediatr 139: 317–318
2. Brown FR, McAdams AJ, Cummins JW, Konkol R, Singh I, Moser AB, Moser HW (1982) Cerebro-hepato-renal (Zellweger) syndrome and neonatal adrenoleukodystrophy. Similarities in phenotype and accumulation of very long chain fatty acids. Johns Hopkins Med J 151: 344–361
3. Crugten JT van, Paton B, Poulos A (1986) Partial deficiency of dihydroxyacetone phosphate acyltransferase activity in both classical and Infantile Refsum's diseases. J Inher Metab Dis 9: 163–168
4. Danks DM, Tippett P, Adams C, Campbell P (1975) Cerebro-hepato-renal syndrome of Zellweger. A report of eight cases with comments upon the incidence, liver lesion and a fault in pipecolic acid metabolism. J Pediatr 86: 328–387
5. Hajra AK, Datta NS, Jackson LG, Moser AB, Moser HW, Larsen JW, Powers J (1985) Prenatal diagnosis of Zellweger cerebro-hepato-renal syndrome. N Engl J Med 312: 445–446
6. Moser AB, Singh I, Brown FR, Solish GT, Kelley RI, Benke PJ, Moser HW (1984) The cerebrohepatorenal (Zellweger) syndrome: increased levels and impaired degradation of very long chain fatty acids and their use in prenatal diagnosis. N Engl J Med 310: 1141–1146

7. Poll-The BT, Saudubray JM, Ogier HAM et al. (1986) Infantile Refsum's disease: biochemical findings suggesting multiple peroxisomal dysfunction. J Inher Metab Dis 9: 169–174
8. Poll-The BT, Saudubray JM, Ogier HAM et al. (1987) Infantile Refsum disease: an inherited peroxisomal disorder. Eur J Pediatr 146: 477–483
9. Poulos A, Whiting MJ (1985) Identification of 3alpha, 7alpha, 12alpha-trihydroxy-5beta-cholestan-26-oic acid, an intermediate in cholic acid synthesis, in the plasma of patients with infantile Refsum's disease. J Inher Metab Dis 8: 13–17
10. Poulos A, Sharp P (1984) Plasma and skin fibroblasts C_{26} fatty acids in infantile Refsum's disease. Neurology (NY) 34: 1606–1609
11. Poulos A, Sharp P, Whiting M (1984) Infantile Refsum's disease (phytanic acid storage disease). A variant of Zellweger's syndrome? Clin Genet 26: 579–586
12. Poulos A, Sharp P, Fellenberg AJ, Danks DM (1985) Cerebro-hepato-renal (Zellweger) syndrome, adrenoleukodystropy and Refsum's disease: plasma changes and skin fibroblast phytanic acid oxidase. Hum Genet 70: 172–177
13. Poulos A, Singh H, Sharp P, Paton B, Derwas N (1986) Accumulation, and defective beta-oxidation of very long chain fatty acids in Zellweger's syndrome, adrenoleuko dystrophy and Refsum's disease variants. Clin Genet 29: 397–408
14. Poulos A, van Crugten C, Sharp P et al. (1986) Prenatal diagnosis of Zellweger syndrome and related disorders: impaired degradation of phytanic acid. Eur J Pediatr 145: 507–510
15. Rocchiccioli F, Aubourg P, Choiset A (1987) Immediate diagnosis of Zellweger syndrome by direct measurement of very long chain fatty acids in chorionic villus cells. Prenat Diagn 7: 349–354
16. Roels F, Verdonck V, Pauwels M, de Catte L, Lissens W, Liebaers I, Elleder M (1987) Light microscopic visualization of peroxisomes and plasmalogens in first trimester chorionic villi. Prenat Diagn 7: 525–530
17. Schrakamp G, Schalkwijk CG, Schutgens RBH, Wanders RJA, Tager JM, van den Bosch H (1988) Plasmalogen biosynthesis in peroxisomal disorders. J Lipid Res 29: 325–334
18. Scotto JM, Hadchouel M, Odievre M, Laudat MH, Saudubray JM, Dulac O, Beucler I, Beaune P (1982) Infantile phytanic acid storage disease, a possible variant of Refsum's disease: three cases, including ultrastructural studies of the liver. J Inher Metab Dis 5: 83–90
19. Wanders RJA, Heymans HSA, Schutgens RBH, Barth PG, van den Bosch H, Tager JM (1988) Peroxisomal disorders in neurology. J Neur Sci 88: 1–39

Infektionskrankheiten des ZNS

Transiente oligoklonale Liquorbanden bei Neuroborreliose (NB)

M.M. Millner, R.R. Müllegger, O. Wawschinek

Einleitung

Im Kindesalter manifestiert sich die Neuroborreliose (NB) häufig als periphere Hirnnervenparese (als ein- oder doppelseitige Fazialisparese oder seltener als Abduzensparese u.a.) und/oder seröse Meningitis, bisweilen auch als aktue zerebellare Ataxie (Christen et al. 1990; Huber u. Baumann 1988). Chronische Verlaufsformen der Lyme-Borreliose mit neurologischer Symptomatik (Neuroborreliose, NB) sind im Kindesalter nur vereinzelt beschrieben (Millner et al. 1989; Pincemaille et al. 1990).

Im Erwachsenenalter sind hingegen spezifische chronisch-neurologische Krankheitsbilder des Zentralnervensystems (ZNS), wie etwa die progressive Borrelienenzephalomyelitis oder die Garin-Bujadoux-Bannwarth-Meningopolyneuritis (GBB-MPN) beschrieben. Hierbei sind sowohl das Auftreten von oligoklonalen Banden (OB) im Liquor cerebrospinalis (LC) als auch intrathekal produzierte Borrelienantikörper (ITAK) gut dokumentiert (Kristoferitsch u. Lanschützer 1986; Rehse-Küpper u. Ackermann 1986; Martin et al. 1988; Sindic et al. 1987).

Das Auftreten von OB im Rahmen einer NB im Kindesalter ist bisher nicht beschrieben worden (Stand: August 1990).

Kasuistik

K.B., ein 12 Jahre alter Knabe aus einem für Borrelien endemischen Gebiet (Bundesland Steiermark, Österreich) wurde im Frühjahr 1989 wegen Kopfschmerzen und seit 3 Wochen anhaltender Doppelbilder stationär aufgenommen. In der Anamnese fand sich ein Zeckenbiß am linken Oberschenkel 7 Wochen vor Aufnahme.

Bei Erstvorstellung war der Patient afebril und bis auf eine eingeschränkte Abduktion des rechten Auges bzw. die Doppelbilder klinisch unauffällig.

Laborbefunde: Im LC fanden sich 200 Zellen/mm^3 (vorwiegend Lymphozyten und Monozyten), ein auf 44 mg/dl erhöhtes Eiweiß und ein mit 66 mg/dl normaler Liquorglukosewert (Serumglukose 178 mg/dl). Serologisch konnten sowohl im LC als auch im Serum folgende Erreger als Ursache der aktuellen Erkrankung ausgeschlossen werden: Coxsackie-, Entero-, Mumps-, Masern-, Herpes-simplex-, Varizella-zoster-, Zytomegalie-, Influenza-A-, -B-, Adenoviren, Mycoplasma pneumoniae, FSME- (Frühsommer-Meningoenzephalitis) und Rötelnviren. Die bakterielle Liquorkultur blieb steril, eine Borrelienkultur wurde nicht angelegt.

Über die Borrelienbefunde aus Liquor und Serum sowie die ITAK gibt die Tabelle 1 Auskunft.

Tabelle 1. Borrelienrelevante Befunde und deren Verlauf

Material	Tage nach Krankheitsbeginn	ELISA IgG	ELISA IgM	Ä-OD[a]
Serum	24	+ (1.600)	0.262	930
	35	+ (1.800)	0.268	
	111	+ (1.450)	0.350	1080
Liquor cerebrospinalis	24	+ (0.250)		1430
	111	− (0.010)		1220
Liquor-Serum-Bb-Ratio (ITAK)	24	1.6[b]		
	111	1.1		

a ELISA-optische Dichtewerte der äquilibrierten Proben
b pathologischer Wert = Bildung von ITAK

Der Liquor-Serum-IgG/Albumin-Index war mit 0,67 erhöht, was ein Zeichen für eine autochthone IgG-Produktion im ZNS ohne Schrankendefekt (Reiber 1980) darstellt (Abb. 1).

Wie Abb. 2 zeigt, ließen sich in der Liquorelektrophorese zwei OB darstellen, die entsprechende Serumelektrophorese war unauffällig.

Die relevanten bildgebenden Verfahren (Röntgen, Computertomogramm und Magnetresonanztomogramm des Schädels) zeigten normale Verhältnisse.

In Anbetracht der Konstellation einer serösen Meningitis mit einer Abduzensparese sowie den entsprechenden Borrelienbefunden wurde die Diagnose einer NB gestellt.

Am 3. Tag nach Aufnahme wurde mit einer intravenösen Ceftriaxontherapie (52 mg/kg KG/Tag durch 14 Tage) begonnen. Am 18. Tag nach Aufnahme war die Abduzensparese verschwunden, und der Patient konnte klinisch unauffällig entlassen werden.

Am 111. Tag nach Erkrankungsbeginn zeigte sich der LC einer Kontrollpunktion saniert, weder OB noch ITAK waren nunmehr nachweisbar (Abb. 1 und 2).

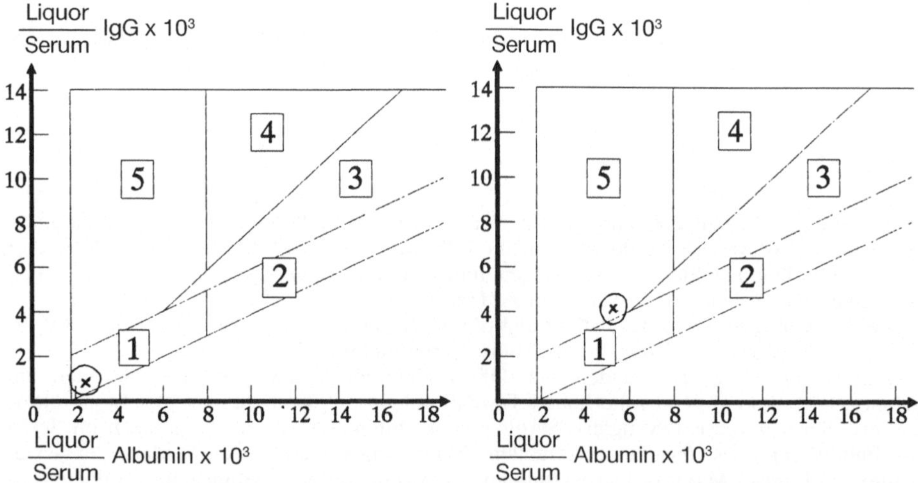

Abb. 1. Liquorproteindiagramme (Reiber 1980), *links* vom 24., *rechts* vom 111. Krankheitstag. Die einzelnen Bereiche im Diagramm bedeuten: *1* Normbereich, *2* Schrankenstörung mit erhaltener Filterfunktion, *3* Schrankenstörung mit überproportional erhöhtem IgG-Quotienten, *4* Schrankenstörung mit zusätzlicher autochthoner IgG-Produktion, *5* Autochthone IgG-Produktion ohne Schrankendefekt

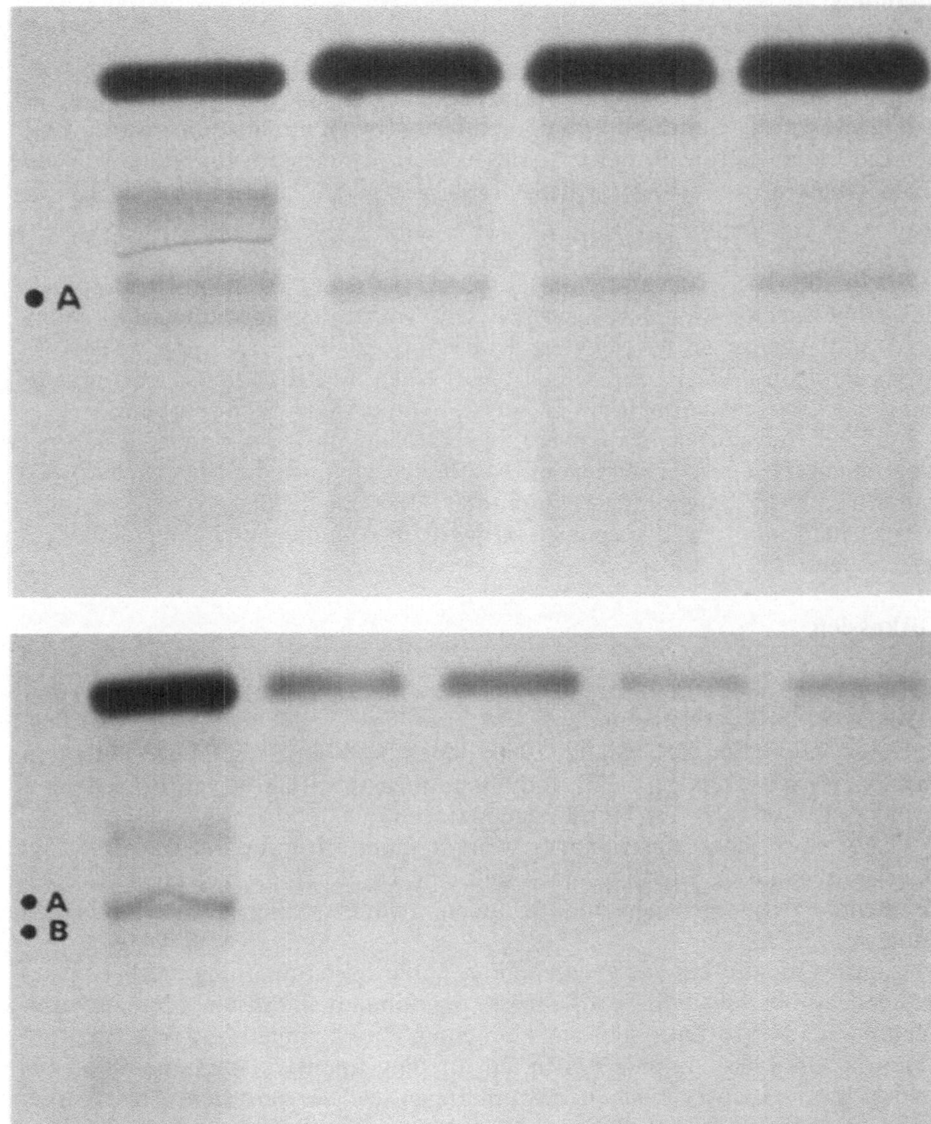

Abb. 2. *Oben* Darstellung der 2 oligoklonalen Banden in der Paragon-SPE-II-Gel-Liquorelektrophorese vom 24. Tag, *unten* die normale Kontroll-Elektrophorese vom 111. Tag.

Methodik

Gepaarte Liquor-Serum-Proben wurden auf das Vorhandensein von Antikörpern gegen Bb bzw. ITAK überprüft, indem das Gesamt-IgG auf 1 mg % balanciert wurde (Behring-Nephelometer-Analyser), um in äquilibrierten Proben die Liquor-Serum-Ratio der ELISA-Werte zu messen. Im Serum wurden ELISA-IgG-Werte > 0,450, ELISA-IgM-Werte > 0,250 und im LC ELISA-IgG-Werte > 0,200 als positiv gewertet, als Beweis für ITAK wurde eine Liquor-Serum-Ratio von über 1,5 angenommen.

Nach 20facher Konzentrierung des LC in einer Minicon-CS-I5-spinal-fluid-concentrator-Kammer, Fa. AMICON, wurde derselbe auf eine vorgefertigte, mit Agarosegel beschichtete Kunststoffolie, Fa. BECKMAN (BECKMAN-Paragon-SPE-II-Gel), aufgetragen. Nach elektrophoretischer Auftrennung der Eiweißfraktionen des LC erfolgte eine Violet-Stain-Färbung.

Für die Ermittlung des Liquor-Serum-IgG/Albumin-Index wurde ein Behring Nephelometer-Analyser verwendet. Als Referenzbereich der Bluteiweißkörper wurden 3500–5500 mg/dl für Albumin, 800–1800 mg/dl für IgG, als Referenzbereich der Liquoreiweißkörper 14–20 mg/dl für Albumin und 2–7 mg/dl für IgG angegeben.

Diskussion

Kristoferitsch u. Lanschützer (1986) haben bei 13 von 15 Erwachsenen mit GBB-MPN im LC OB gefunden.

Rehse-Küpper u. Ackermann (1986) haben bei allen erwachsenen Patienten mit einer GBB-MPN (n = 33) und allen mit einer progressiven Borrelienenzephalomyelitis (n = 18) ITAK nachgewiesen.

ITAK sind sicher ein wichtiger Marker einer Bb-Infektion des ZNS. Im Kindesalter sind sie allerdings noch selten beschrieben, nach eigenen unveröffentlichten Beobachtungen sind sie nur in etwa 25 % aller gesicherten NB zu finden.

Liquor-OB sind bei verschiedenen, z.T. chronisch-neurologischen Erkrankungen, so bei der multiplen Sklerose, der subakut sklerosierenden Panenzephalitis, bei Neuro-Lues oder auch bei einer Tbc-Meningitis gut dokumentiert (Henriksson 1986). Immer stehen sie für eine intensive Immunreaktion bei meist chronisch-entzündlichen Erkrankungen des Nervensystems. Der vorliegende Bericht stellt die Erstbeschreibung von Liquor-OB im Rahmen einer akuten NB im Kindesalter dar.

Besonders hingewiesen werden soll auf das rasche Wiederverschwinden der OB und ITAK nach der intravenösen Ceftriaxon-Therapie. Weitere Beobachtungen werden zeigen müssen, ob dies ein Effekt der Therapie ist oder nicht.

Zusammenfassend unterscheidet sich der vorliegende Fall durch die kurze Anamnese (bis zum Nachweis der OB bzw. ITAK 7 Wochen seit Zeckenbiß bzw. 3 Wochen nach Beginn der klinischen Zeichen) sowie besonders durch die milde und transiente Symptomatik deutlich von den typischen neurologischen Manifestationen des Erwachsenenalters, bei welchen sich oligoklonale Banden in der Liquorelektrophorese nachweisen lassen.

Zusammenfassung

Berichtet wird über einen 12jährigen Knaben, der 4 Wochen nach einem Zeckenbiß mit Kopfschmerzen und Doppelbildern (Abduzensparese) erkrankte. Der Liquor cerebrospinalis enthielt 200 vorwiegend lympho-/monozytäre Zellen, das Eiweiß war auf 44 mg/dl erhöht. In Serum und Liquor ließen sich hohe ELISA-Antikörpertiter gegen Borrelia burgdorferi (Bb) sowie eine intrathekale Produktion von Antikörpern gegen Bb nachweisen. In der Liquorelektrophorese fanden sich zwei oligoklonale Banden, das Computertomogramm sowie das Magnetresonanztomogramm des Schädels waren unauffällig.

Nach 14tägiger Ceftriaxontherapie (52 mg/kg KG/Tag i.v.) genas der Knabe innerhalb von 3 Wochen vollständig. Der Liquor cerebrospinalis einer Kontrollpunktion zeigte sich saniert, sowohl OB als auch ITAK waren verschwunden.

Oligoklonale Liquorbanden treten bei chronisch-entzündlichen Erkrankungen des Zentralnervensystems (ZNS) auf, so auch beim borreliogenen Garin-Bujadoux-Bannwarth-Syndrom und bei der progressiven Borrelienenzephalomyelitis. Sie weisen auf eine intensive, oft chronische Immunreaktion des ZNS hin.

Der vorliegende Bericht mit nur flüchtigem Auftreten von Liquorbanden bei kindlicher Neuroborreliose unterscheidet sich durch kurze Anamnese und vor allem milde und transiente klinische Symptomatik deutlich von den typischen neurologischen Manifestationen im Erwachsenenalter, bei welchen sich oligoklonale Banden in der Liquorelektrophorese nachweisen lassen.

Literatur

1. Christen H-J, Eiffert H, Lotter H et al. (1990) Facial palsy and aseptic meningitis caused by Borrelia burgdorferi: report on an ongoing prospective study in childhood. In: Book A (ed) Abstracts of the IV. International Conference on Lyme borreliosis, Stockholm 1990, p 30
2. Henriksson A (1986) Immunglobulin abnormalities in CSF and blood over the course of lymphocytic meningoradiculitis. Ann Neurol 20: 337–345
3. Huber A, Baumann W (1988) Clinical manifestations of Lyme borreliosis in childhood. Klin Pädiatr 201 (2): 133–135
4. Kristoferitsch W, Lanschützer H (1986) Oligoklonales Immunglobulin M im Liquor cerebrospinalis von Patienten mit Meningopolyneuritis Garin-Bujadoux-Bannwarth. Wien Klin Wochenschr 20: 386–388
5. Martin R, Martens U, Sticht-Groh V (1988) Persistent intrathecal secretion of oligoclonal Borrelia burgdorferi – specific IgG in chronic meningoradiculomyelitis. J Neurol 235 (4): 229–233
6. Millner MM, Schimek MG et al. (1989) Lyme borreliosis in children. A controlled clinical study based on ELISA values. Eur J Pediatr 148: 527–530
7. Pincemaille O, Pin I, Wroblewski I et al. (1990) Meningoencephalomyelitis in Lyme disease. Arch Fr Pediatr 47 (1): 39–41
8. Rehse-Küpper B, Ackermann R (1986) Demonstration of locally synthesized Borrelia antibodies in cerebrospinal fluid. Zentralbl Bacteriol Microbiol Hyg [A] 263: 408–411
9. Reiber H (1980) The discrimination between different blood-CSF barrier dysfunctions and inflammatory reactions of the CNS by a recent evaluation graph for the protein profile of cerebrospinal fluid. J Neurol 224: 89–99
10. Sindic CJ, Depre A, Bigaignon G (1987) Lymphocytic meningoradiculitis and encephalomyelitis due to Borrelia burgdorferi: a clinical and serological study of 18 cases. J Neurol Neurosurg Psychiatry 50 (12): 1565–1571

Diagnostischer Score für die Neuroborreliose (NB)

M.M. Millner, R.R. Müllegger, K.D. Spork, G. Stanek

Einleitung

Die korrekte Diagnose einer Neuroborreliose (NB) im Kindesalter ist bei Übereinstimmung von Klinik und spezifischen Antikörpertitern problemlos. In diskrepanten Fällen mag die Diagnose schwierig sein. Denn weder eine bestimmte klinisch-neurologische Symptomatik, noch ein einzelner serologischer Parameter kann für sich allein die Diagnose sichern. In praxi ergibt sich der Verdacht auf diese Erkrankung des Zentralnervensystems (ZNS) für den Neuropädiater nicht selten, es liegt allerdings nur in wenigen Fällen von Beginn an eine eindeutige Konstellation von Klinik und Serologie vor. Zudem konnte gezeigt werden, daß ein einzelner spezifischer Laborparameter sowohl falsch-positiv (Millner et al. 1989; Pejcoch et al. 1989; Millner et al. 1990 b), als auch falsch-negativ (Dattwyler et al. 1988) sein kann. Ein positiver Titer allein beweist noch keine rezente Erkrankung, ein negativer Titer kann dieselbe keineswegs ausschließen (Millner et al. 1991).

Es wurde daher der Versuch unternommen, aus klinischen und Laborparametern ein Punktesystem (Millner et al. 1990 a) zur Verfügung zu stellen, das eine diagnostische bzw. therapeutische Entscheidungshilfe bietet.

Patienten und Methoden

Über einen Zeitraum von 16 Monaten wurden an der Neuropädiatrischen Abteilung der Kinderklinik Graz 52 Kinder mit dem Verdacht auf eine Infektion des ZNS mit *Borrelia burgdorferi* (Bb) beobachtet. In Tabelle 1 ist links das Spektrum der neurologischen Symptome, rechts das der untersuchten Laborparameter aufgelistet.

Die Beurteilung der klinischen Parameter wurde folgendermaßen festgelegt:

- Cephalaea, wenn im Rahmen der aktuellen Erkrankung neu aufgetreten und nach Ausheilung wieder verschwunden.
- Meningismus, sowohl der pädiatrisch objektivierbare, als auch die anamnestisch glaubwürdig berichtete Nackensteifigkeit.
- Zerebellare Ataxie, wenn im Rahmen der akuten Erkrankung aufgetreten und nach Ausheilung wieder verschwunden.

Tabelle 1. Klinische und Laborparameter für den diagnostischen Score. Die Bewertungskriterien sind dem Text zu entnehmen

Diagnostische Score-Parameter	
A – Klinische Parameter	B – Laborparameter
2 Cephalaea	4 Liquorzellerhöhung
4 Meningismus	5 Serum-Bb*-ELISA positiv
[5 Zerebellare Ataxie]	[6 Oligoklonale Liquorbanden]
[5 Wesensveränderung]	[6 Liquorglukoseerniedrigung]
[5 Parästhesien]	[8 Liquoreiweißerhöhung]
[6 Pseudotumor cerebri]	10 Liquor-Bb*-ELISA positiv
[7 Fazialisparese	12 Liquor/Serum/Bb-ratio
[8 Abduzensparese]	12 Liquor-Bb*-Kultur positiv

- Wesensveränderung, wenn sich diese im Rahmen der akuten Erkrankung entwickelt und nach Ausheilung wieder vollständig gelegt hatte.
- Pseudotumor cerebri.
- Periphere Fazialisparese.
- Abduzensparese.
- Parästhesien, wenn sie im Rahmen der akuten Erkrankung aufgetreten und danach wieder verschwunden waren.

Von allen Kindern wurden folgende Laborparameter in gepaarten Liquor-Serum-Proben untersucht und diese wie folgt bewertet:
- Liquorzellzahl: pathologisch, wenn > 10/mm^3.
- Antikörper gegen Bb im Serum: positiv bewertet bei einem ELISA-IgG-OD-Wert von > 0,450 (OD = optische Dichte).
- Oligoklonale Banden im Liquor cerebrospinalis: zur Darstellung gebracht mittels trägerelektrophoretischer Auftrennung der Eiweißfraktionen von Liquor und Serum (BECKMAN-Paragon-SPE-II-Gel-Elektrophorese).
- Liquorzucker: pathologisch < 38 mg/dl.
- Liquoreiweiß: pathologisch > 42 mg/dl.
- Antikörper gegen Bb im Liquor cerebrospinalis: positiv bewertet bei einem ELISA-IgG-OD-Wert von > 0,200 (nephelo metrisch ermittelt).
- Liquor-Serum-Verhältnis spezifischer Borrelienantikörper: Hierfür wurden die Serum- und Liquorproben auf dieselbe IgG-Konzentration äquilibriert und die OD-Werte nephelo-metrisch ermittelt (Stanek et al. 1990). Das Vorhandensein von intrathekal gebildeten spezifischen Antikörpern (ITAK) gegen Bb wurde bei einem Liquor-Serum-Verhältnis von ≥ 1,5 angenommen.
- Kultivierung von Bb aus Liquormaterial nach Inkubation in ein modifiziertes Barbour-Stoenner-Kelly-Medium (BSK-II-Medium): direkter Nachweis von Bb im Dunkelfeldmikroskop.

Die den einzelnen Parametern zugeordneten Punkte wurden in den Jahren 1986–1990 anhand von pädiatrischen Fällen einer NB empirisch entwickelt. Alle

Parameter wurden bei allen Kindern untersucht mit Ausnahme der Borrelienkultur (nur bei 13 Kindern untersucht).

Punktesummen von 0–7 wurden als „keine Neuroborreliose“, von 8–13 als „mögliche NB“ und von 14 und darüber als „definitive NB“ gewertet.

Bei der Anwendung des Scores (Tabelle 1) wurde auf folgende Regeln Rücksicht genommen:

- Ausschluß einer rezenten Epstein-Barr-Virus – (Steere et al. 1983; Stiernstedt et al. 1985) und einer Mumpsinfektion (Millner et al. 1990 b).
- Der Score muß sich aus klinischen *und* Laborparametern zusammensetzen.
- In Klammern stehende Parameter zählen nur, wenn ein positiver Borrelientiter vorliegt.

Da es sich um ein pädiatrisches Krankengut handelt, wurde auf eine Lues-Serodiagnostik verzichtet.

Aus dem Gesamtpatientengut der 52 Verdachtsfälle auf NB wurde die Gruppe der Fazialisparesen (n=24), einer typischen Manifestation der NB im Kindesalter, zwecks Überprüfung des Scores ausgewählt. Hierfür wurden die 11 Bb-positiven Kinder (♀ : ♂ = 6:5) den 13 Bb-negativen Kindern (♀ – ♂ = 6 : 7) gegenübergestellt (mittleres Alter 8,1 ± 3,2 Jahre) und anhand der Punkteskala jedem der Kinder die entsprechende Punkteanzahl zugeordnet.

Ergebnisse und Diskussion

Die Abb. 1 zeigt, daß sich für die borrelienpositive Gruppe ein signifikant höherer Totalscore (28,2 ± 12) im Vergleich zu der borreliennegativen Gruppe (7,9 ± 1,8) ergibt.

Wie eingangs erwähnt, kann ein einzelner Parameter bei einer Lyme-Borreliose oftmals nicht die erwünschte diagnostische Sicherheit geben, da Seropositivität gesehen werden kann:

- bei frischer Lyme-Borreliose,
- im Sinne einer Kreuzreaktivität (Millner et al. 1990 b),
- nach abgelaufener Erkrankung oder
- als „anamnestischer Titer“, der nichts mit der aktuellen Erkrankung zu tun hat.

Ähnliches gilt für die Seronegativität (Dattwyler et al. 1988; Millner et al. 1991):

- Seronegativität ist kein sicheres Ausschlußkriterium für die Lyme-Borreliose.
- Intrathekal produzierte Antikörper gegen Bb (ITAK) können in Fällen rezenter NB im Kindesalter fehlen.
- Eine negative Borrelienkultur aus Liquormaterial schließt eine NB nicht aus.

Wenn also ein einzelner klinischer oder Laborparameter u.U. wenig Aufschluß darüber gibt, ob der Erreger Bb als Ursache für das Krankheitsbild

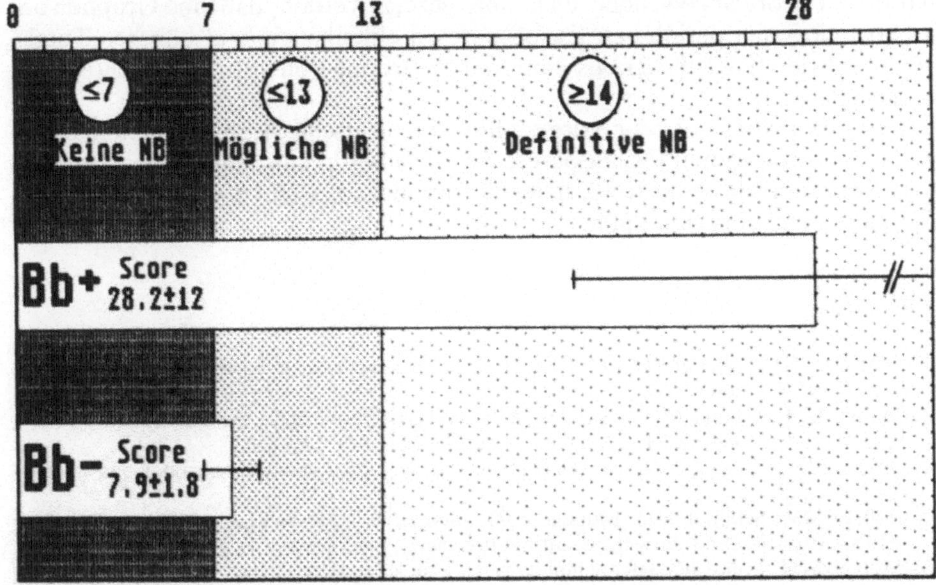

Abb. 1

in Frage kommt, scheint ein mehrdimensionales Bewertungssystem aus klinischen und Laborparametern grundsätzlich wünschenswert, sofern es die diagnostische Sicherheit verbessern kann. Ein solches System wurde in den letzten Jahren anhand eigener Beobachtungen von neurologischen Krankheitsbildern, die durch Bb hervorgerufen wurden, empirisch entwickelt.

Die Frage, ob das entwickelte Punktesystem zur Sicherung der Diagnose beiträgt, kann folgendermaßen beantwortet werden: Mit Hilfe des vorliegenden Scores wird für Verdachtsfälle einer peripheren Fazialisparese im Kindesalter die ätiologische Zuordnung erleichtert.

Es werden derzeit Untersuchungen mit Hilfe der Methoden der multivariaten Statistik durchgeführt, um zu klären, ob die Parameter geeignet sind, auch in anderen Verdachtsfällen akuter oder chronischer Manifestationen der NB im Kindesalter für diagnostische und damit therapeutische Entscheidungen hilfreich zu sein.

Zusammenfassung

Gesucht wurde nach ergänzenden Diagnosekriterien für Verdachtsfälle einer Lyme-Borreliose des Zentralnervensystems im Kindesalter, wo serologische Methoden allein keine ausreichende Klärung bringen können.

Basierend auf früheren Beobachtungen der Neuroborreliose (Millner et al. 1989) wurde deshalb ein diagnostischer Score entwickelt, der 8 klinische und 8 Laborparameter zur Unterscheidung zwischen „keine NB“, „mögliche NB“ und „definitive NB“ kombiniert. Bei 24 Kindern mit peripherer Fazialisparese wurde der Score angewendet. Es konnte gezeigt werden, daß eine Gruppe von 11 borreliogenen peripheren Fazialisparesen einen signifikant höheren Totalscore aufwies (28,2 ± 12), als eine zweite Gruppe von 13 non-borreliogenen Fazialisparesen (7,9 ± 1,8).

Diskutiert wird, ob der vorgestellte diagnostische Score in Fällen einer fraglich borreliogenen Fazialisparese und darüber hinaus bei anderen Formen von Neuroborreliose im Kindesalter für das diagnostische bzw. therapeutische Vorgehen hilfreich sein kann.

Literatur

1. Dattwyler RJ, Volkman DJ, Luft BJ et al. (1988) Seronegative Lyme disease. N Engl J Med 319 (22): 1441–1446
2. Millner MM, Schimek MG, Spork D et al. (1989) Lyme borreliosis in children. A controlled clinical study based on ELISA values. Eur J Pediatr 148: 527–530
3. Millner MM, Müllegger RR, Stanek G (1990 a) A diagnostic score for neuroborreliosis. Ann Neurol 28 (3): 463
4. Millner MM, Schimek MG, Müllegger RR, Stanek G (1990 b) Borrelia burgdorferi (Bb) ELISA titres in children with recent mumps meningitis. Lancet I (336): 125
5. Millner MM, Müllegger RR, Schimek MG, Stanek G (1991) Lyme borreliosis of central nervous system (CNS) in children: a diagnostic challenge. Infection 19 (1991), in press.
6. Pejcoch M, Kralikaova Z, Strnad P. Stanek G (1989) Prevalence of antibodies to forestry workers of South Moravia. Zbl Bact Hyg (Suppl) 18: 317–320
7. Stanek G, Baumhackl U, Kristoferitsch W et al. (1990) Demonstration of intrathecal antibodies against Borrelia burgdorferi as a diagnostic aid. In: Book A (ed) Abstracts of the IV. International Conference on Lyme borreliosis, Stockholm 1990, pp 146
8. Steere AC, Grodzicki RL, Kornblatt AN et al. (1983) The spirochetal etiology of Lyme disease. N Engl Med 308: 767
9. Stiernstedt GT, Granström M, Hederstedt B, Sköldenberg B (1985) Diagnosis of spirochetal meningitis by ELISA and indirect IFT in serum and cerebrospinal fluid. J Clin Microbiol 21: 819

Positive Borrelientiter bei Kindern mit frischer Mumpsmeningitis

M. M. Millner, M. G. Schimek, R. R. Müllegger, G. Stanek

Einleitung

Gesunde Borrelia-burgdorferi (Bb)-seropositive Individuen sind ebenso beschrieben wie kranke seronegative (Millner et al. 1989; Dattwyler et al. 1988; Guy et al. 1989).

Derzeit ist noch unklar, warum sich nach einer Bb-Infektion im einen Fall lediglich ein transientes Erythema chronicum migrans (ECM), in anderen Fällen jedoch eine progrediente neurologische Erkrankung entwickelt.

Die Beobachtung zweier Kinder mit seröser Meningitis (eines mit und das andere ohne Parotitis) und serologischen Zeichen für eine frische Mumps- *und* Bb-Infektion ließ uns an die Möglichkeit falsch-positiver Bb-Titer in Fällen frischer Mumpsmeningitiden denken.

Patienten

Es wurde eine klinische Studie durchgeführt. Das Patienteneinschlußkriterium war das Vorhandensein einer serösen Meningitis mit oder ohne Parotitis. Die Ausschlußkriterien lauteten:
- anamnestischer Zeckenbiß,
- Antikörper der IgM-Klasse gegen das Epstein-Barr-Virus und
- Kinder mit erhöhtem Risiko, eine Meningitis zu entwickeln (immundefiziente oder immunsupprimierte Patienten, Kinder mit einem Hydrozephalus-Shunt etc.).

15 Kinder mit einer gesicherten frischen Mumpsmeningitis (Studiengruppe) wurden anschließend mit einer Gruppe von 14 Kindern mit seröser Meningitis verglichen (Kontrollgruppe), die die genannten Kriterien erfüllten und nach Altersverteilung und Krankheitsdauer vergleichbar waren.

Methoden

Serumproben wurden mit einem ELISA-Test auf Antikörper gegen Bb geprüft (Antigen B 31). Ein Wert größer als 0.450 wurde als positiv bewertet.

Der Liquor cerebrospinals aller Patienten beider Gruppen wurde auf das Vorhandensein von intrathekal produzierten Bb-Antikörper (ITAK) untersucht: Nach Äquilibrierung des Gesamt-IgG in Liquor und Serum wurde ein Liquor-Serum-Verhältnis über 1,5 als Beleg für eine intrathekale Produktion von Borrelienantikörpern gewertet.

Ergebnisse

7 von 15 Kindern der Mumpsgruppe waren seropositiv ($p = 0{,}47$), hingegen keines der 14 der Kontrollgruppe. Unter der Annahme von null positiven Titern bei den Kontrollkindern ergibt sich ein fiduzialer Bereich von $0 \leq \pi \leq 0{,}24$ für den binomialen Parameter π bei $1 - \alpha = 0{,}95$ (Clopper u. Pearson 1934). Da $p = 0{,}47$ außerhalb liegt, unterscheidet sich die Wahrscheinlichkeit für Seropositivität auf Bb in der Studiengruppe vom erwarteten Wert bezogen auf die Kontrollgruppe signifikant. Somit ist in der Mumpsgruppe die Wahrscheinlichkeit, Seropositivität auf Bb zu entwickeln, signifikant höher. ITAK konnten bei keinem Kind der Studiengruppe nachgewiesen werden (Tabelle 1).

Tabelle 1. Vergleich der Borrelien-Antikörper in Mumps- bzw. Kontrollgruppe

	Mumpsgruppe	Kontrollgruppe
Zahl der Fälle	15	14
Bb ELISA positiv	7	0
Bb ELISA negativ	8	14
Mittl. Alter (Jahre)	11,0	9,0
Mittl. Krankheitsdauer (Tage)	14,8	14,6

Diskussion

Es ist bekannt, daß sich sowohl Mumps als auch die Lyme-Borreliose als isolierte seröse Meningitis manifestieren. Nachdem ein Zeckenbiß unbemerkt bleiben kann (Stanek u. Flamm 1986) und die Übertragung von Bb auch durch andere Vektoren als Zecken vermutet wird (Stanek et al. 1988), kann das Fehlen eines Zeckenbisses eine Bb-Infektion nicht ausschließen. Andererseits kann das Nichtvorhandensein einer Parotitis eine Mumpsinfektion nicht exkludieren. Deshalb muß nach Möglichkeiten gesucht werden, die beiden Erkrankungen zu differenzieren.

Bei chronischen Formen der Neuroborreliose Erwachsener sind ITAK als wichtige diagnostische Marker gut dokumentiert (Ackermann et al. 1986; Rehse-Küpper u. Ackermann 1986). Hingegen gibt es keine analogen Berichte über das obligate Auftraten von ITAK bei Neuroborreliose (NB) im Kindesalter. Nach unseren Beobachtungen weisen nur zirka ein Viertel der Kinder mit gesicherter NB ITAK auf (unveröffentlicht). Demnach kann das Fehlen derselben eine NB nicht ausschließen.

Zusammenfassend kann gesagt werden, daß die große Häufigkeit einer Bb-Seropositivität in der Mumpsgruppe statistisch überzufällig ist und deshalb mehr als eine Koinzidenz darstellt. Sie weist auf eine bisher nicht beobachtete Kreuzreaktivität hin.

Es ist aber auch nicht von der Hand zu weisen, daß in Fällen einer latenten, bislang seronegativen Bb-Infektion erst die frische Mumpsinfektion die Produktion von Borrelienantikörpern induziert.

Zusammenfassung

Innerhalb weniger Monate wurden 2 Kinder mit seröser Meningitis beobachtet (einmal mit und einmal ohne Parotitis), bei denen sich sowohl spezifische Antikörper gegen Borrelia burgdorferi (Bb) als auch serologische Zeichen einer frischen Mumpsinfektion zeigten. Um der Frage nach positiven Bb-Antikörpern während frischer Mumpsinfektionen nachzugehen, wurde eine klinische Studie unter folgendem Patienteneinschlußkriterium durchgeführt: Seröse Meningitis mit oder ohne Parotitis. Die Patientenausschlußkriterien lauteten: Anamnestischer Zeckenbiß, Antikörper der IgM-Klasse gegen das Epstein-Barr-Virus sowie Kinder mit einem erhöhten Risiko, an einer serösen Meningitis zu erkranken (z. B. Immundefizienz, Immunosuppression, Hydrozephalus-Shunt).

Nach Rekrutierung von 15 Patienten mit gesicherter frischer Mumpsmeningitis wurde eine nach Alter und Krankheitsdauer vergleichbare Kontrollgruppe, bestehend aus 14 Kindern, ausgewählt. Der Liquor aller Mumpskinder wurde auf intrathekal produzierte Borrelienantikörper untersucht.

7 von 15 Kindern mit frischer Mumpsmeningitis waren borrelien-positiv. Alle 14 Kontrollkinder waren borrelien-negativ. Eine intrathekale Produktion von Antikörpern gegen Bb konnte bei den Kindern der Mumpsgruppe nicht nachgewiesen werden.

Die große Häufigkeit einer Bb-Seropositivität in der Mumpsgruppe deutet auf eine bislang unbekannte Kreuzreaktivität hin und ist statistisch überzufällig und deshalb mehr als eine Koinzidenz. Allerdings wäre auch vorstellbar, daß in Fällen einer latenten, bislang seronegativen Bb-Infektion erst die zusätzliche Mumpsinfektion die Produktion von Bb-Antikörpern induziert.

Literatur

1. Ackermann R, Rehse-Küpper B, Gollmer E (1986) Progressive Borrelia encephalomyelitis. Zentralbl Bakteriol Mikrobiol Hyg [A] 263:297–300
2. Clopper CJ, Pearson ES (1934) The use of confidence or fiducial limits illustrated in the case of the binomial. Biometrika 26:404–413
3. Dattwyler RJ, Volkman DJ, Luft BJ et al. (1988) Seronegative Lyme disease. N Engl J Med 319 (22):1441–1446
4. Guy EC, Bateman DE, Martin CN et al. (1989) Lyme disease: prevalence and clinical importance of Borrelia burgdorferi specific IgG in forestry workers. Lancet I:484–486
5. Millner MM, Schimek MG, Spork D et al. (1989) Lyme borreliosis in children. A controlled clinical study based on ELISA values. Eur J Pediatr 148:527–530

6. Rehse-Küpper B, Ackermann R (1986) Demonstration of locally synthesized Borrelia antibodies in cerebrospinal fluid. Zentralbl Bakteriol Mikrobiol Hyg [A] 263:407–411
7. Stanek G, Flamm H (1986) Borrelia-Infektion bei Kindern in Mitteleuropa. Paediatr Grenzgeb 25:133–146
8. Stanek G, Pleschette M, Flamm H et al. (1988) European Lyme borreliosis. Ann NY Acad Sci 539:274–282

Konnatale Toxoplasmose mit Meningoenzephalitis

H. Otremba, C. Lee, E. Bachmann, R. Gysler, J. Laimbacher, P. Waibel, M. Weissert

Pränatale und intranatale Infektionen werden nicht nur durch Viren (Röteln, Zytomegalie, Herpes) sondern auch durch Protozoen (Toxoplasmose) und grampositive Bakterien (Listeriose) ausgelöst und führen je nach Gestationszeitpunkt zur Infektion der Frucht, Abort, Totgeburt, Mißbildungen, Entwicklungsstörungen sowie chronischen Infektionen mit unterschiedlichem Verlauf.

Die viralen und anderen Infektionen sind insgesamt zwar nur mit 5–10 % an der Gesamtursache der oben beschriebenen Komplikationen beteiligt, im Hinblick auf eine mögliche Verhütung jedoch von besonderem Interesse.

Aufgrund eigener Beobachtungen, dargestellt an einem Fall, wollen wir die Problematik von Screeningmethoden sowie Frühtherapie und Prognose diskutieren.

Kasuistik

Das 5. Kind (1) gesunder afghanischer Eltern wurde im Alter von 3 Wochen wegen rhythmischem Blinzeln, Augenbewegungen zur Seite sowie schlechtem Trinken und Schlaffseins vorgestellt.

Anamnestisch unauffällige SS, problemlose Geburt in der 36 4/7 SSW.

Klinischer Befund

24 Tage altes Neugeborenes mit wechselndem Muskeltonus, BNS-Anfälle, große Fontanelle vorgewölbt und gespannt. Keine weiteren Infektzeichen, kein Fieber. *Labor:* Unauffälliges rotes und weißes Blutbild, Dif. Thrombozyten, Elektrolyte. BZ, CRP >5 mg/l.

Urinstatus: Ohne pathologischen Befund.

Liquor: Xanthochrom, 53 Zellen/mm^3; 5 Polynukleäre, 48 Mononukleäre. Pandy +++, quantitatives Eeiweiß 2,1 g/l (N bis 0,3 g/l).

Liquorproteinprofil: Liquortotalprotein und Albuminquotient stark erhöht (Permeabilitätsstörung bzw. Liquorflußbehinderung). Stark erhöhter IgG-Index und oligoklonale Zonierung in der Fokussierung (intrathekale IgG-Produktion → Infektion).

Toxoplasma gondii Antigen: Im Liquor nachgewiesen.

Liquorkultur: T. Gondii gezüchtet!

Augenhintergrund: Chorioretinitis bds.

CCT: Ausgeprägte Erweiterung der Seitenventrikel, großes Cavum vergae, unregelmäßig konfigurierte ausgedehnte Hypodensität der weißen Hirnsubstanz. Kalkdichte Formation auf Höhe der Foramina Monroi sowie am Rand der Seitenventrikel in Höhe cella media. Starke intraparenchymatöse Kalkablagerung im Bereich der Stammganglien bds.

CCT nach Kontrast: Firlandenförmige Anreicherung periventrikulär auf Höhe des Temporalhorns rechts sowie intraparenchymatös im Bereich des rechten Thalamus. Insgesamt sprechen die Befunde für floride Infektion (z. B. Toxoplasmose).

SPECT: Stark reduzierte Hirnmasse, unterschiedliche Perfusionsverteilung der erhaltenen Hirnareale. Maximale Perfusion im Versorgungsgebiet der A. cerebri posterior, stark vermindert im Bereich der A. cerebri media linksbetont.
(Wir danken Herrn PD Dr. Bekier, Kantonsspital St. Gallen, für die Überlassung der Bilder.)

EEG: Schwerste Allgemeinveränderung, multifokale Epilepsie, streckenweise frontalbetont Hypsarrythmie.

Immunologische Infektuntersuchung: Toxoplasma-IgG-EIA 1022 IE/ml, Toxoplasma-IGM-EIA negativ.

Serologische Untersuchung aus dem Blut der Mutter am Geburtstag: Toxoplasma-IgG.
EIA 3570 IE/ml. Toxoplasma-IgM negativ.
Weitere Untersuchung wie SFT, IEF, KBR, ISA, GA nicht durchgeführt.

Verlauf

Kombinationstherapie mit Pyrimethamine (Daraprim), Sulfamethoxazol (Bactrim) sowie Folsäure (Leucovorin). Später im Wechsel mit Spiramycin (Rovamycin) unter sorgfältiger Kontrolle einer möglichen Markhemmung. Eine Behandlung der Chorioretinitis (nichtfloride) war nicht erforderlich.

Physiotherapie und antiepileptische Therapie, hier zunächst Phenobarbital, später Valproin und Ethosuximid. Prognose insgesamt schlecht.

Diskussion

Diese traurige Beobachtung, die jetzt schließlich zum Fall des Neuropädiaters geworden ist, dient zum Anlaß nochmals das Problem der konnatalen Toxoplasmose zu diskutieren.

Dieser Fall zeigt das Ungenügen der Abklärungspolitik (SS-Screening?) und der routinemäßig verfügbaren Diagnostik (negatives IgM bei 70 % der Neugeborenen). Hinreichend ist bewiesen, daß rechtzeitige und konsequente Therapie bereits während der SS und nach der Geburt, den Verlauf dieser Infektionskrankheit entscheidend beeinflussen kann. Hier haben mehrere Faktoren zu den oben aufgeführten Problemen geführt:

- Mangelnde epidemiologische Daten.
- Die Tatsache, daß bei konnatal infizierten Kindern erst Wochen bis Jahre nach der Geburt Symptome auftreten können, vermitteln den Eindruck einer seltenen Erkrankung.
- Fehlendes konsequentes SS-Screening (monatlich) bei Seronegativen.
- Methodische Probleme pränataler Diagnostik, mangelnde Erfahrung mit den bereits vorhandenen (und leider nicht standardisierten) Techniken sowie mangelhafte Erfahrung mit neuen Techniken des Erregernachweises, die

unabhängig sind vom Tierversuch wie Zellkultur, Antigen- oder Genomnachweis (z. B. Oligonukleotidhybridisierung). Fluoreszens oder ELISA und andere spezifisch immunologische Verfahren zum immunologischen Infektnachweis des Infizierten.

Ein praktikables Konzept, daß mit Gynäkologen, Infektologen sowie auch Neuropädiatern erarbeitet werden sollte, könnte zu einer Änderung des gesundheitspolitischen Vorgehens führen und somit die Zahl solch tragischer Fälle reduzieren.

Kosten-Nutzen-Analysen dürfen nicht die alleinige Entscheidungsgrundlage werden!

Literatur

Carter AO, Gelmon SB, Wells GA, Toapell AP (1989) The effectiveness of a prenatal education programme for the prevention of congenital toxoplasmosis. Epidem Inf 103:539–545

Diebler C, Dusser A, Dulac O (1985) Congenital toxoplasmosis. Clinical and neuroradiological evaluation of the cerebral lesions. Neuroradiology 27:125–130

Holfeld P, Daffos F, Thulliez F, Aufrand C (1989) Fetal toxoplasmosis: Outcome of pregnancy and infant follow-up after in utero treatment. J Pediatr 115:765–769

Hollimann RE, Johnson JO (1989) Serodiagnosis and Immunotherapie in infektioses disease. 3 (5):323–327

Janitschke K (1989) Toxoplasmose: Diagnostik im Rahmen der Mutterschaftsvorsorge. Diagn Labor 39 (2):22–25

Marx-Chemla C, Puygauthier-Toubas C, Foudrinier F, Dorangeon PH, Leulier J (1990) La survieillance immunologique d'une femme enceinte séronégative pour la toxoplasmose doit-elle s'arrêter à l'accouchement? Presse Méd (Paris) 19:367–368

McCabe RE, Oster S (1989) Current recommendations and future aspects in the treatment of toxopolasmosis. Drugs 38 (6):973–987

Peter G, Hall CB, Lepow ML, Phillips CF (1988) Toxoplasma gondii; Report of the Committee on Infektious Disease, 21st edn, pp 420–423

Stürchler D, Berger R, Just U (1987) Die konnatale Toxoplasmose in der Schweiz. Schweiz Med Wochenschr 117:161–167

Intraspinale Echinokokkose als Ursache eines Querschnittsyndroms – Ein Beitrag zur Differentialdiagnose von Rückenmarkstumoren

M. Wolff, S. Huber, J. Zentner, A. Pilz, R. Sauter, M. Schöning

Die zystische Echinokokkose ist eine vorwiegend in den südlichen Mittelmeerländern verbreitete Parasitose. Sie tritt dort mit einer Inzidenz von etwa 1 : 10 000 auf [1]. Erreger sind die Finnen des Echinococcus granulosus (Hundebandwurm), der im Dünndarm von Caniden parasitiert (Abb. 1). Der

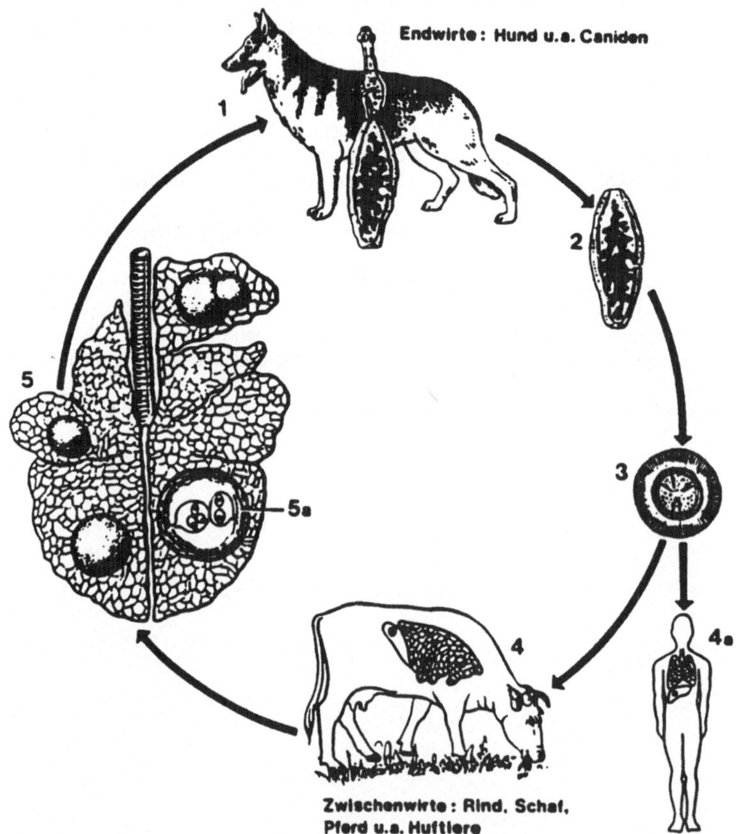

Abb. 1. Entwicklungszyklus von Echinococcus granulosus (modifiziert nach Piekarski [9]; aus Eckert u. Wissler [3]. *1* E. granulosus parasitiert im Dünndarm vom Hund und anderen Caniden, z. B. Dingo, Schakal; *2* Proglottis mit Eiern; *3* Ei; *4* Rind als Zwischenwirt mit Larvenstadien (Finnen) von E. granulosus in Lunge und Leber; *4a* Mensch als „Fehlwirt", Ansiedlung der Finnen vor allem in Leber und Lunge; *5* Rinderlunge mit fertilen Finnen; *5a* Querschnitt einer fertilen Finne mit Brutkapseln und Kopfanlagen (Protoskolizes)

Mensch als Zwischenwirt infiziert sich durch orale Aufnahme der Bandwurmeier bei direktem Kontakt mit infizierten Tieren oder kontaminierten Nahrungsmitteln. Typische Lokalisation der meist solitären Zysten beim Menschen sind die Leber (60 %) und die Lunge (30 %) [1]. Eine ZNS-Beteiligung tritt nur in ca. 1–2 % aller Fälle auf, davon jedoch über die Hälfte im Kindesalter [8].

Berichte über den Befall des Spinalkanals und seiner umgebenden Strukturen betreffen ca. 0,5–1 % aller Echinokokkosen [4]. Meist liegt dabei eine primär knöcherne, d. h. vertebrale Manifestation des Echinococcus granulosus vor [2, 10]. Als Rarität gelten Mitteilungen über primär epi- oder subdural gelegene Hydatiden des Rückenmarks [6, 11]. In all diesen Fällen können durch Kompression der neuralen Strukturen entsprechende neurologische Symptome in Form einer progredienten Querschnittsymptomatik mit initialen Schmerzen (oft Ischialgien) und nachfolgenden Paresen hervorgerufen werden. Dabei hängt die Prognose wesentlich von rechtzeitiger Diagnosestellung und entsprechender chirurgischer Intervention ab [2, 4, 6, 10, 11].

Im Rahmen der neuroradiologischen Diagnostik spinaler Prozesse hat die Kernspintomographie eine herausragende Bedeutung erlangt [5, 7]. Zystische Raumforderungen, die ansonsten für dysembryonale Tumoren typisch sind, sollten insbesondere bei Patienten, die aus einem Endemiegebiet stammen, frühzeitig auch an die Möglichkeit eines Parasitenbefalls denken lassen.

Kasuistik

Bei einem 8jährigen rumänischen Jungen waren vor 10 Monaten zunehmende Schmerzen im Bereich beider Oberschenkel aufgetreten. Bald darauf kam es zu rasch progredienten Paresen in beiden Beinen sowie zur Ausbildung einer Blasen-Mastdarm-Lähmung. Zum Zeitpunkt der Übersiedlung nach Deutschland war der Junge bereits seit 6 Monaten bettlägrig.

Befund

Schlaffe Paraplegie ab Th12, Hypästhesie im Bereich Th10–Th12. Komplette Blasen-Mastdarm-Lähmung mit schlaffer Überlaufblase. Im Lumbosakralbereich unauffälliger Lokalbefund.

Laborchemisch fand sich bis auf eine Eosinophilie von 10 % der Leukozyten kein auffälliger Befund. Tumormarker negativ. Die Lumbalpunktion ergab ein deutlich erhöhtes Eiweiß (360 mg %) bei normalem Zucker und normaler Zellzahl (Sperrliquor). Röntgenologisch fiel eine Verschmälerung der Bogenwurzeln L1 und L2 links sowie Th12 rechts und links auf. In der spinalen Computertomographie zeigte sich ein raumfordernder Prozeß im Bereich L1/L2 (Abb. 2). Kernspintomographisch stellte sich eine epidural gelegene raumfordernde zystische Struktur in Höhe Th12-L2 dar (Abb. 3–5), die sich angiographisch nicht aktiv anfärbte.

Verlauf

Intraoperativ fand sich das vorbeschriebene epidural gelegene zystische Gebilde mit einer derben Wand. Dieses konnte komplett entfernt werden. Die Inspektion des Intraduralraums ergab normale Verhältnisse. Bei der histologischen Untersuchung des Tumormaterials konnte die Diagnose eines Echinococcus granulosus gestellt werden (Abb. 6 und 7). Die serologischen

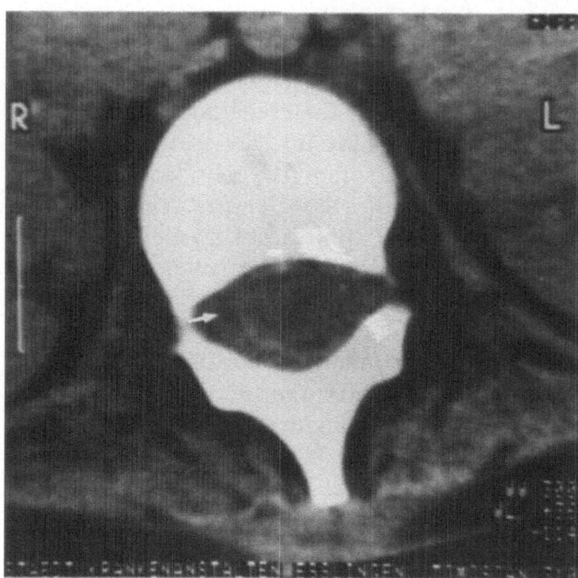

Abb. 2. Nativ-CT des Spinalkanals, horizontale Schicht: Raumforderung bei L1/L2 (*Pfeil*)

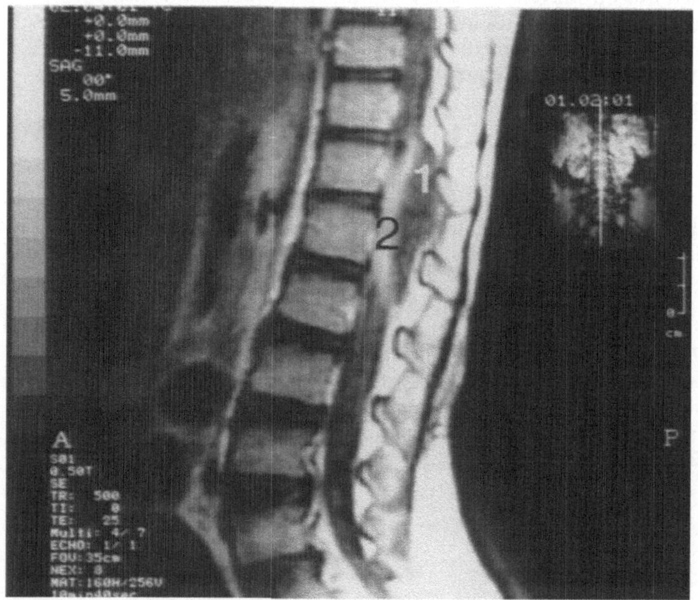

Abb. 3. Spinales NMR, Sagittalschicht: Dorsal epidural gelegener Tumorprozeß Th12-L2 (*1*), der den Duralsack (*2*) nach ventral verlagert und komprimiert. Regelrechte ossäre Strukturen der dargestellten Wirbel

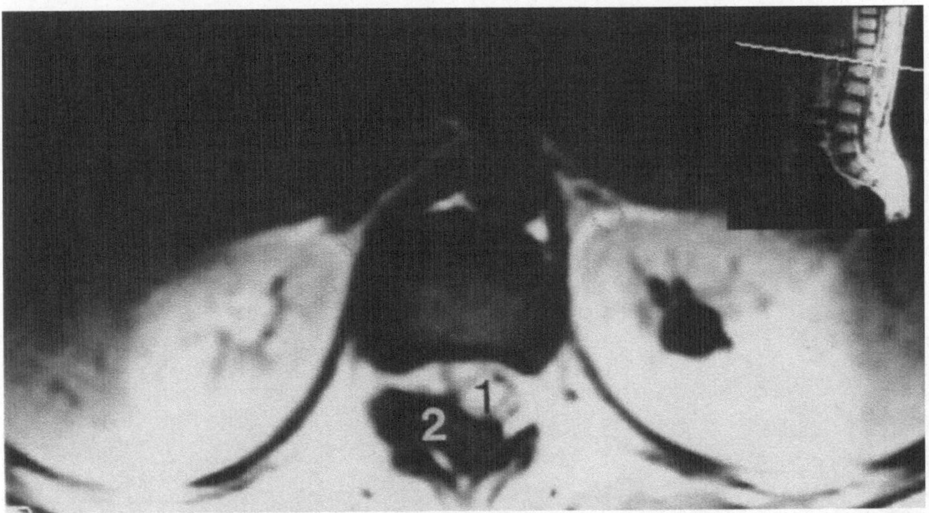

Abb. 4. Spinales NMR, Horizontalschicht: Verdrängung des Conus medullaris (*1*) nach ventrolateral durch den Tumor (*2*)

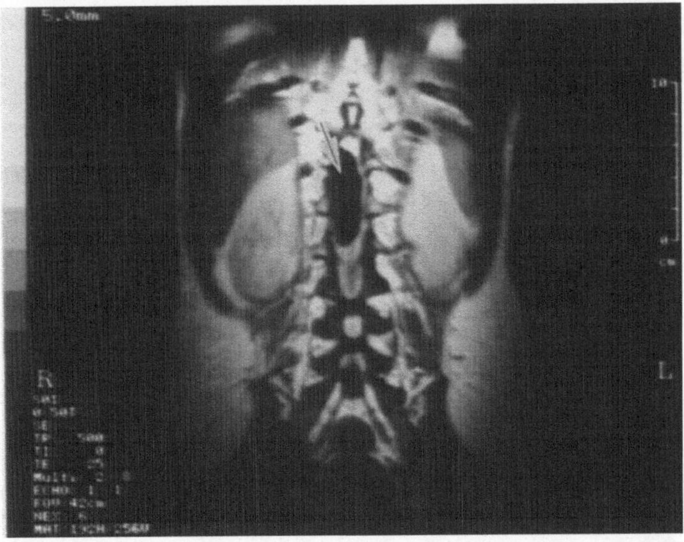

Abb. 5. Spinales NMR, Koronarschicht: Rein zystische Struktur des Tumors (*Pfeil*), keine Anreicherung mit Gadolinium

Befunde bestätigten das histologische Ergebnis. Radiologische und sonographische Untersuchungen der anderen Organsysteme erbrachten keinerlei Hinweise auf weitere Zysten. Auf eine medikamentöse Therapie mit Mebendazol konnte verzichtet werden, da der serologische Verlauf einen Titerrückgang zeigte und somit kein Anhalt für verbliebene Hydatiden bestand. An der neurologischen Symptomatik änderte sich postoperativ leider nichts.

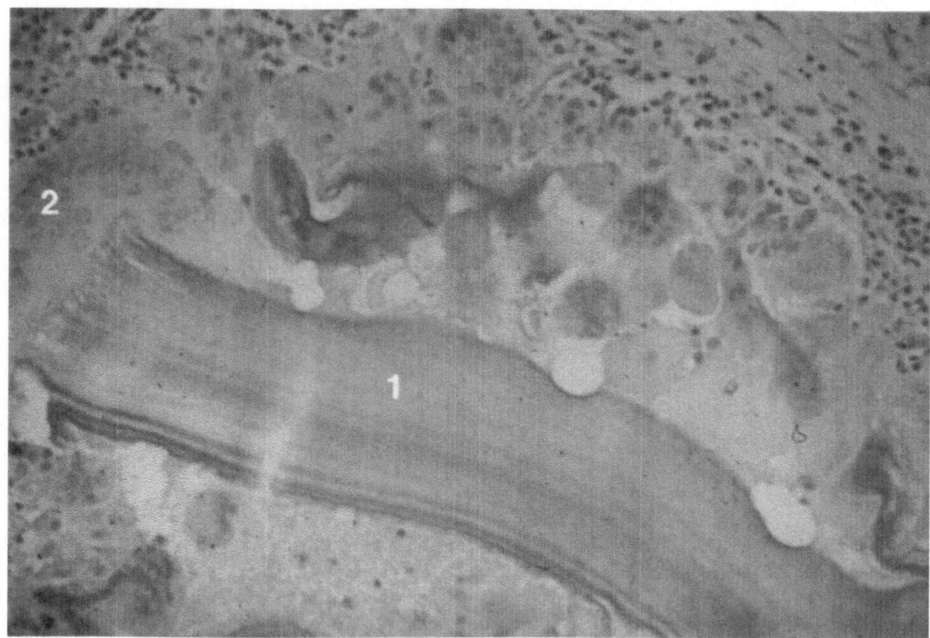

Abb. 6. Brutkapseln (*1*) innerhalb der Zystenwand (*2*). Innerhalb der Brutkapseln Scolices (Bandwurmköpfe) (*3*)

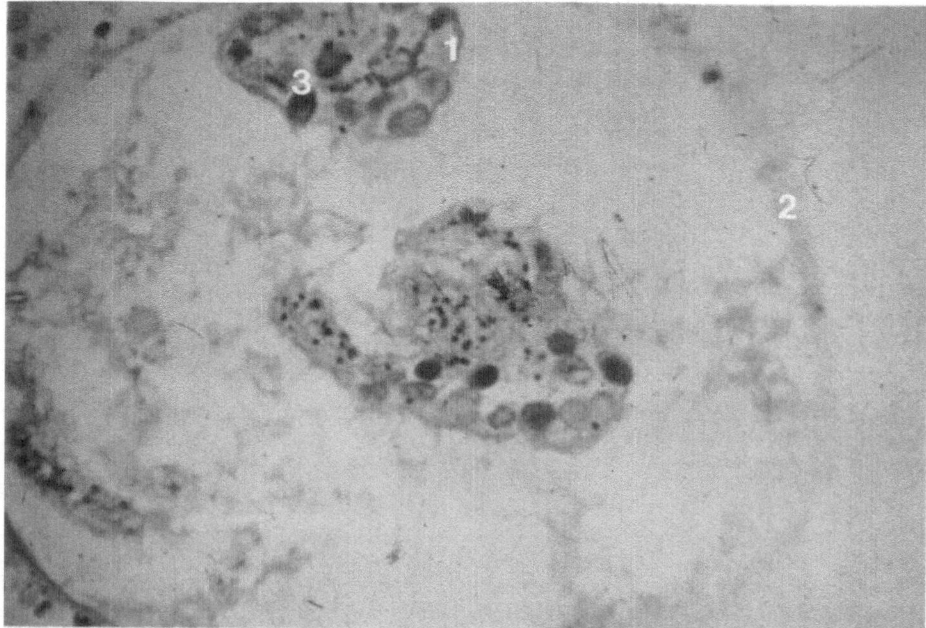

Abb. 7

Zusammenfassung

Der extrem seltene Fall einer spinalen Echinokokkose wird exemplarisch vorgestellt. Die kernspintomographisch darstellbare zystische Struktur einer spinalen Raumforderung sollte insbesondere bei Patienten, die aus einem Endemiegebiet stammen, frühzeitig an die Möglichkeit eines Parasitenbefalls denken lassen.

Danksagung. Wir danken Herrn Dr. Klott (Stuttgart) für die freundliche Überlassung der NMR-Bilder.

Literatur

1. Ammann R et al. (1979) Diagnose der Echinokokkose. Dtsch Med Wochenschr 104:1466–1469
2. Apt W et al. (1976) Vertebral hydatid disease. J Neurosurg 44:72–76
3. Eckert J, Wissler K (1978) Immundiagnose und Therapie der Echinokokkose. Ther Umsch 35:766
4. Elies W, Pirschel J (1976) Echinococcus cysticus des lumbosakralen Übergangsbereiches mit para- und intravertebraler Lokalisation. Fortschr Röntgenstr 124:187–188
5. Mikhael MA et al. (1985) MR imaging in spinal echinococcosis. J Comput Assist Tomogr 9 (2):398–400
6. Panahi S (1983) Echinococcus cysticus im Spinalkanal mit Kompression des Rückenmarks. Dtsch Med Wochenschr 108:76
7. Pau A et al. (1987) Computed tomography and magnetic resonance imaging in spinal hydatidosis. Surg Neurol 27:365–369
8. Pearl M et al. (1978) Cerebral echinococcosis, a pediatric disease: Report of two cases with one successful five-year follow-up. Pediatrics 61 (6):913–920
9. Piekarski G (1973) Neue Ergebnisse parasitologischer Forschung. Naturwissenschaften 60:139–144
10. Rayport M et al. (1964) Vertebral echinococcosis. J Neurosurg 21:647–659
11. Wani MA et al. (1989) Primary spinal extradural hydatid cyst. Neurosurg 24 (4):631–632

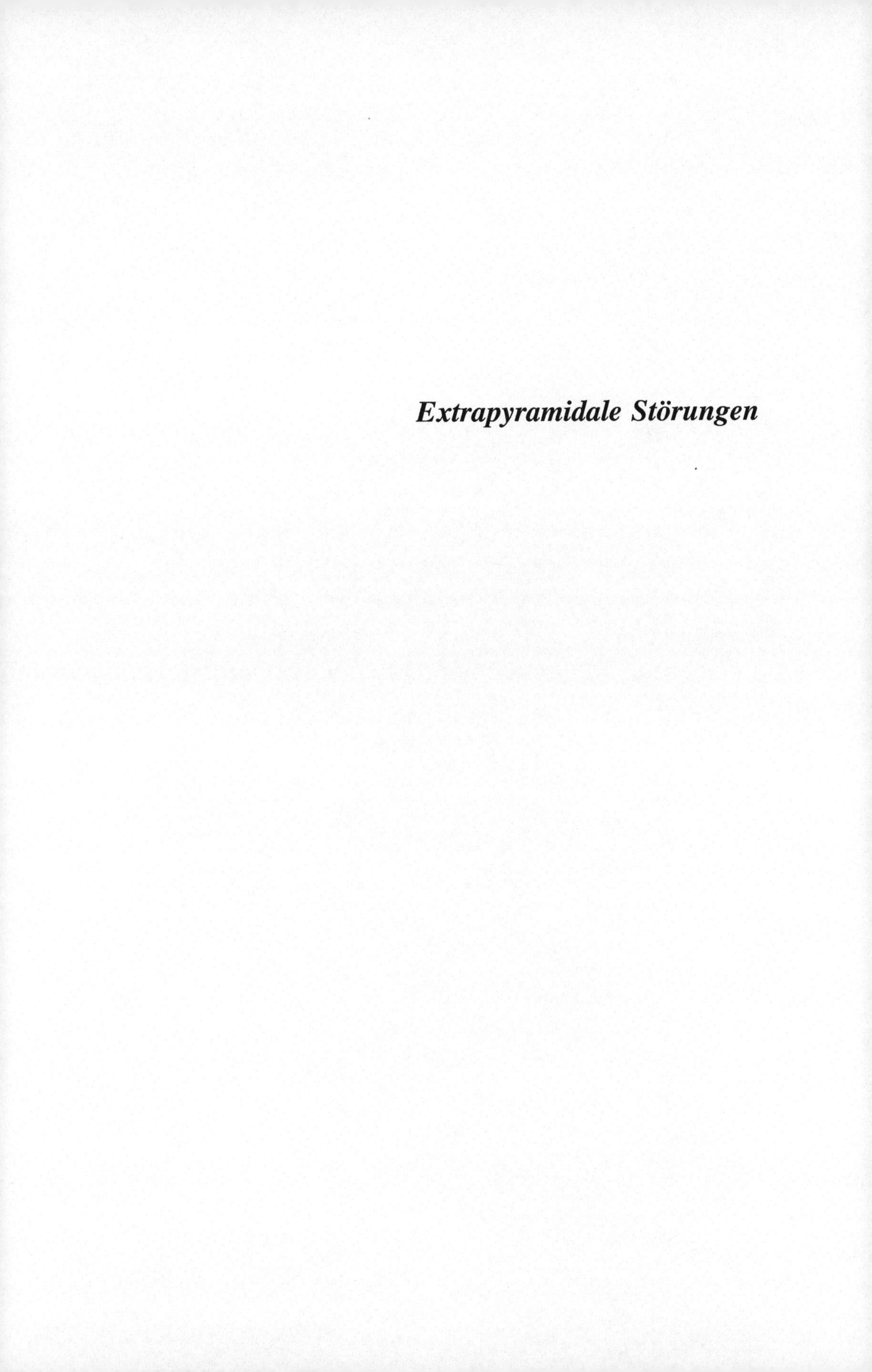

Extrapyramidale Störungen

Idiopathische paroxysmale dystone Choreoathetose – Eine rezidivierende subkortikale Funktionsstörung

H. Siemes, M. Cordes, W. Scheuler

Einleitung

Die Bezeichnung primäre oder idiopathische paroxysmale Dyskinesien bezieht sich auf eine Gruppe von Bewegungsstörungen, die anfallsartig auftreten und deren Ätiologie unbekannt ist. Sie können sowohl im Kindesalter als auch im Erwachsenenalter beginnen. Falls sie im Kindesalter erstmalig auftreten, zeigt sich zunächst eine gewisse Progredienz, im Erwachsenenalter tritt eine Stabilisierung ein, Remissionen können vorkommen [8]. Eine sensorische Aura mit Taubheitsgefühl, Spannungsgefühl oder Schmerzen kann den dystonen Anfällen vorausgehen. Der Anfall tritt gewöhnlich unilateral mit folgendem Bewegungsmuster auf: Abduktion des Armes, Beugung des Ellenbogens, Pronation des Vorderarmes, Dorsalflexion der Hand, Beugung der Finger, Streckung des Knies und des Fußgelenks, Einwärtsdrehung des Fußes; es können Beuge- und Streckbewegungen der Extremitäten in bizarren drehenden Abläufen sowie Grimmassieren folgen, außerdem kann eine Dysarthrie auftreten. Das Bewußtsein bleibt erhalten. Interiktual sind die betroffenen Patienten meist neurologisch unauffällig, es können jedoch persistierende Symptome wie Tremor und leichte Dystonien vorkommen [1]. Die primären paroxysmalen Dystonien betreffen beide Geschlechter, sie treten sowohl familiär als auch sporadisch auf (Übersichten in [3, 4, 8]). Als Ursache dieser paroxysmalen Bewegungsstörungen wird eine Dysfunktion der Basalganglien vermutet, jedoch konnte bisher keine eindeutige morphologische Abweichung dieser Strukturen nachgewiesen werden [2].

Lance [4] unterteilt die primären paroxysmalen Dyskinesien in zwei Untergruppen: paroxysmale kinesigene Choreoathetose (PKC) und paroxysmale dystone Choreoathetose (PCD). Die PKC ist durch Attacken von Dystonie oder Chorea charakterisiert, die durch plötzliche Bewegungen ausgelöst werden. Die Anfälle sind kurz (gewöhnlich unter 1 Minute) und können bis zu 100 × pro Tag auftreten. Familiäre (autosomal dominante Vererbung) und sporadische Fälle kommen vor. Die Antikonvulsiva Phenytoin, Carbamazepin oder Phenobarbital sind in der Lage, die Attacken zu beseitigen [2, 4]. Die PDC wird durch Müdigkeit und Streß ausgelöst, die Attacken dauern 2 Minuten bis 4 Stunden an. Anders als bei der PKC zeigen die genannten Antikonvulsiva nur eine geringe Wirkung, Besserung kann durch die Gabe von Clonazepam, Oxazepam oder Azetazolamid erreicht werden. Es gibt familiäre und sporadische Fälle [1,

Tabelle 1. Vergleich des Krankheitsbildes des Patienten mit den verschiedenen Formen der idiopathischen und paroxysmalen Dyskinesien

Symptome und Befunde	Paroxysmale Dyskinesien 1 kinesigen	 2 nicht kinesigen	 3 Zwischenform 1/2	 4 hypnogen	Patient
Art der Anfälle	+	(+)		+	(+)
Chorea. (Athetose)					
Dystonie	(+)	+		(+)	+
Dauer der Anfälle	+			+	
Sekunden - Minuten					
5–30 Minuten			+		
Minuten - Stunden		+			+
Frequenz der Anfälle		+	+		+
bis zu 3–4/Tag					
bis zu 100/Tag	+				+
bis zu 20/Nacht					(+)
Auslöser	+				
plötzliche Willkürbewegung					
kontinuierliche Bewegung			+		
Müdigkeit, Streß		+			+
Arousal				+	(+)
Ansprechen auf Antiepileptika					
Phenytoin, Carbamazepin,					
Phenobarbital	+	(+)	(+)	+)	(+)
Clonazepam, Oxazepam,					
Azetazolamid		(+)			–
Genetik	+	+	+	+	
familiär					
sporadisch	+	+		+	+

4]. Lance [4] und später andere Autoren [9] berichteten noch von einer Zwischengruppe zwischen den beiden Krankheitsbildern, mit dystonen Attacken einer Extremität von 5–30 Minuten Dauer, ausgelöst durch kontinuierliche Bewegungsbelastung dieser Extremität. Eine weitere Form der primären paroxysmalen Dystonien stellt die hypnogene paroxysmale Dystonie mit häufigen nächtlichen dystonen Attacken dar, die im NREM-Schlaf auftreten. Auch hier gibt es Varianten mit kurzdauernden Attacken, die gut auf Antikonvulsiva ansprechen [5, 6] und langdauernden Anfällen, bei denen die antikonvulsive Medikation nicht wirksam ist [6]. Die Charakteristika der verschiedenen Krankheitsbilder sind in der Tabelle 1 angegeben.

Kasuistik

Anamnese. Z. A., männlich, geb. 11. 2. 1978, erster eineiiger Zwilling, der Zwillingsbruder ist ebenso wie alle anderen Familienmitglieder neurologisch unauffällig; unkomplizierte Schwangerschaft; Geburt durch Sectio, Gewicht 3070 g, Apgar-Werte 9/10/10; altersentsprechende frühkindliche Entwicklung; im Alter von 4 3/4 Jahren nach dem Mittagsschlaf erste dystone Attacke des rechten Armes, nach 2 Monaten weiterer Anfall nachts mit dystoner Haltung des rechten Armes und Streckung des rechten Beines, Speichelfluß und Nichtansprechbarkeit für 2 h; danach mit mehrwöchentlichen Pausen weitere kurze nächtliche Anfälle ohne Bewußtseinsverlust; im Laufe eines halben Jahres Frequenzzunahme bis 1–2 ×/Tag, jetzt fast ausschließlich tagsüber, Dauer der Anfälle 2–3 min, in Serien über 20–30 min, max. 1 h mit rechtsseitiger Armbeugung, dystoner Hand- und Fingerhaltung, Beinstreckung, Verziehung des Mundwinkels, z. T. mit verwaschener Sprache; durch Phenytoin-Abnahme von Frequenz und Dauer und Intensität der Anfälle, schließlich wochen- und monatelange Pausen; seit dem Alter von 8/12 Jahren nach einem Umstellungsversuch auf Carbamazepin wieder Zunahme der Anfallsfrequenz, trotz Wiedereinführung des Phenytoins schließlich Auftreten von 3–4 Anfällen/Tag; durch Kombination mit Sultiam Reduktion auf 2/Tag; ein Auslaßversuch der antikonvulsiven Medikation führte zu 6–10 Anfällen pro Tag; folgende Medikamente wurden ohne Erfolg erprobt: Carbamazepin, L-Dopa (Verschlechterung), Phenobarbital, Valproat, Clobazam, Vigabatrin, Flunarizin, Haloperidol, Azetazolamid; z. Z. keine nächtlichen Anfälle; der Patient kann während eines Anfalls Stehen, Laufen, Schwimmen, Radfahren und Schreiben (schlecht leserliches Schriftbild); der Junge besucht die 7. Klasse einer Gesamtschule, Leistungen gut bis befriedigend, er ist ein hervorragender Schwimmer, er spielt Gitarre (Tabelle 1).

Neurologischer Status. 12 1/2 Jahre alter Junge, altersgerecht entwickelt, neurologisch unauffällig. Funduskopie Normalbefund.

Laboruntersuchungen. Normale Befunde: Elektrolyte einschließlich Ca und Mg, Säure-Basen-Status, Coeroluplasmin, Harnsäure, Screening auf hereditäre Stoffwechselkrankheiten.

Neurophysiologische Befunde. Zahlreiche normale Wach- und Schlaf-EEGs; Langzeit-EEG (1990), 32-Kanal-Polygraphie (zusätzliche Temporalpolelektroden, M. mentalis-, M. biceps- sowie M. tibialis-EMG, Elektrodermogramm, Okulogramm, EKG, Respiration nasal sowie Video-Doppelbildaufzeichnung): normales Wach- und Schlaf-EEG, Ableitung eines Anfalls im Anschluß an eine längere Tiefschlafphase mit Einleitung durch Arousal und passagerer Minderung der Grundaktivität sowie Verlangsamung links parieto-okzipital; kein Nachweis von iktualen Entladungsmustern.

Neuroradiologische Befunde. Hirnzintigraphie (statisch, dynamisch, 1983) normal; CT (1983, 1985): normal; NMR (1987): normal; SPECT (1989, Bestimmung des regionalen zerebralen Blutflusses mit ^{99}mTc-HM-PAO), iktual: linksseitige Hyperfusion parieto-okzipital bei fehlender linksseitiger Darstellung der Basalganglien, interiktual: keine regionale Perfusionsstörung.

Diskussion

Der hier beschriebene Patient läßt sich ohne Schwierigkeiten der paroxysmalen nichtkinesigenen Dystonie zuordnen, aber er weist insofern eine Besonderheit auf, als bei ihm auch hypnogene Attacken vorkommen. Überraschenderweise trat das Krankheitsbild nur bei einem Kind eineiiger Zwillinge auf, was bei fehlender familiärer Belastung mit paroxysmalen Dystonien als Hinweis darauf gewertet werden kann, daß es sich bei dem Jungen doch um eine symptomatische Form unbekannter Genese handeln könnte.

Die Ätiologie der primären paroxysmalen Dyskinesien ist ungeklärt. Die Gehirne von 3 verstorbenen Patienten wiesen keine wegweisenden anatomischen Veränderungen auf [2, 4, 10].

Das EEG ist in den meisten Fällen normal, auch zerebrales CT und NMR ergeben in der Regel unauffällige Befunde. Bei dem hier beschriebenen

Patienten mit einem interiktual unauffälligen EEG konnte während eines rechtsseitigen dystonen Anfalls eine linksseitige herdförmige Aktivitätsminderung und Verlangsamung im EEG nachgewiesen werden. In der gleichen Region, vor allem aber im gleichseitigen Basalganglienbereich, zeigte auch die SPECT-Untersuchung ausschließlich im Anfall Perfusionsänderungen. Beide Untersuchungsergebnisse weisen auf eine passagere linksseitige, lokalisierte neuronale Funktionsstörung hin, wobei fehlende kortikale Veränderungen im Intervall und die mit dem EEG in Beziehung zu bringende iktuale Perfusionsminderung im SPECT an einen subkortikalen Ursprung denken lassen. Da Läsionen des prämotorischen Kortex und der Basalganglien symptomatische paroxysmale Dyskinesien verursachen können, ist zu vermuten, daß den symptomatischen wie auch den idiopathischen Formen eine Störung der kortikalen oder subkortikalen Regulation des Neostriatismus und dessen thalamischer Verbindungen zugrunde liegt [4]. Bezüglich der verschiedenen Formen der idiopathischen paroxysmalen Dyskinesien wird angenommen, daß es sich beim kinesigenen Anfall um ein epileptiformes Phänomen handelt (gutes Ansprechen auf Antiepileptika), während dem nichtkinesigenen langdauernden Anfall eine komplexe, bisher unbekannte Neurotransmitterstörung zugrunde liegen könnte (schlechtes Ansprechen auf Antiepileptika).

Literatur

1. Bressman S, Fahn S, Burke RE (1988) Paroxysmal non-kinesigenic dystonia. In: Fahn S, Marsden CD, Calne DB (eds) Advances in neurology, Vol 50: Dystonia 2. Raven Press, New York, pp 403–413
2. Kertesz A (1967) Paroxysmal kinesigenic choreoathetosis. Neurology 17:680–690
3. Kinast M, Erenberg GE, Rothner AD (1980) Paroxysmal choreathetosis: Report of five cases and review of the literature. Pediatrics 65:74–77
4. Lance JW (1977) Familial paroxysmal dystonic choreoathetosis and its differentiation form related syndromes. Ann Neurol 2:285–293
5. Lee IB, Lesser RP, Pippenger CE (1985) Familial paroxysmal hypnogenic dystonia. Neurology (Minneap) 35:1357–1360
6. Lugaresi E, Cirignotta F (1981) Hypnogenic paroxysmal dystonia: epileptic seizure or a new syndrome? Sleep 4:129–138
7. Lugaresi E, Cirignotta F, Montagna P (1986) Nocturnal paroxysmal dystonia. J Neurol Neurosurg Psychiatry 49:375–380
8. Marsden CD, Quinn NP (1990) The dystonias. Br Med J 300:139–144
9. Plant GT, Williams AC, Earl CG, Marsden CD (1984) Familial paroxysmal dystonia induced by exercise. J Neurol Neurosurg Psychiatry 47:275–279
10. Stevens H (1966) Paroxysmal choreo-athetosis: a form of reflex epilepsy. Arch Neurol 14:415–420

Akinetischer Mutismus – Eine seltene Komplikation der Shunt-Dysfunktion bei ventilversorgtem Hydrozephalus

A. Merkenschlager, E. Ring-Mrozik, C. Förster

Einleitung

Liquorshunt-Dysfunktionen bei ventilversorgtem Hydrozephalus manifestieren sich häufig durch Unruhe, Kopfschmerzen, Übelkeit und Brechreiz, gelegentlich auch unklares Fieber, später Apathie und Krämpfe. Eine ungewöhnliche Komplikation stellen extrapyramidalmotorische Störungen dar.

Wir berichten von zwei Patienten mit Hydrocephalus occlusivus bei Aquäduktstenose, der die Anlage eines Liquorshunts notwendig machte. Beide entwickelten im Rahmen protrahierter Shuntdysfunktion ein Parkinsonoid mit Rigor, Tremor und Bradykinese sowie akinetisch-mutistischem Verhalten.

Kasuistiken

Patient 1

Im Alter von 9 Jahren klagte das bisher gesunde Mädchen über Kopfschmerzen und Übelkeit. Zunehmend fielen Antriebsminderung und Verstimmungszustände sowie progrediente Standunsicherheit und Miktionsstörungen auf. Zwei Jahre später entwickelte die Patientin ausgeprägte ataktische Störungen.

Im Computertomogramm des Schädels fand man einen Hydrocephalus occlusivus. Nach Anlage eines ventrikulo-peritonealen Shunts bildeten sich die neurologischen Symptome vollständig zurück. (Abb. 1)

Mehrfach waren Shuntrevisionen erforderlich. Während dieser Phase traten zerebrale Krampfanfälle auf; allmählich bildete sich ein Parkinsonoid mit Akinese, Rigor und Tremor aus.

Bei Aufnahme in unserer Klinik zeigte das Mädchen akinetisch-mutistisches Verhalten; es verstand und befolgte inkonstant einfache Aufforderungen, verständigte sich jedoch nur durch Augenzwinkern ohne komplexe mimische oder verbale Mitteilungen.

Nach Neueinstellung des Shuntventils kam es zu einer Abnahme der Ventrikelweite. Das Mädchen begann zu sprechen. Tremor, Rigor und Bradykinesie blieben zunächst unverändert bestehen, konnten jedoch im Laufe von Monaten durch den Dopamin-Agonisten Bromocriptin günstig beeinflußt werden.

Patient 2

Im Alter von 10 Jahren klagte der Junge über Kopfschmerzen. Sein Leistungsvermögen ließ allmählich nach. Im folgenden Jahr bildete sich eine linksseitige Hemiparese aus.

Das Computertomogramm des Schädels zeigte einen Hydrocephalus occlusivus bei Aquäduktstenose, der zunächst durch eine Rekanülierung des Aquädukts versorgt wurde. Eine Shuntinfektion zwang zur Entfernung des Drains. Im folgenden wurden wiederholt ventriku-

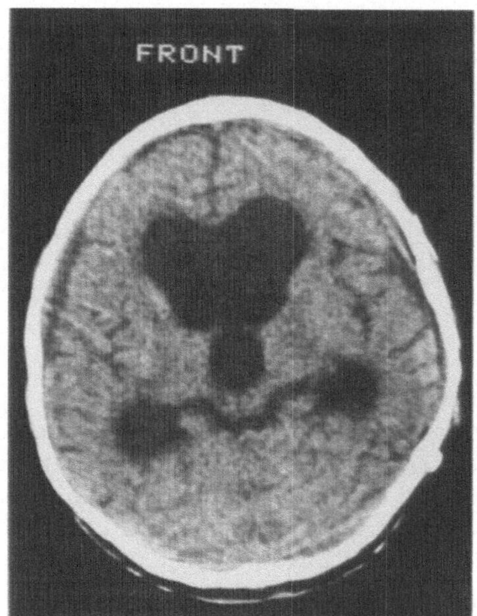

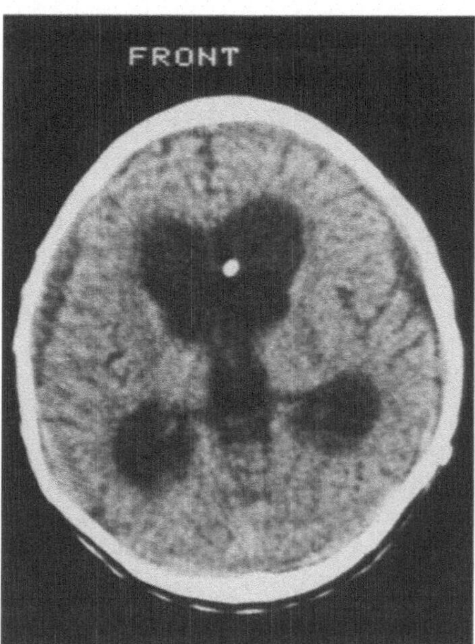

Abb. 1a, b. Weite innere Liquorräume mit abgerundeten Vorderhörnern. Weite äußere Liquorräume als Ausdruck einer Hirnatrophie. Regelrechte Ventillage

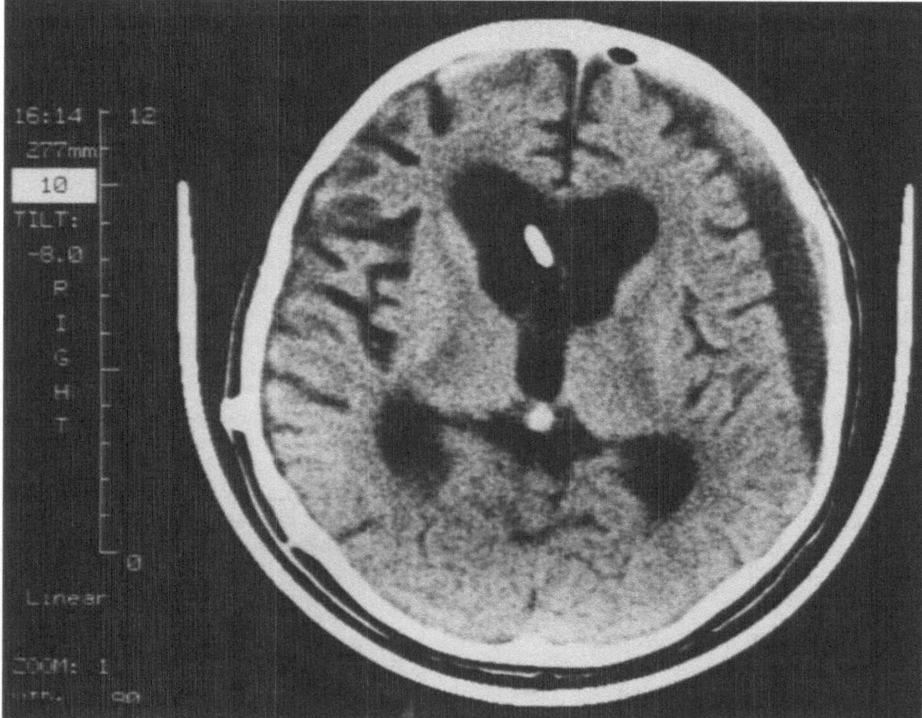

Abb. 2a–c. Ventrikelsystem deutlich erweitert. Links parietal gelegenes Hygrom. Regelrechte Lage des Ventrikelkatheters und des Katheters im Hygrom

20APR89
16:15
270mm
11
TILT:
-8.0
RIGHT
12
0
Linear
ZOOM: 1
WID: 80

Abb. 2b

16:15
261mm
12
TILT:
-8.0
RIGHT
12
0
Linear
ZOOM: 1

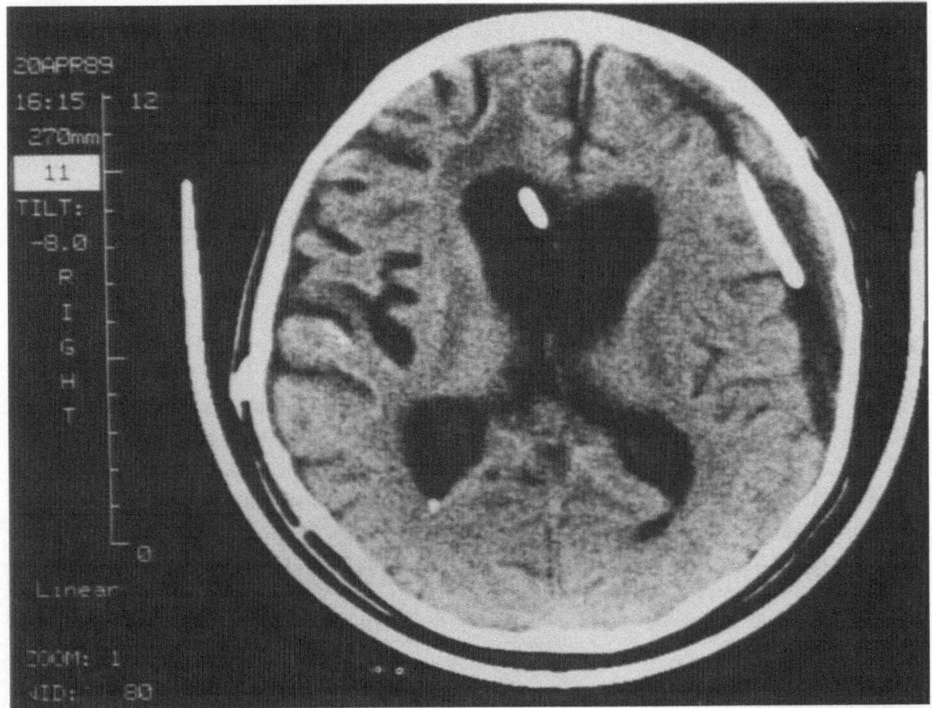

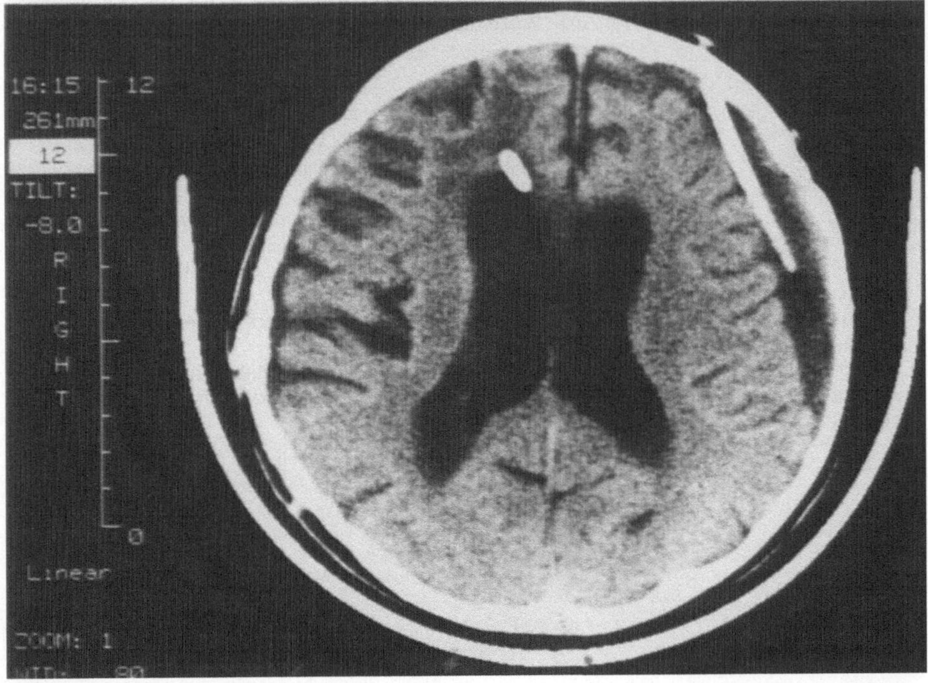

Abb. 2c

loatriale und -peritoneale Shuntsysteme angelegt, die jedoch nicht zu einer anhaltend suffizienten Liquordrainage führten. (Abb. 2)

Im Verlauf traten zerebrale Krampfanfälle auf. Über Monate hinweg entwickelte er ein hypokinetisch-hypertones Syndrom.

Die stationäre Aufnahme in unserer Klinik erfolgte im Alter von 12 Jahren: Es fand sich eine ausgeprägte extrapyramidale Symptomatik mit Tremor, rigider Tonussteigerung und Akinese. Dabei war der Junge wach und ansprechbar, sprach jedoch nur mit der Mutter einige Worte. Seine Mimik wirkte verarmt und maskenhaft.

Nach erneuter Shuntrevision nahm die Ventrikelweite ab. Das Parkinsonoid bildete sich zwar partiell zurück. Symptomfreiheit konnte jedoch auch durch Bromocriptinmedikation nicht erzielt werden.

Diskussion

Parkinsonismus mit akinetischem Mutismus tritt als Komplikation bei ventilversorgtem Hydrocephalus occlusivus sehr selten auf. In der Literatur sind nur 7 Patienten beschrieben [1, 3, 5], bei denen das Syndrom bei erworbenem Hydrozephalus mit Aquäduktstenose bei Erstmanifestation oder Shuntdysfunktion als Folge intrakranieller Drucksteigerung diagnostiziert wurde. Auch bei dem „Normal-pressure"-Hydrozephalus kann das Syndrom auftreten und durch Shuntoperation günstig beeinflußt werden [2].

Ätiologisch wird eine Druckläsion des Corpus striatum, der nigrostriären Bahnen und/oder -kortikalen Projektionsfasern angenommen [1]. Durch SPECT-Untersuchungen ließ sich eine Minderdurchblutung der Basalganglien nachweisen [4], die sich nach Shuntversorgung zurückbildete. Symptomreduktion bzw. Symptomfreiheit kann jedoch oft erst durch zusätzliche Medikation mit Dopamin-Agonisten erzielt werden.

Literatur

1. Berger L et al. (1985) Akinetic mutism and parkinsonism associated with obstructive hydrocephalus. Can J Neurol Sci 12 (3):255–258
2. Clough CG (1987) A case of normal pressure hydrocephalus presenting as levodopa responsive parkinsonism. J Neurol Neurosurg Psychiatry 50 (2):234
3. Messert B et al. (1966) Syndrome of akinetic mutism associated with obstructive hydrocephalus. Neurology 16:635–649
4. Shahar E et al. (1988) Obstructive hydrocephalus-induced parkinsonism. Decreased basal ganglia regional blood flow. Pediatr Neurol 4:117–119
5. Watakiki Y et al. (1987) Akinetic mutism from recurrent hydrocephalus: successful treatment with levodopa, bromocriptine and trihexyphenidyl. No To Shinkel 39 (10):977–982

Extrapyramidale Bewegungsstörungen und Anarthrie als Erstmanifestation der Glutarazidämie I

J. Weisser, G. F. Hoffmann, C. G. Lipinski, F. K. Trefz

Einleitung

Die Glutarazidämie Typ I (Synonyma: Glutarazidurie I, Glutaryl-CoA-Dehydrogenase-Mangel) ist eine Stoffwechselstörung im Abbau der Aminosäuren Lysin, Hydroxylysin und Tryptophan mit einer Erhöhung von Glutarsäure im Plasma und Liquor cerebrospinalis, insbesondere aber deutlich erhöhter Ausscheidung von Glutarsäure, Glutaconsäure und 3-OH-Glutarsäure im Urin. Sekundär kommt es zu einem Mangel von L-Carnitin infolge Ausscheidung von Glutarylcarnitin mit dem Urin. Dem Stoffwechseldefekt liegt ein Mangel der Glutaryl-CoA-Dehydrogenase, einem mitrochondialen Enzym, zugrunde, welches die Stoffwechselschritte im Abbau von Glutaryl-CoA zu Glutaconyl-CoA und von Glutaconyl-CoA zu Crotonyl-CoA katalysiert. Dieser Enzymdefekt wird autosomal-rezessiv vererbt.

Seit der Erstbeschreibung 1975 durch Goodman sind insgesamt 38 Fälle beschrieben. Die Prävalenzrate ist unbekannt. Für Schweden wurde sie auf 1:30000 geschätzt. Die Unsicherheit bei der Feststellung der Prävalenzrate resultiert auch aus der in einzelnen Fällen fehlenden Manifestation der klinischen Symptomatik, denn klinisch gesunde Homozygote sind beschrieben.

Die Erkrankung manifestiert sich klinisch im allgemeinen im Säuglings- oder Kleinkindesalter in Form einer akuten Enzephalopathie mit Hypoglykämie und ggf. auch Ketoazidose – wie dies auch bei anderen Störungen des Stoffwechsels von Amino- und organischen Säuren der Fall sein kann – mit folgender Defektheilung meist in Form eines choreoathetotischen oder dystonen Krankheitsbildes. Die Manifestation kann aber auch in Form eines langsam fortschreitenden Krankheitsbildes mit psychomotorischer Retardierung erfolgen.

Morphologisch [Computertomographie (CT), Magnetresonanztomographie (MRT)] finden sich eine Ventrikelerweiterung, eine kortikale Atrophie, besonders an den vorderen Temporalpolen stark betont, die ausgedehnte Defekte hinterläßt.

Bei Geburt sind die Kinder durch einen Makrozephalus auffällig. Mit dem Kleinkindalter erreicht der Kopfumfang aber bald wieder die Norm.

Die psychointellektuelle Entwicklung ist weniger beeinträchtigt. Sie korreliert nicht mit der Schwere der körperlichen Behinderung in Folge der meist schweren Dystonie oder Choreoathetose und Dysarthrie bzw. Mund-Eß-Störung. Der letale Ausgang ist möglich, kann aber durch entsprechende

Therapie wahrscheinlich vermieden werden, das die klinische Verschlechterung unter Diät nicht fortzuschreiten scheint. Die Diät ist wahrscheinlich lebenslang erforderlich. Die spezifische Diagnostik erfolgt durch Bestimmung von Glutarsäure, Glutaconsäure und 3-OH-Glutarsäure im Urin und insbesondere durch Bestimmung der Glutaryl-CoA-Dehydrogenase in den Fibroblasten oder Leukozyten oder aber in Amnionzellen im Falle einer pränatalen Diagnostik. Ergänzend und zur Therapieüberwachung eignen sich die Bestimmung von L-Carnitin im Plasma und Glutarsäure im Plasma.

Die Diagnose der Glutarazidämie I ist als Differentialdiagnose bei choreoathetotischen Bewegungsstörungen und Dystonien in Erwägung zu ziehen, wobei differentialdiagnostisch auch andere Stoffwechselerkrankungen (M. Wilson, Lesch-Nyhan-Syndrom, Hyperthyreose, D-Glyzerinazidurie), sowie degenerative Erkrankungen (M. Hallervorden, Chorea Huntington, M. Parkinson), Intoxikationen, Medikamentennebenwirkungen, post-/parainfektiöse Zustände (Chorea minor, Enzephalitis), die familiäre paroxysmale Choreoathetose und Zustände nach perinataler Asphyxie und Icterus neonatorum in Betracht kommen.

Kasuistik

Das Mädchen *J. Sch.*, geb. 1984, ist das erste und einzige Kind seiner Eltern. Bei der Mutter besteht eine klinisch derzeit inapparente multiple Sklerose. Nach unauffälliger Schwangerschaft erfolgte die Geburt termingerecht und komplikationslos. Zeichen einer perinatalen Asphyxie fehlten (Apgar-Wert 10/10/10) ebenso wie Zeichen der Unreife oder der intrauterinen Dystrophie (Geburtsgewicht 3940 g, Länge 53 cm). Der Kopfumfang lag mit 39,5 cm über der Norm (Abb. 1).

Die statomotorische Entwicklung erfolgte zeitgerecht. Die Schutzimpfungen wurden komplikationslos vertragen (Diphtherie, Tetanus, Polio oral), Kinderkrankheiten sind bislang nicht aufgetreten. Es manifestierte sich eine Pollinose, die mit Ketotifen prophylaktisch behandelt wird.

Im Alter von 3 Jahren (1987) erkrankte J. Sch. an einer fieberhaften Bronchitis, in deren Verlauf es innerhalb kurzer Zeit zu Wesensänderungen, Sprachverlust, Verlust des Steh-, Geh- und Sitzvermögens und zu ausfahrenden Bewegungen kam. Die Diagnose einer Chorea minor wurde gestellt. Die choreoathetotische Symptomatik bildete sich in den folgenden Monaten und Jahren nicht zurück, obwohl verschiedenartige Behandlungsversuche in Form von Physiotherapie und insbesondere auch Gaben von ZNS-wirksamen Substanzen (Carbamazepin, Haloperidol, Valproat, Tiaprid) unternommen worden waren.

Die MRT (Deutsche Klinik für Diagnostik, Wiesbaden) 3 Monate nach Erkrankungsmanifestation zeigte „zwei zystische Läsionen auf beiden Seiten mit begleitender temporaler Atrophie“ (Abb. 2). Ausgedehnte Untersuchungen zur Ursache (insbesondere: Kupferstoffwechsel, neurotrope Viren, Borreliose) waren ohne Ergebnis. Die seit der Geburt kontinuierlich im Rahmen der Vorsorgeuntersuchungen festgehaltenen Kopfumfangswerte zeigten einen kontinuierlichen Abfall bis in den Normbereich (Abb. 1).

Ergebnisse

Zum Zeitpunkt der Diagnosestellung lagen bei dem nunmehr 6 1/2 Jahre alten Kind folgende pathologischen Befunde vor: schwere Dystonie und Choreoathetose mit Astasie, Anarthrie und Mund-Eß-Störung. Im Sinne der Diagnose

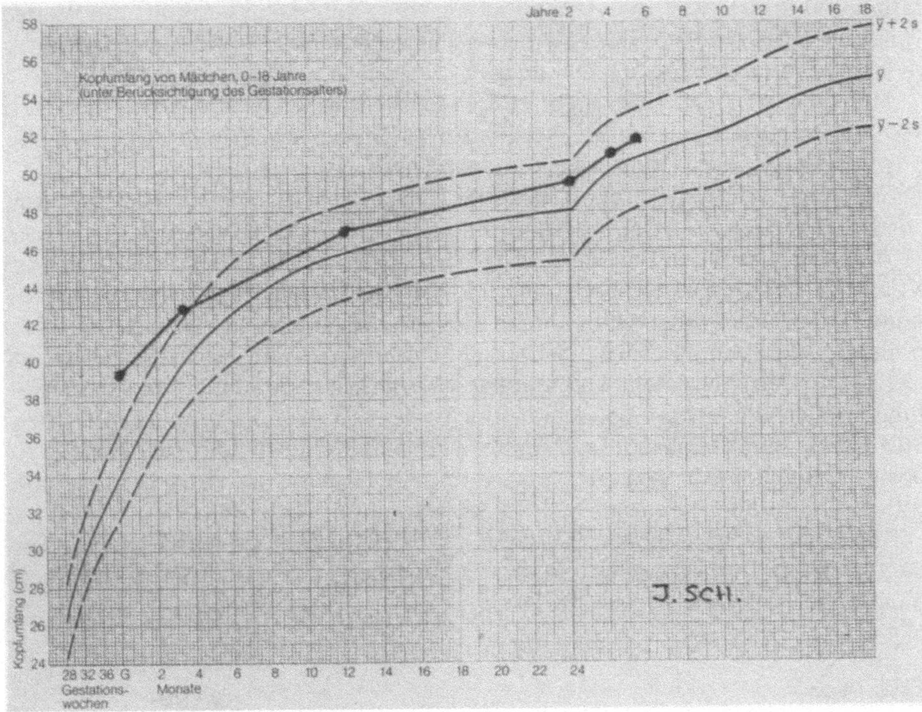

Abb. 1. Kopfwachstumskurve Pat. J. Sch.

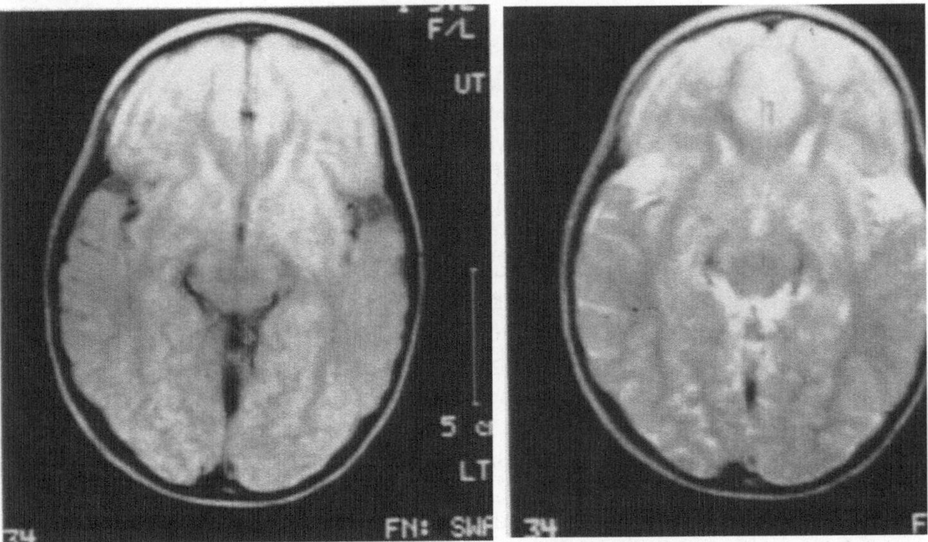

Abb. 2. MRT Gehirn T1 und T2 gewichtete Aufnahmen mit Substanzdefekten im Bereich beider vorderer Temporalpole

pathognomonisch war die Ausscheidung von Glutarsäure erhöht auf Werte zwischen 340–2740 mmol/mol Kreatinin (auch deutlich erhöhte semiquantitative 3-OH-Glutarsäure-Ausscheidung).

Altersentsprechend bzw. nicht auffällig waren insbesondere die Intelligenz, der intern-pädiatrische Status, Aminosäure-, Kupfer- und Muko-/Oligosaccharidstoffwechsel und – mittlerweile – auch der Kopfumfang (Abb. 1).

Eine Behandlung bestehend aus Diät (eiweiß-arm ca. 1 g/kg KG, lysinarm entspr. 50 mg/kg KG, tryptophan-arm entspr. 20 mg/kg KG) sowie Gabe von 200 mg/Tag Riboflavin und 40 mg/Tag Baclofen und Substitution von 50 mg/kg KG/Tag L-Carnitin wurden begonnen. Physiotherapie, Ergotherapie, Logotherapie und rehabilitative Maßnahmen (Hilfsmittelversorgung, Kommunikatortraining, Klinikschulbesuch, Schreibanbahnung mit Schreibhilfen) wurden fortgeführt. Während des zweimonatigen Verlaufes wurden klinische Veränderungen nicht eindeutig beobachtet, doch schienen sich die mundmotorischen Störungen, d. h. Nahrungsaufnahme und Lautäußerungen, tendenziell zu bessern. Biochemisch zeigt sich ein Abfall der Glutarsäure-Ausscheidung von 340–2740 mmol/ml Kreatinin auf 70–350 mmol/mol Kreatinin.

Eine Untersuchung beider Eltern war unauffällig, jedoch wurde bislang nur die Plasmakonzentration der Glutarsäure bestimmt, nicht aber deren Ausscheidung oder die Glutaryl-CoA-Dehydrogenase in Zellkulturen.

Diskussion

Die Diagnose der Glutarazidurie I ist nach dem Stand der Kenntnisse eine insbesondere bei Manifestation einer Choreoathetose im Kleinkindesalter in erster Linie ins Auge zu fassende Diagnose. Finden sich dann in den bildgebenden Verfahren (CT, MRT) Substanzdefizite („Atrophien, zystische Läsionen") im Bereich der vorderen Temporalpole, so ist die Diagnose schon nahezu sicher.

Das dritte Kardinalsymptom: Makrozephalus bei Geburt vervollständigt die klinische Trias, die der biochemischen Bestätigung durch die Bestimmung von Glutarsäure in Serum und Urin sowie der 3-OH-Glutarsäure im Urin und der Glutaryl-CoA-Dehydrogenasein Fibroblasten oder Leukozyten bedarf. Im Sinne der Frühdiagnose und damit der Frühtherapie ist der Makrozephalus bei Geburt richtungsweisend, indem er der klinischen Manifestation durch die choreoathetotischen Bewegungsstörungen eindeutig vorausgeht. Inwieweit dies auch die morphologischen Veränderungen an den Temporalpolen des Gehirns tun, ist nicht eindeutig, wenn auch wahrscheinlich. Da sie aber nur mit aufwendigen und nur gezielt einsetzbaren Mitteln erkannt werden können, sind sie sicherlich kein brauchbares Mittel zur Früh- und Erstdiagnose.

Die Therapie basiert auf folgenden Prinzipien:

1. Reduktion der Präkursoren (Lysin, Hydroxylysin, Tryptophan) der pathogenen Metaboliten (Glutarsäure, 3-OH-Glutarsäure). Dabei ist die zu starke Reduktion des Tryptophans, d. h. ein sekundärer Tryptophanmangel, welcher zu Irritabilität und Schläfrigkeit führen kann, zu vermeiden. Die empirischen Richtwerte für die Lysinmenge liegen bei 40–50 mg/kg KG, die

Tryptophanmengen bei 20 mg/kg KG und die Eiweißmenge bei unter 1 g/kg KG pro Tag.
2. Substitution des sekundären L-Carnitinmangels durch 50–200 mg/Tag. Dieser Mangel resultiert aus einem Verlust von Carnitin in Form von Glutarylcarnitin, welches dem Stoffwechsel entzogen wird.
3. Der Gabe von Riboflavin (Vitamin B_2) 100–200 mg/Tag liegt der Gedanke zugrunde, damit das defekte Enzym über den Co-Faktor Flavin-Adenin-Dinucleotid zu stabilisieren.

Die Versuche einer medikamentösen Behandlung umfaßten bislang verschiedenste Substanzen (Gammavinyl-GABA, Haloperidol, L-Dopa, Memantine, Baclofen, Valproat) ohne eindeutigen Nutzen. Baclofen wie Valproat sollen entsprechend ihren Eigenschaften den nachgewiesenen Mangel von GABA insbesondere im Striatum kompensieren. Baclofen ist hier möglicherweise effektiv, auch wenn es stets nur in Verbindung mit der Diät angewendet wird, so daß sein Effekt nicht isoliert zu sehen ist. Valproat scheint nicht wirksam; da es in Verbindung mit einem Carnitinmangel u. U. sogar schädigend wirkt, ist von der Anwendung abzusehen.

Da zumindest in kurzfristigen Zeiträumen nicht, wenn überhaupt, mit einer Rückbildung etwaiger Residualsymptome, d. h. in erster Linie der Choreoathetose und der Anarthrie, zu rechnen ist, sind physio-, ergo- und logotherapeutische Maßnahmen zur symptomatischen Behandlung und rehabilitative Maßnahmen zur Verbesserung der Selbständigkeit und der Kommunikation sowie zur schulischen Integration erforderlich. Hierzu gehört auch die Hilfsmittelversorgung (Rollstuhl, Eßhilfen, Kommunikatoren, Schreibcomputer etc.).

Die Prognose der Glutarazidämie I unter Therapie, insbesondere Diät, ist noch offen, da ausreichende, insbesondere ausreichend lange, Beobachtungen noch nicht existieren. Nach dem gegenwärtigen Stand der Erkenntnisse können die Therapiemaßnahmen wahrscheinlich die Progredienz aufhalten bzw. die Manifestation bei frühdiagnostizierten Kindern verhindern. Inwieweit bestehende Defekte und Residuen wie eine Choreoathetose und Anarthrie sich wieder zurückbilden, ist noch offen und soll auch am Beispiel der Kasuistik des hier vorgestellten Kindes langfristig klinisch, rehabilitativ und biochemisch kontrolliert werden.

Literatur

Goodman SI, Frerman FE (1989) Organic acidemias due to defects in lysine oxidation: Ketoadipic acidemia and glutaric acidemia. In: Scriver RC et al. (eds). McGraw-Hill, New York, pp 845–853

Hoffmann GF et al. (1991) Glutaryl-CoA-dehydrogenase deficiency: a distinct encephalopathy. Pediatrics

Medikamentöse Therapie in der Neurologie

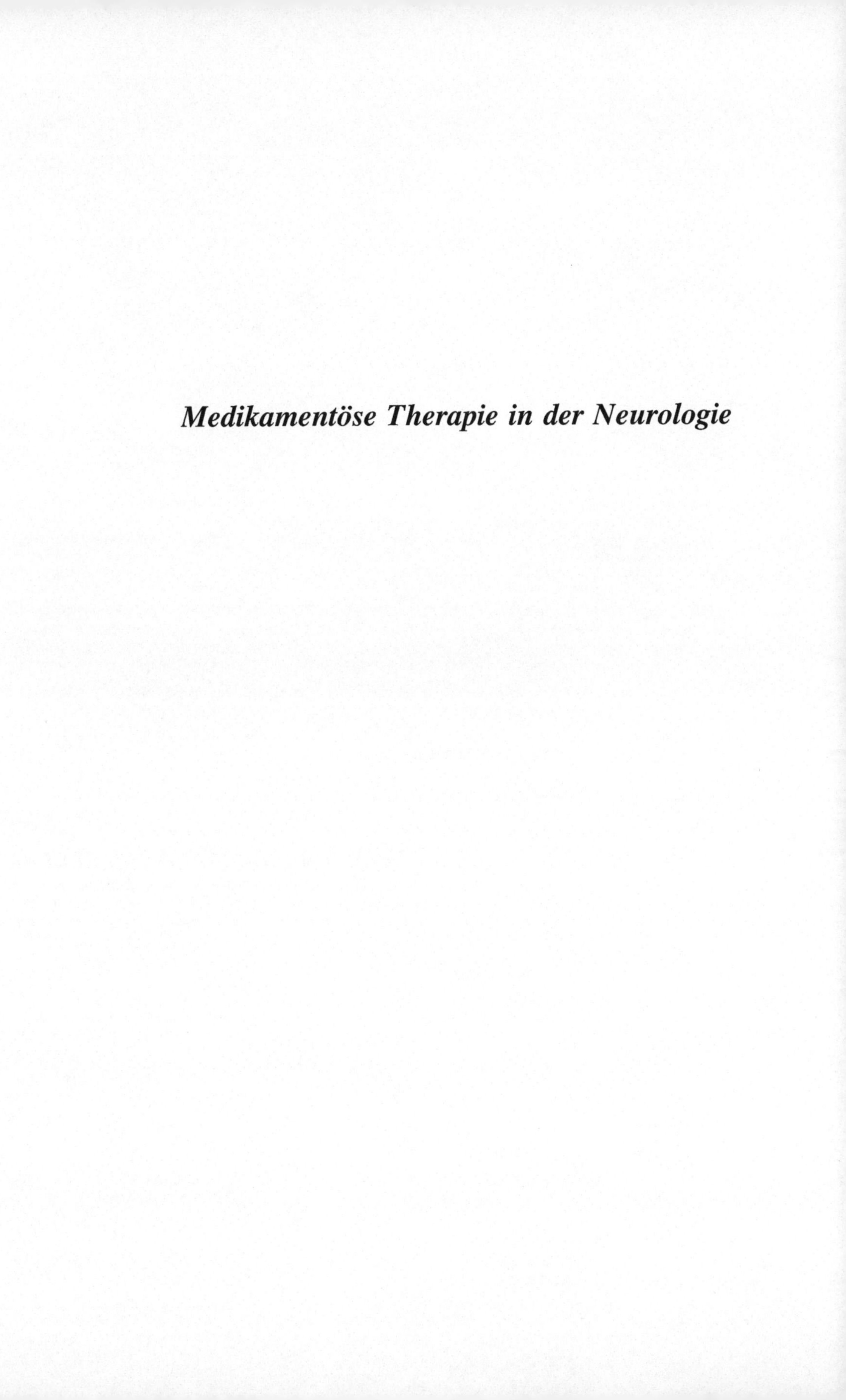

Therapie der Dystonien

F. Vassella

Unsere Kenntnisse über die Funktionen der Basalganglien sind immer noch sehr lückenhaft. Im Jahre 1925 prägte Wilson an der *Croonian Lecture* den berühmt gewordenen Ausspruch: „The basal ganglia situated in the base of the brain retain the characteristics of basements.-viz darkness," und im Jahre 1982 gab Marsden [16] seiner *Robert Wartenberg Lecture* den Titel: „The mysterious motor function of the basal ganglia." Das Thema der Therapie der Dystonien kann nicht diskutiert werden, ohne daß die Strukturen und die Funktionen der Basalkerne kurz dargestellt werden.

Strukturen und Funktionen der Basalkerne

Zu den basalen Ganglien werden in der Regel neben dem Striatum (Nucleus caudatus und Putamen) und dem Globus pallidus (äußerer und innerer Anteil) auch der Nucleus subthalamicus und die Substantia nigra gezählt. Zahlreiche Afferenzen und Efferenzen im Bereiche der Basalganglien zeugen von der Komplexität der beteiligten Regelkreise. Der größte Teil der Efferenzen geht vom Pallidum aus, während das Striatum die meisten Afferenzen empfängt. Die Afferenzen zum Striatum kommen ersens aus kortikalen Arealen (präzentraler, postzentraler, temporaler Kortex), zweitens aus den thalamischen Kernen (insbesondere Centrum medianum und Nucleus parafascicularis), drittens aus der Pars compacta der Substantia nigra und viertens von den Raphekernen des Mittelhirns. Die Efferenzen gehen zum Thalamus (speziell ventrolaterale Kerne, Nucleus centromedianus und Nucleus habenularis lateralis) und vom Thalamus aus zum motorischen und zum frontalen Kortex. Efferenzen gehen auch vom Pollidum zum Hirnstamm. Nigrothalamische Bahnen stellen wiederum Verbindungen zur Hirnrinde dar. Die Verschaltung ist sehr komplex und es ist deshalb z. T. sehr hypothetisch aus dieser Vernetzung ganz bestimmte Regelkreise hervorzuheben.

Im Bereiche der Motorik ist das extrapyramidale System an der Planung und Programmierung von Bewegungen wesentlich beteiligt. Auf die Ergebnisse früherer Forscher aufbauend, stellte Marsden (Abb. 1) ein Konzept dar, wonach das extrapyramidale System in erster Linie an der Planung und Programmierung von Bewegungen beteiligt ist, was in vereinfachter Weise am Beispiel der Handschrift und des Schreibens erklärt werden kann: Die Handschrift einer bestimmten Person bewahrt ihre charakteristischen individu-

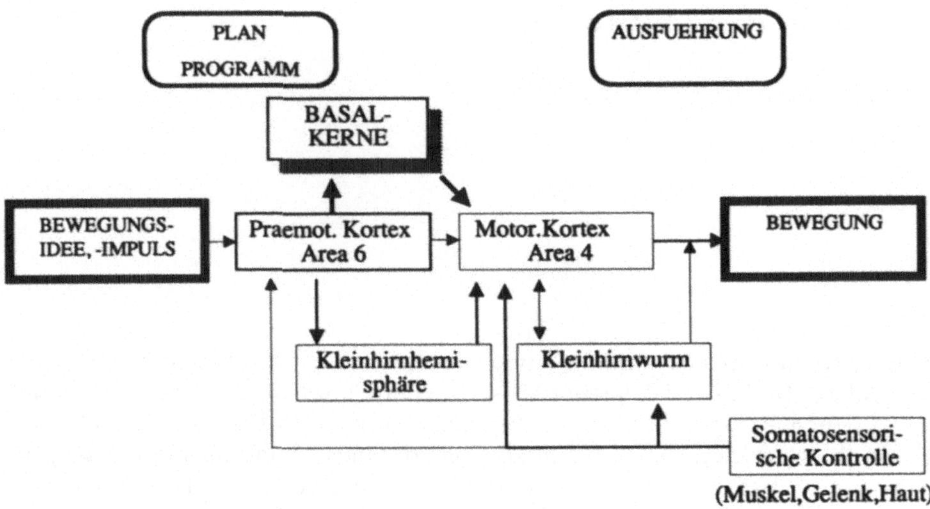

Abb. 1. Konzept für Bewegungsintention und Bewegungssteuerung. (Nach [16])

ellen Merkmale, unabhängig davon ob nun diese Person mit dem Bleistift auf Papier oder mit der Kreide an die Wandtafel schreibt. Dies ist nicht ohne Weiteres selbstverständlich, denn beim Schreiben mit dem Bleistift werden z. T. andere Muskeln eingesetzt als beim Schreiben an die Wandtafel. Die Handschrift ist der Ausdruck der extrapyramidalen Planung. Die motorischen Programme hingegen steuern die Kraft und den Zeitpunkt des Einsatzes der beteiligten Muskeln. Nebst diesen motorischen Aufgaben sind die Basalganglien auch an der Integration von geistigen Funktionen und von Emotionen in das motorische Verhalten beteiligt.

Die Strukturen des extrapyramidalen Systems sind reich an Neurotransmittern und an Neuromodulatoren. Die Abb. 2 stellt einen stark vereinfachten Überblick über die wichtigsten Überträgersubstanzen dar [15]. Vom Standpunkt der medikamentösen Therapie aus gesehen sind das vorwiegend hemmende Dopamin und das erregende Azetylcholin die wichtigsten Überträgersubstanzen, die man bei pathologischen Zuständen durch Pharmaka unterstützen oder hemmen möchte. Bereits aus dieser Darstellung der Neurotransmitter-Einwirkungen kann man sich sehr leicht vorstellen, daß eine wirksame und differenzierte Therapie, welche das physiologische Zusammenspielen der beteiligten, z. T. noch unbekannten Überträgersubstanzen möglichst naturgetreu nachahmen sollte, die Anwendung zahlreicher geeigneter Pharmaka in aufeinander abgestimmter Dosierung und zeitlicher Folge erfordert. Leider sind wir heute von einer solchen differenzierten Therapie noch weit entfernt!

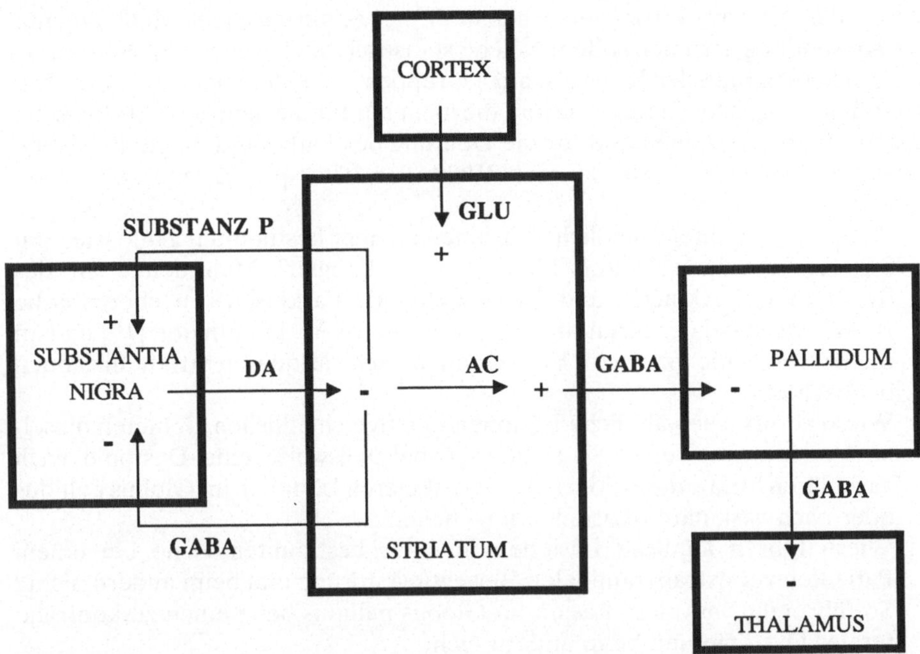

Abb. 2. Schematische, vereinfachte Darstellung der Neurotransmittoren in den Basalkernen (+ = erregend, − = hemmend, *AC* Azetylcholin, *DA* Dopamin, *GLU* Glutamat)

Therapie-Prinzipien

Eine einfache Regel (Abb. 3) besagt, daß Syndrome mit Hypokinese und Rigor mit Dopa-Agonisten oder mit Anticholinergika behandelt werden müssen, während Dyskinesien den Einsatz von Dopaminantagonisten oder von Cholinergika erfordern. Leider gibt es zu dieser Regel derart viele Ausnahmen, daß das zweite therapeutische Prinzip bei diesen Störungen sehr bald zur Anwendung kommen muß. Dieses Prinzip fordert, daß man bei Mißerfolg mit der erwähnten Regel systematisch ein Medikament nach dem andern nach dem

AKINESE UND RIGOR	DYSKINESIEN
DOPAMINERGE AKTIV. ↓ CHOLINERGE AKTIV. ↑	DOPAMINERGE AKTIV ↑ CHOLINERGE AKTIV. ↓

Abb. 3. Vereinfachte Darstellung des Neurotransmitter-Ungleichgewichts bei Akinese und Rigor einerseits und bei den Dyskinesien andererseits

Gesetz des „trial and error" versuchen muß, wobei zunächst jene Medikamente zur Anwendung kommen sollen, welche statistisch die harmloseren Nebenwirkungen haben. Marsden [17] weist auf 4 Gruppen von Dilemmata und Paradoxa in der Pathologie der Basalkerne hin, die nicht nur für die neurologisch-topische Diagnostik der Läsionen und für die Deutung der Pathophysiologie Probleme darstellen, sondern auch bei der Wahl der Therapie Zweifel entstehen lassen:

1. Wieso führen unterschiedliche Läsionen in einer bestimmten Zone wie dem Striatum zu derart unterschiedlichen Wirkungen? Man denke an das Syndrom mit Akinesie und Rigor beim M. Parkinson, an choreatische Bewegungen bei der Striatum-Degeneration des M. Huntington [19] und an die Dystonie, die man beim Erwachsenen nach vaskulären Striatumläsionen beobachtet.
2. Wieso verursachen ähnliche Läsionen in unterschiedlichen Gebieten dieselbe Bewegungsstörung? So sieht man beispielsweise eine Dystonie nach vaskulären Striatum-Läsionen, nach vaskulären Läsionen im Globus pallidus oder nach vaskulären Läsionen im Thalamus.
3. Wieso führen ähnliche Läsionen in einer bestimmten Zone bei einem Patienten zur extrapyramidalen Bewegungsstörung und beim andern nicht? So führt eine vaskuläre Läsion im Globus pallidus beim einen zu kontralateraler Dystonie und beim andern nicht.
4. Wieso führt eine bestimmte Erkrankung der Basalkerne zu einer derartigen Vielfalt an Bewegungsstörungen? So kann die Wilson'sche Krankheit Tremor oder Dystonie oder Akinese mit Rigor verursachen aber auch zu einer Kombination von Tremor, Dystonie und akinetisch-ridigem Syndrom führen.

Aus diesen Ausführungen wird es offensichtlich, daß auch die therapeutischen Möglichkeiten begrenzt sein müssen und daß wir die anzuwendende Stoffgruppe nicht immer auf Grund von eindeutigen, folgerichtigen Hypothesen auswählen können. Es muß auch daraus gefolgert werden, daß selbst der erfolgreiche Einsatz eines bestimmten Neurotransmitter-Agonisten oder Antagonisten uns nicht die Berechtigung gibt, ex juvantibus eine bestimmte Hypothese aufzustellen, welche Strukturen oder welche Neurotransmittermechanismen pathogenetisch im Zentrum des Geschehens sein müssen.

Wirkstoffgruppen

Die Therapie mit *Dopaminagonisten* ist von großer Bedeutung bei der Therapie des juvenilen Parkinson-Syndroms bzw. bei der idiopathischen progredienten Dystonie von Segawa.

Dopamin wirkt auf zwei unterschiedliche Dopaminrezeptoren, wobei der Effekt auf D_2-Rezeptoren tausendfach stärker ist als auf D_1-Rezeptoren. Unterschiede in der Wirkungsstärke bezogen auf D_1- und D_2-Rezeptoren findet man auch bei Dopamin-Agonisten und -Antagonisten (Abb. 4). Das Dopamin kann nicht als Pharmakon für extrapyramidale Störungen verwendet werden, da

	D1-REZEPTOR	D2-REZEPTOR
LOKALISATION	ZNS,Niere,Parathyreoid.	ZNS, perif. NS,Hypoph.
ADENYLATZYKLASE	erregend	hemmend /ungekoppelt
AGONISTEN		
DOPAMIN	vollständig, mikromolar	vollständig, nanomolar
APOMORPHIN	partiell. mikromolar	vollständig, nanomolar
ANTAGONISTEN		
PHENOTHIAZIN	nanomolar	nanomolar
THIOXANTHENE	nanomolar	nanomolar
BUTYROPHEN.	mikromolar	nanomolar

Abb. 4. Wichtigste Daten über die Dopamin-Rezeptoren D_1 und D_2

es die Blut-Hirn-Schranke nicht durchdringt und sehr rasch abgebaut wird. Zudem würde es in pharmakologischen Dosen derart auf die extrazerebralen Dopaminrezeptoren wirken, daß Brechreiz, Erbrechen und Blutdruckabfall häufig wären.

An dessen Stelle wird sein Vorläufer, das L-Dopa oder Levodopa verwendet, welches pharmakologisch inaktiv ist und die Blut-Hirn-Schranke durchdringt. Das Enzym Dopa-Decarboxylase decarboxyliert das L-Dopa sehr rasch zu Dopa. Die galenische Kombination von L-Dopa mit einem Hemmer der Dopa-Decarboxylase verhindert, daß das L-Dopa im Blut rasch abgebaut wird. Dadurch wird eine höhere Blutkonzentration und somit auch eine bessere Permeation ins Gehirn erreicht, und weil viel weniger Dopa im Blutkreislauf decarboxyliert wird, gibt es auch weniger unerwünschte Dopa-Effekte auf das periphere Nervensystem. Die Pharmakokinetik dieser Präparate wurde nur beim Erwachsenen studiert, aber die klinische Wirksamkeit des L-Dopa dauert beim Kind ähnlich lang wie beim Erwachsenen, nämlich etwa 4 h. Die Nebenwirkungen (gastrointestinale Störungen, Herzrhythmusstörungen, orthostatische Hypotonie, psychische Erregung oder Dysphorie, motorische Unruhe, Chorea oder Dystonie) sind beim Erwachsenen häufiger als beim Kind. Über Agonisten wie das Bromocriptin oder das Lisurid [21] gibt es beim Kind nur geringe Erfahrungen.

Eine therapeutisch wichtige Gruppe stellen auch die *Dopamin-Antagonisten* dar. Dazu zählt man in erster Linie die Neuroleptika. Diese werden häufig deshalb eingesetzt, weil sie neben anderen Wirkungen auch die Dopaminrezeptoren kompetitiv blockieren. Am häufigsten werden die Neuroleptika aus psychiatrischer Indikation abgegeben, aber in der Pädiatrie werden sie auch gegen Vertigo, Nausea oder Erbrechen verordnet, und wir alle kennen die gelegentlichen extrapyramidalen Nebenwirkungen bei Kindern, die gegen Erbrechen oder Nausea ein solches Medikament erhalten haben. Erwähnt seien insbesondere die Substanzen Chlorpromaxin, Chlorprothixen, Haloperidol und

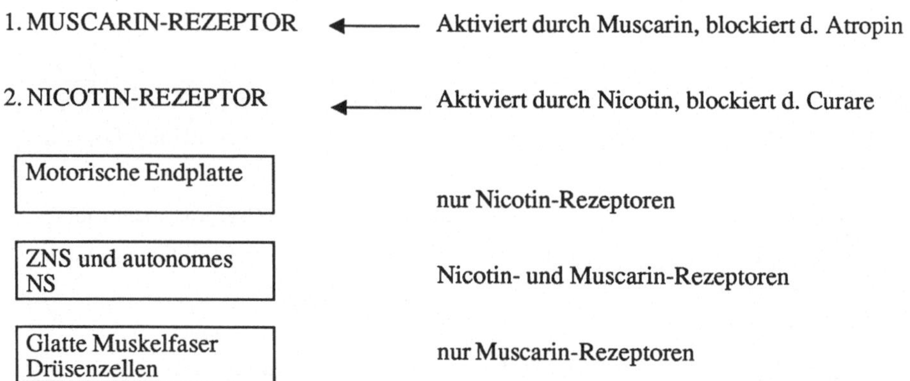

Abb. 5. Wichtigste Daten über die Azetylcholin-Rezeptoren vom Muskarin- und vom Nikotintyp

Pimozid. Zu den Dopamin-Antagonisten, die nicht auf die Rezeptoren wirken, sondern die Dopaminspeicher leeren, gehören das altbekannte Reserpin und das Tetrabenazin. Eine weitere therapeutische Gruppe ist jene der *Cholinergika:*

Pharmakologisch werden zwei Arten von Azetylcholinrezeptoren (Abb. 5) unterschieden und beide kommen im ZNS vor. Im Putamen und im Nucleus caudatus hat es sehr viele cholinerge Interneuronen. Beim Erwachsenen werden Cholinergika gelegentlich bei choreatischen Störungen versucht. Als Azetylcholin-Vorläufer gibt man dem Lezithin den Vorzug, weil es nicht so sehr nach Fisch schmeckt, wie das Cholin. In der Literatur gibt es nur wenige Berichte über die Anwendung von Cholinergika im Kindesalter. Viel wichtiger als die Cholinergika sind für den Neuropädiater die *Anticholinergika.* Zahlreiche Substanzen mit einer Struktur wie das Atropin blockieren kompetitiv die Azetylcholinrezeptoren. In der Therapie der extrapyramidalen Störungen gibt man synthetischen Produkten wie Benzhexol, Biperiden oder Orphenadrin den Vorzug. Die häufigsten Nebenwirkungen sind Mundtrockenheit, Obstipation, Akkomodationsstörungen, Mydriase, Harnverhaltung und Tachykardie. Besonders unter höheren Dosen können Dysphorie, Konzentrationsschwierigkeiten, Halluzinationen und Verwirrtheitszustände verursacht werden. Diese Nebenwirkungen werden eher bei älteren Menschen beobachtet, kommen jedoch auch bei Kindern vor.

Es wurden bei weitem nicht alle Medikamente erwähnt, die bei extrapyramidalen Störungen eingesetzt werden können, aber die aufgeführten Stoffe gehören zur Grundausrüstung der Therapie: Dopa-Agonisten, Dopa-Antagonisten und Anticholinergika. Carbamazepin und die Benzodiazepine sind weitere gebräuchliche Medikamente. Die Tabelle 1 faßt die wichtigeren Stoffgruppen zusammen.

Tabelle 1. Wichtigere Medikamente für die Therapie von extrapyramidalen Störungen. Es wurde je 1 in der Schweiz gebräuchlicher Markenname erwähnt. Die Auflistung ist nicht vollständig. In der BRD und in Österreich sind z. T. andere Markennamen gebräuchlich

1. DOPA-AGONISTEN
    - L-Dopa + Beserazid (Madopar, Roche)
    - L-Dopa + Carbidopa (Sinemet, MSD)
    - Bromocriptin (Parlodel, Sandoz)
    - Lisurid (Dopergin, Schering)
2. DOPA-ANTAGONISTEN
    - 2.1. DOPAMINREZEPTOR-BLOCKER
        - Neuroleptika
            - Phenothiazine
                - Chlorpromazin (Largactil, Rhône-Poulenc)
                - Thioridazin (Melleril, Sandoz)
                - Fluphenazin (Dapotum, Squibb)
            - Thioxanthene
                - Flupentixol (Fluanxol, Lundbeck)
                - Chlorprothixen (Taractan, Roche)
            - Butyrophenone
                - Haloperidol (Haldol, Janssen)
                - Pimozid (Orap, Janssen)
    - 2.2. DOPAMINSPEICHER-DEPLETOREN
        - Reserpin (Serpasil, Ciba Pharma)
        - Tetrabenazin (Nitoman)
3. CHOLINERGIKA
    - Cholin-Cl
    - Lezithin
    - Carbamazepin (Tegretol, Ciba-Geigy)
4. ANTICHOLINERGIKA
    - Benzhexol/Trihexyphenidyl (Artane, Lederle)
    - Biperiden (Akineton, Knoll)
    - Orphenadrin (Disipal, Gist-Brocades)
5. GABA-REZEPTOREN-STIMULATOR
    - Baclofen (Lioresal, Ciba-Geigy)

Therapie der Dystonien

Die Behandlung der meisten Dystonien stellt für den Patienten und für seine Angehörigen eine schwere Belastung dar, und vom Arzt erfordert sie nicht nur die Verschreibung von Pharmaka, sondern einen sehr großen persönlichen Einsatz. Die Medikamentennebenwirkungen im psychischen Bereich (z. B. Halluzinationen oder Verwirrtheitszustände) werden von den Betroffenen als bedrohlich und unheimlich empfunden, und sie führen nicht selten dazu, daß weitere medikamentöse Versuche abgelehnt werden.

Die Beurteilung des Therapieeffektes setzt geeignete Meßmethoden voraus. In erster Linie benützt der Autor Videoaufnahmen nach einem der individuellen Situation angepaßten Drehbuch, welches anläßlich der späteren Kontrollaufnahmen möglichst getreu wiederholt und wenn nötig ergänzt wird. In der Regel wird man Funktionen wie das Stehen, Gehen, Hüpfen, Schreiben, Diadochokinese, Finger-Nase-Versuch, Essen mit Gabel oder Löffel usw. festhalten.

Schriftproben erlauben auch zu Hause Verläufe der Handmotorik gut zu dokumentieren, und sie sind besonders wertvoll, wenn in regelmäßigen zeitlichen Abständen (z. B. jede Woche) derselbe Standardsatz abgeschrieben wird. In regelmäßigen Zeitabständen sollte anläßlich der ärztlichen Kontrolle auch das Ausmaß der Dystonie mittels der „Dystonia movement scale" und der „Disability scale" nach Burke et al. [3] festgehalten werden. Die Quantifizierung feinmotorischer Funktionen der Hände beispielsweise mittels des computergestützten Wiener-Testsystems (motorischer Leistungstest) ist nach der persönlichen Erfahrung des Autors nur bei leichteren Formen durchführbar. Für die medikamentöse Therapie der Dystonien gilt leider, wie bereits eingangs erwähnt, daß es keine allgemeingültigen Behandlungsregeln gibt, da es unmöglich ist, vorauszusagen, wer auf welches Medikament günstig ansprechen wird. Weil in seltenen Fällen ein bestimmtes Medikament wirksam war, muß man es versuchen, auch wenn die Wahrscheinlichkeit eines solch günstigen Effektes sehr gering ist.

Die schönsten therapeutischen Erfolge erlebt man bei der Behandlung der *progressiven Dystonie mit tageszeitlichen Schwankungen,* die nach dem japanischen Autor Segawa [22] benannt ist. L-Dopa in niedriger Dosierung zwischen 5 und 30 mg/kg KG/Tag, mit oder ohne Dopa-Decarboxylasehemmer, führt innerhalb Tagen bis Wochen zu einer praktisch vollständigen Remission [6]. Störungen machen sich während Zeiten besonders starker körperlicher Aktivität bemerkbar. Die Aufnahmen in Abb. 6 wurden Video-Registrierungen entnommen. Links sind zwei 10 bzw. 8 Jahre alte Mädchen vor Beginn der L-Dopa-Therapie beim Stuhl-Kipptest dargestellt. Rechts ist derselbe Test einige Monate nach Therapie-Beginn festgehalten. Die Kopf- und Rumpfhaltung kann sich unter Therapie den plötzlichen Lageveränderungen beim Kipptest besser anpassen. Die Abb. 7 hält den Gang dieser Mädchen vor der Behandlung und unter L-Dopa-Therapie fest. Beide Patientinnen stehen z. Z. der Manuskriptniederlegung seit 6 bzw. 7 Jahren unter L-Dopa und sind völlig beschwerdefrei. Ohne Therapie wären sie vermutlich an den Rollstuhl gebunden. Bei einem derart guten Ansprechen auf die Therapie ist es unerläßlich, daß man die richtige Diagnose stellt und die Behandlung mit L-Dopa unverzüglich einleitet. Die Abgrenzung von anderen Dystonieformen ist nicht immer leicht, und in gewissen Fällen ist die tageszeitliche Fluktuation nicht feststellbar. Man muß jedoch an diese Möglichkeit denken, und auch wenn die Diagnose nicht ganz sicher ist, sollte der Versuch mit L-Dopa nicht unterlassen werden.

Bei gewissen in der Literatur als Fälle von idiopathischer deformierender Dystonie beschriebenen Individuen handelt es sich wahrscheinlich um nicht erkannte Fälle von Segawa-Syndrom. Dies gilt möglicherweise auch für einige der 113 von Lang [4] gesammelten Erwachsenen und Kinder mit generalisierter oder segmentaler Dystonie. Die Einbeziehung unerkannter Fälle von Segawa-Dystonie verschönert die statistischen Therapieergebnisse. In seiner heterogenen Patientengruppe fand Lang ein gutes oder ein mittelmäßiges Ansprechen auf L-Dopa-Therapie bei 40 % der Fälle. Auch die übrigen Dopaminagonisten hatten eine gewisse Wirkung bei dieser Gruppe: 27 % der idiopathischen Dystonien zeigten ein gutes oder zumindest ein gewisses Ansprechen auf Bromocriptin und 18 % auf Lisurid. Meine geringe persönliche Erfahrung bei 10

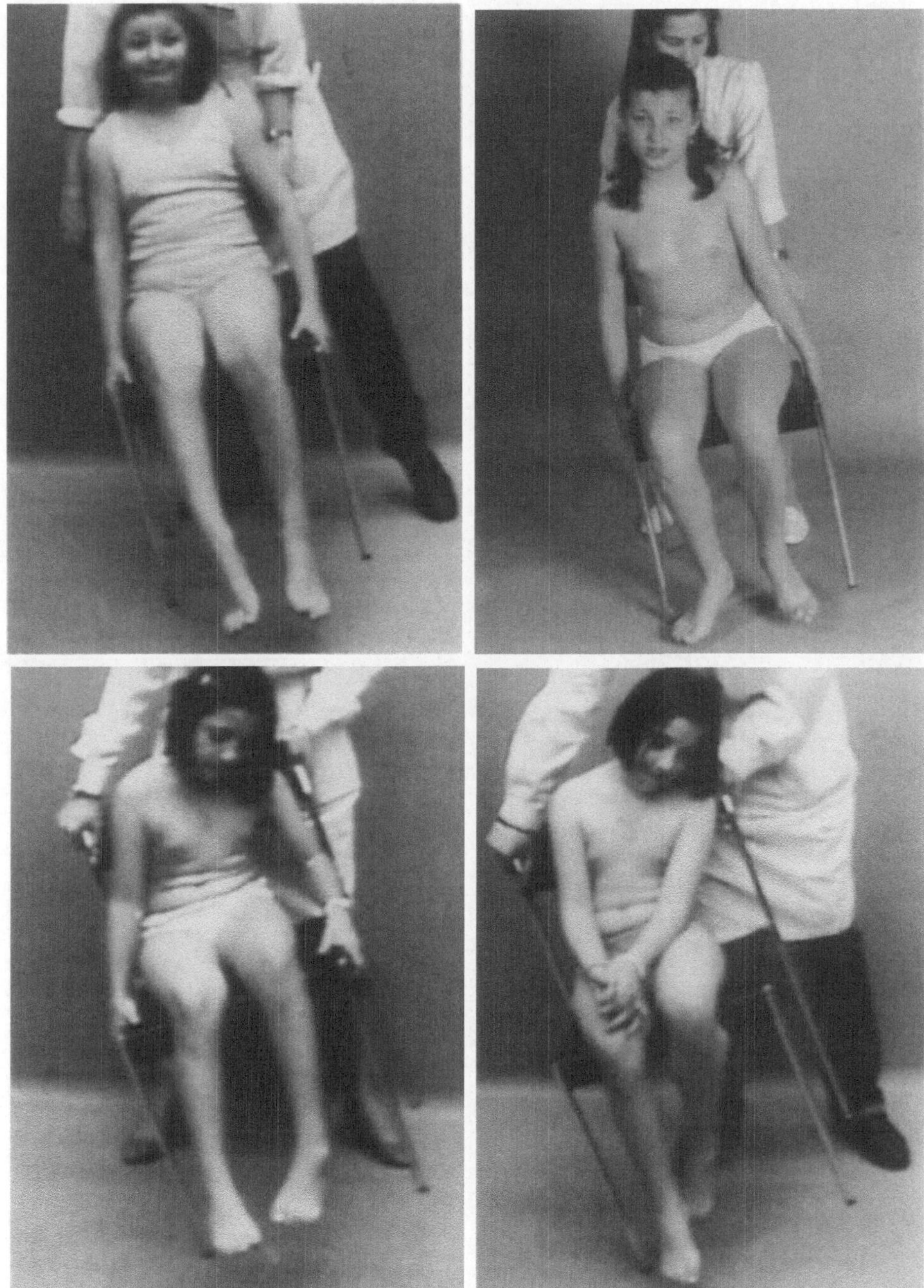

Abb. 6. Beim Kipptest wird der Stuhl plötzlich etwas zur Seite gekippt. *Links* zwei Mädchen mit Segawa-Syndrom, vor Therapiebeginn. *Rechts* dieselben Mädchen unter Therapie mit L-Dopa. Unter Therapie sind die zwei Patientinnen wieder fähig, Rumpf und Kopfstellung der plötzlichen Lageveränderung anzupassen. (Die Bilder wurden einer Videosequenz entnommen.)

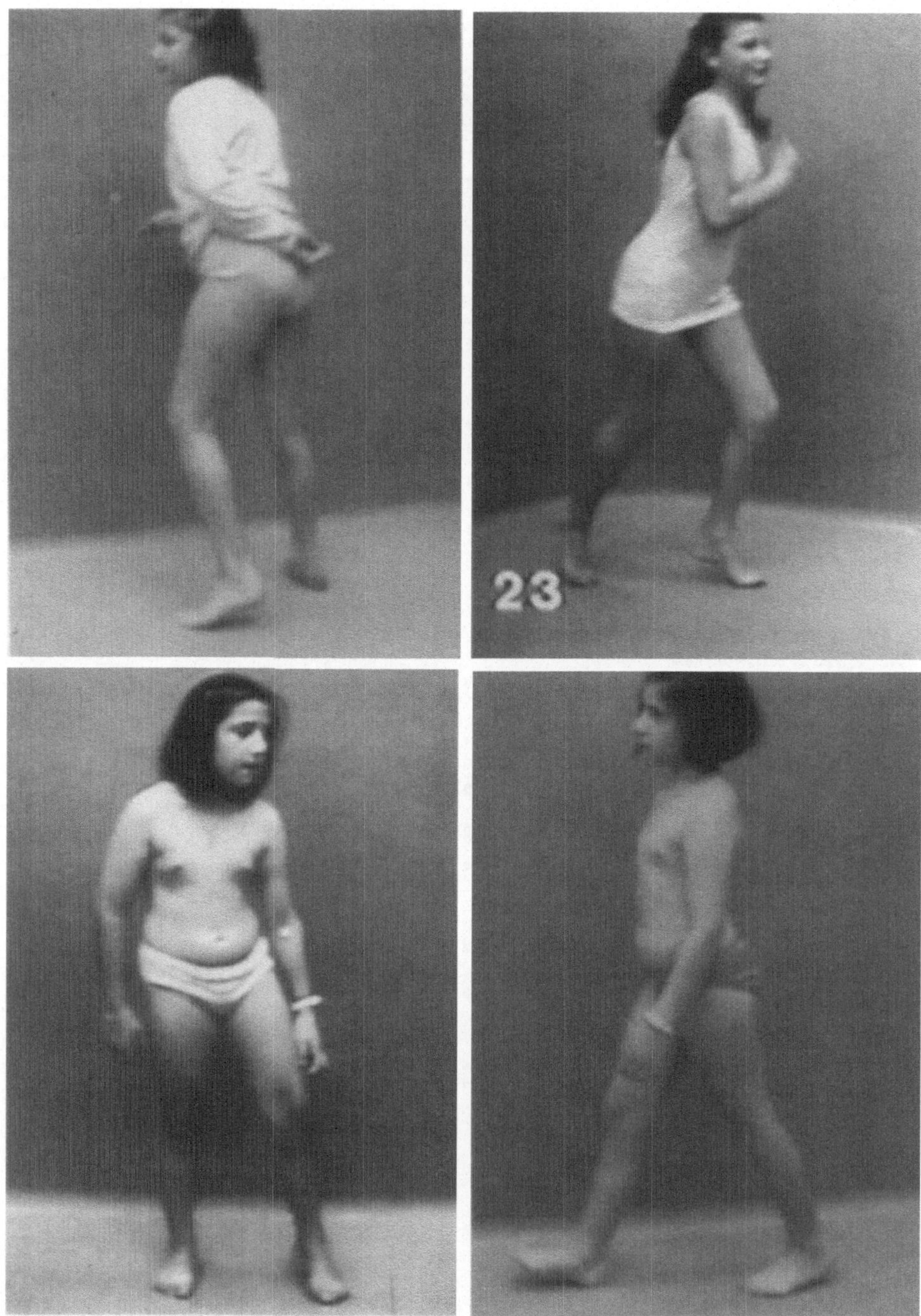

Abb. 7. Dieselben Patientinnen wie in Abb. 6 Momentaufnahmen beim Gehen, links vor Therapiebeginn, rechts unter L-Dopa. Die dystone Rumpf- und Armhaltung ist unter Therapie verschwunden

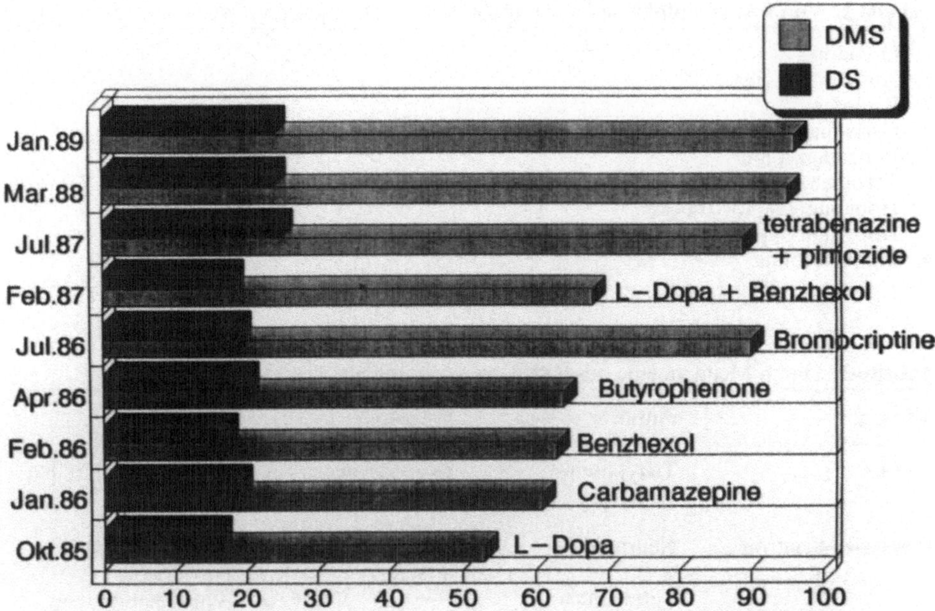

Abb. 8. Graphische Darstellung der Punktezahl DMS (Dystonia Movement Scale) und DS (Distability Scale) unter verschiedenen Therapien bei einem 1975 geborenen Mädchen mit idiopathischer progressiver Dystonie. Seit 1988 keine medikamentöse Therapie. Je höher die Punktezahl, desto ausgeprägter die Dystonie, bzw. die Invalidität. Punktemaximum DMS = 120; DS = 30

Fällen von idiopathischer Dystonie war bezüglich L-Dopa sehr enttäuschend. In keinem einzigen Fall konnte dadurch eine noch so kleine Besserung erzielt werden. Die Abb. 8 stellt anhand der Punkteskala von Burke et al. [3] die Erfolglosigkeit verschiedener therapeutischer Versuche (L-Dopa, Cholinergikum, Anticholinergikum, Dopa-Rezeptorblocker, Dopa-Agonist, L-Dopa mit Anticholinergikum, L-Dopa kombiniert mit Dopaspeicher-Depletor und mit Anticholinergikum) bei einem 10jährigen Mädchen, das zur Zeit der Manuskriptverfassung im Alter von 16 Jahren hochgradig invalid ist und den Händegebrauch fast vollständig verloren hat. Die in Abb. 7 dargestellte Reihenfolge der eingesetzten Medikamente wurde vom Autor zu einem Zeitpunkt gewählt, als das unten aufgeführte Schema von Fahn noch nicht publiziert war.

Das von Fahn [8] vorgeschlagene therapeutische Schema für die Dystonien (Tabelle 2) berücksichtigt in erster Linie die Schwere der Nebenwirkungen, so daß die gefährlicheren Medikamente gegen Ende der Reihe aufgeführt werden, auch wenn sie an und für sich statistisch größere Wirkungschancen hätten, als Pharmaka, welche vor ihnen versucht werden. Tabelle 3 faßt die wichtigeren extrapyramidalen Nebenwirkungen zusammen, die bei Antidepressiva und Neuroleptika beobachtet werden. Gefürchtet ist vor allem die Spätdyskinesie nach Neuroleptika, welche irreversibel sein kann [2]! Neuroleptika sollten

Tabelle 2. Von Fahn empfohlene Reihenfolge bei der Therapie der Dystonien. (Nach [8])

1. Levodopa
2. Anticholinergika
3. Baclofen
4. Carbamazepin
5. Benzodiazepine
6. Tetrabenazin oder Reserpin
7. Dopaminrezeptor-Blocker
8. Dopamin-Depletor + Dopamin-Rezeptor-Blocker + Anticholinergikum
9. Thalamotomie

Tabelle 3. Durch Medikamente ausgelöste extrapyramidale Bewegungsstörungen

Störung	Auslöser	Prävalenz	Behandlung
Tremor	Trizyklische Antidepressiva	Dosisabhängig, 1/3	Sistieren des Medikaments Reversibel
Parkinson-Syndrom	Neuroleptika	Dosisabhängig, <50 %	Anticholinergika
	Tetrabenazin		Verschwindet langsam
	Reserpin		Bis zu 1 Jahr
Akute Dystonie	Neuroleptika	2–5 %	Anticholinergika Diazepam
Akathisie	Neuroleptika	30 %	Anticholinergika Propranolol, Diazepam
Späte Dyskinesie	Neuroleptika	20 %	Sistieren des Medikaments Tetrabenazin Persistiert bei 40 %

deshalb erst dann als Dopamin-Antagonist eingesetzt werden, wenn andere, harmlosere Medikamente versagt haben.

Nach dem Schema von Fahn [8] beginnt man mit dem L-Dopa [20]. Als Mittel zweiter Wahl kommen die Anticholinergika zur Anwendung [4, 7, 18]. Es sind die Medikamente, welche bei den Dystonien die größte Erfolgsquote erreichen, und ihre Wirksamkeit wurde auch durch Doppelblindstudien nachgewiesen. Eine mittelmäßige bis gute Wirkung erzielt man bei etwa 50 % der Patienten, unabhängig davon ob die Dystonie segmental oder generalisiert ist, ob sie familiär oder sporadisch vorkommt und ob sie früh oder spät beginnt. Falls die Wirkung besonders gut ist, dann handelt es sich jedoch häufiger um juvenile Formen der Dystonie. Kinder vertragen i. allg. das Trihexophenidyl (Artane) besser als das Ethopropazin (Parsidol). Die Nebenwirkungen seitens der peripheren NS sind Mundtrockenheit und Doppeltsehen. Die Nebenwirkungen im Bereiche des ZNS sind Verhaltensstörungen, Verwirrtheit, Halluzinationen und Gedächtnisstörungen. Es sind die Nebenwirkungen, welche eine höhere

Dosierung verunmöglichen können. Fahn empfiehlt mit Trihexyphenidyl (Artane) 2 × 2,5 mg/Tag anzufangen und die Dosis um 2,5 mg pro Woche, bis zum erhofften Erfolg oder bis zum Auftreten der Nebenwirkungen zu steigern.

An dritter Stelle folgt das Baclofen (Lioresal), dem eine *GABAerge* Wirkung zugeschrieben wird. Greene et al. [10] behandelten 108 Patienten (Erwachsene und Kinder), die an idiopathischer Dystonie litten, mit Baclofen und erreichten zufriedenstellende Resultate bei 20%. Die Maximaldosis liegt etwa bei 2,5 mg/kg KG/Tag. Man beginnt mit sehr niedrigen Dosen, z. B. 0,3 mg/kg KG in 3–4 Teildosen. Die häufigste Störung ist Müdigkeit. Seltener wird über Mundtrockenheit, Verwirrtheit, Nausea oder Kopfschmerzen geklagt.

Das Carbamazepin (Tegretol) führte zu guten Resultaten bei 11% der 62 Patienten von Greene et al. [10], die dieses Medikament erhalten hatten. Man nimmt an, daß Carbamazepin als Cholinergikum wirkt.

Es folgen in der Liste von Fahn die Benzodiazepine, die eine ähnlich kleine Erfolgsquote zeigen wie das Carbamazepin. Mit verschiedenen Bezodiazepinen verzeichneten Greene et al. [10] eine gewisse Wirkung bei 13% von 40 Patienten. Mit dem Clonazepam erreichten sie einen positiven Effekt bei 16% von 115 Fällen.

An sechster Stelle des Schemas von Fahn finden sich die Dopaminantagonisten, die als Dopamin-Speicher-Depletor wirken. Es ist interessant und befremdend zugleich festzustellen, daß innerhalb der (heterogenen) Gruppe der Dystonien bei einem gewissen Prozentsatz der Patienten Dopamin günstig wirkt, während bei einem größeren Prozentsatz ähnlich gute Resultate mit Dopaminantagonisten erzielt werden. Die Dopaminantagonisten sind die wirksamsten Medikamente nach den Anticholinergika [11, 13]. Lang [14] fand positive Ergebnisse bei 1/3 seiner mit Tetrabenazin (Nitoman) behandelten Patienten. Ähnliche Ergebnisse verzeichnete auch Fahn [9]. An Stelle des Tetrabenazins kann auch das Reserpin (Serpasil) eingesetzt werden.

Die durch Rezeptorblockade wirkenden Dopaminantagonisten kommen erst an dieser Stelle in der empfohlenen Medikamentensequenz vor. Sie bergen die Gefahr der Auslösung einer Spätdyskinesie, welche die idiopathische Dystonie verschlimmern würde. Diese Komplikation wurde bisher mit den Dopaminspeicherdepletoren Tetrabenazin oder Reserpin nicht beobachtet. Die am häufigsten verwendeten Dopaminrezeptoren-Blocker sind Phenothiazin, Haloperidol und Pimozid. Mit diesen Medikamenten hatte Fahn bei einem Drittel seiner 26 Patienten Erfolg, während die Erfolgsquote mit Dopaminspeicher-Depletoren etwas tiefer, nämlich bei einem Viertel lag.

Im Jahre 1984 teilten Marsden et al. [18] mit, daß eine Tripel-Therapie, nämlich die Kombination eines Dopaminspeicher-Depletors mit einem Dopaminrezeptor-Blocker und mit einem Anticholinergikum bessere Resultate erzielen kann als eine Monotherapie. In diesem Medikamentencocktail wurde die Tetrabenazindosis niedrig belassen, d. h. nicht über 75 mg/Tag, um Depressionen zu vermeiden. Das Tetrabenazin vermindert nicht nur die Dopamindepots sondern auch die Noradrenalin- und Serotoninspeicher, was eine psychische Depression auslösen kann. Die Antidopaminwirkung verstärkte Marsden durch die Zugabe der Dopamin-Rezeptorenblocker Pimozid oder

Orap. Die Zugabe des Anticholinergikums Trihexyphenidyl (Artane) bezweckt eine zusätzliche Verminderung der Dystonie und beugt einem latrogenen Parkinson-Syndrom vor. Bei einigen verzweifelten Fällen konnte er dadurch positive Wirkungen erzielen. Bei zwei eigenen Fällen zeigte diese Kombination keine Vorteile, aber es ist z. Z. die letzte einigermaßen etablierte pharmakologische Möglichkeit vor den stereotaktischen neurochirurgischen Eingriffen.

Die stereotaktische Thalamotomie wird heute offenbar seltener angewandt als noch vor 10 oder 20 Jahren, auch wenn beispielsweise italienische Neurochirurgen [1] sich relativ optimistisch über die eigenen Erfahrungen äußern und weltweit zahlreiche anekdotische Beobachtungen und mündliche Mitteilungen über vereinzelte Beobachtungen in dieselbe Richtung weisen. Tasker et al. [24] publizierten 1988 ihre Erfahrungen mit der Thalamotomie bei generalisierter Dystonie. Es handelte sich um 27 Patienten (Adoleszenten und Erwachsene) mit idiopathischer Dystonie. Die besten Resultate lagen im Bereiche der Extremitäten. Die Funktionen, die Tasker et al. der „Mittellinie" zuschreiben, nämlich Artikulation, Dystonie des Gesichtes, des Nackens und des Rumpfes sowie der Gang, wurden durch den Eingriff nicht gebessert. Als Komplikationen der Thalamotomie zählen sie auf: Exitus letalis, Hemiparese, verschlechterte Phonation, Ataxie und Hydrozephalus. Der Einfluß auf die kognitiven Funktionen wurde leider nicht speziell studiert. Der Autor verfügt über keine persönliche Erfahrung mit stereotaktischen Eingriffen bei Kindern mit extrapyramidalen Störungen. Bei den wenigen Fällen, die er mit dieser Fragestellung den Neurochirurgen vorstellte, wurde von einem solchen Eingriff abgeraten. Die Möglichkeit eine stereotaktischen Eingriffs darf jedoch bei erfolgloser medikamentöser Therapie und entsprechendem Leidensdruck durchaus nicht außer acht gelassen werden. Einseitige Formen haben besonders gute Chancen.

Zum Schluß sei eine weitere therapeutische Methode erwähnt, die in den letzten Jahren an Bedeutung gewonnen hat und die vereinzelt auch bei Jugendlichen angewandt wird: die Therapie mit Injektionen von Botulinum-A-Toxin. Die Methode ergab Erfolge bei Blepharospamus im Rahmen von generalisierten Dystonien, bei kraniozervikaler Dystonie, bei hemifazialen Spasmen, bei Gesichtsmyokymien, Synkinesien nach Fazialislähmung [12, 23]. Sie wurde sogar bei psychogenen Tics angewandt. Das Toxin wird intrakutan gespritzt und zeigt seine Wirkung innerhalb 3–5 Tagen. Es verliert seine Aktivität nach 2–3 Monaten, so daß nach diesem Intervall neue Injektionsserien durchgeführt werden müssen. Das Toxin bindet sich an die motorische Endplatte und verursacht einen präsynaptischen motorischen Block, indem es die Ausschüttung von Azetylcholin aus den Nervenendigungen verhindert. Es soll weder lokale noch generalisierte Immunreaktionen auslösen.

Trotz aller erwähnten therapeutischen Möglichkeiten können viele Fälle von progredienter Dystonie nicht befriedigend behandelt werden.

Es bleibt die Hoffnung, daß neue und wirksamere Pharmaka entwickelt werden, welche das Schicksal dieser Dystoniepatienten erleichtern können.

Zusammenfassung

Der heutige Stand in der Therapie der Dystonien wird auf Grund der Literatur dargestellt. Falls die allgemeine Regel, daß Syndrome mit Hypokinese und Rigor durch Dopa-Agonisten und Anticholinergika behandelt werden, während Dyskinesien den Einsatz von Dopamin-Antagonisten oder von Cholinergika erfordern, nicht zum gewünschten Erfolg führt, müssen weitere therapeutische Maßnahmen den Gesetzen des „trial and error“ folgen. Da einige der in Frage kommenden Medikamente sehr unangenehme, langdauernde und z. T. sogar irreversible Nebenwirkungen haben können, empfiehlt es sich nach Fahn die Reihenfolge der einzusetzenden Wirkstoffe nicht in erster Linie auf Grund der größten Erfolgschancen festzulegen, sondern primär die Schwere der möglichen Nebenwirkungen in Betracht zu ziehen.

Literatur

1. Angelini L, Rumi V, Nardocci N, Broggi G (1990) Stereotactic surgery: principles, history and techniques. In: Papini M, Pasquinelli A, Gidoni EA (eds) Development, handicap, rehabilitation. Practice and theory. Elsevier, Amsterdam
2. Burke RE, Fahn S, Jankovic J, Marsden CD, Lang AE, Gollomp S, Ilson J (1982) Tardive dystonia: late-onset and persistent dystonia caused by antipsychotic drugs. Neurology 32:1335
3. Burke RE, Fahn S, Marsden CD, Bressman SB, Moskowitz C, Friedman J (1985) Validity and reliability of a rating scale for the primary torsion dystonias. Neurology 35:73
4. Burke RE, Fahn S, Marsden CD (1986) Torsion dystonia: a double blind, prospective trial of high-dosage trihexyphenidyl. Neurology 36:160
5. De Jong APJ, Haan EA, Manson JI, Wise GA, Ouvrier RA, Wadman SK (1989) Kinetic study of catecholamine metabolism in hereditary progressive dystonia. Neuropediatrics 20:3
6. Deonna T (1986) DOPA-Sensitive progressive dystonia of childhood with fluctuations of symptoms-Segawa's syndrome and possible variants. Neuropediatrics 17:81
7. Fahn S (1983) High dosage anticholinergic therapy in dystonia. Neurology 33:1255
8. Fahn S (1987) Systemic therapy of dystonia. Can J Neurol Sci 14:528
9. Fahn S (1979) Treatment of dystonia with high-dosage anticholinergic medication. Neurology 29:605
10. Greene P, Shale H, Fahn S (1988) Experience with high dosages of anticholinergic and other drugs in the treatment of torsion dystonia. Adv Neurol 50:547
11. Jankovic J, Orman J (1988) Tetrabenazine therapy of dystonia, chorea, tics, and other dyskinesias. Neurology 38:391
12. Jankovic J, Schwartz K (1990) Botulinum toxin injections for cervical dystonia. Neurology 40:277
13. Jankovic J (1982) Treatment of hyperkinetic movement disorder with tetrabenazine: a double-blind crossover study. Ann Neurol 11:41
14. Lang AE (1988) Dopamine agonists and antagonists in the treatment of idiopathic dystonia. Adv Neuro 50:561
15. Ludin HP (1988) Das Parkinson-Syndrom. Kohlhammer, Stuttgart
16. Marsden CD (1982) The mysterious motor function of the basal ganglia: The Robert Wartenberg Lecture. Neurology 32:514
17. Marsden CD (1986) Basal ganglia and motor dysfunction. In: Asbury AK, McKhann GM, McDonald WJ (eds) Diseases of the nervous system, Vol 394. Saunders, Philadelphia
18. Marsden CD, Marion MH, Quinn N (1984) The treatment of severe dystonia in children and adults. J Neurol Neurosurg Psychiatry 47:1166
19. Martin JB, Gusella JF (1988) Huntington's disease. N Engl J Med 315:1267

20. Nygaard TG, Marsden CD, Duvoisin RC (1988) Dopa-responsive dystonia. Adv Neurol 50:377
21. Quinn NP, Lang AE, Sheehy MP, Marsden CD (1985) Lisuride in dystonia. Neurology 35:766
22. Segawa M, Nomura Y, Tanaka S, Hakamada S, Nagate E, Soda M, Kase M (1988) Hereditary progressive dystonia with marked diurnal fluctuation. – Consideration on its pathophysiology. Adv Neurol 50:367
23. Seiff SR, Freeman LN, Bluestone DL, Berg BO (1989) Use of botulinum toxin to treat blepharospasm in a 16-year-old with a dystonic syndrome. Pediatr Neurol 5:121
24. Tasker RR, Doorly T, Yamashiro K (1988) Thalamotomy in generalized dystonia. Adv Neurol 50:615

Langzeitergebnisse bei der Behandlung von extrapyramidalen Bewegungsstörungen mit Tiapridex

H. Klepel

Einleitung

Hyperkinetische und dyskinetische Bewegungsstörungen sind im Kindesalter überwiegend die Folge abgelaufener Erkrankungen und damit Residualzustände und seltener durch genetische Stoffwechseldefekte oder Systemdegenerationen bedingt. Dies ist für die Prognose und für die Beurteilung des Therapieerfolges von Bedeutung.

Obwohl die Entstehungsmechanismen und die therapeutischen Ansatzpunkte nicht einheitlich sind, konzentriert sich die Therapie auf die Vorstellung eines relativen oder absoluten Dopaminüberangebotes. Mit dem Benzamidderivat Tiapridex steht ein Präparat zur Verfügung, das nach tierexperimentellen Untersuchungen u.a. von Costall u. Naylor [2] relativ selektiv in den Dopaminstoffwechsel der medialen und posterioren Regionen von Caudatum und Putamen eingreift, ohne die Dopaminrezeptoren des mesolimbischen Systems wesentlich zu beeinflussen. Daraus ergeben sich gegenüber der neuroleptischen Therapie erhebliche Vorteile, die vor allem das Fehlen eines kataleptischen Effektes sowie die ungestörte Vigilanz betreffen [1, 5].

Patienten und Methodik

Tiapridex wurde bisher bei 36 Kindern und Jugendlichen mit athetotischen, choreatischen, torsionsdystonen und ballistischen Bewegungsstörungen angewendet. 20 Patienten (55,5 %) wurden nach einem guten initialen Therapieerfolg über 1–6 Jahre weiterbehandelt. Diese sowie 9 Patienten mit Randindikationen bilden die Grundlage für diese Langzeitstudie (Tabelle 1 und 2). Tiapridex wurde in einer Dosierung von 10 mg/kg KG auf 3 Tagesdosen verteilt verabreicht. Die Behandlungsdauer beträgt jetzt 1–6 Jahre.

Für die Beurteilung von Ausprägung und Rückgang der Symptomatik wurde ein skalierter Hyperkinesebeobachtungsbogen in 3monatigen Abständen eingesetzt. Außerdem erfolgte in diesen Abständen eine internpädiatrische Untersuchung unter Einbeziehung laborchemischer und endokrinologischer Parameter.

Tabelle 1. Zusammensetzung der Gesamtpopulation und Langzeitwirkung von Tiapridex

Syndrome	Therapieeffekt Symptom verschwunden		Symptom gebessert		kein Effekt	
	[n]	[%]	[n]	[%]	[n]	[%]
choreatisch (n = 15)	3	20,0	6	40,0	6	40,0
athetotisch und Choreoathetosen (n = 11)	–	–	6	55,0	5	45,0
torsionsdyston und ballistisch (n = 10)	–	–	4	40,0	6	60,0
	3	8,3	16	44,4	17	47,2

Tabelle 2. Langzeitbehandlung mit Tiapridex bei Randindikationen

Syndrom/Krankheit	[n]	Symptom gebessert
hereditäre Kleinhirnataxie	2	Ataxie, Bewegungsbild
olivo-ponto-zerebelläre Ataxie	2	choreatische Begleitsymptome
essentielle Myoklonien	2	Myoklonien
Myoklonien bei Lance-Adams-Syndrom	1	Myoklonien
Morbus Fahr	1	athetotische Begleitsymptome
Phenylketonurie	1	athetotische Begleitsymptome

Ergebnisse und Diskussion

In den Tabellen 1 und 2 ist die Langzeitwirkung von Tiapridex bei Patienten mit extrapyramidalen Hyperkinesen und bei 9 Patienten mit Randindikationen, die im Sinne eines Therapieversuches einbezogen wurden, dargestellt. Bezieht man den Therapieeffekt von Tiapridex auf alle 36 Kinder und Jugendliche, die mit diesen Syndromen behandelt wurden, ergibt sich ein therapeutischer Effekt bei 19 Patienten (52,7%). Dies entspricht etwa den Angaben aus der Literatur für das Erwachsenenalter [1, 3, 4, 6, 7], vorbehaltlich der Einschränkungen, die sich außerdem aus der unterschiedlichen Zusammensetzung solcher Populationen ergeben.

Die günstigste Wirkung hatte Tiapridex auf die choreatischen Bewegungsstörungen, denn bei 3 (20,0%) von insgesamt 15 Patienten bildete sich die Symptomatik vollständig zurück. Es handelt sich um 2 Kinder mit choreatischen Bewegungsstörungen im Rahmen einer infantilen Zerebralparese und um ein 14jähriges Mädchen mit einer choreatischen Symptomatik nach Enzephalitis. Alle 3 Patienten reagierten auf die Reduzierung von Tiapridex mit wiederauftretenden Symptomen, so daß insbesondere im letzten Fall eine spontane Rückbildung ausgeschlossen ist. Bei 16 Patienten (44,4%) kam es zu einer teilweise erheblichen Besserung, die auch torsionsdystone und ballistische

Komponenten der Bewegungsstörung betrifft. Ein Jugendlicher mit einer Torsionsdystonie wurde wegen des subjektiven Besserungsgefühls trotz fehlender objektiver Besserung weiterbehandelt. Tiapridex führte außerdem bei 3 Kindern mit Myoklonien und bei 2 Kindern mit einer hereditären Kleinhirnataxie zu einer anhaltenden Besserung (Tabelle 2).

Alle 36 Patienten waren mit anderen Medikamenten, überwiegend Neuroleptika mit weniger gutem therapeutischen Effekt, vorbehandelt worden.

Tiapridex ist gut verträglich. Nebenwirkungen auf das hämatopoetische System sowie auf die Leber- und Nierenfunktion wurden durch regelmäßige Laboruntersuchungen ausgeschlossen. Außer der bekannten Prolaktinämie fanden sich keine Hinweise für die Beeinflussung anderer endokrinologischer Funktionen. Eine bei einigen Kindern auftretende Müdigkeit beschränkte sich auf die Einstellphase, so daß Vigilanz und kognitive Funktionen unbeeinflußt sind. Hinweise auf eine besondere Rezeptorsensibilität oder Rezeptorunempfindlichkeit infolge der Langzeittherapie fanden sich nicht.

Die Ergebnisse bestätigen, daß sich Tiapridex im Behandlungskonzept der extrapyramidalen Hyperkinesen des Kindes- und Jugendalters wegen seiner guten Wirksamkeit bei gleichzeitigem Fehlen von schwerwiegenden Nebenwirkungen bewährt hat.

Zusammenfassung

Tiapridex wurde bei 36 Kindern und Jugendlichen mit choreatischen, athetotischen, ballistischen und dystonen Bewegungsstörungen angewendet. Bei 19 Patienten (52,7 %) rechtfertigte der therapeutische Effekt die Langzeitbehandlung über 1–6 Jahre bei gleichbleibender Wirksamkeit. Bis auf die bekannte Prolaktinämie wurden keine endokrinologischen oder andere Nebenwirkungen gesehen.

Literatur

1. Claus D, Aschoff CJ (1979) Behandlung extrapyramidaler Bewegungsstörungen mit Tiapridex. Arch Psychiatr Nervenkr 227:151–158
2. Costell B, Naylor RJ (1977) Neuropharmakologische Indikationen eines antidyskinetischen Potentials für Tiaprid. Sem Hop (Paris) 53:72–76
3. Grass H, Gottschaldt M (1983) Pharmakologische Therapiemöglichkeiten extrapyramidaler Hyperkinesen mit Tiaprid. Psychiat Neurol Med Psychol 35:222–229
4. Hermitte F, Siguoret Agid Y (1977) Untersuchungen der Wirkung einer neuartigen Substanz (Tiaprid) bei ber Behandlung von Bewegungsanomalien extrapyramidaler Herkunft. Sem Hop 53:9–15
5. Klepel H, Gebelt H, Koch RD, Tzenow H (1988) Die Behandlung extrapyramidaler Hyperkinesen im Kindesalter mit Tiaprid. Psychiat Neurol Med Psychol 9:516–522
6. Laville CI, Margarit J (1977) Proprittes pharmacodynamiques die tiapride. Sem Hop (Paris) 53:77–83
7. Trillet M, Joyaux O, Masson R (1977) Tiapride et mouvements anormaux. Sem Hop (Paris) 53:21–26

Tizanidin in der Behandlung von spastischen Kindern

J. Lütschg, E. Boltshauser, O. Knecht

Die Spastizität ist ein unterschiedlich definierter klinischer Begriff. Es finden sich meist gesteigerte phasische und tonische Streckreflexe zusammen mit einer geschwindigkeitsabhängigen Erhöhung des Muskelwiderstandes. Oft nimmt dieser Widerstand bis zu einem Maximum zu und bricht dann plötzlich zusammen.

Als Ursache für die Spastizität kommen verschiedene spinale und zerebrale Läsionen in Frage. Im Kindesalter stehen zahlenmäßig Zerebralparesen und traumatische Läsionen im Vordergrund. Da bei diesen Erkrankungen verschiedene Strukturen des Gehirns und Rückenmarks unterschiedlich stark betroffen sein können, wird die Spastizität selten als isoliertes Phänomen gefunden und ist oft mit verschiedenen extrapyramidalen Symptomen verbunden. Daraus resultieren auch einige Probleme für die Therapie, indem die angewandten Medikamente nur einen Teil der zum abnormen Tonus führenden Mechanismen beeinflussen können.

Tizanidin wurde bis jetzt mit Erfolg bei verschiedenen spastischen Zustandsbildern von Erwachsenen eingesetzt. In der vorliegenden Studie ging es deswegen darum, festzustellen, ob eine Therapie mit Tizanidin die Spastizität von motorisch behinderten Kindern vermindert und ob damit auch die physiotherapeutischen Resultate verbessert werden. Daneben gingen wir auch der Frage nach, ob gleichzeitig vorhandene abnorme Bewegungsmuster beeinflußt werden und ob mit der Therapie im Zusammenhang stehende Nebenwirkungen auftreten.

Methodik

Es wurden 26 Patienten im Alter zwischen 1 und 16 Jahren aufgenommen. Die Ursachen der Spastizität sind in Tabelle 1 dargestellt.

Die Patienten waren nach Alter und Schweregrad der Spastizität randomisiert und in zwei Gruppen eingeteilt. Die eine Gruppe (n = 14) wurde mit Tizanidin und die andere Gruppe (n = 12) mit Plazebo behandelt. Die Patientendaten sind in Tabelle 2 zusammengefaßt.

Der Schweregrad der Spastizität wurde anhand eines Punktesystems erfaßt. Die statistische Auswertung der Daten erfolgte mit dem Wilcoxon-Mann-Whitney-U-Test bei Punktebewertung für Muskelkraft, Muskeltonus und Muskelspasmen (Häufigkeit und Schweregrad) mit dem Fischerschen Exakt-

Tabelle 1. Ursachen der Spastizität

	Tizanidin (n = 14)	Plazebo (n = 12)
Zerebrale Spastizität (total)	12	11
davon:	11	8
Spastische Zerebralparese		
Schädel-Hirn-Trauma	1	1
St. nach Kreislaufstillstand		1
St. nach Enzephalitis		1
Spinale Spastizität (total)	2	1
davon:		
Rückenmarkstrauma		1
Querschnittsmyelitis	1	
spastische Spinalparalyse	1	

Tabelle 2. Patientendaten

	(n = 14)	Tizanidin (n = 12)	Plazebo
Geschlecht:	männlich	10	8
	weiblich	4	4
Alter:		1–13	2–16
	Durchschnitt	6,5 + 4,3	5,5 + 3,8
Größe:		58–156	82–140
	Durchschnitt	106,3 + 29,8	103,1 + 16,4
Gewicht:		8,4 − 43,5	8,9 − 24,2
Durchschnitt		22,3 + 11,6	14,7 + 5,4
ambulant		9	7
stationär		5	5

Test für Bewegungsumfänge (Winkelmessungen) und mit dem Mantel-Hänsel-Tet bei der Pauschalbeurteilung von Wirkung und Verträglichkeit.

Entsprechend dieser Untersuchungen wurden die Kinder in 3 Spastizitätsschweregrade eingeteilt (1 = scher, 2 = mittel, 3 = leicht) (Tabelle 3).

Der Studienablauf gliederte sich in drei Phasen.

Während der 1. Phase von 3 Tagen (Wash-out-Phase) wurden sämtliche auf den Muskeltonus einwirkende Medikamente abgesetzt. Antiepileptika wurden

Tabelle 3. Schweregrad der Spastizität

	Tizanidin (n = 14)	Plazebo (n = 12)
leicht	2	2
mittel	10	5
schwer	2	5

dagegen in gleicher Dosierung während der ganzen Studienzeit beibehalten.

Die 2. Phase umfaßte eine 2 Wochen dauernde Dosis-Titrierphase. Während dieser Zeit wurde die Dosis des Prüfpräparates den individuellen Reaktionen angepaßt und nach Ermessen des Prüfers graduell bis zu einer optimalen Wirkungsdosis gesteigert. Die initiale Dosis betrug 3 mg/m² KOF/Tag und wurde bis maximal 15 mg/m² KOF/Tag gesteigert.

Die 3. Phase (Behandlungsphase) dauerte 4 Wochen. In dieser Zeit wurde die Dosierung nicht mehr geändert.

Resultate

Die Pauschalbeurteilung durch den Arzt, den Betreuer und durch den Physiotherapeuten am Ende der 4wöchigen Behandlungsperiode ergab eine signifikante Verminderung der Spastizität in der Tizanidin-Gruppe ($p = 0{,}04$).

Wesentlich ist auch, daß die Beurteilungen durch den Arzt bzw. Betreuer bzw. Physiotherapeuten sich nur geringfügig unterschieden (Tabelle 4).

Tabelle 4. Pauschalbeurteilung der Wirkung durch Arzt, Betreuer und Physiotherapeut

Beurteilung	Tizanidin Arzt	Betr.	Phys.	Plazebo Arzt	Betr.	Phys.
keine	4	4	4	7	8	9
wenig	4	2	2	4	3	7
mäßig	4	5	6	1	–	–
gut	2	3	–	–	1	–
sehr gut	–	–	–	–	–	–
keine Ang.	–	–	2	–	–	1

Für die einzelnen untersuchten Kriterien waren die Unterschiede nicht so eindeutig (Tabelle 5). Der Muskeltonus besserte sich in beiden Gruppen etwa gleich. Die Häufigkeit der schmerzhaften Spasmen blieb ebenfalls gleich in der Plazebo- und in der Tizanidin-Gruppe. Die Muskelkraft dagegen nahm

Tabelle 5. Veränderung einzelner klinischer Befunde am Ende der Therapie

	Tizanidin Verschlechterung	keine Änderung	Besserung	Plazebo Verschlechterung	keine Änderung	Besserung
Muskelkraft	1	4	8	3	5	2 ns
Muskeltonus	1	3	10	1	1	9 ns
Spasmenhäufigkeit	1	3	4	1	1	3 ns
Spasmenschweregrad	0	1	7	0	4	3 ns

ns nicht signifikant

Tabelle 6. Gelenkbeweglichkeit

	Tizanidin normal	ver-mindert	Besse-rung	Plazebo normal	ver-mindert	Besse-rung
Fuß- und Sprunggelenk	3	11	7	8	4	2 ns
Kniegelenk	8	6	3	4	8	6 ns
Ellenbogengelenk	6	8	2	8	4	2 ns
Hand	12	2	2	10	2	2 ns

ns nicht signifikant

trendmäßig in der Tizanidin-Gruppe zu und der Spasmen-Schweregrad in der gleichen Gruppe ab.

Dystone Bewegungsmuster wurden bei je 9 Patienten beobachtet und blieben während der Therapiedauer unbeeinflußt. Auch die allgemeine motorische Behinderung änderte sich nicht signifikant. Die Teststrecke konnte von 6 Patienten zu Beginn und am Ende der Studie ohne signifikanten Zeitunterschied bewältigt werden.

Die Gelenkbeweglichkeit war im Sprunggelenk und Kniegelenk am stärksten, etwas weniger im Ellenbogengelenk und am wenigsten im Handgelenk eingeschränkt. Die Tizanidin-Therapie brachte ebenfalls keine signifikanten Resultate. Nur die Beweglichkeit in den Sprunggelenken besserte sich trendmäßig (Tabelle 6).

Die Feinmotorik, welche bei 8 Tizanidin- und bei 3 Plazebo-Patienten geprüft werden konnte, blieb ebenfalls unbeeinflußt durch die Tizanidin-Therapie.

Nebenwirkungen wurden bei 12 Patienten angegeben. Im Vordergrund standen bei 8 von 14 Patienten der Tizanidin-Gruppe Müdigkeit und gelegentliche Schlafstörungen.

Diese Symptome blieben während der ganzen Therapie bestehen und klangen einige Tage nach Beendigung der Therapie wieder ab. Bei 1 Patienten der Tizanidin-Gruppe mußte die Behandlung wegen gehäufter Anfälle abgesetzt werden. Ein Zusammenhang mit der Medikation war aber nur fraglich.

Nebenwirkungen wurden auch bei 4 von 12 Kindern der Plazebo-Gruppe gemeldet (2mal Müdigkeit, 1mal Irritabilität und 1mal Fieber).

Die Laborresultate zeigten keine Änderung vor und nach Abschluß der Therapie.

Zusammenfassend kann man festhalten, daß Tizanidin als Unterstützung einer Physiotherapie eingesetzt werden kann und diese Therapie durch eine leichte Verminderung des Muskeltonus erleichtert. Daneben ist Tizanidin ein gut verträgliches Mittel, welches in unserer Studie keine schweren Nebenwirkungen zeigte.

Medikamentöse Therapie neuromuskulärer Erkrankungen

D. Rating

Einleitung

Aus der großen Gruppe neuromuskulärer Krankheiten können nur einige der Erkrankungen, d.h. die Duchenne'sche Muskeldystrophie, die Myasthenia gravis, die Dermatomyositis und die Mitochondriozytopathien herausgegriffen und ihre möglichen medikamentösen Therapien dargestellt werden. Auf andere Entitäten dieses Formenkreises, wie die übrigen Spielarten der Muskeldystrophien, auf die spinalen Muskelatrophien, die maligne Hyperthermie, die verschiedenen myotonen Erkrankungen kann hier nicht eingegangen werden.

Duchennesche Muskeldystrophie

Der Versuch, die Duchenne'sche Muskeldystrophie (DMD) medikamentös zu beeinflussen, dürfte wohl in jedem entstanden sein, der die Patienten und ihre Familien über Jahre/Jahrzehnte begleitete. Die Liste der eingesetzten Pharmaka ist lang. Die frühen Studien haben den Nachteil eines nichtkontrollierten, offenen Designs. Die Untersucher konnten sich daher schlecht gegen den Vorwurf wehren, nicht objektiv geurteilt zu haben. Es war das Verdienst von Dubowitz u. Heckmatt (1980), Brooke et al. (1981, 1983) und Mendell et al. (1987) die methodischen Voraussetzungen geschaffen zu haben, um bei Patienten mit Muskeldystrophien Aussagen über mögliche Therapieeffekte machen zu können. In diesem Zusammenhang war es eminent wichtig, die Kollektive bezüglich des Alters und des Stadiums der Erkrankung homogen zu definieren und die genauen Untersuchungswerkzeuge zu beschreiben, die es gestatteten, den natürlichen Verlauf der DMD bezogen auf die individuelle Krankheitsphase und seine mögliche Veränderung durch Pharmaka zu erfassen.

Die Therapieversuche mit den verschiedenen *Kalziumantagonisten,* d.h. Nifedipin, Verapamil und Diltiazem, zielten darauf ab, über eine Beeinflussung der bei DMD-Patienten offensichtlich gestörten Ca-Homöostase einen positiven Effekt zu erzielen. Es ist seit langer Zeit bekannt, daß bei den Patienten eine teilweise exzessive Kalzium-Akkumulation in der Muskelzelle (Bertorini et al. 1982; Bodensteiner u. Engel 1978; Brambati et al. 1980), aber auch in den Erythrozyten (Yoshida et al. 1983) und Thrombozyten (Yarom et al. 1983) besteht. Nifedipin, Diltiazem und Verapamil, als Kalziumantagonisten mit etwas verschiedenen Angriffspunkten, hätten theoretisch einen günstigen Effekt haben können. Die zuletzt sehr sorgfältig durchgeführten Studien konnten jedoch eine Verbesserung der Muskelkraft und -funktion nicht nachweisen (Moxley et al. 1987; Bertorini et al. 1988; Pernice et al. 1988).

Auch die Behandlungsversuche mit *Vitamin E* und *Selen* orientierten sich an den nachgewiesenen Veränderungen der Kalziumhomöostase. Unter der Annahme eines Defektes der Protein-Basalmembran wurde ein erhöhter Kalziumefflux ins Sarkoplasma und den subsarkolemmalen Raum postuliert (Bäckman et al. 1988; Ohta u. Muzuno 1988) und spekuliert, daß die erhöhten Kalziumkonzentrationen zu einer Aktivierung von Enzymen wie den Proteasen und Phospholipasen führen könnten, wodurch vermehrt freie Radikale entstünden. Die membran-/zellzerstörende Wirkung dieser freien Radikale, die zum dystrophischen Prozeß beitragen könnten, galt es zu beeinflussen. Therapieversuche mit den Antioxidantien Selen und Vitamin E konnten jedoch bis heute klinisch überzeugende Effekte nicht nachweisen (Fenichel et al. 1988 ; Bäckman et al. 1988; Gamstorp et al. 1986; Fitzgerald u. McArdle 1941; Walton u. Nattrass 1954).

Der Einsatz von *D-Penicillamin* erfolgte ebenfalls aufgrund seiner Fähigkeit, das intrazelluläre Redox-Potential zu beeinflussen. In vitro und in vivo wirkt D-Penicillamin stark reduzierend und fördert die Aktivität ATP-produzierender Enzymsysteme. Darüber hinaus behindert es die Vernetzung von Kollagen; D-Penicillamin könnte somit die Bildung von Kontrakturen kontrakarieren. Die Studie von Fenichel et al. (1988) konnte jedoch einen positiven Effekt von D-Penicillamin nicht nachweisen.

Isaxonine ruft im Tierversuch eine Akzeleration des Nervenwachstums hervor in dem Sinne, daß die Zahl, die Länge und der Verzweigungsgrad der aussprossenden Axone gesteigert wird (Hugelin et al. 1979; Bondoux-Jahan et al. 1982). Nur im Tiermodell, d.h. der Muskeldystrophie des Hühnchens, konnte in kontrollierten Studien (Barnard u. Barnard 1980; Shay u. Feit 1980) eine Verbesserung der Myopathie und der histochemischen Befunde von Muskelbiopsaten (vor und) nach Gabe von Isaxonine beobachtet werden. Bei Knaben mit einer DMD war eine Besserung der klinischen Situation nicht nachweisbar (Heckmatt et al. 1988).

1974 wurde von Drachman et al. die erste Arbeit über die Wirkung von *Prednison* bei DMD-Knaben vorgelegt. In einer offenen Pilot-Studie beobachteten die Autoren, daß Muskelkraft und motorische Funktionen unter einer Kortikoidtherapie besser erhalten blieben, sich sogar zu verbessern schienen. Siegel et al. (1974) stellen 1 Jahr später ihre Daten einer Matched-pair-Studie zur Diskussion. Die Autoren selbst bewerteten den Erfolg einer einjährigen alternierenden 5 mg/kg KG/Tag-Prednisontherapie als negativ, da die Kortikoidgabe ein Fortschreiten der Grunderkrankung nicht aufhalten konnte. Kritiker dieser Interpretation wiesen jedoch auf die deutlich positiven Effekte der Therapie hin: nach einem Jahr waren noch alle 7 mit Prednison behandelten Patienten gehfähig, während 4 von 7 der Plazebogruppe auf den Rollstuhl angewiesen waren; 2 Jahre nach Beginn der Prednisontherapie waren immer noch 6 von 7 Knaben der Prednisongruppe, jedoch nur noch 1 Knabe aus der Plazebogruppe gehfähig.

Tabelle 1. Therapie der Duchenne-Muskeldystrophie: Prednison

Autor	Dosis	Dauer	Methode	Effekt
Siegel et al. (1974)	5 mg/kg alt.	12 M	matched pairs n=7	1 J: 0/7–4/7 Rollstuhl 2 J: 1/7–6/7 Rollstuhl
Brooke et al. (1987)	1,5 mg/kg	12 M	offen, histor. K n=33	Muskelkraft ↑ Muskelfunktion ↑ Lungenfunktion ↑
deSilva et al. (1987)	1,3–2 mg/kg	12 M	offen, histor. K n=16	V. der Gehfähigkeit 10,3 → 12,0 J. Gehstrecke ↑
Mendell et al. (1989)	0,75–1,5 mg/kg	6 M	rand., db, P n=103	Kraft ↑, Treppenst. ↑ Aufstehen ↑, Kontrakturindex = ↓

Erst kürzlich wurden zur Klärung der kontrovers diskutierten Frage, ob eine Prednisontherapie von Nutzen sei, neue kontrollierte und randomisierte Studien aufgelegt. 1987 publizierten die Arbeitsgruppen um Brooke (Brooke et al. 1987) und Drachman (DeSilva et al. 1987) die Ergebnisse zweier offener Prednison-Studien. In beiden Studien konnte gemessen an Muskelkraft, Muskelfunktion, Lungenfunktion ein positiver Effekt nachgewiesen werden (Tabelle 1). In einer randomisierten, plazebo-kontrollierten Doppelblindstudie wiesen Mendell et al. (1989) (Tabelle 2) bei 103 Knaben mit DMD einen positiven Effekt einer 0,75 – 1,5 mg/kg KG/Tag-Prednisontherapie gemessen an der Muskelkraft und den motorischen Funktionen wie Treppensteigen, Gehen, Aufstehen, aber auch gemessen an der Lungenfunktion nach. Die gravierenden Nebenwirkungen bestanden in einem deutlichen Cushing-Syndrom mit Gewichtszunahme und Osteoporose.

Der Suche nach dem genetischen Defekt der DMD liegt ja neben dem Streben, die Pathogenese exakt zu verstehen, natürlich auch der unausgesprochene Wunsch zugrunde, daß mit Aufdeckung des genetischen Defektes es möglich sein könnte, die fehlende genetische Information in den Patienten zu translocieren, um so die gestörte Bildung des Dystrophins zu überwinden. Law et al. (1988) beschritten einen anderen Weg, in dem sie versuchten, das Genprodukt, d.h. gesunde Myoblasten, zu transplantieren. Nach entsprechenden Vorversuchen an Tieren berichtete die Arbeitsgruppe im *Lancet* (Law et al. 1990a) und auf dem International Congress on Neuromuscular Diseases in München (Law et al. 1990b) über ihre ersten Erfahrungen eines Myoblastentransfers beim Menschen. Untersucht wurden 11 DMD-Knaben im Alter zwischen 5–11 Jahren. Etwa 8×10^6 Myoblasten wurden aus dem M. quadriceps femoris gesunder Familienmitglieder gewonnen und bei gleichzeitiger Cyclosporin-Gabe in den M. extensor digitorum brevis der Patienten injiziert. 3 Monate später wurde die Muskelkraft der Fingerextensoren geprüft und eine Kontrollbiopsie aus diesem Muskel durchgeführt. Die Autoren berichteten von einem Kraftzuwachs der lokalen Muskulatur; ferner konnten sie histochemisch

Tabelle 2. Duchenne-Muskeldystrophie: Prednison-Therapie (Mendell et al. 1989)

103 DMD (Alter 5–15 J.)		n = 33: 0,75 mg/kg KG/Tag n = 34: 1,5 mg/kg KG/Tag n = 36: Plazebo	
Item		Plazebo 0,75 mg/kg	Prednison 1,5 mg/kg
Muskelkraft	6,1 5,8	5,8 6,2	6,0 6,3*
Kontrakt.Ind.	−2,36	−2,37	−2,25
Zeitbedarf für			
Treppensteigen	9,1 7,1	10,4 3,8	9,9 4,0*
9 m Gehen	16,4 9,7	8,4 6,8	13,6 7,0
Aufstehen	8,4 6,2	7,1 4,2	9,2 3,4*
Gewichtheben	1,1 1,2	1,1 1,9	1,0 2,1*
forc. Vitalkapazität	1,5 1,5	1,4 1,7	1,4 1,7*
max. Exsp.-Druck	14,8 14,7	13,1 17,3	14,8 18,2*
Nebenwirkungen der Therapie			
Verhaltensauffälligkeiten	44 %	48 %	64 %
M. Cushing	17 %	55 %	64 %
Gastrointest. Beschwerden	47 %	55 %	61 %
Glukosurie	0	0	0
Katarakt	0	0	0
> 20 % Gewicht	6 %	37 %	32 %
> 10 % Gewicht	20 %	80 %	76 %

* $p < 0{,}05$ und besser

die Bildung von Dystrophin im injizierten Muskel nachweisen. Es dürfte sicherlich jedoch noch ein sehr langer Weg sein, bis aus diesen ersten Versuchen eine Routinetherapie der DMD ableitbar sein wird.

Zusammenfassend kann bezüglich der medikamentösen Therapie der Duchenneschen Muskeldystrophie festgestellt werden, daß die Versuche mit

- Antioxidantien und Pharmaka, die auf das Redox-System einwirken, d.h. Vitamin E, Selen, D-Penicillamin
- Kalzium-Antagonisten, d.h. Verapamil, Diltiazem, Nifedipin und
- Pharmaka, die das Nervenwachstum und die Proteinsysteme beeinflussen, d.h. STH, Isaxonine, Leucin, Allopurinol

zu keiner nachweisbaren Verbesserung des klinischen Status von Patienten mit DMD geführt haben.

In kontrollierten Studien sind kürzlich nach mehrmonatiger Prednisontherapie eine Verbesserung von Muskelkraft und -funktion bei unverändert fortschreitender Kontrakturbildung beschrieben worden. Diese Beobachtungen sind eminent wichtig, sie bedürfen jedoch der Bestätigung durch Kontrollstudien, vor allem, ob diese guten Ergebnisse auch bei einer längeren Therapie gehalten werden können. Gerade vor dem Hintergrund der schweren Nebenwirkungen einer langdauernden Prednisontherapie kann eine allgemeine Therapieempfehlung zum jetzigen Zeitpunkt auf keinen Fall ausgesprochen werden. Der Myoblastentransfer befindet sich derzeit im experimentellen Stadium, und seine klinische Bedeutung kann noch nicht hinreichend abgeschätzt werden. Im Gespräch können und sollten jedoch Prednison- und Myoblastentherapie als Beispiele eines vielleicht richtigen Weges genützt werden, um Patient und Eltern Perspektiven aufzuzeigen.

Myasthenia gravis im Kindesalter

Die Klassifikation der Myasthenia gravis (MG)/der myasthenischen Syndrome ist noch nicht abgeschlossen. In vereinfachender Weise können heute vier verschiedene Syndrome (Tabelle 3) voneinander unterschieden werden:
- neonatale Myasthenia gravis,
- kongenitale Myasthenie,
- familiäre infantile Myasthenie und
- juvenile Myasthenia gravis.

Die *neonatale* MG ist das Syndrom der diaplazentar übertragenen Antikörper gegen Azetylcholinrezeptoren (Namba et al. 1970; Keesey et al. 1977; Nakao et al. 1977; Morel et al. 1988). Obligat leidet die Mutter an einer erworbenen, autoimmunologisch bedingten MG mit positivem Nachweis von Antikörpern gegen Azetylcholinrezeptoren. Diese Antikörper sind auch im Neugeborenen nachweisbar und dürften für die klinische Ausprägung des Krankheitsbildes verantwortlich sein. Unklar ist, warum nur etwa 10 % der von einer MG-Mutter geborenen Kinder an einer neonatalen MG erkranken. Wie bei der juvenilen MG besteht auch beim Neugeborenen keine rechte Korrelation zwischen der Schwere der klinischen Symptomatik und der Höhe des initialen Antikörpertiters, obwohl mit Abfall der diaplazentar übertragenen AK sich die klinische Symptomatik bessert. Neuere Studien belegen, daß nicht alle der gefundenen AK des Neugeborenen von der Mutter stammen; inzwischen wurden authochtone, vom Feten gebildete Antikörper im Neugeborenen nachgewiesen (Lefvert u. Osterman 1983).

Die Prognose der neonatalen MG ist gut, die generalisierte Muskelhypotonie und die Schwäche, die in Einzelfällen auch einmal eine Intubation und/oder

Tabelle 3. Myasthenia im Kindesalter

	Neonat.MG	kongenitale M.	fam.infantile M.	juvenile MG
Mutter MG	+	(+)	(+)	selten
FA-MG	gelegentlich	−50 %	aut.rez./dom.	selten
Beginn	0–72 h	vor/bei G.	< 1 J	> 1 J
AK-AChR.	+	0	0	±
Verlauf	Remission in 4–7 Wochen	lebenslang	lebenslang	±
Thymektomie	0	0	?	±
Prednison	0	0	?	±

parenterale Ernährung notwendig machen kann, bilden sich innerhalb von einigen Wochen zurück.

Die Gruppe der *kongenitalen Myasthenie* ist sicherlich heterogen. Hier dürften in Zukunft weitere Untergruppen isoliert werden. Schon jetzt sind so unterschiedliche Störungen wie ein präsynaptischer Defekt der Azetylcholin-Resynthese oder -Mobilisation (Hart et al. 1979; Albers et al. 1984), eine Defizienz der Azetylcholinesterase an allen Endplatten (Engel et al. 1977) oder ein eigener kongenitaler Defekt des Azetylcholin-Rezeptors (Vincent et al. 1981; Lecky et al. 1986) beschrieben worden. Herausgelöst aus dieser Gruppe muß ferner das sog. Slow-channel-Syndrom des Kalziumkanals (Engel et al. 1982), bei dem die verzögerte Ca-Freisetzung Ursache der Muskelhypotonie und -schwäche ist.

Die kongenitale Myasthenie manifestiert sich bei/vor Geburt; klinisch besteht eine deutliche Ptosis, Einschränkung der Bulbumotilität, Schwäche der Gesichtsmuskulatur. Daneben findet sich eine meist generalisierte Muskelhypotonie und Schwäche mit Atem- und Schluckstörung. Die Symptomatik ist vergleichsweise mild, in der Regel nicht progredient, jedoch lebenslang. Antikörper gegen Azetylcholin-Rezeptoren fehlen.

Die *infantile familiäre Myasthenie* ist ein autosomal rezessives Krankheitsbild, das sich im ersten Lebensjahr manifestiert; auch dominante Verlaufsformen sind beschrieben. Es ist durch wiederholt auftretende akute Krisen mit schwerer Atemnot, Schluckstörungen und Schwäche charakterisiert; Ophthalmoplegien und eine Ptosis scheinen eher seltene Symptome zu sein. Eine Spontanremission ist möglich. Klinisch können die kongenitale und die infantile Form auf Grund der Genetik, des Manifestationsalters und der Frage der okulären Beteiligung differenziert werden. Die Beteiligung der Augenmuskulatur ist bei der kongenitalen Form häufiger und konstanter zu finden, obwohl dies von anderen Autoren bezweifelt wird (Chan Lui u. Hawkins 1985). Der fehlende Nachweis von Antikörpern gegen Azetylcholin-Rezeptor trifft für beide Formen zu.

Da die Differenzierung der beiden Krankheitsbilder so schwierig ist, faßten Roach et al. (1986) die kongenitale und die infantile Myasthenie zur persistierenden neonatalen Myasthenia zusammen und stellten sie der transienten neonatalen Myasthenia gravis einerseits und der juvenilen, autoimmunologisch erworbenen Myasthenia gravis andererseits gegenüber.

Die *juvenile Myasthenia gravis* beginnt im Kindesalter meist nach dem 2./3. Lebensjahr, obwohl ein früherer Beginn für einzelne Patienten beschrieben ist. Pathogenetisch steht ein autoimmunologisches Geschehen im Vordergrund, und man findet im Serum der meisten Patienten wie im Erwachsenenalter Antikörper gegen Azetylcholin-Rezeptoren. Klinisch unterscheiden sich adulte und juvenile MG-Formen prinzipiell nicht; auch im Kindesalter sind isoliert okuläre Verlaufsformen möglich.

Bezüglich der Therapie muß bei der *neonatalen MG* die kurze, aber durchaus heftige Phase der gestörten Neurotransmitter-Übertragung überbrückt werden. Symptomatische Maßnahmen stehen im Vordergrund, in Einzelfällen ist die Gabe von Cholinesterase-Inhibitoren notwendig. Eine immunologische Therapie oder aber eine Thymektomie ist nicht erforderlich.

Bei der Therapie der *kongenitalen* und der *infantilen Myasthenie* spielen die Thymektomie und Immunsuppressiva keine Rolle (Gieron u. Korthals 1985). In erster Linie sind Behandlungsversuche mit Cholinesterase-Inhibitoren angezeigt.

Zumindestens für die *juvenile MG* des älteren Schulkindes gilt, daß genau wie im Erwachsenenalter die Thymektomie unbedingt frühzeitig durchgeführt werden sollte. Dieser Eingriff bedeutet für viele Patienten, daß die Zusatzmedikation von Cholinesterase-Inhibitoren beendet, fast immer aber deutlich reduziert werden kann. Unklar ist, ob man auch in der ersten Lebensdekade nach initialer Stabilisierung des Patienten genauso zügig wie im späteren Alter zur Thymektomie schreiten soll und kann. Die Erfahrung lehrt, daß rein okuläre Formen der MG oder eine okuläre Restsymptomatik nach Cholinesterase-Inhibitorengabe nur schlecht auf eine Thymektomie ansprechen. Zumindestens im Kindesalter sollte bei einer entsprechenden Konstellation die primäre Thymektomie sorgfältig überdacht werden.

Für den Einsatz der Cholinesterase-Inhibitoren (Dosierungen s. Tabelle 4) gilt, daß die niedrigste Dosis Pyridostigmin benutzt werden soll, bei der noch eine Verbesserung der muskulären Kraft nachweisbar war. Eine weitere Steigerung des Pharmakons birgt nur die Gefahr einer cholinergen Krise (Tabelle 5) in sich. Gelingt es nicht mit Pyridostigmin einen befriedigenden Erfolg zu erzielen, sollte zusätzlich Prednison eingesetzt werden. Da sich mit Beginn der Prednisontherapie (2 mg/kg KG/Tag) der klinische Zustand der Patienten dramatisch verschlechtern kann, darf eine solche Therapie nur unter stationären Bedingungen begonnen werden. Bleibt der gewünschte Effekt aus, sollte zusätzlich ohne zu zögern die Plasmapherese angestrebt werden. Aus der Erwachsenenmedizin sind Behandlungsversuche mit Cyclosporin und hochdosierten Immunglobulinen bekanntgeworden. Kontrollierte Studien für das Kindesalter liegen nicht vor. Der Einsatz dieser Verfahren wäre jedoch bei den Fällen einer juvenilen Myasthenia gravis, die sich nach einer Thymektomie nicht besserte, sicherlich indiziert.

Tabelle 4. Therapie der Myasthenia gravis: Mestinon (Pyridostigmin)

niedrigste Dosis währen, bei der noch Verbesserung der Muskelkraft nachweisbar

Initialdosis:	3– 8 J: 2–3 × 10–15 mg/Tag
	8–14 J: 3–4 × 20 mg/Tag
	14 J: 4–6 × 20–30 mg/Tag

langsam steigern, evtl. in Kombination mit Atropin

Tabelle 5. Cholinerge Krise

- Schwäche bei generalisierter Deporalisation
- Überstimulation der Muskarin-Rezeptoren
- Unruhe, Angst, Schwindel, enge Pupillen, Faszikulationen, Erbrechen, Stuhldrang, Schwitzen, starke Salivation, Sekretstau in Trachea und Bronchien (Schwäche der Expektoration)

Dermatomyositis

Die juvenile Dermatomyositis gehört zu den inflammatorischen Myositiden und ist durch eine Vaskulitis der Haut und Muskulatur charakterisiert.

Bohan u. Peter (1975, 1977) stellten diagnostische Kriterien zur Sicherung der Diagnose einer Dermatomyositis auf. Als einziges

- *Hauptkriterium* gilt der typische blaß-rote, ins Violette spielende, meist symmetrisch und schmetterlingsförmig sich im Gesicht ausbreitende Hautausschlag.
- *Nebenkriterien* sind die symmetrische, proximal betonte Schwäche, erhöhte Muskelenzyme im Serum, eine Inflammation/Nekrose im Muskelbiopsat sowie ein pathologisches EMG.

Nach Pachman (1986) ist die Diagnose einer Dermatomyositis gesichert, wenn Hauptkriterium und drei der vier Nebenkriterien erfüllt sind. Die Diagnose ist wahrscheinlich, wenn Haupt- und zwei Nebenkriterien vorliegen.

Die Therapie der Dermatomyositis ist schwierig und erfordert von beiden Seiten Geduld. Es muß angemerkt werden, daß in der Vor-Kortikoid-Aera etwa 1/3 der Patienten die Erkrankung nicht überlebten, 1/3 der Patienten mit einer schweren Mortilitätseinschränkung aus ihr hervorging. Die Gabe von Kortikoiden vermochte die Mortalität deutlich zu senken; nach einer von Pachman (1986) zusammengetragenen Sammelstatistik verstarben unter Kortikoiden nur noch 9 von 125, d.h. 7,2% der Patienten. Es ist jedoch wichtig, darauf hinzuweisen, daß es sich bei der Dermatomyositis unverändert um eine lebensbedrohende, chronisch verlaufende, u.U. verkrüppelnde und eine schwere Körperbehinderung verursachende Erkrankung handelt, die sich häufig über Jahre hinziehen kann.

Obwohl kontrollierte Studien zur Wirkung des *Prednisolons* bei der Dermatomyositis fehlen, ist die Therapie erster Wahl unstrittig die Gabe von Methylprednisolon (1–1,5–2 mg/kg KG/Tag), das initial in 3 Dosen parenteral verabreicht wird; nur in leichteren Fällen kann die Behandlung peroral eingeleitet werden. Die Erfahrung lehrt, daß bis zum Auftreten einer klinischen Besserung diese Dosis anfangs unverändert über 4–6 Wochen gegeben werden muß. Nachfolgende Reduktionsschritte um 10 mg, später um 5 mg oder um sogar nur 2,5 mg sollen vorsichtig und langsam über mehrere Monate erfolgen. Eine Behandlungsdauer von 6–12 Monate ist häufig notwendig. Bei einer Restdosis von 15–10 mg/Tag erreicht man öfters einen kritischen Schwellenwert, der nicht weiter unterschritten werden kann, ohne daß ein Rezidiv auftritt.

In den letzten Jahren wurden unter der Vorstellung, das pathogenetische Geschehen effektiver zu unterdrücken, sehr hohe, pulsatile intravenöse Prednisolongaben bei gleichzeitiger peroraler Prednisolonmedikation in üblicher Dosierung vorgeschlagen (Malleson et al. 1990). Hierbei sollen initial an drei aufeinanderfolgenden Tagen 30 mg/kg KG/Tag oder aber die hohe Dosis nur an einem Tag der Woche über 3–4 Wochen lang verabreicht werden. Durch dieses Vorgehen hofft man, rascher auf niedrige perorale Dosen übergehen zu können.

Früher wurde bei Therapieversagen des Prednisolons zusätzlich *Azathioprin* (2–3 mg/kg/Tag p.o.) (Jacobs 1977; Bunch et al. 1980; Bunch 1981) oder MTX (7,5–30 mg/kg KG/Woche p.o. bzw. 0,5–0,8 mg/kg KG/Woche i.v.) (Jacobs 1977; Niakan et al. 1980) eingesetzt. Weitere Alternativen boten das *Cyclophosphamid* bzw. *6-Mercaptopurin.*

Heute wird bei der Behandlung von Erkrankungen, bei denen autoimmunologische Vorgänge eine Rolle spielen, dem *Cyclosporin* größere Aufmerksamkeit geschenkt, so auch bei der Dermatomyositis (Zabel et al. 1984; Girardin et al. 1988). Heckmatt et al. (1989) publizierten kürzlich ihre Erfahrungen mit Cyclosporin bei Kortikoid- bzw. MTX-resistenten Fällen von Dermatomyositis. Alle 14 Kinder und Jugendlichen im Alter zwischen 2–12 Jahren profitierten von einer 2,5–7,5 mg/kg KG/Tag-Cyclosporin-Medikation. Bei 5/14 Kindern konnte die Kortikoidgabe beendet, bei den übrigen z.T. drastisch reduziert werden.

Aussagen, die über die Mitteilung hinausgehen, daß eine Plasmapherese oder aber auch eine hochdosierte Immunglobulin-Therapie in Einzelfällen erfolgreich eingesetzt werden konnte, sind derzeit nicht möglich. Hier bedarf es noch weiterer Erfahrung, wobei es sicherlich extrem schwierig sein wird, kontrollierte Studien durchzuführen.

Mitochondriale Enzephalomyopathie

Die Liste der Pharmaka, die bei den mitochondrialen Enzephalomyopathien versucht wurden, ist lang (Tabelle 6). Das Wissen über die Wirkungsmechanismen der Pharmaka und ihre möglichen Effekte ist jedoch klein.

Da den mitochondrialen Enzephalomyopathien eine Störung des oxidativen Stoffwechsels zugrunde liegt, wurde immer wieder spekuliert, ob die Zelle stärker als normal auf die anaerobe Verstoffwechselung der Kohlenhydrate angewiesen sei und ob dies therapeutisch genützt werden könnte. Es wurde deshalb empfohlen, den Patienten mehrere kleine, kohlenhydratreiche Mahlzeiten anzubieten. Studien, die einen Effekt belegen, existieren jedoch nicht.

Tabelle 6. Therapien der Mitochondrialen Zytopathien

I. Diätetische Maßnahmen			
II. Thiamin	0,5	-	3000 mg/Tag
Biotin	5	-	50 mg/Tag
Riboflavin	30	-	400 mg/Tag
Lipoinsäure	10	-	500 mg/Tag
Vitamin B_6	50	-	500 mg/Tag
Folsäure	5	-	30 mg/Tag
Vitamin B_{12}		-	1 mg/Tag
Nikotinamid	50	-	30 mg/Tag
Coenzym Q10	60	-	250 mg/Tag
Vitamin C	250	-	4000 mg/Tag
Vitamin K_3	40	-	500 mg/Tag
Karnitin	50	-	200 mg/kg
Dichloroazetat	100	-	300 mg/kg

Es ist gut bekannt, daß muskuläre und systemische Carnitin-Mangelzustände häufig exzellent auf eine *Carnitin-Substitution* ansprechen. Es ist ferner gut bekannt, daß bei verschiedenen Organoazidurien intermediär Metabolite in erhöhten Konzentrationen in den Mitochondrien anfallen. Für die Ausschleusung dieser Intermediärprodukte wird u.a. Carnitin benötigt. Ein sekundärer Carnitinmangel kann die Folge sein, und eine entsprechende Substitutionstherapie vermag die Gesamtkonstellation u.U. deutlich zu verbessern.

Wieweit auch bei den Defekten der Respirationskette im engeren Sinne ein sekundärer Carnitinmangel entstehen kann, ist derzeit unbekannt. Über den Einsatz von Carnitin gerade auch unter dem Gesichtspunkt eines erhöhten Anfalls verschiedener Intermediärprodukte wurde bei den mitochondrialen Enzephalomyopathien häufig berichtet, eindeutige Wirkungen konnten jedoch nicht demonstriert werden.

In mehreren Studien wurde jedoch von einem eindeutigen Effekt einer *Co-Enzym-*Q_{10}-Supplementation (100–250 mg/Tag) berichtet. Während die Symptome der Ophthalmoplegien sich wenig änderten, sprachen begleitende ZNS-Symptome, wie Ataxie, Tremor, Myoklonien, aber auch die sonstige muskuläre Schwäche, scheinbar recht gut auf eine dann immer aber mehrmonatige Co-Enzym-Q_{10}-Substitution an; die pathologisch erhöhten Laktat- und Pyruvatwerte bildeten sich im Laufe der Zeit parallel zur klinischen Besserung zurück (Ogasahara et al. 1986; Zierz et al. 1989; Bresolin et al. 1988). Goda et al. (1987) berichteten über einen Therapieerfolg mit 150 mg/Tag Coenzym Q_{10} bei einem 17 Jahre alten Mädchen mit einem MELAS-Syndrom. Nach Beginn der Substitution fielen Laktat und Pyruvat kontinuierlich auf nahezu normale Werte ab. Während vor Therapiebeginn zahlreiche Episoden einer akuten Sehverschlechterung auftraten, kam es während einer mehrmonatigen Q_{10}-Therapie nur einmal im Rahmen eines Auslaßversuches zu einer akuten Krise. In diesem Zusammenhang ist es von Interesse, daß bei Patienten mit Kardiomyopathien, ohne daß ein Stoffwechseldefekt bestünde, Co-Q_{10} eine deutliche Verbesserung der kardialen Situation bewirkt (Langsjoen et al. 1988).

Theoretisch sehr interessant sind auch die Überlegungen, wieweit *Vitamin* K_3 und *Vitamin C* als mobile Elemente zwischen den im Protein der Mitochondrien fixierten Komplexen der Atmungskette hin- und herwandernd die Funktion des normalerweise vom mobilen Coenzym Q bewerkstelligten Elektronentransportes übernehmen könnten. Argov et al. (1986) berichtet von einem sehr erfolgreichen Behandlungsversuch mit 80 mg Vitamin K_3 und 4 g Vitamin C/Tag bei einem 19 Jahre alten Patienten mit einem Komplex-III-Defekt. Nach mehrmonatiger Substitution war die grobe Kraft deutlich verbessert, die körperliche Leistungsfähigkeit gesteigert. In der MR-Spektroskopie konnte nach Substitution eine Verbesserung des Phosphorylierungspotentials nachgewiesen werden. Robinson et al. (1983) konnten bei einem 5 Jahre alten Jungen mit einer Cytochrom-C_1-Defizienz eine rasch progrediente Verschlechterung durch Gabe von Vitamin C (1–2 g/Tag) aufhalten. Solch positive Effekte konnten von anderen Arbeitsgruppen nicht bestätigt werden (Przyrembel 1987).

Positive Einzelmitteilungen liegen über die Gabe von Thiamin und Riboflavin vor.

Zusammenfassend kann gesagt werden, daß das derzeitige Wissen über die Möglichkeit, mitochondriale Enzephalomyopathien medikamentös zu beeinflussen, gering ist. Zu einer Carnintin-Substitution kann man sich vor dem Hintergrund, daß es sich dabei um eine untoxische Substanz handelt, leicht entschließen. Bei dem geringen Wissen über die pathogenetischen Zusammenhänge erscheint es derzeit auch gerechtfertigt, bei allen Patienten mit einem nachgewiesenen Defekt der Respirationskette einen dann immer mehrmonatigen Behandlungsversuch mit Co-Enzym-Q_{10} zu unternehmen, der besonders erfolgreich bei einer nachgewiesenen Co-Enzym-Q_{10}-Defizienz zu sein scheint. Ferner sind Behandlungsversuche mit Vitamin K_3 (40–500 mg) und Vitamin C (0,5–3 g) sinnvoll. Bei Therapieversagen ist der zusätzliche Einsatz von Thiamin und Riboflavin gerechtfertigt.

Literatur

Albers JW, Faulkner JA, Dorovini-Zis K et al. (1984) Abnormal neuromuscular transmission in an infantile myasthenic syndrome. Ann Neurol 16: 28–34

Argov Z, Bank WJ, Maris J et al. (1986) Treatment of mitochondrial myopathy due to complex III deficiency with vitamins K3 and C: a 31P NMR follow-up study. Ann Neurol 19: 598–602

Bäckman E, Nylander E, Johansson I et al. (1988) Selenium and vitamin E treatment of Duchenne muscular dystrophy: no effect on muscle function. Acta Neurol Scand 78: 429–435

Barnard PJ, Barnard EP (1980) Chemotherapy in the genetically dystrophic chicken with a neurotrophic drug with serotonin antagonists. In: Angelini et al. (eds) Muscular dystrophy research: advances and trends. Excerpta Medica Amsterdam, pp 242–248

Bertorini TE, Bhattacharya SK, Palmieri GM et al. (1982) Muscle calcium and magnesium content in Duchenne muscular dystrophy. Neurology (NY) 32: 1088–1092

Bertorini TE, Palmieri GMA, Griffin JW et al. (1988) Effect of chronic treatment with the calcium antagonist diltiazem in Duchenne muscular dystrophy. Neurology 38: 609–613

Bodensteiner JB, Engel AG (1978) Intracellular calcium accumulation in Duchenne dystrophy and other myopathies: a study of 567.000 muscle fibers in 114 biopsies. Neurology (Minneap) 28: 439–446

Bohan A, Peter JB (1975) Polymyositis and dermatomyositis. N Engl J Med 292: 344–347, 403–407

Bohan A, Peter JB, Bowman RRL (1977) A computer-assisted analysis of 153 patients with polymyositis and dermatomyositis. Medicine 56: 255–286

Bondoux-Jahan M, Hügelin A (1982) Acceleration par l'isaxonine du bourgeonnement collateral au niveau du muscle partiellement denerve. Nouv Presse Med 11: 1243–1245

Brambati B, Cornelio F, Dworzak F, Dones I (1980) Calcium-positive muscle fibers in fetuses at risk for Duchenne muscular dystrophy Lancet II: 969–970

Bresolin N, Bet L, Binda A et al. (1988) Clinical and biochemical correlations in mitochondrial myopathies treated with coenzyme Q10. Neurology 38: 892–899

Brooke MH, Griggs RC, Mendell JR et al. (1981) Clinical trial in Duchenne dystrophy: I. The design of the protocol. Muscle Nerve 4: 186–187

Brooke MH, Fenichel GM, Griggs RC et al. (1983) Clinical investigation in Duchenne dystrophy: II. Determination of the "power" of therapeutic trials based on the natural history. Muscle Nerve 6: 91–103

Brooke MH, Fenichel GM, Griggs RC et al. (1987) Clinical investigation of Duchenne muscular dystrophy. Interesting results in a trial of prednisone. Arch Neurol 44: 812–817

Bunch TW (1981) Prednisone and azathioprine for polymyositis: long-term follow up. Arthritis Rheum 24: 45–48

Bunch TW, Worthington JW, Combs JJ et al. (1980) Azathioprine with prednisone for polymyositis. A con trolled, clinical trial. Ann Intern Med 92: 365–369
Chan-Lui WY, Hawkins BR (1985) Infantile myasthenia. Neuropediatrics 16:24–28
DeSilva S, Drachman DB, Mellits D, Kuncl R (1987) Prednisone treatment in Duchenne muscular dystrophy. Long term benefit. Arch Neurol 44: 818–822
Drachman DB, Toyka KV, Myer E (1974) Prednisone in Duchenne muscular dystrophy. Lancet II: 1409–1412
Dubowitz V, Heckmatt JZ (1980) Management of muscular dystrophy: pharmacological and physical aspects. Br Med Bull 36: 139–144
Engel AG, Lambert EH, Gomez MR (1977) A new myasthenic syndrome with endplate acetylcholine-esterase deficiency, small nerve terminals and reduced acetylcholine release. Ann Neurol 1: 315–330
Engel AG, Lambert EH, Mulder DM et al. (1982) A newly recognised congenital myasthenic syndrome attributed as a prolonged open-time of the acetylcholine-induced ion channel. Ann Neurol 11: 553–569
Fenichel GM, Brooke MH, Griggs RC et al. (1988) Clinical investigation in Duchenne muscular dystrophy: penicillamine and vitamin E. Muscle Nerve 11: 1164–1168
Fitzgerald G, McArdle B (1941) Vitamins E and B6 in the treatment of muscular dystrophy and motor neurone disease. Brain 64: 19–42
Gamstorp I, Gustavsson KH, Hellström O, Nordgren B (1986) A trial of selenium and vitamin E in boys with muscular dystrophy. J Child Neurol 1: 211–214
Gieron MA, Korthals JK (1985) Familial infantile myasthenia gravis. Arch Neurol 42: 143–144
Girardin E, Dayer JM, Paunier L (1988) Cyclosporin for juvenile dermatomyositis. J Pediatr 112: 165–166
Goda S, Hamada T, Ishimoto S et al. (1987) Clinical improvement after administration of coenzyme Q10 in a patient with mitochondrial encephalomyopathy. J Neurol 234: 62–63
Hart Z, Sahashi K, Lambert EH et al. (1979) A congenital familial myasthenic syndrome caused by a presynaptic defect of transmitter resynthesis or mobilisation. Neurology 29: 556–557
Heckmatt JZ, Hyde SA, Gabain A, Dubowitz V (1988) Therapeutic trial of isaxonine in Duchenne muscular dystrophy. Muscle Nerve 11: 836–847
Heckmatt J, Saunders C, Peters AM et al. (1989) Cyclosporin in juvenile dermatomyositis. Lancet I: 1063–1066
Hugelin A, Legrain Y, Bondous-Jahan M (1979) Nerve growth promoting action of isaxonine in rat. Experientia 35: 626
Jacobs JC (1977) Methotrexate and azathioprine treatment of childhood dermatomyositis. Pediatries 59: 212–218
Keesey J, Lindstrom J, Cokely H, Hermann C (1977) Anti-acetylcholine receptor antibody in neonatal myasthenia gravis. N Engl J Med 296: 55
Langsjoen PH, Folkers K, Lyson K et al. (1988) Effective and safe therapy with coenzyme Q10 for cardiomyopathy. Klin Wochenschr 66: 583–590
Law PK, Goodwin TG, Wang MG (1988) Normal myoblast injections provide genetic treatment for murine dystrophy. Muscle Nerve 11: 525–533
Law PK, Bertorini TE, Goodwin JA et al. (1990a) Dystrophin production induced by myoblast transfer therapy in Duchenne muscular dystrophy. Lancet II: 114
Law PK, Fang R, Goodwin JA et al. (1990b) First clinical trial of myoblast transfer therapy. J Neurol Sci 98 (Suppl): 32
Lecky BRF, Morgan-Hughes JA, Murray NMF et al. (1986) Congenital myasthenia: further evidence of disease heretogeneity. Muscle Nerve 9: 233–242
Lefvert AK, Osterman PO (1983) Newborn infants to myasthenic mothers: a clinical study and an investigation of acetylcholine-receptor antibodies in 17 children. Neurology 33: 133–138
Malleson PN, Ansell BM, Miller J, Pachman LM, Sullivan DB (1990) Controversies in juvenile dermatomyositis. J Rheumatol 17 (Suppl 22): 1–6
Mendell JR, Province MA, Moxley RT (1987) Clinical investigation of Duchenne muscular dystrophy. Arch Neurol 44: 808–811

Mendell JR, Moxley RT, Griggs RC et al. (1989) Randomized, double-blind six-month trial of prednisone in Duchenne's muscular dystrophy. N Engl J Med 320: 1592–1597
Morel E, Eymard B, Vernet-der-Garabedian B et al. (1988) Neonatal myasthenia gravis: a new clinical and immunologic appraisal on 30 cases. Neurology 38: 138–142
Moxley RT, Brooke MH, Fenichel GM et al. (1987) Clinical investigation in Duchenne dystrophy. VI. Double-blind controlled trial of nifedipine. Muscle Nerve 10: 22–33
Nakao K, Nishitani H, Susuki M, Ohta M, Hayashi K (1977) Anti-acetylcholine receptor IgG in neonatal myasthenia gravis. N Engl J Med 297: 169
Namba T, Brown SB, Grob D (1970) Neonatal myasthenia gravis: report of two cases and review of literature. Pediatrics 45: 488–505
Niakan E, Pitner SE, Whitaker JN (1980) Immunosuppressive agents in corticosteroid-refractory childhood dermatomyositis. Neurology 30: 286–291
Nishikawa Y, Takahashi M, Yorifuji S et al. (1989) Long-term coenzyme Q10 therapy for a mitochondrial encephalomyopathy with cytochrome c oxidase deficiency: a 31P NMR study. Neurology 39: 399–403
Ogasahara S, Nishikawa Y, Yorifuji S et al. (1986) Treatment of Kearns-Sayre syndrome with coenzyme Q10. Neurology 36: 45–53
Ohta K, Muzuno Y (1988) Pathogenesis of progressive muscular dystrophy: studies on free radical metabolism in an animal model. Acta Neurol Scand 77: 108–114
Pachman LM (1986) Juvenile dermatomyositis. Pediatr Clin North Am 33: 1097–1117
Pernice W, Beckmann R, Ketelsen UP et al. (1988) A double-blind placebo controlled trial of diltiazem in Duchenne dystrophy. Klin Wochenschr 66: 565–570
Przyrembel H (1987) Therapy of mitochondrial disorders. J Inher Metabol Dis 10: 129–146
Roach ES, Buono G, McLean W, Weaver RG (1986) Early-onset myasthenia gravis. J Pediatr 108: 193–197
Robinson BH, Taylor J, Francois B, Beaudet AL, Peterson DF (1983) Lactic acidosis, neurological deterioration and compromised cellular pyruvate oxidation due to a defect in the reoxidation of cytoplasmically generated NADH. Eur J Pediatr 140: 98–101
Shay JW, Feit H (1980) Avian muscular dystrophy: microtubules, righting ability, CPK levels and muscle histology following isaxonine treatment. Eur J Cell Biol 22: 557
Siegel IM, Miller JE, Ray RD (1974) Failure of corticosterone in the treatment of Duchenne muscular dystrophy: Report of a clinically matched three-year double blind study. IMJ 145: 32–36
Vincent A, Cull-Candy SG, Newsom-Davis J et al. (1981) Congenital myasthenia: endplate receptors and electrophysiology in five cases. Muscle Nerve 4: 306–318
Walton JN, Nattrass FJ (1954) On the classification, natural history and treatment of the myopathies. Brain 77: 169–231
Yarom R, Meyer S, More R, Liebergall M, Eldor A (1983) Platelet abnormalities in muscular dystrophy. Thromb Haemost 49: 168–172
Yoshida M, Ando K, Stoyoshi E (1983) Abnormalities of erythrocytes in Duchenne muscular dystrophy. Ann Neurol 13: 649–653
Zabel P, Leimenstoll G, Gross WL (1984) Cyclosporin for acute dermatomyositis. Lancet I: 343
Zierz S, Jahns G, Jerusalem F (1989) Coenzyme Q in serum and muscle of 5 patients with Kearns-Sayre syndrome and 12 patients with ophthalmoplegia plus. J Neurol 236: 97–101

Hydrozephalus infolge oberer Einflußstauung – Beeinflußt die Therapie den Verlauf?

J. Issakainen, U. Bauersfeld, F. Real, S. Fanconi, U. Willi, M. Turina, O. Illi, E. Boltshauser

Einleitung

Eine Einflußstauung infolge Obstruktion der Vena cava superior (VCS) ist eine seltene Ursache eines Hydrozephalus. Das VCS-Syndrom wird am häufigsten im Kindesalter nach einem operierten Herzvitium beobachtet [8]. In der Literatur gibt es Beschreibungen eines Hydrozephalus bei Obstruktion der VCS in einzelnen oder wenigen Fällen [3,5,6.7,8.15,16,18], jedoch keine einheitlichen therapeutischen Empfehlungen. Die Therapie richtete sich nach der Ursache der Cavaobstruktion. Bei Mißerfolg einer kausalen chirurgischen Behandlung wurde in den meisten Fällen wegen eines progressiven Hydrozephalus eine Shuntoperation durchgeführt.

Als Alternative zur chirurgischen Behandlung bietet sich jedoch eine weniger invasive medikamentöse Therapie an. Eine Rekanalisierung von venösen und arteriellen Verschlüssen ist durch Thrombolyse mit Strepto- oder Urokinase [4,11,17,19], und neuerdings selektiver mit Gewebsplasminogenaktivator [9,12] erreicht worden. Eine medikamentöse Therapie bei sich entwickelndem Hydrozephalus wurde selten nach Cavathrombose [15], häufiger nach Hirnblutung [13,14], durch Senkung der Liquorproduktion mit Acetazolamid und Furosemid [10] erfolgreich angewendet.

Wir berichten über unsere Erfahrungen bei Patienten mit oberer Einflußstauung infolge Cavathrombose, insbesondere im Hinblick auf chirurgische und medikamentöse Therapie.

Material, Methoden und Resultate

Vier Kinder (Fälle 2, 6, 7, 8 in der Kasuistik, Tabelle 1) werden z.Z. wegen oberer Einflußstauung infolge Cavathrombose in der Universitäts-Kinderklinik Zürich betreut. Vier Kinder wurden retrospektiv anhand der Krankengeschichten analysiert, der älteste Patient wurde 1967 geboren.

Von 7 Säuglingen mit VCS-Syndrom hat sich in 6 Fällen ein kommunizierender Hydrozephalus entwickelt. Vier Kinder wurden primär chirurgisch kausal behandelt. Eine Thrombektomie der VCS-Thrombose war in zwei Fällen zunächst erfolgreich.

Tabelle 1. Kasuistik (vgl. auch Abb. 1–6)

Fälle	Therapie	Verlauf
1.E.B.m.*23.6.67 Transposition der großen Arterien	Am 5. Lebenstag Vorhofseptostomie (Blalock-Hanlon), Banding der V. cava superior Thrombektomie, Antikoagulation während 2 Monaten	Im Alter von 13. Monaten obere Einflußstauung, Thrombose der VCS an der Bandingstelle Normales Kopfwachstum
		Im Alter von 24 Monaten Thrombose der Sinus sagittalis sup. und inf., schwerer Hydrozephalus
2.Y.B.w.*25.12.89 Vorhof- und Ventrikelseptumdefekt	Im Alter von 3 Monaten Totalkorrektur des Herzfehlers	Thrombose der VCS
	Thrombektomie 2 Wochen später,	Rethrombosierung
	Thrombolyse mit Streptokinase, Antikoagulation	Normales Kopfwachstum
3.M.B.w.*10.9.84 Transposition der großen Arterien	Am 10. Lebenstag Ballonseptostomie (Rashkind)	4 Tage später Apnoeanfälle, im CT hämorrhagischer Hirninfarkt
	Totalkorrektur im Alter von 3 Wochen, danach Cavathrombose	Thrombektomie im Alter von 8 Wochen mißlungen. Leichter Hydrocephalus. PME-Rückstand zunehmend. Im Alter von 12 Monaten pulmonalen an Komplikationen verstorben
4.S.S.m.*6.1.81 Transposition der großen Arterien	Im Alter von 13 Monaten Totalkorrektur (nach Senning) Wiederherstellung der Kontinuität	Im Alter von 20 Monaten Verschluß der VCS. Postoperativ mittelschwere Obstruktion des Cavatunnels
5.L.L.m.*6.10.87 Transposition der großen Arterien	Im Alter von 2 Tagen Vorhofseptostomie (Rashkind), von 2 Wochen Totalkorrektur (nach Senning)	4 Tage postoperativ Cavathrombose, progredienter Hydrozephalus. Im Alter von 7 Monaten VP-Shunt
6.S.C.w.*19.5.89 Transposition der großen Arterien	Im Alter von 2 Tagen Vorhofseptostomie (Rashkind), von 2 Wochen Totalkorrektur (nach Senning) Antikoagulation	2 Wochen postoperativ Cavathrombose, leicht progressiver Hydrozephalus
7.G.D.m.*9.1.89 Transposition der großen Arterien	Im Alter von 2 Tagen Vorhofseptostomie (Rashkind), von 6 Monaten Totalkorrektur (nach Senning) Antikoagulation	Cavathrombose, im Alter von 7 Monaten Apnoeanfälle, tonischer Streckkrampf, progressiver Hydrozephalus, Entwicklungsrückstand
	Ab Alter von 16 Monaten Acetazolamid	keine Progredienz des Hydrozephalus
8.W.D.m.*19.7.85 Septische Granulomatose	Im Alter von 4 ½ J. infolge Katheterkomplikationen Antikoagulation	Thrombose VCS, V. brachiocephalica re., kein Pseudotumor cerebri

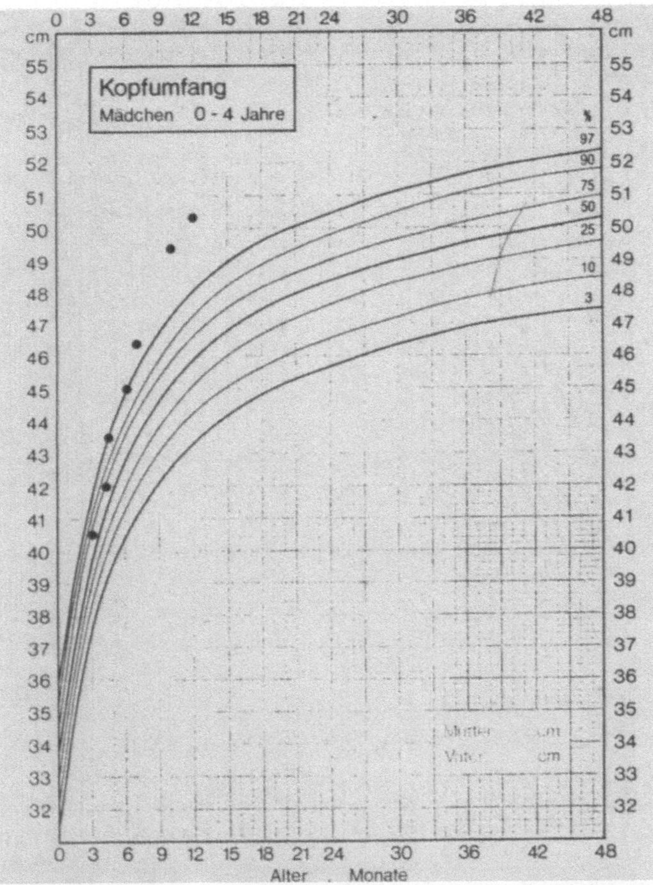

Abb. 1. Fall 6, Kopfwachstumskurve

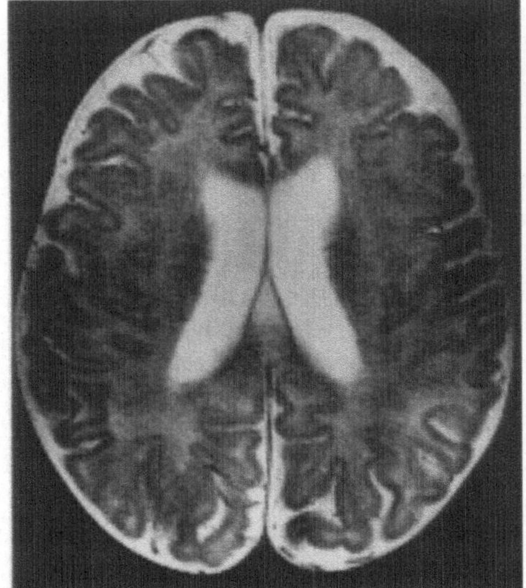

Abb. 2. Fall 6, MR axial im Alter von 6 Monaten, Hydrocephalus internus und externus

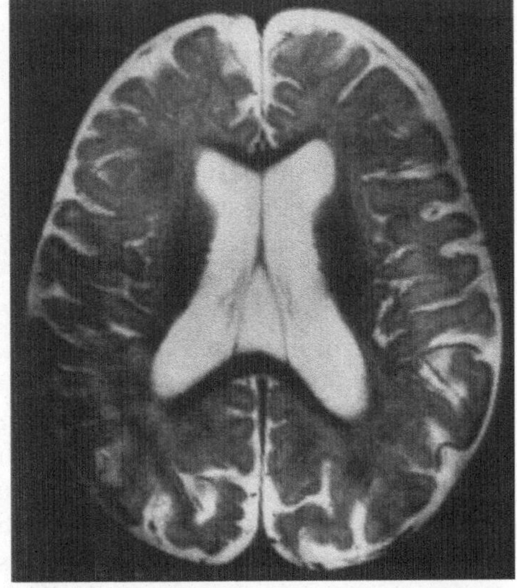

Abb. 3. Fall 6, MR axial im Alter von 1 Jahr, leichte Progredienz des Hydrozephalus

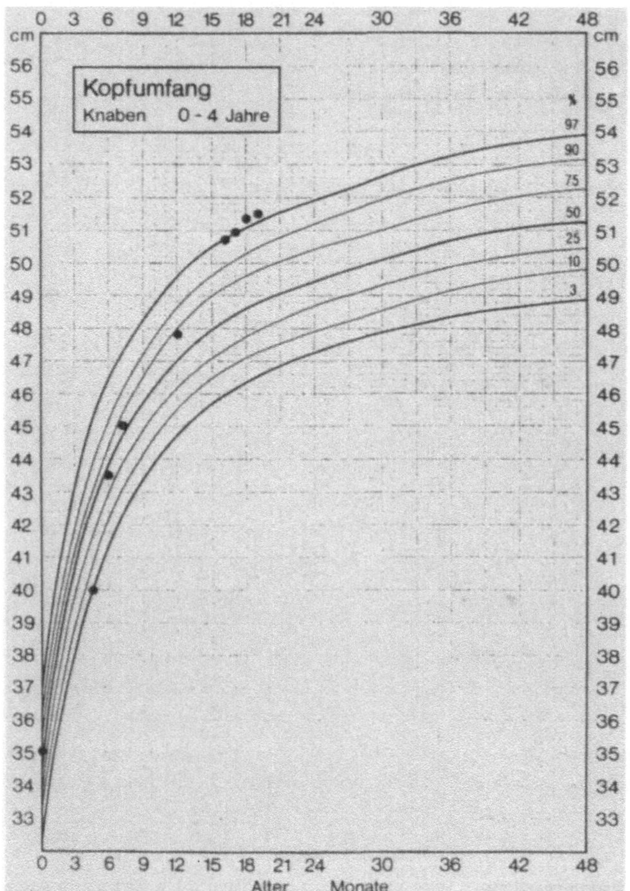

Abb. 4. Fall 7, Kopfwachstumskurve, Abflachung während 3 Monaten Therapie mit Acetazolamid

Diskussion

Eine längere Zeit bestehende venöse Stase bei oberer Einflußstauung infolge Cavathrombose führte bei unseren Patienten im Säuglingsalter zu übermäßigem Kopfwachstum mit Erweiterung der äußeren und inneren Liquorräume. Der Spontanverlauf eines Hydrozephalus bei Cavathrombose ist in der Literatur schlecht dokumentiert. Stewart et al. [15] berichten von einem Säugling mit Hydrozephalus bei Cavathrombose, welcher nach einem mißlungenen Versuch einen ventrikulo-atrialen Shunt anzulegen, im weiteren Verlauf lediglich beobachtet wurde. Es kam zu einem Spontanarrest, später sogar zu einer leichten Regredienz des Hydrozephalus.

Bei zwei unserer Patienten wurde unter dem Schutz einer Antikoagulation zunächst der Spontanverlauf beobachtet. In beiden Fällen ist der Hydrozephalus bisher leicht progredient gewesen. In einem Fall (Patient Nr. 6) wurde trotz venöser Stase bei oberer Einflußstauung bisher eine normale psychomotorische Entwicklung beobachtet. Abgesehen von einem leicht progredienten

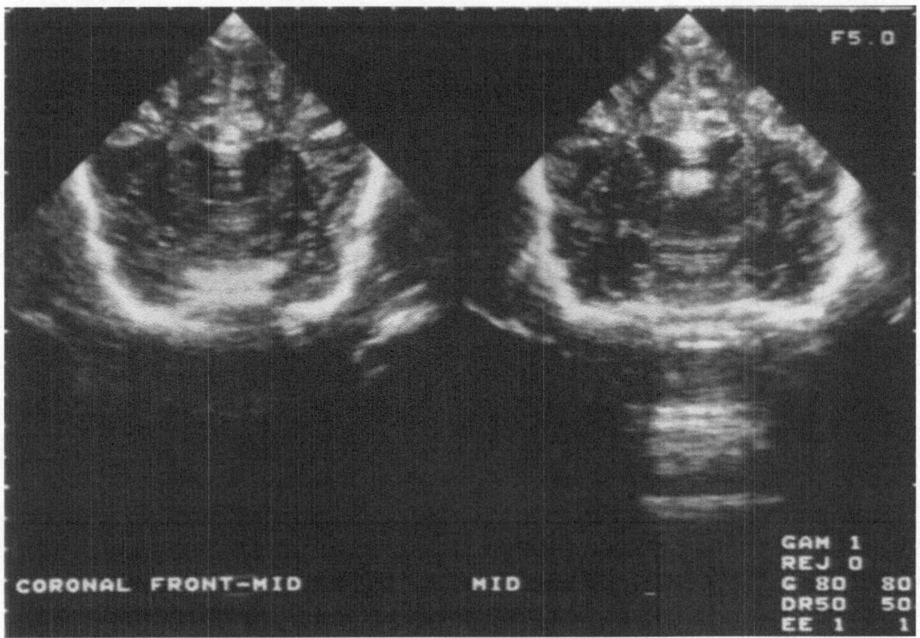

Abb. 5. Fall 7, kraniale Sonographie koronar im Alter von 6 Monaten

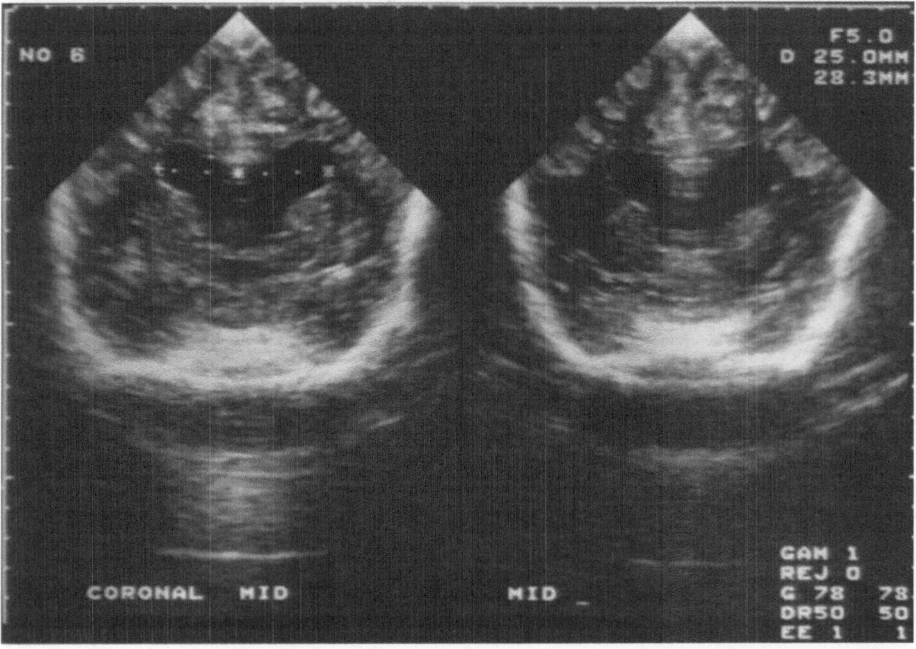

Abb. 6. Fall 7, kraniale Sonographie koronar im Alter von 1 3/12 Jahr, Hydrocephalus internus und externus vor Beginn der Acetazolamidtherapie

kommunizierenden Hydrozephalus wurden keine Symptome eines erhöhten intrakraniellen Druckes festgestellt. Beim anderen Kind mit Entwicklungsrückstand (Patient Nr. 7) konnte die weitere Progredienz des Hydrozephalus durch Zulage von Acetazolamid während der noch kurzen Beobachtungszeit aufgehalten werden, der Einfluß der medikamentösen Therapie auf die psychomotorische Entwicklung kann noch nicht beurteilt werden. In einem dritten Fall (Patient Nr. 5) wurde wegen eines progredienten Hydrozephalus mit Hirndrucksymptomatik und leichter Verzögerung der PME ein ventrikulo-peritonealer Shunt angelegt. Danach Normalisierung der PME, weiterer Verlauf unauffällig.

Anhand dieser Beobachtungen scheint uns der Verlauf bei persistierender Cavathrombose im Säuglingsalter variabel zu sein. Eine mögliche Ursache ist die individuell variierende Fähigkeit zur Bildung eines Umgehungskreislaufes durch Kollateralen [2]. Eine kausale Therapie, entweder durch Thrombektomie oder Thrombolyse unmittelbar nach ersten Symptomen einer oberen Einflußstauung infolge Cavathrombose, ist empfehlenswert. Bei sich bereits entwickelndem Hydrozephalus kann eine die Liquorproduktion senkende medikamentöse Therapie [9] vor einer Shuntoperation versucht werden. Das Ziel ist dabei ein neues Gleichgewicht zwischen Liquorproduktion und Rückresorption zu erreichen, welches später, z.B. nach 6 Monaten, auch nach Ausschleichen der Medikamente weiterbesteht.

Wu u. Swaimann [18] berichten von einem Säugling mit Hydrozephalus bei bilateraler Katheterisierung der Jugularvenen. Zwei Wochen nach Entfernung des einen Katheters normalisierte sich die Ventrikelgröße.

Beim älteren Kind, spätestens nach dem 3. Lebensjahr, führt eine venöse Stase zur oberen Einflußstauung ohne Hydrozephalus, jedoch möglicherweise zu klinischen Symptomen eines Pseudotumors cerebri [15]. Die obere Einflußstauung wegen Verschlusses der großen zuführenden Venen und VCS infolge Katheterkomplikationen war bei unserem einzigen Patient dieser Altersklasse eindrücklich. Klinisch hatte er bisher keine Symptome einer intrakraniellen Druckerhöhung, am ehesten dank guter Kollateralenbildung oder einer partiellen Rekanalisierung. Im kranialen Magnettomogramm war die Ventrikelgröße normal.

Schlußfolgerung

Zur Zeit würden wir folgendes therapeutisches Vorgehen bei Cavathrombose empfehlen:

1. Reoperation, Thrombektomie, Thrombolyse, Antikoagulation.
2. Bei progredientem Hydrozephalus evtl. Versuch die Liquorproduktion medikamentös zu senken, bei Mißerfolg Shuntoperation.
3. Bei leichtem Hydrozephalus expektative Haltung.

Literatur

1. Bagnal HA, Gomperts E, Atkinson JB (1989) Continuous infusion of low-dose urokinase in the treatment of central venous catheter thrombosis in infants and children. Pediatr Pulmonol 2: 303–306
2. Bering EA jur, Salibi B (1959) Production of hydrocephalus by increased cephalic venous pressure. Arch Neurol Psychiatry 81: 693–698
3. Coulson JD, Pitlick PT, Miller DC, French JW, Marshall WH, Fryer AD, Shumway NE (1984) Severe superior vena cava syndrome and hydrocephalus after the Mustard procedure: findings and a new surgical approach. Circulation 70 (Suppl I): 1–47
4. Delaplane D, Scott JP, Riggs TW (1982) Urokinase therapy for a catheter related right atrial thrombus. J Pediatr 100: 149–152
5. Dillon T, Berman W jr, Yabek SM, Seigel R, Bechara A, Wernly J (1986) Communicating hydrocephalus: a reversible complication of the Mustard operation with serial hemodynamics and long-term follow-up. Ann Thorac Surg 41: 146–149
6. Haar FL, Miller CA (1975) Hydrocephalus resulting from superior vena cava thrombosis in an infant. Case report. J Neurosurg 42: 597–601
7. Hooper R (1961) Hydrocephalus and obstruction of the superior vena cava in infancy. Pediatrics 28: 792–799
8. Issa PY, Brihi ER, Janin Y, Slim MS (1983) Superior vena cava syndrome in childhood: report of ten cases and review of the literature. Pediatrics 71: 337–341
9. Kennedy LA, Dummond WH, Knight ME, Millsaps MM, Williams JL (1990) Succesful treatment of neonatal aortic thrombosis with tissue plasminogen activator. J Pediatr 116: 789–801
10. McCarthy KD, Read RJ (1974) The effect of acetazolamide and furosemide on the cerebrospinal fluid production and choroid plexus carbonic anhydrase activity. J Pharmacol Exp Ther 189: 194–201
11. Pritchard SL, Culham JAG, Rogers PCJ (1985) Low-dose fibrinolytic therapy in infants. J Pediatr 106: 594–598
12. Pyles LA, Pierpont MEM, Steiner ME, Hesslein PS, Smith CM (1990) Fibrinolysis by tissue plasminogen activator in a child with pulmonary embolism. J Pediatr 116: 801–804
13. Shinnar S, Gammon K, Bergman EW, Epstein M, Freeman JM (1985) Management of hydrocephalus in infancy: use of acetazolamide and durosemide to avoid cerebrospinal fluid shunts. J Pediatr 107: 31–36
14. Stephani U, Harms K, Herting E, Speer CP (1989) Die konservative Behandlung des Hydrocephalus non-resorptivus bei Frühgeborenen. Monatschr Kinderheilkd 137: 218–224
15. Stewart DR, Johnson DG, Myers GG (1975) Hydrocephalus as a complication of jugular vein catheterization during total parenteral nutrition. J Pediatr Surg 10: 771–777
16. Sweeney MF, Bell WE, Doty DB, Schieken RM (1982) Communicating hydrocephalus secondary to venous complications following intraatrial baffle operation (Mustard procedure) for d-transposition of the great arteries. Pediatr Cardiol 3: 237–240
17. Wessel DL, Keane JF, Fellows KE, Robichaud H, Lock JE (1986) Fibrinolytic therapy for femoral arterial thrombosis after cardiac catheterization in infants and children. Am J Cardiol 58: 347–351
18. Wu XR, Swaiman KF (1982) Reversible hydrocephalus caused by bilateral jugular vein catheterization. Brain Dev 4: 397–400
19. Zureikat GY, Martin GR, Silvermann NH, Newth CKL (1986) Urokinase therapy for catheter-related right atrial thrombus and pulmonary embolism in a 2-month-old infant. Pediatr Pulmonal 2: 303–306

Epidemiologie und Erstversorgung von Kindern mit schwerem Schädel-Hirn-Trauma (Nordwestschweiz 1984–1989)

M. A. Kaufmann, B. Buchmann, F. Frei, D. Scheidegger

Einleitung

Mehr als die Hälfte aller kindlichen Todesfälle im Alter zwischen 1 und 14 Jahren sind auf einen Unfall zurückzuführen. 80 % aller verletzten Kinder haben ein begleitendes Schädel-Hirn-Trauma (SHT), das in vielen Fällen für die konsekutive Morbidität und Mortalität ausschlaggebend wird. Die Mortalität ist jedoch nur ein Aspekt dieses Problems, mindestens ebenso wichtig sind Morbidität und sozioökonomische Folgen einer solchen Verletzung, da ein Kind später über Jahrzehnte mit den Folgen eines solchen Traumas leben muß. Bleibende neurologische Folgen sind abhängig vom Schweregrad des erlittenen SHT: Weniger als 5 % der Kinder zeigen nach mildem, mehr als 90 % nach schwerem Schädel-Hirn-Trauma erkennbare, wenn auch häufig diskrete neurologische Folgeschäden [8].

Resultate

Betrachtet man die Resultate unserer eigenen Studie, in der seit 1984 prospektiv alle relevanten präklinischen und klinischen Daten von schwer schädelhirnverletzten Patienten erfaßt werden, so stellen Kinder bis 16 Jahre 16 % dieses Kollektivs dar (91 Kinder). Sie wurden in der Mehrzahl aus einem Umkreis von 50 km aus den umliegenden Kantonen und dem süddeutschen Raum in unsere neurochirurgische Zentrumsklinik eingewiesen. Extrapoliert man [4] unsere Zahlen, so müssen im gleichen Zeitraum in unserem Einzugsgebiet etwa 80 Kinder bei einem schweren SHT bereits am Unfallort ihr Leben verloren und 120 Kinder ein mittelschweres SHT erlitten haben. Gemessen an der 5stufigen Glasgow Outcome Scale erreichten 70 % unserer Kinder einen guten Outcome (IV), 14 % blieben behindert (II + III) und 16 % verstarben. Glücklicherweise mußte bei diesen Kindern kein vegetatives Überleben beobachtet werden. Unser Kollektiv (Tabelle 1) ist aus epidemiologischer Sicht in vielen Aspekten vergleichbar mit großen amerikanischen Studien [3,4]. Knaben waren doppelt so häufig Opfer eines SHT verglichen mit gleichaltrigen Mädchen. Eine höhere Inzidenz konnte in den Altersgruppen von 5–8 und 13–16 Jahren beobachtet werden. Leider wurden ⅔ aller Patienten ohne qualifizierte notärztliche Begleitung ins Zentrum transportiert. Mehr als 80 % unserer Patienten hatten bei Eintritt einen Glasgow Coma Score (GCS) unter 9. Am häufigsten (60 %)

Tabelle 1. Patientendaten (präklinisch)

	Alter 0–7	8–16	Total	% Total	(% USA) [3,4,8]
Geschlecht					
F	15	14	29	32	(38)
M	26	36	62	68	(62)
Herkunft					
BS	2	6	8	9	
BL	12	15	27	30	
AG	6	1	7	8	
BRD	11	14	25	28	
JU	5	9	14	15	
SO	1	2	3	3	
Distanz					
< 6 km	6	8	14	15	
6–10	4	9	13	14	
10–20	15	12	27	30	
20–30	9	6	15	17	
> 30	7	15	22	24	
Transport-Art					
Ambulanz	33	32	65	71	
Helikopter	8	18	26	29	

war ein Verkehrsunfall Ursache der Schädel-Hirn-Verletzungen. Ein Viertel aller Kinder wurde von einem Verkehrsmittel, meist einem Auto, angefahren, 1/5 verunfallte mit dem Fahrrad (Tabelle 2). Die Gefahr, in den USA als Fußgänger angefahren zu werden, war viermal geringer als in unserem Einzugsgebiet, während die Chance, dort als Autoinsasse ein SHT zu erleiden, gut doppelt so groß war. Ein weiteres Fünftel aller Unfälle war auf einen Sturz zurückzuführen. Schädel-Hirn-Verletzungen als Folge von Kindesmißhandlungen oder fremder Gewalt schienen bei uns seltener vorzukommen. Betrachtet man die häufigsten Diagnosen, so stellt man fest, daß in 50 % eine Contusio cerebri, in 46 % ein intrakranielles Hämatom, in 43 % eine Schädelfraktur, in 20 % Extremitätenverletzungen oder eine Frontobasisverletzung und in weniger als 20 % Becken-, Abdominal- und Thoraxverletzungen vorlagen. Isolierte Schädel-Hirn-Verletzungen waren im Kindesalter häufiger anzutreffen als bei den adulten Patienten.

Wenn man die Zeitverhältnisse zwischen Unfall und Eintreffen in der Universitätsklinik analysiert, so kommt man in unserem Gebiet mit einer sehr hohen Spitaldichte zu einem erstaunlichen Resultat: Dank dieser hohen Dichte erreichten 60 % unserer Patienten im Mittel 30 min nach Unfall das nächstgelegene Spital. Wurden die Patienten direkt aus dem Stadtbereich ins Zentrum eingeliefert, dauerte dies 5–10 min länger. Dasselbe galt für Unfallopfer, die durch den Notarzt des Luftrettungsdienstes am meist entfernter liegenden Unfallort primär versorgt wurden. Betrachtet man jedoch arbiträr die Intubation des schwerverletzten Kindes als Beginn einer qualifizierten Erstversorgung, so stellt man folgendes fest: Ein Kind, das durch einen Notarzt am Unfallort

Tabelle 2. Patientendaten (klinisch)

	Alter 0–7	8–16	Total	% Total	(% USA) [3,4,8]
GCS (Ankunft)					
3–5	13	6	19	21	
6–8	13	31	44	48	
9–12	6	6	12	13	
13–15	7	9	16	18	
Unfall-Mechan.					
Fußgänger	12	10	22	24	(6)
Fahrrad	4	14	18	20	(15)
Moped	0	8	9	10	(8)
Im Auto	5	2	8	9	(19)
Sturz	15	8	23	25	(24)
Diagnosen					
Hämatom intrakr.	19	23	42	46	} (63)
Contusio cerebri	18	28	46	50	
Schädelfraktur	20	19	39	43	(39)
Frontobasisverletz.	9	9	18	20	
Extremitätenverletz.	5	12	17	19	
Thoraxverletzung	6	6	12	13	
Abdomen/Becken	2	7	9	10	
Zeitintervall					
Erstspital direkt	0.5 h	0.5 h	0.5 h		
Zentrum indirekt	2.33h	2.08h	2.17h		
Zentrum direkt	0,67h	0,83h	0,75h		
Intubat. Erstspital	1.17h	1.5 h	1.25h		
Intubat. Zentrum	1.0 h	0,83h	0.83h		
Intub. Heli-Arzt	0,67h	0.75h	0.75h		

versorgt wurde, kam wesentlich früher (40 min nach Unfall) in den Genuß einer effektiven Behandlung als ein Kind, das im naheliegenden Erstspital versorgt wurde (75 min). Die Hälfte der Kinder wurde im Erstspital nicht intubiert und ohne Tubus ins Zentrum weiterverlegt. 20% dieser Patienten mußten bei Ankunft im Zentrumsspital notfallmäßig intubiert werden.

Diskussion

Wenn die Prävention, die wesentlichste Maßnahme im Zusammenhang mit kindlichen Schädel-Hirn-Traumata, versagt hat, kann nur durch eine qualifizierte, schnelle und systematische medizinische Erstversorgung der entstandene Schaden begrenzt werden.

Ungenügende Präventionsmaßnahmen waren bei vielen unserer Kinder am Unfallgeschehen mitverantwortlich. Bei der Betrachtung der Unfallursachen wird deutlich, daß bei vielen Unfällen beispielsweise das Helmtragen die Unfallfolgen wesentlich abgeschwächt, wenn nicht sogar vermieden hätte. Straßenbauliche Veränderungen wie Radfahrwege, geschützte Straßenübergänge vor Schulen könnten zu einer kindersicheren Umgebung ebenso beitragen, wie einfache Vorsichtsmaßnahmen zuhause (z.B. Treppengitter). Betrachtet man die relativ große Zahl von Kleinkindern, die im Auto verunfallten, so kann man Rückschlüsse auf die unzweckmäßige Sicherungsart dieser Kinder im Auto ziehen.

Warum dauert es in der Regel länger bis ein schädelhirnverletztes oder polytraumatisiertes Kind im Peripheriespital gut versorgt wird? Die Automatismen zur raschen Behandlung von schwerverletzten Kindern sind in kleineren Spitälern häufig nicht vorhanden, da diese selten mit solchen Situationen konfrontiert werden. Es fehlt nicht nur an praktischer Erfahrung und Übung, vielfach sind auch kinderspezifische Ausrüstungen und Behandlungsschemata gar nicht vorhanden. Unsicherheit und Angst vor einem falschen Management führen dann oft zu einer suboptimalen Erstversorgung.

Was versteht man unter optimaler Erstversorgung beim schwer schädelhirnverletzten Kind? Das Ziel einer frühen Behandlung ist die Verhinderung von sekundären Schäden. Diese entstehen in erster Linie durch arterielle Hypotonie wegen Hypovolämie, Hypoxie durch insuffiziente Spontanatmung, verbunden mit Erhöhung des Hirndruckes durch eine Hyperkapnie. Die initiale Behandlung zielt daher auf eine Optimierung von Atmung und Kreislauf bei gleichzeitiger Senkung des intrakraniellen Druckes. Eine Oberkörperhochlagerung um 30° ist eine einfache Maßnahme um den Hirndruck zu senken. Eine Intubation mit nachfolgender Hyperventilation führt einerseits zu einer guten Oxygenation und dank tiefem p_aCO_2 (30 mmHg) auch zu zerebraler Vasokonstriktion mit Abnahme des Hirndruckes. Andererseits wird durch die Intubation per se ein wichtiges Ziel, nämlich der Schutz vor Aspiration beim bewußtseinsgetrübten Patienten erreicht. Eine Kreislauftherapie durch Volumen- und gegebenenfalls Vasoaktiva-Gabe führt zu einer Normalisierung des Blutdruckes. Die initiale Volumentherapie beim schädelhirnverletzten Kind darf nicht mit glukosehaltigen Flüssigkeiten erfolgen, da dies zu einer zusätzlichen Schädigung von ischämischen Bezirken führen kann [5]. Dazu kommt, daß eine Volumentherapie mit elektrolytfreien Lösungen ohnehin ineffektiv ist und nur die Gefahr eines Hirnödems erhöht (Hyponatriämie). Nur dank einer solchen Erstbehandlung kann das Hauptziel eines suffizienten zerebralen Perfusionsdruckes bei guter Oxygenation erreicht werden. Wenn eine kurze neurologische Untersuchung mit Erheben von GCS, differenzierter motorischer Reizantwort an den verschiedenen Extremitäten und Pupillenbeurteilung mit Lichtreaktion durchgeführt wurde, darf niemals wegen „Erhaltung der Beurteilungsfähigkeit durch den Neurochirugen“ gezögert werden, dringlich notwendige Behandlungsschritte (z.B. Intubation) einzuleiten. Um in der konkreten Situation schnell und effektiv handeln zu können, muß ein vorbereitetes Konzept vorhanden sein. Dies unterscheidet sich je nachdem, ob die Behandlung (idealerweise) bereits außerhalb des Spitals am Unfallort erfolgt, oder ob das Kind direkt (ohne vorausgehende Primärversorgung) ins Spital eingeliefert wird.

Behandlung am Unfallort

Eine schnelle und effektive Verbesserung der Respiration ist beim schwer schädelhirnverletzten Kind häufig vordringlich und nur durch eine Intubation zu erreichen. Außer der Verwendung von kleinen Spateln unterscheidet sich die Intubationstechnik trotz anatomischen Unterschieden nicht wesentlich von derjenigen im Erwachsenenalter, lediglich bei Säuglingen ist ein gerader Spatel zur Intubation empfehlenswert. Wenn keine Erfahrung bei der Auswahl des richtigen Tubus besteht, so kann der Durchmesser des Kleinfingers als Referenz zum Durchmesser des zu verwendenden Tubus nützlich sein. Empfehlenswert für Unerfahrene ist ebenfalls die Verwendung der übersichtlichen Schemazeichnung mit Daten zur Reanimation nach Oakley [6] im Kindesalter. Zur Kreislaufunterstützung ist Volumenzufuhr und je nach Zustand auch Herzmassage notwendig. Das Einlegen einer intravenösen Leitung kann bei solchen Patienten äußerst schwierig sein. Wenn sich nicht unmittelbar eine periphere Vene zur Punktion anbietet, so soll ohne Zeitverlust eine intraossäre Infusion [1] gelegt werden. Es können damit sämtliche Medikamente, Vasoaktiva und Infusionslösungen verabreicht werden. Die Zeitdauer bis ein Medikament aus dem Markraum das Herz erreicht, ist vergleichbar mit einer peripher-venösen Infusion. Als Punktionsort bieten sich drei Orte an: Die proximale Tibia ist der optimale Ort zur Punktion. Die Einstichstelle liegt ungefähr 1–3 cm unterhalb der Tuberositas tibiae. Die Nadelspitze wird nach Desinfektion in einem Winkel von 60–90° weg von der Wachstumsfuge in den Knochen eingeführt. Die anderen möglichen Punktionsstellen liegen oberhalb des medialen Malleolus und am proximalen Femur. Hat das Kind mit einem GCS unter 9 noch Abwehrreflexe und einen Muskeltonus oder besteht der geringste Verdacht auf eine Atemwegsobstruktion, Hypoventilation oder fehlende laryngeale Abwehrfunktion, so ist die Intubation nach Verabreichen von adäquaten Medikamenten indiziert. Diese werden am einfachsten intraossär verabreicht. Thiopental (4–6 mg/kg KG) oder Etomidat (0,3 mg/kg KG) bei schlechten Kreislaufverhältnissen und Succinylcholin (1,5 mg/kg KG) sind dabei die Medikamente der Wahl. Die manchmal praktizierte Intubation ohne Muskelrelaxans bei Patienten mit erhöhtem Muskeltonus ist wegen der starken Abwehrreflexe nicht empfehlenswert und gefährlich, zumal solche Intubationen zu einem starken Anstieg des intrakraniellen Druckes führen können. Nur wenn keine Atmung besteht und der Muskeltonus schlaff ist, kann und soll sofort ohne Medikamente intubiert und mit 100% Sauerstoff hyperventiliert werden. Nach erfolgter Intubation soll das Kind je nach Kreislaufverhältnissen mit Opiaten (Fentanyl) und/oder Barbituraten sediert werden. Eine Relaxation mit nichtdepolarisierenden Muskelrelaxanzien (z.B. Vecuronium) ist für den Transport häufig empfehlenswert, da dies dazu beiträgt, eine gefährliche Dislokation von Endotrachealtubus und venösem Zugang während dem Transport zu vermeiden.

Behandlung im Spital

Es gelten im wesentlichen die gleichen Grundsätze wie oben beschrieben. Das Management unterscheidet sich lediglich im Anbringen einer intravenösen Leitung. Der intraossäre Zugang ist nur als erste Maßnahme in der Reanimationssituation gerechtfertigt. Anschließend (oder häufig primär) soll so schnell wie möglich eine intravenöse Infusion angelegt werden, damit die meist dringlich anstehende CT-Untersuchung (oder im peripheren Spital die Verlegung ins Zentrum) sofort durchgeführt werden kann. Das Vorgehen beim Legen einer intravenösen Leitung beruht auf einem einfachen Schema [2]. 1) Versuch der Punktion einer peripheren Vene. 2) Falls das Kind in schlechtem Zustand ist und der periphere Punktionsversuch nicht schnell zum Ziel führt, soll gleichzeitig die Freilegung der V. saphena magna links und die inguinale Punktion der V. femoralis rechts in Angriff genommen werden. Das Legen eines zentralvenösen oder eines arteriellen Katheters kann häufig etwas zurückgestellt werden, damit einer sofortigen neurochirurgischen Intervention nichts im Wege steht.

Nach einer schweren Schädel-Hirn-Verletzung können Probleme wie Hypotonie, Hypoxie und Hyperkapnie zu schweren sekundären Schäden führen, die für die bleibende Morbidität und Mortalität von entscheidender Bedeutung sind [7]. Bei optimaler Erstbehandlung haben aber viele Kinder eine gute Prognose. Frühe, aggressive und qualifizierte Erstbehandlung mit Eliminierung dieser sekundären Gefahrenquellen kann so einen wesentlichen Einfluß auf den Outcome haben. Der erstbehandelnde Notarzt wird daher bei vielen schwerverletzten Kindern für deren späteres Schicksal mindestens so bedeutsam wie der Neurochirurg in der Zentrumsklinik.

Literatur

1. Fiser DH (1990) Intraosseus infusion. N Engl J Med 322: 1579–1581
2. Kanter RK, Zimmermann JJ, Strauss RH et al. (1986) Pediatric emergency intravenous access. Evaluation of a protocol. Am J Dis Child 140: 132–134
3. Kraus JF, Fife D, Conroy C (1987) Pediatric brain injuries: The nature, clinical course, and early outcomes in a defined Unites States population. Pediatrics 79: 501–507
4. Kraus JF, Rock A, Hemyari P (1990) Brain injuries among infants, children, adolescents, and young adults. Am J Dis Child 144: 684–691
5. Lanier WL, Stangland KJ, Scheithauer BW et al. (1987) The effects of dextrose infusion and head position on neurologic outcome after complete cerebral ischemia in primates. Examination of a model. Anesthesiology 66: 39–48
6. Oakley PA (1988) Inaccuracy and delay in decision making in paediatric resuscitation, and a proposed reference chart to reduce error. Br Med J 297: 1
7. Sharples PM, Storey A, Aynsley-Green A et al. (1990) Avoidable factors contributing to death of children with head injury. Br Med J 300: 87–91
8. Sosin DM, Sacks JJ, Smith SM (1989) Head injury-associated deaths in the United States from 1979 to 1986. JAMA 262: 2251–2255

Zur Diagnostik und Therapie chronisch rezidivierender Ateminsuffizienz infolge geburtstraumatischer Halsmarkzerreißung

Z. Hoovey, J. Uekötter, K. von Wild

Einleitung

Ursachen schwerer intrapartum bedingter spinaler Verletzungen sind vorwiegend unsachgemäße Extraktion und Wendungen bei Becken- und Fußlagen [2,4,5].

Derartige Geburtstraumen wurden früher nur relativ selten berichtet und erscheinen heute durch Anwendung und Nutzen von Ultraschall und schonender Entbindungshilfen vermeidbar.

Bei Verletzung im Halsmarkbereich weisen die Kinder postnatal das Bild eines „spinalen Schocks" auf. Sie wirken asphyktisch, und es wird häufig irrtümlicherweise die Diagnose eines Atemnotsyndroms gestellt. Je nach Lokalisation und Ausprägung der Verletzung finden sich schlaffe Lähmungen der Extremitäten, der Rumpf- und Atemmuskulatur.

Kasuistik

(Tobias St., geboren am 21.4.1987)

Anamnese

Nach unauffälligem Schwangerschaftsverlauf wurde der Junge termingerecht aus vollkommener Fußlage mit Entwicklung des Kopfes nach Veit-Smellie geboren, Apgar-Werte 6/8/9. Unmittelbar nach der Geburt war das Kind auffällig mit Wimmern und allgemeiner Hypotonie. Es bestand eine Anämie von 12,6 g%. Das Schädel-CT zeigte eine intrakranielle Blutung in der rechten temporookzipitalen und hinteren Schädelgrube (Abb. 1), weshalb die Verlegung in eine Kinderklinik erfolgte. Hier wurden erstmals Apnoen und auch generalisierte tonisch-klonische Krampfanfälle registriert, bei weiterhin im Vordergrund stehender schwerer allgemeiner Hypotonie.

Im Alter von 3 Monaten wurde erstmals der Verdacht auf eine hohe partielle Querschnittslähmung geäußert. Das EMG zeigte keine sicheren Hinweise auf das Vorliegen einer Myopathie oder Zeichen einer peripheren Nervenläsion. Das empfohlene Kernspintomogramm der HWS wurde jedoch nicht durchgeführt.

Wegen der bedrohlichen pulmonalen Probleme mit rezidivierenden Infekten und schweren Pneumonien mit Atelektasebildung bei allgemeiner schwerer Muskelhypotonie erfolgte auf Wunsch der Eltern die Verlegung zu uns.

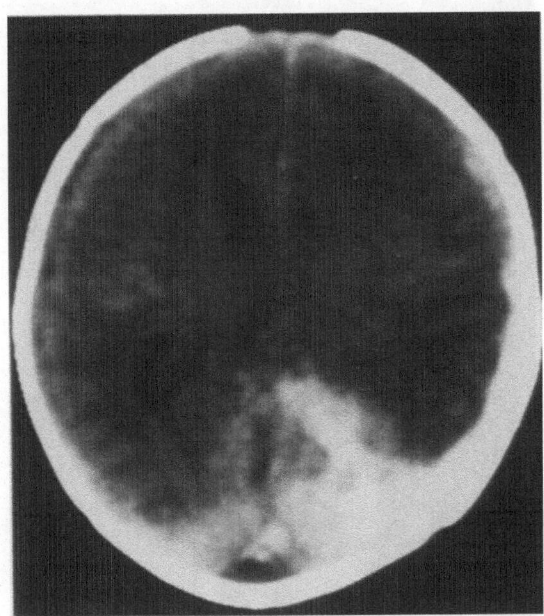

Abb. 1. Schädel-CT am 3. Lebenstag: Intrakranielle Blutung im rechten Temporookzipitalbereich über dem Teutorium

Befund

13 Monate alter Junge in deutlich reduziertem AZ, Länge und Gewicht waren mit 71 cm bzw. 7870 g deutlich unter der 3er Perzentile. Er hatte eine ausgeprägte muskuläre Hypotonie mit kaum vorhandener Spontanmotorik. Muskelatrophien bestanden an Händen und Füßen, spastisch gesteigerte Muskeleigenreflexe an den unteren Extremitäten. An den oberen Extremitäten waren die Muskeleigenreflexe seitengleich abgeschwächt auslösbar.

Es bestand eine ausgeprägte in- und exspiratorische Dyspnoe mit Nasenflügel- und Schaukelatmung. Über den Lungen waren bds. grobblasige Rasselgeräusche in- und exspiratorisch auskultierbar.

Verlauf

Die erhebliche Dyskrinie hatte wiederholt zu schweren Pneumonien mit Atelektasenbildung geführt. Da, trotz intensivster sekretolytischer und physikalischer Therapie, auch bei uns die röntgenologischen Veränderungen mit Atelektase des rechten Oberlappens und Überblähung des rechten Mittel- und Unterlappens mit Mediastinalverlagerung zunahmen, bei gleichzeitig klinischer Verschlechterung, führten wir eine Bronchoskopie durch. Hierbei konnte nur wenig Sekret gewonnen werden. Bronchologisch konnten angeborene Fehlbildungen ausgeschlossen werden.

Die klinischen Befunde und die elektroneurophysiologischen Untersuchungen (EMG und NLG mit Objektivierung der leitenden spinalen Bahnen[1]), sprachen für ein zervikales Querschnittssyndrom. Nach Stabilisierung des Allgemeinzustandes wurde daher ein Kernspintomogramm des Hals- und des oberen und mittleren Thorakalmarks durchgeführt. Hierbei zeigte sich eine zystisch intramedulläre spinale Raumforderung in Höhe C 6 bis Th 3. Während die kaudale Begrenzung der Raumforderung den Aspekt einer intramedullär gelegenen

---

1 Wir danken Herrn Prof. Palm, Universitätskinderklinik Münster, für die Überlassung der Daten.

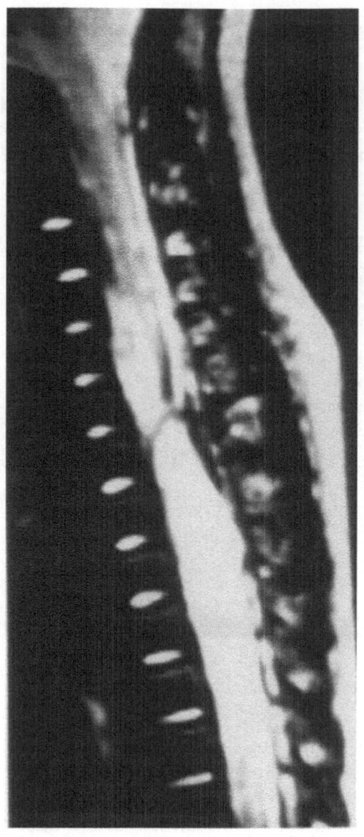

Abb. 2. Hals-MRT des Säuglings im Alter von 13 Monaten: Intraspinale zystische Raumforderung in den Segmenten C6 bis Th3

Raumforderung bot, entsprach die kraniale Begrenzung eher dem Aspekt einer extramedullären wassergefüllten Zystenbildung. Das Myelon erschien mit Ausnahme mantelförmiger Restfaseranteile nicht mehr abgrenzbar. Kaudal vollständige Unterbrechung mit ausgedehnter Narbenbildung (Abb. 2).

Wir stellten die Diagnose einer geburtstraumatischen Läsion des unteren Halsmarks mit Zustand nach Hämatomyelie und Markzerreißung und sekundärer intraspinaler Zystenbildung bzw. narbiger Fixierung der noch erhaltenen Zervikalwurzel.

Angesichts der klinischen Symptomatik mit lebensbedrohender Ateminsuffizienz und schwerstem Hypotoniesyndrom haben wir die Indikation zur mikrochirurgischen Dekompression und Wiederherstellung der zervikothorakalen Liquorpassage gestellt.

Nach plastischer Laminektomie im Bereich HWK 5 bis BWK 1 und Eröffnung der Dura wurde die Narbenzyste dargestellt. Beginnend bei C5 zeigte sich eine posttraumatische Halsmarkzyste mit trichterförmiger Aufweitung im Bereich C6 und C7 und Unterbrechung der medullären Bahn im Bereich Th1. Die Zyste wurde soweit wie möglich mikrochirurgisch reseziert mit Wiederherstellung einer breiten Liquorzirkulation und Lösen und Entfernen der fixierenden intraduralen Narben C5–C8 bds.

Der postoperative Verlauf war regelrecht unauffällig.

Nach 12wöchiger stationärer Behandlung konnten wir den Jungen mit ungestörter Atemfunktion in einem deutlich gebesserten AT entlassen.

Die 15 Monate später durchgeführte Kontrolluntersuchung ließ eine entscheidende klinische Besserung erkennen. Der jetzt 28 Monate alte Junge zeigte eine deutlich verbesserte motorische Aktivität im Bereich der oberen Extremitäten. Er kann jetzt selbst essen, sich von der Bauchlage aus auf den Rücken drehen und aufstützen. Seitens der Lunge ist er völlig unauffällig, eine Dyskrinie besteht nicht mehr, Atemwegsinfekte verlaufen unkompliziert. Die Muskulatur ist insgesamt noch hypoton, im Vergleich zur präoperativen Voruntersuchung jedoch deutlich geringer ausgeprägt.

Diskussion

Es handelt sich bei dem Jungen um die Folgen einer geburtstraumatischen Verletzung mit intrakranieller Blutung und Hämatomyelie mit Zerreißung des Halsmarks und daraus resultierender Querschnittssymptomatik.

Die lebensbedrohlichen Pneumonien und die Dyskrinie sind auch Folge der neurogenen Insuffizienz der Brust- und Atemmuskulatur.

Koch u. Eng [3] haben 14 Kinder mit geburtsbedingter spinaler Verletzung katamnestisch untersucht. 8 von 14 Patienten starben innerhalb eines Jahres. 6 Kinder überlebten über 2 Jahre mit unterschiedlichem Schweregrad der neurologischen Ausfälle.

Chronisch rezidivierende Pneumonien und generalisierte Muskelhypotonien oder Tetraspastik wurden bereits bei leichter Läsion des Rückenmarks beschrieben [1].

Eine Erholung der Funktionen der Atemmuskulatur und der oberen Extremitäten konnten seit Durchführung der Dekompression bei unserem Patienten erreicht werden.

Unseres Wissens wurde über ein derartiges mikrochirurgisches Vorgehen zur Behandlung einer geburtstraumatischen Rückenmarksläsion in der Literatur nicht berichtet.

Durch die heute mit Hilfe der MRT möglich gewordene Darstellung von Rückenmarksläsionen und die schonenden mikrochirurgischen Operationstechniken sollte nach unserer Erfahrung in derartigen Fällen die Indikation zur Dekompression und Mikroneurolyse frühzeitig gestellt werden, um die erhaltene Plastizität des ZNS zu nutzen. Hierdurch lassen sich nicht nur lebensbedrohliche Sekundärkomplikationen wie die beschriebene Ateminsuffizienz kausal behandeln, sondern auch Möglichkeiten zur Rehabilitation, z.B. einer späteren Rollstuhlfähigkeit, nutzen.

Literatur

1. Bucher HU, Bolthauser E, Friedrich J, Isler W (1979) Birth injury to the spinal cord. Helv Paediatr Acta 34: 517
2. Crothers B, Putnam MC (1927) Obstetrical injuries on spinal cord. Medicine (Baltimore) 6: 41
3. Koch BM, Eng GM (1979) Neonatal spinal cord injury. Arch Phys Ned Rehabil 60: 378
4. Stern WE, Rand RW (1959) Birth injuries to the spinal cord. A report of 2 cases and review of the literature. Am J Obstet Gynecol 78: 498
5. Towbin A (1969) Latent spinal cord on brain stem injury in newborn infants. Dev Med Child Neurol 11: 54

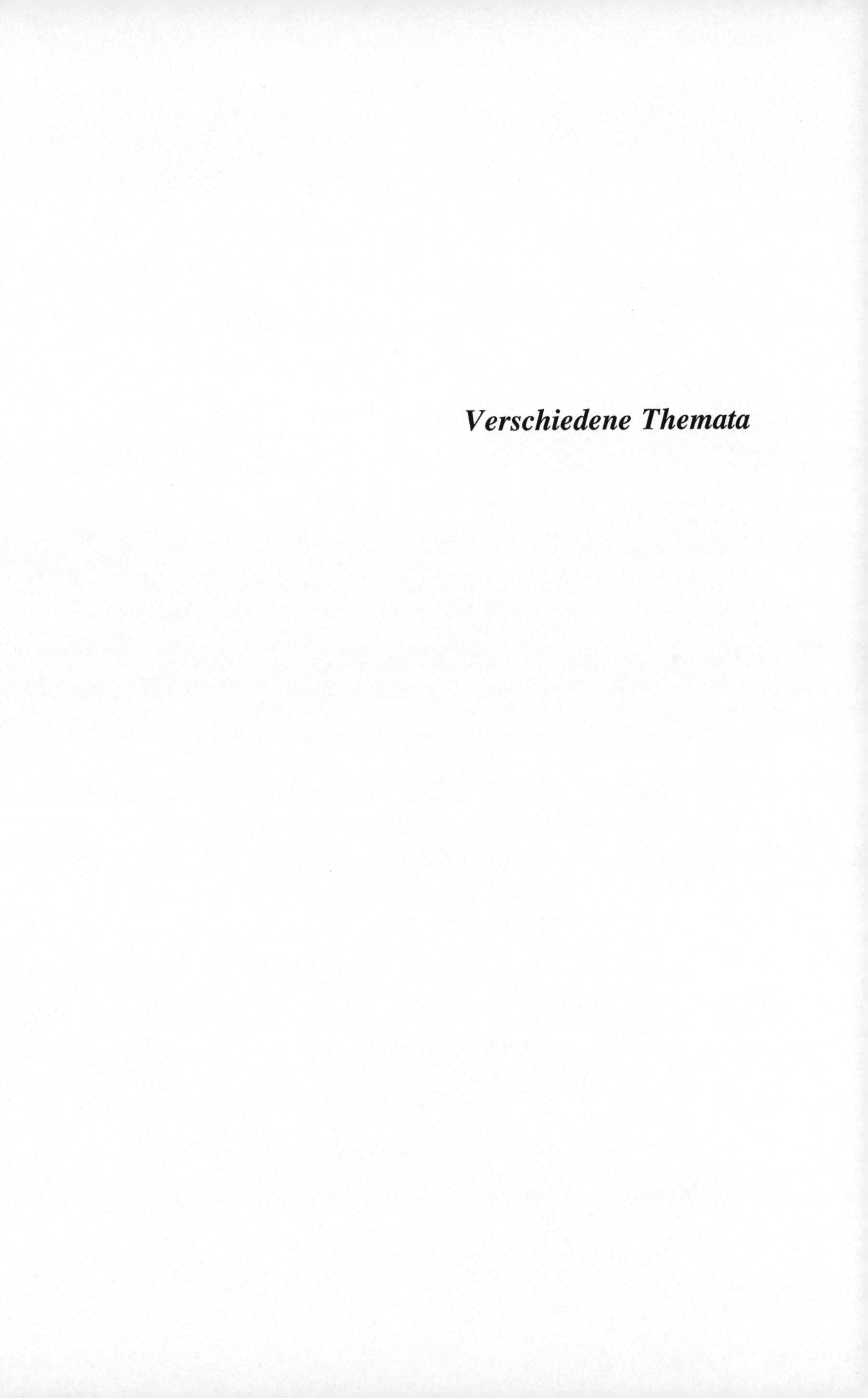

Verschiedene Themata

Klassifikation der Migräne im Kindesalter

L. N. Rossi, G. Bellettini, A. Bossi, I. Cortinovis, G. Brunelli

Einleitung

Mehrere Autoren haben die Kopfschmerzenanamnese von erwachsenen Patienten einer Computeranalyse unterzogen, um die Möglichkeit für Definition und Klassifikation der Migräne zu prüfen. Eine Analyse mit Patienten im pädiatrischen Alter wurde von wenigen Autoren durchgeführt.

In einer Kasuistik von Kindern mit Kopfschmerzen haben wir studiert:

1. die Möglichkeit, anhand der klinischen Symptome Migräne zu definieren und zu klassifizieren und gleichzeitig die Möglichkeit, die Kinder mit psychogenen Kopfschmerzen zu unterscheiden;
2. inwieweit die neue Klassifikation der Kopfschmerzen von 1988 für die obengenannten Ziele hilft.

Material und Methode

Die Kasuistik enthält 214 Kinder (Alter 7,4–2,5 J.), die in der Poliklinik der Kinderklinik wegen rezidivierenden und/oder chronischen Kopfschmerzen das erste Mal untersucht wurden (Kinder mit symptomatischen Kopfschmerzen wurden ausgeschlossen).

Es wurden die folgenden Variablen berücksichtigt:

1. Einseitigkeit der Schmerzen,
2. pulsierender Charakter derselben,
3. Übelkeit / Erbrechen,
4. visuelle Aura,
5. fokale neurologische Ausfälle,
6. begleitende Abdominalschmerzen,
7. Schwitzen,
8. Blässe,
9. Durchfälle,
10. Photophobie,
11. Auftreten von täglichen Kopfschmerzen während einer Periode von mindestens einem Monat,
12. psychologische Probleme (außerhalb der Attacken),
13. andere begleitende Symptomen,
14. familiäre Belastung mit idiopathischen Kopfschmerzen.

Für die Analyse der Variablen wurde eine Cluster-Technik verwendet. Die Analyse der Daten wurde mittels des statistischen „software package CLUSTAN“ durchgeführt.

Die Patienten wurden auch aufgrund der neuen Klassifikation von 1988 verschiedenen Kopfschmerz-Kategorien zugewiesen; diese Kategorien wurden mit den Gruppen verglichen, die mit Cluster-Analyse identifiziert wurden.

Ergebnisse

Es wurden die folgenden Prozentsätze der Variablen gefunden: V1 19,6 %; V2 37,8; V3 48,6 %; V4 12,6 %; V5 16,3 %; V6 17,7 %; V7 21,5 %; V8 50,5 %; V9 2,3 %; V10 53,7 %; V11 23,8 %; V12 9,8 %; V13 2,3 %; V14 48,1 %.

In 129 Kindern (60,3 %) erschienen die begleitenden Symptome bei allen Kopfwehattacken.

Es bestand eine signifikante Beziehung zwischen täglichem Auftreten von Kopfschmerzen während einer Periode von mindestens einem Monat und Vorhandensein von psychologischen Problemen.

Mit der Cluster-Analyse wurden 4 Gruppen von Patienten identifiziert („coefficient of similarity“ = ca. 0.7). In Gruppe I waren die Kopfwehattacken durch wenige oder gar keine Symptome begleitet. Diese Gruppe enthält 94 Kinder. Gruppe 2 umfaßt 8 Kinder mit einer Periode von mindestens einem Monat mit täglichen Kopfschmerzen; 6 hatten auch psychologische Probleme. Neben diesen 6 Kindern hatten 4 andere Kinder beide obengenannte Störungen, aber diese wurden zu anderen Gruppen zugewiesen, weil sie auch andere Symptome zeigten. Von den 10 Kindern hatten 6 auch andere somatische Beschwerden als Zeichen einer psychologischen Spannung. Gruppe 3 enthält 10 Kinder; in dieser Gruppe waren Blässe und abdominelle Schmerzen häufig. Gruppe 4 umfaßt 63 Kinder mit hohem Prozentsatz von Blässe, Vorkommen von Migräne in der Familie, Übelkeit/Erbrechen. Die anderen 39 Kinder zeigten unterschiedliche Assoziationen von Variablen und konnten deswegen nicht zusammengruppiert werden.

Bei Anwendung der neuen Klassifikation konnten 204 Kinder zu einer von sechs verschiedenen Kategorien zugewiesen werden. Die anderen 10 Kinder konnten nicht klassifiziert werden. Es wurde festgestellt, daß der größte Teil der Kinder (93 = 42,5 %) zur Kategorie „episodic tension-type headache“ gehörten. Die 10 Kinder, die sowohl Kopfschmerzen während einer Periode von mindestens einem Monat als auch psychologische Probleme hatten, gehörten zu drei verschiedenen Kategorien.

Diskussion

Diese Studie zeigt, daß eine Definition der Migräne anhand von Symptomen, die die Kopfschmerzen begleiten, im pädiatrischen Alter nicht geeignet ist. Tatsächlich zeigt der größte Teil der Kinder dieser Kasuistik keine oder nur wenige begleitende Symptome.

Eine Klassifikation, die anhand von klinischen Kriterien vorgenommen wird, scheint uns wegen einer Überlagerung von verschiedenen Symptomen-Assoziationen schwierig zu sein. Jedoch das gleichzeitige Vorhandensein von täglichem Auftreten der Kopfschmerzen während einer Periode von mindestens einem Monat und von psychologischen Problemen, hilft Kinder mit psychogenen Kopfschmerzen zu identifizieren.

Literatur

Barlow CF (1984) Headaches and migraine in childhood. Clinics in developmental medicine, Vol 91. Spastic International Med. Publ. Blackwell, Oxford

Drummond PD, Lance JW (1984) Clinical diagnosis and computer analysis of headache symptoms. J Neurol Neurosurg Psychiatry 47: 128–133

Headache Classification Committee of the International Headache Society (1988) Classification and diagnostic criteria for headache disorder, cranial neuralgias and facial pain. Cephalalgia (Suppl 7)

Hockaday JM (1988) Migraine in childhood. Butterworth, London pp 5–24

Mindell JA, Andrasik F (1987) Headache classification and factor analysis with a pediatric population. Headache 27: 96–101

Familiäre hemiplegische Migräne

D. Zundel, U. Stephani, F. Hanefeld

Wir berichten über ein familiäres Auftreten einer Migraine accompagnée bzw. einer hemiplegischen Migräne.

Betroffen sind fünf Familienmitglieder über drei Generationen, ein 7jähriges Mädchen, ihr Bruder, Vater, Großvater und die Schwester des Großvaters (Abb. 1).

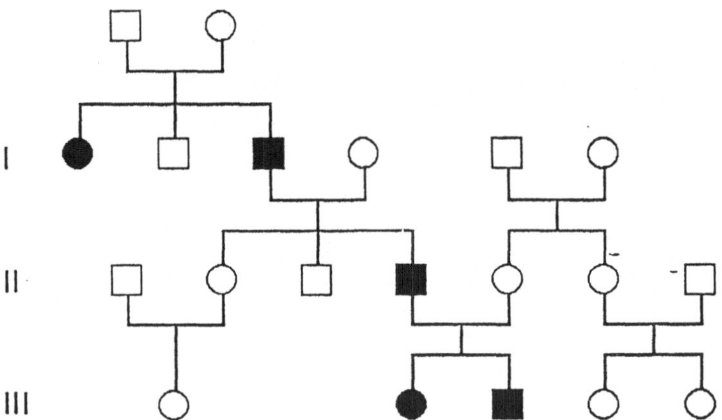

Abb. 1. Stammbaum der Familie

Kasuistik

Indexpatientin (geb. 1983)

- Erkrankte erstmals mit 7 Jahren akut mit Kopfschmerzen, Erbrechen, Verwirrtheit, verwaschene Sprache und Schwäche des rechten Fazialismundasts. Nach 2 h rückläufige Symptomatik
- EEG (1 Tag später): okzipital Dysrhythmie und okzipital intermittierende 3–4 / s-Gruppen sowie generalisierte Theta-Rhythmen linksbetont.
- EEG-Kontrolle (nach 4 Wochen): o.B.
- LP: o.B. (0 Zellen, Eiweiß 16 mg/dl, Zucker 83 mg/dl)
- CT: o.B.

Bruder (geb. 1979)
- Erkrankte erstmals mit 8 Jahren mit plötzlichen Kribbelparästhesien der gesamten rechten Seite, humpelndem Gangbild, Schwäche des rechten Armes, Sprachstörung und heftigen Kopfschmerzen. Nach 1,5 h völliges Verschwinden der Symptome. Noch zweimaliges Auftreten dieser Anfälle mit Befall der rechten Seite.
- EEG (2 Tage später: Verlangsamung links okzipital.
- EEG (2 Wochen später): deutliche Besserung, noch leichte Verlangsamung links okzipital.
- EEG (nach Monaten): o.B.

Vater (geb. 1960)
- Erkrankte erstmals mit 12 Jahren mit Schwäche des rechten Armes, Sprachstörung, Verwirrtheit und Kopfschmerzen. Nach 3–4 h völliges Verschwinden der Symptome. Noch dreimaliges Auftreten dieser Anfälle, meist rechts.

Großvater (geb. 1937)
- Erkrankte erstmals als Jugendlicher (genaue Fakten nicht bekannt) mit Schwäche des linken Armes, undeutlicher Sprache und Kopfschmerzen. Häufigere Anfälle, auch im höheren Lebensalter, meist linksseitig.

Schwester des Großvaters (geb. 1939)
- Wie beim Großvater, Anfälle jeoch nur im Jugendalter.

Definition

Migraine accompagnée = Migräne mit besonderen Reiz- und Ausfallerscheinungen.

Unterteilung der Migraine accompagnée

1. *Hemiplegische Migräne:* Meist reversible, halbseitige sensible und / oder motorische Störungen im Bereich der Extremitäten, häufig Sprachstörungen.
   Sonstige Symptome: Kopfschmerzen, Erbrechen, Bauchschmerzen, Bewußtseinsstörungen, Sehstörungen. Rückbildung nach Stunden bis Tagen. Klinisch kein wesentlicher Unterschied zwischen familiärer und nichtfamiliärer Form. Durchschnittliches Erkrankungsalter bei familiärer Form: 7–8 Jahre; bei nichtfamiliärer Form ~ 11 Jahre.
   Genetik: autosomal dominant, seltener autosomal rezessiv.
2. *Ophthalmoplegische Migräne.*
3. *Basilarismigräne.*

Häufigkeit

- der Migräne: ca. 4 % der Schulkinder
- der hemiplegischen Migräne: 4–10 % der Migräneformen
- der familiär-hemiplegischen Migräne: 20 % der hemiplegischen Migräne.

Ätiopathogenese

- Dysregulation im Tonus der glatten Gefäßmuskulatur im Kopfbereich. Vorübergehende Vasokonstriktion kleiner Hirngefäße, verbunden mit fokaler Ischämie (neurologische Defizite) (Rosenbaum 1960; Friberg et al. 1987).

Tabelle 1. Geschlechtsverteilung bei hemiplegischer Migräne (%)

	männlich	weiblich
Eggers (1977) n=25	24	76
Rossi et al. (1980) n=40	62	38
Degen et al. (1980) n=14	57	43
Jacobi et al. (1981) n=49	53	47
Fritsch (1987) n=20	35	65

Häufig dann überschießende Dilatation und Eröffnung präkapillärer Anastomosen (Kopfschmerzen, ischämiebedingtes Hirnödem) (Friberg et al. 1987).
- Ursächliche Faktoren nicht geklärt. Z.B. vasoaktive Substanzen, von perivaskulären Nerven oder Thrombozyten freigesetzt; Ionenverschiebungen; „spreading depression" (Leao 1944).

Diagnostik

EEG: in 70–80 % auffällig, besonders fokale Verlangsamungen kontralateral zur Hemisymptomatik. Rückbildung nach Tagen bis Wochen.

LP: meist normal; selten Liquorveränderungen im Sinne einer serösen Begleitmeningitis als sekundäres Phänomen.

CT: selten flüchtige hypodense Läsionen im Stammganglienbereich (bei Erwachsenen wurden in schweren Verläufen fokale und generalisierte Hirnatrophien und Zeichen der Infarzierung gefunden).

Angiographie (selten indiziert):
- bei dringendem Verdacht auf Subarachnoidalblutung,
- bei fokalem Krampfanfall (Jackson-Anfall),
- bei zunehmender Halbseitensymptomatik bzw. längerdauernden neurologischen Ausfällen.
- Strenge Indikation, da Auslösung eines Migraine-accompagnée-Anfalls möglich.

Therapie

Akutbehandlung:
- Azetylsalizylsäure,
- Paracetamol,
- Ergotaminderivate + Koffein, cave: durch Vasokonstriktion zunehmende neurologische Symptomatik!
- Antihistaminika,
- stärkere Analgetika (Pentazocin, Pethidin),
- Kortikoide.

Prophylaxe bei häufigen Anfällen:
- Propranolol,
- (Ergotaminderivate),
- Flunarizin.

Prognose

Große Tendenz zur Besserung oder völligem Sistieren!

Literatur

1. Degen R, Degen HE, Palm D (1980) Die Migraine hémiplégique im Kindesalter Dtsch Med Wochenschr 105: 640–645
2. Eggers C (1977) Die Migraine accompagnée im Kindesalter. Monatsschr Kinderheilkd 125: 422–424
3. Friberg L, Olsen TS, Roland PE, Lassen NA (1987) Focal ischaemia caused by instability of cerebrovascular tone during attacks of hemiplegic migraine. A regional cerebral blood study.
4. Fritsch G (1987) Die Migraine accompagnée im Kindes- und Jugendalter Pädiat Pädol 22: 353–360
5. Jacobi G, Ritz A, Berger T (1981) Migräne beim Kind. Klinik, Differentialdiagnose und Therapie. Monatsschr Kinderheilkd 129: 490–503

5a Leao AAP (1944) Spreading depression of activity in cerebral cortex. J Neurophysiol 7: 359–390

6. Rosenbaum HE (1960) Familial hemiplegic migraine. Neurology (Minneap) 10: 164–170
7. Rossi LN, Mumenthalter M, Vasella F (1980) Complicated migraine (migraine accompagnée) in children. Neuropädiatrie 11 (1)

Chemosensitivität sympathoexzitatorischer Neurone in der rostroventrolateralen Medulla

S.A. König, J. Czachurski, H. Seller

Einleitung

Auf einen veränderten arteriellen pCO_2 oder pH reagiert der Organismus sowohl mit einer Anpassung der Atmung als auch des kardiovaskulären Systems. Neben den peripheren Chemorezeptoren vermitteln chemosensible Areale der rostralen ventrolateralen Medulla oblongata (RVLM) diese Antwort. In diesen chemosensiblen Gebieten [4,6,7] wurden Chemorezeptoren postuliert, die aber bis heute nicht morphologisch charakterisiert werden konnten.

Während das respiratorische Netzwerk mit seinem komplizierten Aufbau schwer im Hinblick auf seine Chemosensitivität zu untersuchen ist, ist dies für die sympathoexzitatorischen bulbospinalen Neurone im Bereich der RVLM [1,5] leichter möglich.

Methoden

Versuche wurden an 41 Katzen beiderlei Geschlechts in Chloralose-Narkose durchgeführt. In die A. und V. femoralis wurden Katheter gelegt, der Blutdruck wurde kontinuierlich überwacht. Über eine Trachealkanüle wurden die relaxierten Tiere künstlich beatmet. Die ventrolaterale Medulla wurde freigelegt und ein Katheter in die linke A.vertebralis eingebracht. Über diesen Zugang konnte die RVLM selektiv perfundiert werden, nachdem die Aa.basilaris und cerebellaris posterior inferior abgebunden waren, die rechte A.vertebralis wurde mit einem Yasargil-Clip reversibel verschlossen (Abb. 1). Zur Perfusion wurden mit unterschiedlichen CO_2-Konzentrationen durchgaste Ringer- oder NaCl-Lösungen oder mit HCL auf einen bestimmten pH eingestellte Lösungen verwendet. Bei Perfusionsraten von 5–10 ml/min wurde in der Regel 15 s lang perfundiert. Die peripheren Chemorezeptoren sowie die Barorezeptoren waren nach Durchtrennung der Karotissinusnerven und der Nn.vagi denerviert. Der Ramus albus communicans T_3 oder der renale Sympathikus wurden als Maß für die Sympathikusaktivität auf bipolaren Elektroden abgeleitet. Der somato-sympathische Reflex nach Stimulation des N.intercostalis T_4 (3 Pulse von 0,5 ms Dauer bei 300 Hz) auf den Ramus albus communicans T_3 wurde vor und nach $CoCl_2$-Mikroinjektionen mit Hilfe von Glas-Mikroelektroden in die RVLM überprüft.

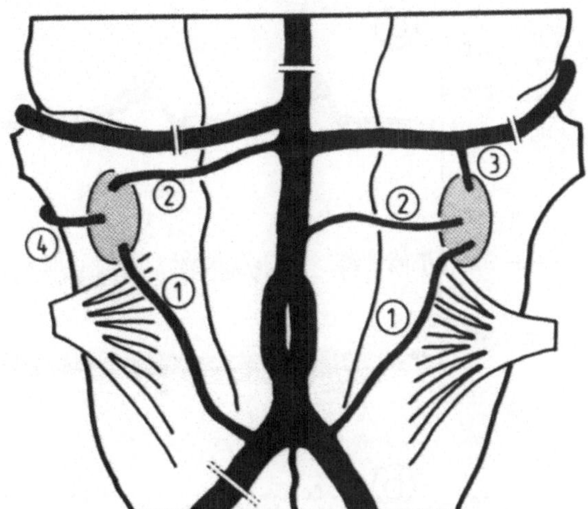

Abb. 1. Gefäßversorgung der RVLM: Ast der A.vertebralis (*1*), der A.basilaris (*2*), der A.cerebellaris posterior inferior (*3*) und dorsaler Ast (*4*). Die Perfusion erfolgte über die linke A.vertebralis. (Nach [8])

Ergebnisse

Perfusionen der RVLM über die linke A.vertebralis mit CO_2-durchgasten Lösungen verursachten einen massiven Anstieg von Blutdruck (SAP) und Sympathikusaktivität (SA). Der Anstieg der SA begann, sobald die Perfusionslösung die RVLM erreichte und hielt bei kurzer Perfusionsdauer (15 s) bis zum Ende der Perfusion an. Anschließend kehrte die SA auf ihr Ausgangsniveau zurück, wobei dieses Niveau einige Sekunden lang zunächst unterschritten wurde (Abb. 2). Zwischen dem pCO_2 der Perfusionslösung und dem Anstieg der SA-Aktivität bestand eine lineare Beziehung. Während längerer Perfusionen stellte sich nach dem initialen Anstieg der SA ein Gleichgewicht in der Nähe des Ausgangsniveaus ein. Nach der Perfusion kam es zu einer deutlich längeren Reduktion der SA als bei den kurzen Perfusionen.

CO_2-durchgaste Lösungen bewirkten weitaus ausgeprägtere Effekte als Lösungen eines entsprechenden pHs, der mit HCl eingestellt worden war.

Durch Mikroinjektionen von $CoCl_2$ in die RVLM wurden die dort lokalisierten Neurone von ihrem synaptischen Zustrom isoliert. Dadurch wurde die spontane SA massiv reduziert (Abb. 2). Auch durch das Verschwinden der supraspinalen Komponente des somatosympathischen Reflexes vom 4. Interkostalnerven auf den Ramus albus communicans T_3 konnte diese Blockade bewiesen werden (Abb. 2). Während der Blockade blieb dagegen die SA-Antwort auf Perfusionen mit CO_2-durchgasten Lösungen unverändert (Abb. 2).

Diskussion

Die Beobachtung, daß die Chemosensitivität sympathoexzitatorischer bulbospinaler Neurone unter Blockade des synaptischen Zustroms unverändert blieb,

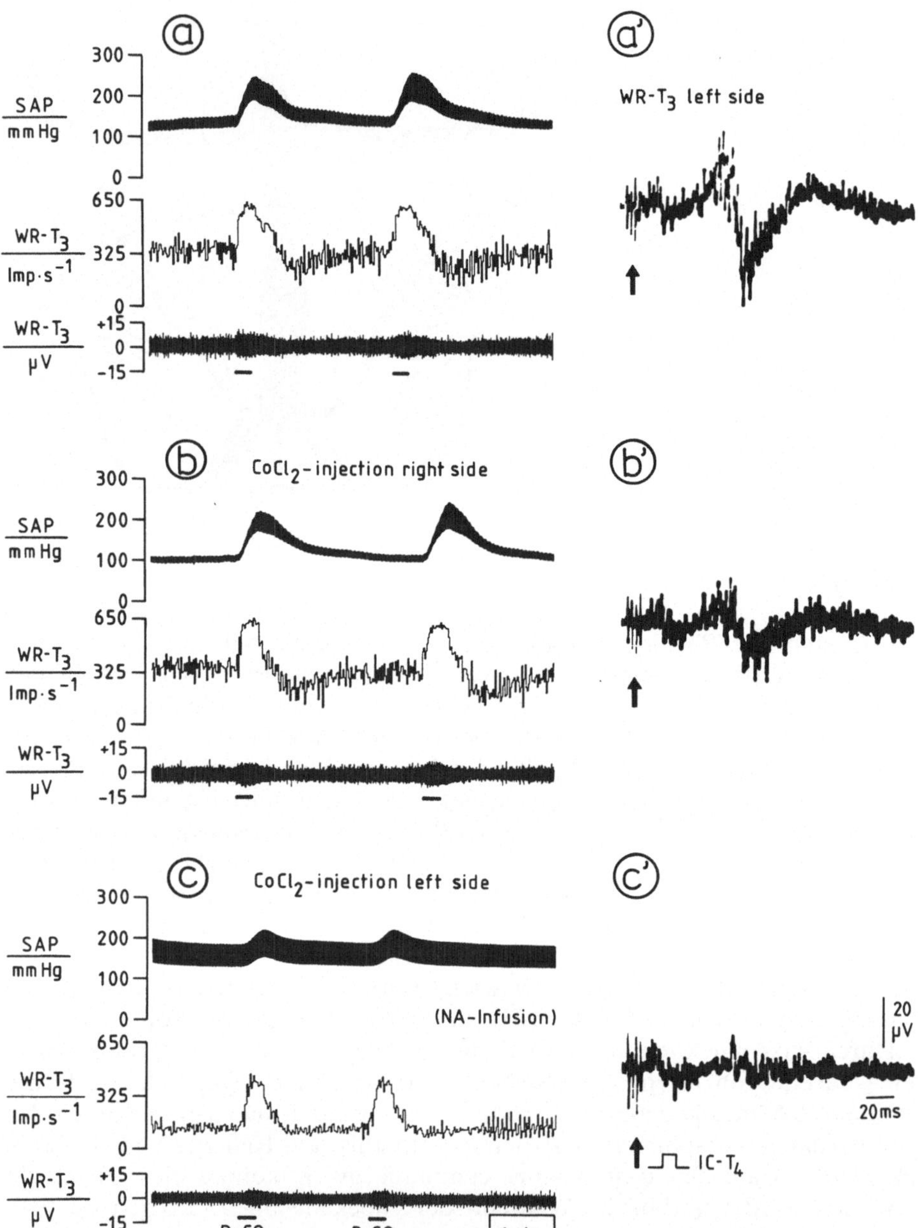

Abb. 2. Blockade der supraspinalen Komponente des somatosympathischen Reflexes vom N. intercostalis T_4 auf den Ramus albus communicans T_3 durch Mikroinjektion von $CoCl_2$ in die RVLM (*a,a'* vor $CoCl_2$-Injektion; *b,b'* nach rechtsseitiger $CoCl_2$-Injektion; *c,c'* nach $CoCl_2$-Mikroinjektion auch in die linke RVLM. – *a,b,c* Anstieg der SA im Ramus albus communicans T_3 unter intravertebraler Perfusion mit 100 % CO_2-durchgaster Ringer-Lösung)

widerspricht der z.Z. vorherrschenden Vorstellung über den Mechanismus der zentralen Chemosensitivität. Veränderungen des pHs des extrazellulären Raumes (ECF) wirken nicht über eine Modifizierung der synaptischen Übertragung auf diese Neurone [4], vielmehr erwies sich die Chemosensitivität dieser Neurone als intrinsische Eigenschaft der Zellen selbst. Dieselbe Schlußfolgerung wurde auch aus In-vitro-Versuchen an Slices der RVLM gezogen [3].

Der weitaus ausgeprägtere Effekt von CO_2-durchgasten Lösungen im Vergleich zu Perfusionslösungen mit demselben pH, der durch fixe Säuren eingestellt wurde, erklärt sich durch die hohe Membran-Permeabilität von CO_2 im Gegensatz zu Protonen [2].

Nach dem Überwinden der Blut-Hirn-Schranke erniedrigt CO_2 sowohl den pH des ECF als auch nach dem Übertritt über die Zellmembran den pH des intrazellulären Raumes (pH_i). Die Parallelität der SA-Antwort bei längerer Perfusion zum Verlauf des pH_i in CO_2-exponierten Schneckenneuronen [9] weist auf eine Bedeutung pH_i-gesteuerte Prozesse für den Mechanismus der Chemosensitivität dieser Neurone hin.

Zusammenfassend kann gesagt werden, daß bulbospinale sympathoexzitatorische Neurone die intrinsische Eigenschaft besitzen, bei Anstiegen des arteriellen pCO_2 und pH mit vermehrter Entladungstätigkeit zu reagieren.

Literatur

1. Amendt K, Czachurski J, Dembowsky K, Seller H (1987) Neurones within the „chemosensitive area“ of the ventral surface of the brainstem which project to the intermediolateral column. Pflügers Arch 375: 289–292
2. Jacobs MH (1920) Production of intracellular acidity by neutral and alkaline solutions containing carbon dioxide. Am J Physiol 53: 457–463
3. Jarolimek W, Misgeld U, Lux HD (1990) Neurons sensitive to pH in slices of the rat ventral medulla oblongata. Pflügers Arch 416: 247–253
4. Loeschcke HH (1982) Central chemosensitivity and the reaction theory. J Physiol (Lond) 332: 1–24
5. McAllen RM (1986) Identification and properties of subretrofacial bulbospinal neurons in the cat. J Auton Nerv Syst 17: 151–164
6. Mitchell RA, Loeschcke HH, Severinghaus JW, Richardson BW, Massion WH (1963) Regions of respiratory chemosensitivity on the surface of the medulla. Ann NY Acad Sci 109: 661–681
7. Schläfke M, Loeschcke HH (1967) Lokalisation eines an der Regulation von Atmung und Kreislauf beteiligten Gebietes an der ventralen Oberfläche der Medulla oblongata durch Kälteblockade. Pflügers Arch 297: 201–220
8. Seller H, König S, Czachurski J (1990) Chemosensitivity of sympathoexcitatory neurones in the rostroventrolateral medulla of the cat. Pflügers Arch 416: 735–741
9. Thomas RC (1977) The role of bicarbonate, chloride and sodium ions in the regulation of the intracellular pH of snail neurones. J Physiol (Lond) 273: 317–338

Diastematomyelie – Eine Kasuistik des Verlaufs bei und nach operativer Intervention durch neurophysiologische Untersuchungen

J. Kohler, E. Markakis, F. Hanefeld

Krankheitsbild

Die Diastematomyelie gehört als Anlagestörung der Wirbelsäule in die Gruppe der Neuralrohrschlußstörungen oder Dysraphien. Es liegt eine Doppelung des Myelons einschließlich Dura mater vor, wobei beide Myelonschläuche durch ein bindegewebiges oder knorpeliges Septum oder einen knöchernen Sporn getrennt sind. Die angeborene anatomische Normabweichung wird meist bald nach Geburt durch äußerliche Zeichen (Naevus pilosus, Meningozele, Skoliose) erkannt. Neurologische Ausfälle können unterschiedlich ausgeprägt sein oder auch vollständig fehlen. Im Laufe des Wachstums ist häufig eine Progredienz der neurologischen Symptomatik zu verzeichnen im Sinne eines „Tethered Cord Syndrom". Dabei gerät das Myelon unter Spannung, weil die Aszension entweder durch den medialen Sporn oder durch eine kaudale Fixation des Myelons in einem Lipom oder der Zelenwand behindert wird.

In der Literatur wurden über 300 Fälle veröffentlicht mit vielfältigster Symptomatik und Verlauf. Auch Zufallsbefunde bei Sektionen werden berichtet (Ross et al. 1988). Sogar wenn keine neurologischen Ausfälle bestehen, fällt oft eine signifikant unterschiedliche Querschnittsfläche beider Myelonschenkel auf (Neundörfer et al. 1988). Ob die Neuralrohrschlußstörungen lediglich Mittellinienfusionsstörungen darstellen oder komplexe Fehlbildungen mit Wiedereröffnung des Neuralrohres später in der Ontogenese sind, wird kontrovers diskutiert (Rokos 1975). Über die Topographie der Neurone ist lediglich bekannt, daß in beiden Schenkeln eine „normale" Anordnung mit zentraler grauer und fast allseits umschließender weißer Substanz in der Regel gewahrt bleibt. Oft geben beide Schenkel auch nach medial Wurzeln ab. Ein überzähliges dorsomediales „Spinalganglion" aus afferenten und efferenten Neuronen wurde histologisch nachgewiesen (Ross et al. 1988). Über die Verschaltung der Neurone und die Funktion der langen Bahnen besteht Unklarheit.

Kasuistik

Bei dem zum Zeitpunkt der Operation 11 Jahre alten Jungen fiel in den ersten Lebensmonaten eine latente Beinparese links auf. Auf die ursächliche Dysraphie wies ein großer thorakolumbaler Naevus pilosus. Der Patient lernte kaum verzögert laufen, und der abgeschwächte PSR li. blieb das einzige konstante neurologische Symptom. Miktions- oder Defäkationsstörungen bestanden nie, rechts wurde teilweise von PSR-Steigerungen und Patellarkloni berichtet.

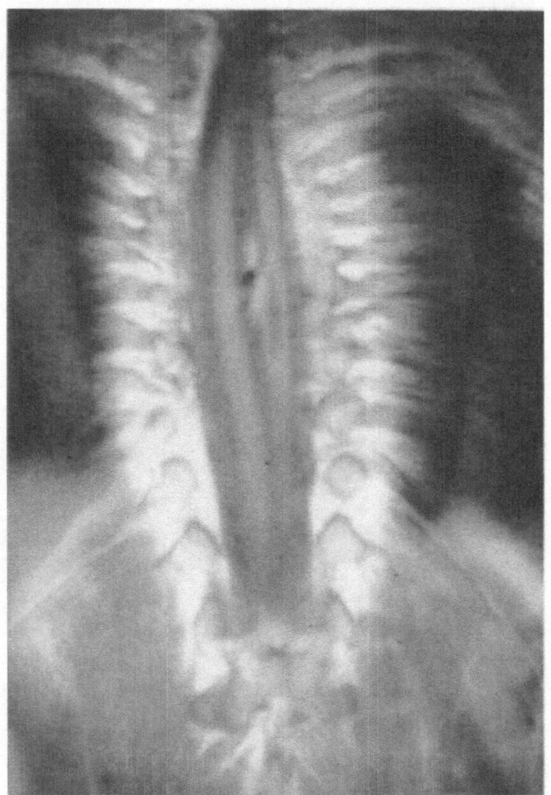

Abb. 1. Magnetresonanztomographie des Spinalkanals

Im Alter von knapp 10 Jahren kam es zu einer Progredienz der linksseitigen Symptomatik mit PSR-Verlust, Paresen im Bereich L4/5 sowie Parästhesien und Hyperästhesie an Fuß und Wade. Die Kernspintomographie (Abb. 1) zeigte eine sehr langstreckige Fehlbildung der Wirbelsäule mit Doppelung des Myelons von BWK 3 bis LWK 1. Auf Höhe von BWK 5 bis BWK 9 sind die Rückenmarkschenkel durch einen von den Wirbelkörpern ausgehenden Knochensporn getrennt. Kaudal von BWK 9 beinhaltet der linke Schenkel eine Syrinx. Im Bereich des lumbosakralen Übergangs, also nach Wiedervereinigung der Myelonschenkel, findet sich eine kleine okkulte Meningozele. Im Computertomogramm (Abb. 2) sind in Höhe BWK 4, 6, 8 und 10 unterschiedliche Stärken der Myelonstränge und deformierte Wirbelkörper mit Spornbildung zu sehen.

Die Operation zur Beseitigung der progredienten Symptomatik bestand in der Abtragung des Knochensporns und Bildung eines einheitlichen Duraschlauches für beide Myelonstränge (Abb. 3). Zudem wurde die kleine gedeckte sakrale Meningozele mit lipomatösen Anteilen reseziert. Durch die Operation wurde nach einem Jahr derselbe neurologische Status erreicht wie vor Beginn der Progredienz. Auch der bei der Operation ausgefallene ASR wurde wieder auslösbar.

Neurophysiologische Ergebnisse

Während der Operation wurde zur Überwachung ein Monitoring kortikaler somatosensorisch evozierter Potentiale (SSEP) durchgeführt, das außer den temperaturbedingten geringen Latenzschwankungen keine Besonderheiten

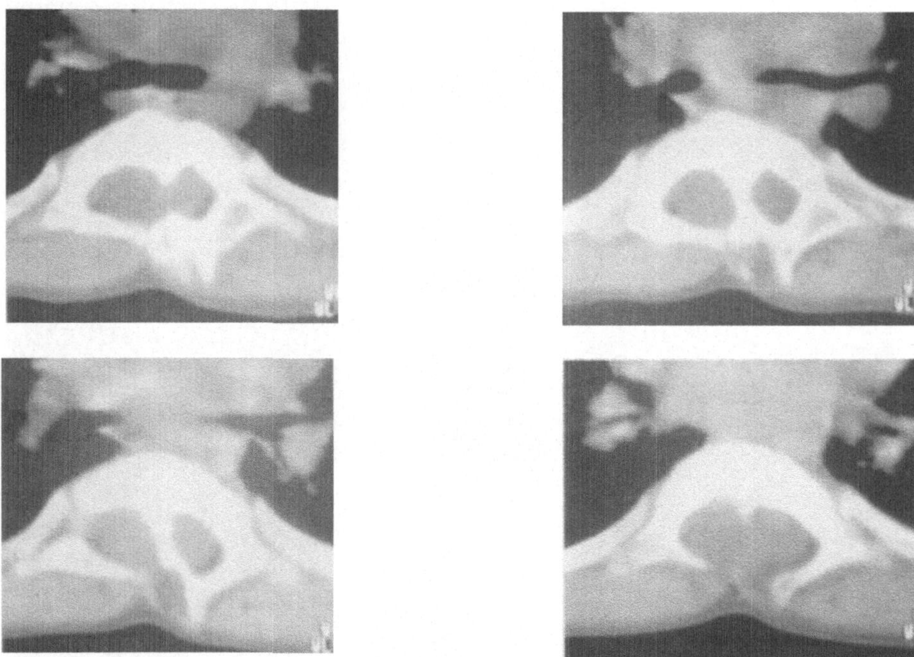

Abb. 2. Computertomographie der Wirbelsäule in Höhe BWK 4, 6, 8 und 10; Doppelung des Rückenmarks

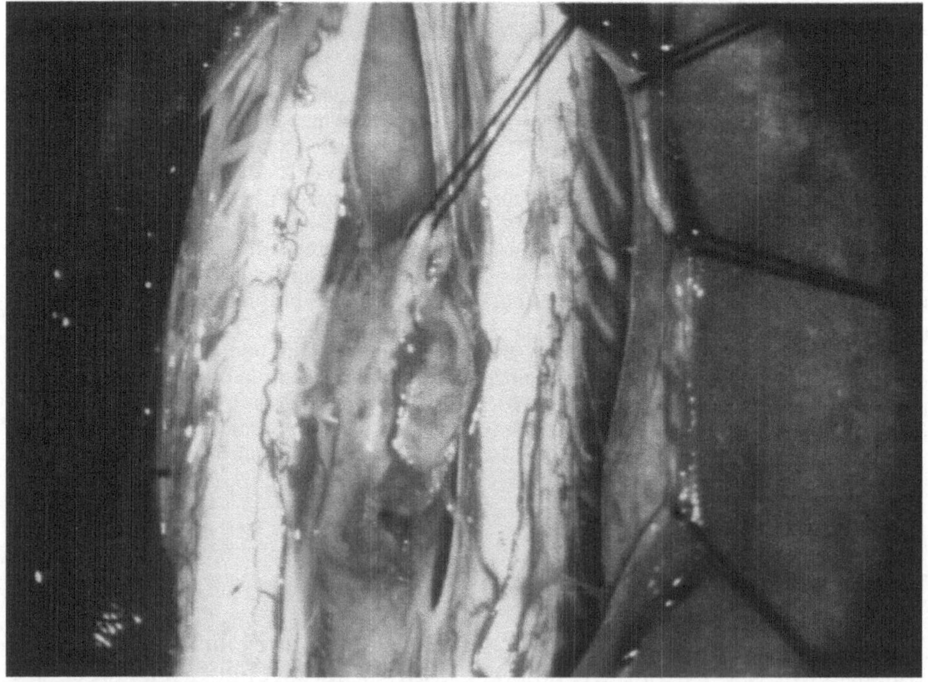

Abb. 3. Operationssitus

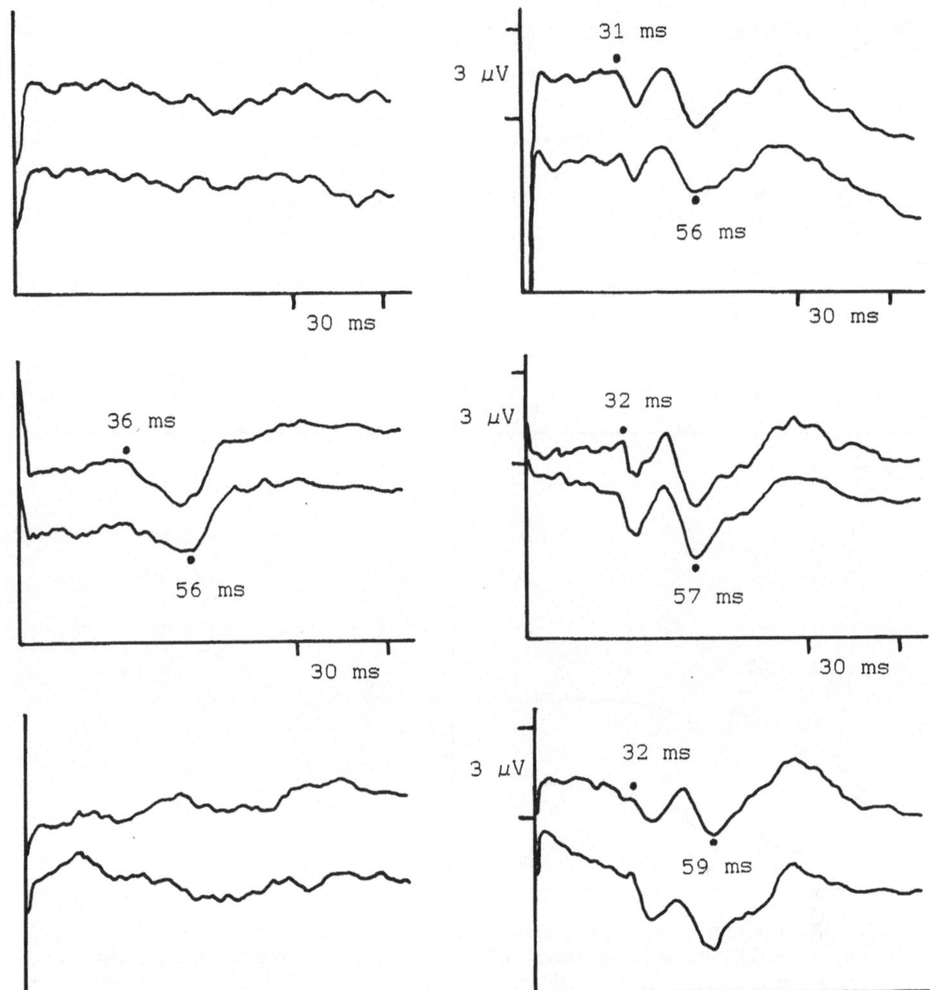

Abb. 4. Kortikale somatosensorisch am N.tibialis evozierte Potentiale unmittelbar vor (*obere Reihe*), 6 Monate nach (*mittlere Reihe*) und 15 Monate nach Operation (*untere Reihe*). Stimulation am linken Fuß (*linke Spalte*) und am rechten Fuß (*rechte Spalte*) mit Aufmittelung von 256 Reizen. Ableitung 3 cm hinter Cz gegen Fpz. Filter 1–250 Hz

ergab. Vom linken Bein war bereits präoperativ kaum ein identifizierbares SSEP erhältlich (Abb. 4). Interessanterweise besserte sich dieses parallel zum Ausfall des ASR und zeigte bei Wiederauftreten des ASR eine wieder starke Desynchronisation. Nachweislich bestanden außer den nur präoperativen Parästhesien keine Sensibilitätsstörungen.

Erstmalig wurde eine intraspinale Ableitung mit zwei etwa 8 mm auseinanderliegenden Platin-Knopfelektroden von der dorsalen Oberfläche des Myelons nach Duraeröffnung versucht (Abb. 5). Erwartungsgemäß erschien bei Stimulation am rechten Fuß am rechten Myelon ein Potential, in dem trotz

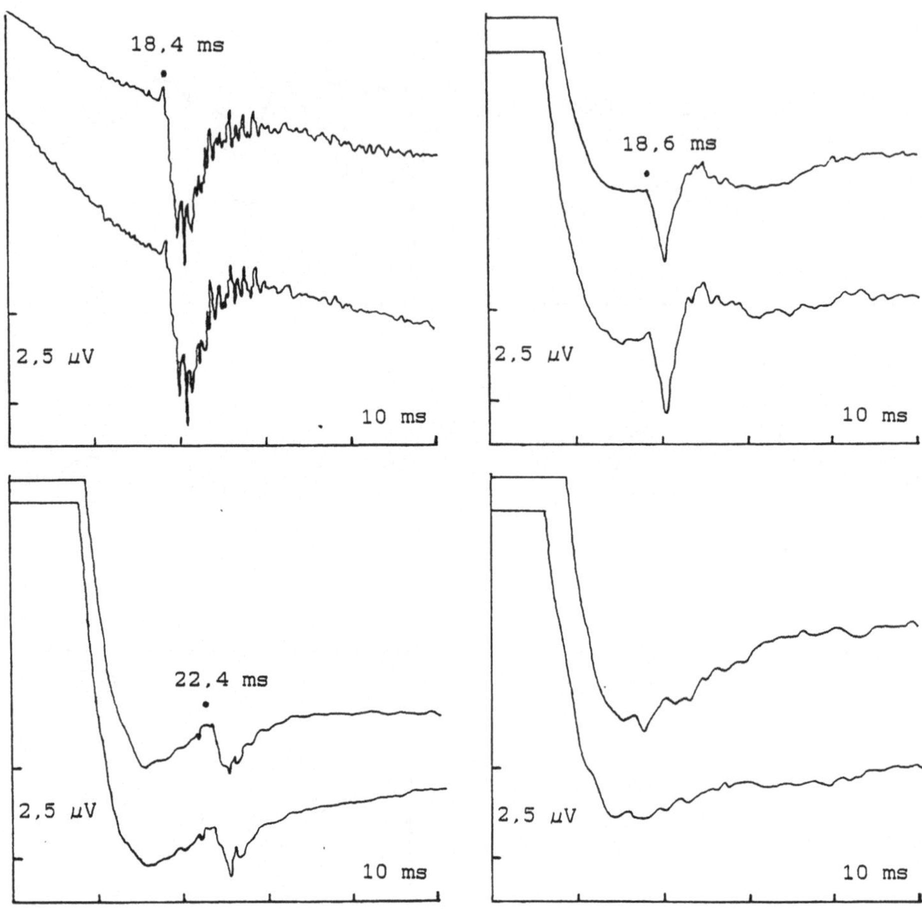

Abb. 5. Aktionspotentiale an der dorsalen Oberfläche des rechten und linken Myelons nach Averaging von je 200 Stimulationen des N. tibialis. *Obere Reihe:* Stimulation am rechten Fuß, Ableitung rechtes Myelon, Filter 5–1500 Hz (*linkes Bild*) und 30–500 Hz (*rechtes Bild*). *Untere Reihe:* Stimulation am linken Fuß, Ableitung am rechten Myelon (*linkes Bild*) und am linken Myelon (*rechtes Bild*), Filter jeweils 30–500 Hz

Aufmittelung bei einem Frequenzgang von 5–1500 Hz die Streuung der einzelnen Aktionspotentiale erkennbar ist. Bei dem Frequenzgang von 30–500 Hz ist das Summenpotential gut abgrenzbar. Erstaunlicherweise konnte auch bei Stimulation des linken Fußes ein wenn auch verschliffenes Potential am rechten Myelon abgeleitet werden. Dagegen waren am linken Myelon nur Kurven gemäß Abb. 6 unten erhältlich.

Als Hypothese vermuten wir, daß es sich bei der Diastematomyelie dieses Patienten um eine komplexe Fehlbildung mit echter Doppelung des Myelons handelt. Das heißt, daß zumindest das rechte Myelon wie ein unitäres Rückenmark Hinterstrangafferenzen aus beiden Beinen enthält. Ähnliche

Verhältnisse links sind möglicherweise durch die Syrinxbildung verschleiert worden. Bei einer Mittellinienfusionsstörung als Ursache der Diastematomyelie wären solche überkreuzende Bahnen nicht zu erwarten, und eine dissoziierte Empfindungsstörung lag nicht vor. Eine Erklärung der hochpathologischen SSEP trotz normaler Sensibilitätsprüfungen ist damit denkbar: die Desynchronisation durch unterschiedliche Leitungszeiten auf verschiedenen Bahnen.

Literatur

Gower DJ (1988) Diastematomyelia – a 40 year experience. Pediatr Neurosci 14: 90–96

Neundörfer B, Huk W, Engelhardt A (1988) Diastematomyelie im Erwachsenenalter. Fortschr Neurol Psychiat 56: 311–314

Rokos J (1975) Pathogenesis of diastematomyelia and spina bifida. J Pathol 117: 155–161

Ross GW, Swanson SA, Perentes E, Urich H (1988) Ectopic midline spinal ganglion in diastematomyelia: a study of its connections. J Neurol Neurosurg Psychiatry 51: 1231–1234

Die Bedeutung des gastro-ösophagealen Reflux bei Apnoen im frühen Säuglingsalter – Eine polygraphische Studie

H.M. Straßburg, H. Müller, U. Goller

Einleitung

Bei der medizinischen Betreuung von Säuglingen, insbesondere von Risiko-Neugeborenen, nehmen Diagnostik, Prävention und Therapie von Apnoen einen wichtigen Stellenwert ein. Als Apnoe wird eine Atempause bezeichnet, die entweder durch Störung des zentralen Atemantriebes oder durch Verlegung der Atemwege zustande kommt. Einfache Apnoen haben eine Dauer zwischen 5 und 15 s, als prolongierte Apnoe wird ein Atemstillstand von mindestens 20 s Dauer oder eine kürzere Apnoe-Episode, die mit Bradykardie, Zynose oder Blässe verbunden ist, bezeichnet [1]. Vielfältige Ursachen werden diskutiert: bei den *zentralen Apnoen* besteht wahrscheinlich eine Fehlsteuerung im Atemzentrum der Formatio reticularis, z.B. infolge einer neuronalen Unreife, einer Fehlanlage, nach Hypoxie, nach Infektionen, infolge von Toxinen, bei Stoffwechsel- oder Transmitterstörungen sowie infolge von zerebralen Konvulsionen. *Obstruktive Apnoen* entstehen durch eine Verlegung der Atemwege, im Bereich der Nasenwege, des Pharynx, des Larynx oder der Bronchien. Sicher ist, daß die Schlafphasen eine wichtige Rolle bei der Entstehung von Apnoen spielen, wobei sowohl im REM-Schlaf als auch in der Tiefschlafphase gehäuft prolongierte Atempausen auftreten. Außerdem sind Atemwegsinfektionen, z.B. durch Rhino- und Adenoviren sowie durch Bordetella pertussis, ein wesentlicher pathogenetischer Faktor. Unklar ist die Bedeutung einer Vagusstimulation, der Chemorezeptoren, z.B. des Glomus caroticus, und von Herzrhythmusstörungen [1].

Seit 1978 werden immer wieder Zusammenhänge zwischen Apnoen im jungen Säuglingsalter, aber auch akut lebensbedrohlichen Ereignissen (ALTE-Syndrom) und dem plötzlichen Kindstod mit dem gastro-ösophagealen Reflux beschrieben [3,4,6,7,8,11]. So kann es zum einen durch direkte Aspiration von Mageninhalt zu Atemstörungen kommen, andererseits kann aber auch ein saures pH-Milieu im distalen Ösophagus reflektorisch einen Laryngospasmus verursachen (Dandifer-Effekt) [3]. Die Diagnostik des gastro-ösophagealen Refluxes ist durch neuere Techniken, u.a. die Sonographie (Abb. 1) und die Langzeit-pH-Metrie wesentlich verbessert worden. Neben zahlreichen Arbeiten, die die Bedeutung des sauren gastro-ösophagealen Refluxes bei der Apnoe-Entstehung unterstreichen, gibt es aber auch einige kritische Publikationen, die einen direkten Zusammenhang beider Phänomene ablehnen [2,8,10]. Wir haben versucht, mit Hilfe einer neuentwickelten polygraphischen

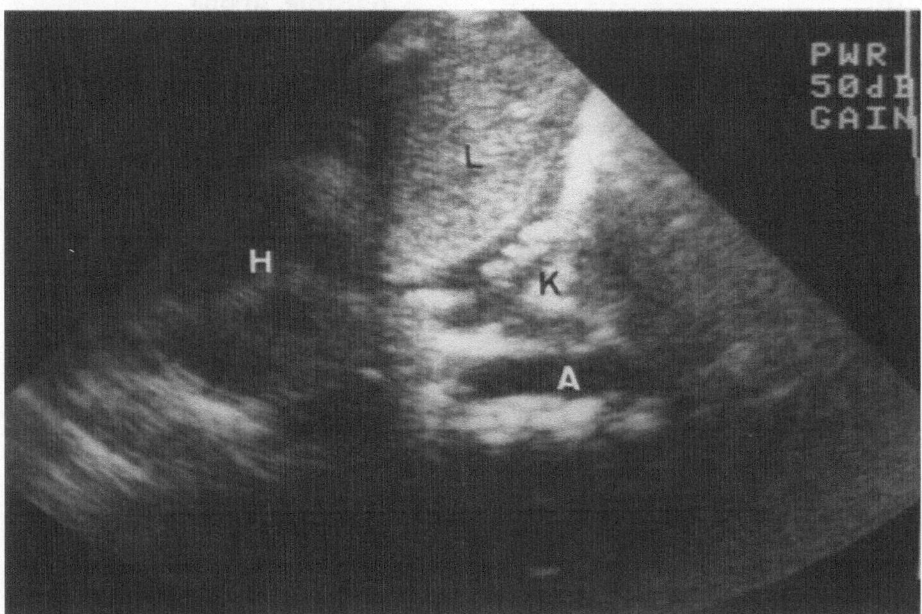

Abb. 1. Sonographischer Oberbauch-Längsschnitt mit Darstellung von Herz (*H*), Leber (*L*), Aorta (*A*) und Kardiaregion (*K*). Der ösophago-gastrale Übergang klafft, die Schleimhaut ist verdickt, und im abdominellen Ösophagus ist ein Bolus mit Mageninhalt zu erkennen

Registrierung, in Kombination mit einer Langzeit-pH-Metrie, dieser Frage genauer nachzugehen.

Methodik

Die Registrierung erfolgte während der Nachtstunden mit dem computergestützten Datenerfassungs- und Auswertungssystem ALICE der Firma Hellige, Freiburg. Folgende Parameter wurden dabei aufgenommen: 2 EEG-Signale, ein Kardiosignal, die Augenbewegungen, der Atemfluß mit einer nasalen Thermistorsonde, die Atemaktivität mit einer Thoraximpedanz-Messung, die O_2-Sättigung und die Muskelaktivität. Es wurden alle Atempausen über 5 s erfaßt und aufgrund der registrierten Atemparameter zwischen zentraler, obstruktiver und gemischter Apnoe differenziert. Parallel dazu erfolgte eine kontinuierliche Langzeit-pH-Metrie im distalen Ösophagus mit einer Sonde der Firma Synectics [14]. Die Analogsignale wurden im Rechner digital umgesetzt, numerisch komprimiert, graphisch dargestellt (Abb. 2) und visuell ausgewertet. Dabei wurden die Refluxphasen mit einem pH-Wert von < 4 von mehr als 5 s Dauer, bezogen auf 24 h, sowie die sog. Gesamtazidität in Prozent bestimmt.

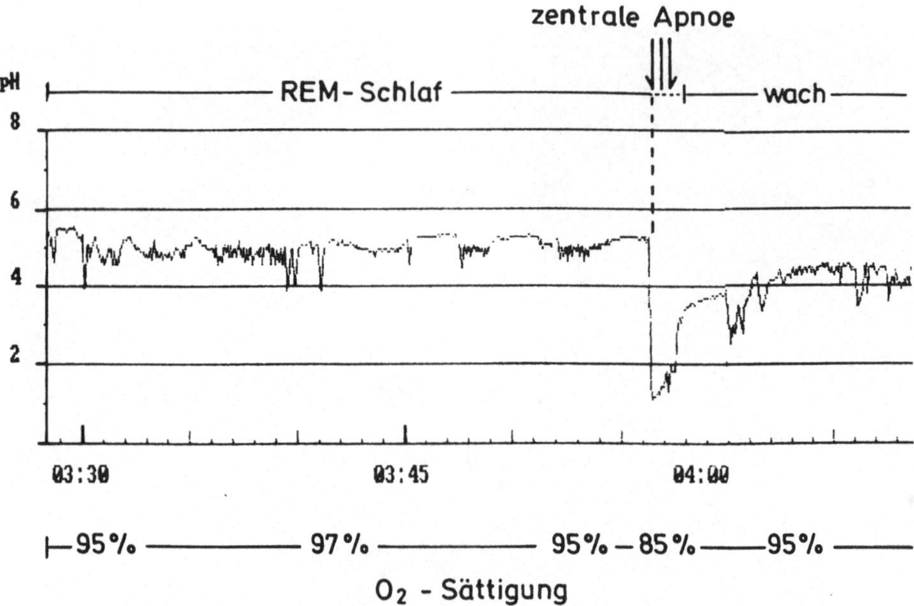

Abb. 2. Darstellung der Langzeit-pH-Messung im distalen Ösophagus zusammen mit Werten der Pulsoximetrie und der Schlafregistrierung. Aus dem REM-Schlaf heraus kommt es simultan zum Abfall des pH-Wertes zu 3 konsekutiven Apnoen von 5–10 s mit Abfall der O_2-Sättigung auf 85 %

Probanden

Bei 17 Säuglingen im Alter von 2–16 Wochen wurde eine polygraphische Langzeitregistrierung abgeleitet. 5 Säuglinge hatten eine gastro-ösophageale Refluxkrankheit. Hierbei ließen sich neben einem gastro-ösophagealen Reflux unterschiedliche organische Symptome nachweisen, z.B. exzessives Schreien, Ernährungsprobleme und Gedeihstörungen [13]. Bei 6 Säuglingen bestanden anamnestisch prolongierte Apnoen bzw. ALTE-Syndrome, die auf der neonatalen Intensivstation behandelt werden mußten [2]. 6 Säuglinge waren sowohl in bezug auf ihr Verhalten als auch bei der klinischen Untersuchung unauffällig und galten als Kontroll-Probanden.

Ergebnisse

Bei den Säuglingen mit gastro-ösophagealer Refluxkrankheit waren die Refluxphasen pro 12 h mit 113 deutlich häufiger als bei den Säuglingen mit anamnestisch schweren Apnoen mit 56. Am seltensten wurden Refluxphasen bei klinisch unauffälligen Säuglingen registriert. Besonders auffällig war der Unterschied der Gesamtazidität mit 8,4 % bei der klinisch unauffälligen Gruppe. Atempausen über 5 s wurden in der GÖR-Krankheitsgruppe 235mal,

Tabelle 1. Polygraphie-Studie bei Säuglingen (n = 17), Alter 2–16 Wochen

	GÖR-Krankheit n = 5	anamnestisch prolognierte Apnoen n = 6	Kontrolle n = 6
Reflux-Episoden pro 12 h	22,6 ± 11	9,4 ± 11	5,0 ± 5
pH-Dauer < 4 in %	8,4 ± 4,4	6,6 ± 5,3	0,8 ± 1,3
Apnoen > 5 s pro 12 h	47,0 ± 28,1	49,6 ± 59,2	18,3 ± 14,0
obstruktive Apnoen	16%	64%	42%
zentrale Apnoen	75%	23%	54%
gemischte Apnoen	8%	13%	4%
Apnoen > 10 s pro 12 h	1 gemischt ohne GÖR	15 davon 13 obstruktiv 1 zentral 1 gemischt 1 × simultan GÖR	6 alle obstruktiv ohne GÖR

in der Apnoegruppe 297mal, bei der Gruppe klinisch unauffälliger Säuglinge nur 110mal registriert. Nach den Registrierungskriterien waren in der GÖR-Krankheitsgruppe 76 % der Atempausen zentral, während in der Apnoegruppe 64 % obstruktiv waren. Die Ergebnisse sind zusammengefaßt in der Tabelle 1 dargestellt.

Diskussion

Trotz der geringen Gruppengröße und der nur einmaligen Langzeitregistrierung können die erhobenen Befunde nach unserer Meinung wie folgt interpretiert werden: bei Säuglingen mit GÖR-Krankheit lassen sich mit Hilfe der Langzeit-pH-Metrie wesentlich häufiger Refluxphasen nachweisen als bei Säuglingen mit anamnestisch schweren Apnoen, vor allem aber im Vergleich mit klinisch unauffälligen Säuglingen. Besonders ausgeprägt ist die wesentlich geringere Gesamtazidität während der Ableitungszeit bei gesunden Säuglingen, verglichen mit den beiden Krankheitsgruppen. Bei einer Analyse der Atempausen lassen sich bei den Säuglingen mit einer GÖR-Krankheit wesentlich häufiger zentrale Atemstörungen nachweisen, während bei den anamnestisch schweren Apnoen eindeutig obstruktive Atemstörungen dominieren.

Die Resultate dieser kleinen polygraphischen Studie stimmen mit den Aussagen verschiedener Publikationen der vergangenen 12 Jahre überein. So haben schon Herbst et al. [3] bei ehemaligen Frühgeborenen einen engen Zusammenhang zwischen pH-Abfall im distalen Ösophagus und Apnoen postuliert. Jeffery et al. [4], Kurz et al. [6] und See et al. [11] haben neben den Frühgeborenen-Apnoen vor allem auch akute lebensbedrohliche Ereignisse bzw. Nearmiss-SIDS-Ereignisse mit einem gastro-ösophagealen Reflux in Verbindung gebracht. Demgegenüber bestreiten Paton et al. [10] eine Koinzidenz zwischen zentralen Apnoen unter 15 s und einem gastro-ösophagealen Reflux, nur bei einigen ehemaligen Frühgeborenen mit bronchialen und vegetativen Dysfunktionen halten sie bei kurzen Apnoen einen solchen Zusammenhnag für wahrscheinlich. Allerdings wurden diese Aussagen nicht aufgrund von Langzeit-pH-metrischen Untersuchungen, sondern von radioaktiven Milchszintigraphien erhoben. Bentele u. Albani [2] haben verschiedene Ursachen für akute lebensbedrohliche Ereignisse bei 62 Säuglingen analysiert und hielten ebenfalls einen Zusammenhang mit einem gastro-ösophagealen Reflux für unwahrscheinlich, ohne jedoch eine objektive pH-Registrierung vorzunehmen. Spitzner et al. [12] sahen auch Wach-Apnoen häufig mit einem gastro-ösophagealen Reflux assoziiert, der ihrer Ansicht nach behandelt werden muß. See et al. [11] fanden bei 14 von 16 Säuglingen mit ALTE-Syndrom einen silenten gastro-ösophagealen Reflux und deuteten die Symptomatik als Reflexhypoxämie. In einer kürzlich publizierten Studie konnten Wright et al. [15] nachweisen, daß es ebenso wie im Tierversuch auch beim Menschen nach Instillation von 0,1 normaler Salzsäure in den distalen Ösophagus zu einer signifikanten Reduktion von Pulsfrequenz, Atemfluß und O_2-Sättigung im Vergleich zur Infusion mit Wasser kommt. Dieser Effekt wird durch Atropingaben blockiert.

Aus den Angaben der Literatur und den von uns erhobenen Befunden lassen sich folgende Schlußfolgerungen ziehen: bei regelrechter polygraphischer Registrierung unter Hinzuziehung einer Langzeit-pH-Metrie lassen sich auch ohne sonstige klinische Hinweise Zusammenhänge zwischen Apnoen, ALTE-Syndrom und einem gastro-ösophagealen Reflux im Vergleich mit gesunden Säuglingen darstellen. Wahrscheinlich spielt hierbei der sog. „silente reflux" ohne klinische Zeichen von Spucken, Erbrechen oder gehäufter Unruhe eine bisher nicht genügend beachtete Rolle. Während bei der GÖR-Krankheit infolge einer wahrscheinlich im Hirnstamm lokalisierten Koordinationsstörung zentrale Atemstörungen überwiegen, lassen sich bei Säuglingen mit anamnestisch schweren Apnoen gehäuft obstruktive Atemstörungen nachweisen. Dies spricht für die große Bedeutung obstruktiver Apnoen bei allen schweren klinischen Erscheinungsbildern bis hin zum plötzlichen Säuglingstod [5,6,8,11].

Ein eindimensionaler monokausaler Zusammenhang zwischen gastro-ösophagealem Reflux und Atemstörungen besteht nicht. Die komplexen Zusammenhänge sind in einem Interaktionsschema als Modellvorstellung für die Entstehung prolongierter Apnoen und den plötzlichen Säuglingstod zusammengestellt. Hierbei werden auch andere wesentliche Ursachen, vor allem Luftweginfektionen, zerebrale Erkrankungen und psychosoziale Probleme mitberücksichtigt (Abb. 3).

Der gastro-ösophageale Reflux ist ein in der Regel transitorisches, altersphysiologisches Symptom. Die wichtigste Maßnahme die Refluxkrankheit zu verhindern ist das konsequente Stillen während der ersten Lebensmonate. Bei einer Flaschenernährung müssen eine Vielzahl von Einflußmöglichkeiten, u.a. anatomische Disposition, Volumenzufuhr, Fütterungstechnik, Lagerung und Spontanaktivität des Säuglings berücksichtigt werden. Treten infolge des gastro-ösophagealen Refluxes klinische Symptome im Sinne einer gastroösophagealen Refluxerkrankung auf, sollte diese konsequent nach einem Schema sukzessiver Maßnahmen behandelt werden. Hierzu gehören u.a.

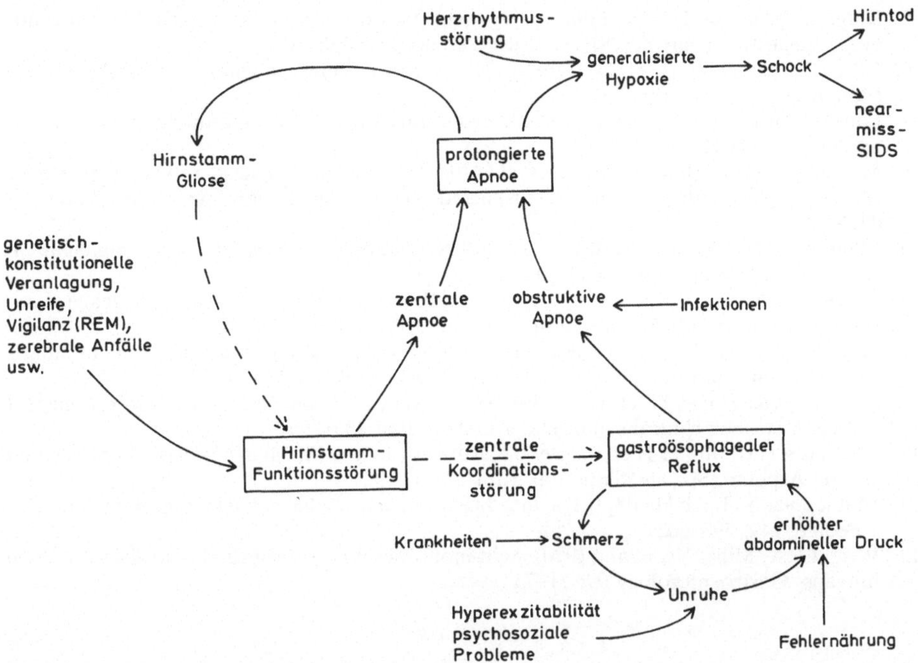

Abb. 3. Interaktionsmodell zur Pathogenese der Säuglings-Apnoe und des plötzlichen Säuglingstodes unter besonderer Berücksichtigung von Hirnstamm-Funktionsstörungen, gastro-ösophagealem Reflux und psychosozialen Problemen

Bauchlagerung, Hochlagerung, Eindickung der Nahrung, Gabe von Antazida und Alginat, Gabe von peristaltikfördernden Medikamenten, H_2-Blockern und eine Physiotherapie zur Aktivierung der Bauch- und Rückenmuskulatur. Neben der medizinischen Behandlung ist aber die Stabilisierung der Mutter-Kind-Interaktion bzw. der Eltern-Kind-Triade von entscheidener Bedeutung. Prävention bzw. Therapie eines gastro-ösophagealen Refluxes sind somit nach unserer Meinung auch ein wichtiger Bestandteil einer Apnoe- bzw. SIDS-Prävention.

Literatur

1. American Academy of Pediatrics (1985) Prolonged infantile apnea, 1985. Pediatrics 76: 129–131
2. BEntele KHP,Albani M (1988) Akute, lebensbedrohlich erscheinende Ereignisse (ALE) bei 62 Säuglingen: Anamnestische und klinische Daten. Klin Pädiatr 200: 57–63
3. Herbst JJ, Book LS et al. (1978) Gastro-esophageal reflux in the „near miss“ sudden infant death syndrome. J Pediatr 92: 73–75
4. Jeffery HE, Rahilly Peta l. (1983) Multiple causes of asphyxia in infants at high risk for sudden infant death. Arch Dis Childh 58: 92–100

5. Kahn A, Montauk L et al. (1987) Diagnostic categories in infants referred for an acute event suggesting near-miss SIDS. Eur J Pediatr 146: 458–460
6. Kurz P, Schenkeli R et al. (1986) Schlafapnoen beim Säugling und SIDS-Risiko. Monatsschr Kinderheilkd 134: 17–20
7. Lancet Editorial (1988) Gastro-oesophageal reflux and apparent life-threatening events in infancy. Lancet II: 261–262
8. Macfadyen UM, Hendry GMA et al. (1983) Gastro-oesophageal reflux in near-miss sudden infant death syndrome or suspected recurrent aspiration. Arch Dis Childh 58: 87–91
9. Mahony MJ, Migliavacca M et al. (1988) Motor disorders of the oesophagus in gastro-oesophageal reflux. Arch Dis Childh 63: 1333–1338
10. Paton JY, Nanayakkara CS et al. (1990) Observations on gastro-oesophageal reflux, central apnoea and heart rate in infants. Eur J Pediatr 149: 608–612
11. See CC, Newman LJ et al. (1989) Gastroesophageal reflux-induced hypoxemia in infants with apparent life-threatening events. Am J Dis Child 143: 951–954
12. Spitzner AR, Boyle JT et al. (1984) Awake apnoea associated with gastro-esophageal reflux: A specific clinical syndrome. J Pediatr 104: 200–205
13. Straßburg HM, Müller H et al. (1990) Kardiainsuffizienz im Säuglingsalter – klinische und soziale Aspekte. Sozialpädiatr Prax Klin 12: 44–49
14. Vandenplas Y, Loèb H (1990) The interpretation of oesophageal pH monitoring data. Eur J Pediatr 149: 598–602
15. Wright RA, Miller SA et al. (1990) Acid-inducedesophago-bronchial – cardial reflexes in humans. Gastroenterology 99: 71–73

Hypomelanosis von Ito, assoziiert mit einem Plexuspapillom und einer X-autosomalen Translokation

R. Trawöger, U. Mayr, E. Steichen-Gersdorf, S. Felber, M. Sailer, B. Haffner

Einleitung

Hypomelanosis von Ito ist eine Erkrankung, die durch streifen- und wirbelartige Depigmentationen der Haut an verschiedenen Körperregionen gekennzeichnet ist.

Neurologische und strukturelle Abnormitäten, wie mentale Retardierung, Anfälle, Makrozephalie, Skoliose, Klinodaktylie, Beinlängendifferenz, Varikosis, sind häufig damit assoziert.

Der Erbgang des Ito-Syndroms ist unklar, bei den seltenen Fällen von familiärem Auftreten wurde autosomal dominante und rezessive sowie X-chromosomale Vererbung vermutet, aber bisher nicht bestätigt. Liegen chromosomale Veränderungen vor, handelt es sich stets um Neumutationen.

Seit der Erstbeschreibung durch Ito 1952 wurden weniger als 100 Fälle in der Weltliteratur beschrieben.

Kasuistik

Ein einjähriges Mädchen wurde uns wegen Makrozephalie und leichtem motorischen Entwicklungsrückstand zugewiesen, andernorts war bereits im Schädel-CT die Verdachtsdiagnose eines Plexuspapilloms gestellt worden.

Die Patientin ist das 2. Kinder gesunder, nichtverwandter Eltern, der 5jährige Bruder ist ebenfalls gesund.

Das Mädchen zeigte bei der Aufnahme eine Makrozephalie (Gewicht und Länge an der 90er Perzentile, KU 2 cm über der 97er Perzentile), außerdem fanden sich Hypopigmentationen am Stamm und an den unteren Extremitäten in Streifen und Wirbeln.

Es bestand eine partielle Syndaktylie der 2. und 3. Zehe bds. Neurologisch bestand eine diskrete, links-zentrale Herdsymptomatik, und kurz nach der Aufnahme traten mehrere linkshirnige Halbseitenkrämpfe mit postiktaler Hemiparese rechts auf.

Befunde

Liquor: Protein 181 mg/dl, einzelne mononukleäre Zellen.
EEG: Ausgeprägter unspezifischer und epileptogener Herd links fronto-präzentral.
MRI: Typisches Plexuspapillom und mittelgradiger Hydrocephalus internus.
Chromosomenbefund: Aus dem Plexuspapillom und dem peripheren Blut der Patientin t (x; 17) (p 11; p 11).
Chromosomenbefund der Eltern und des Bruders unauffälliger Karyotyp.

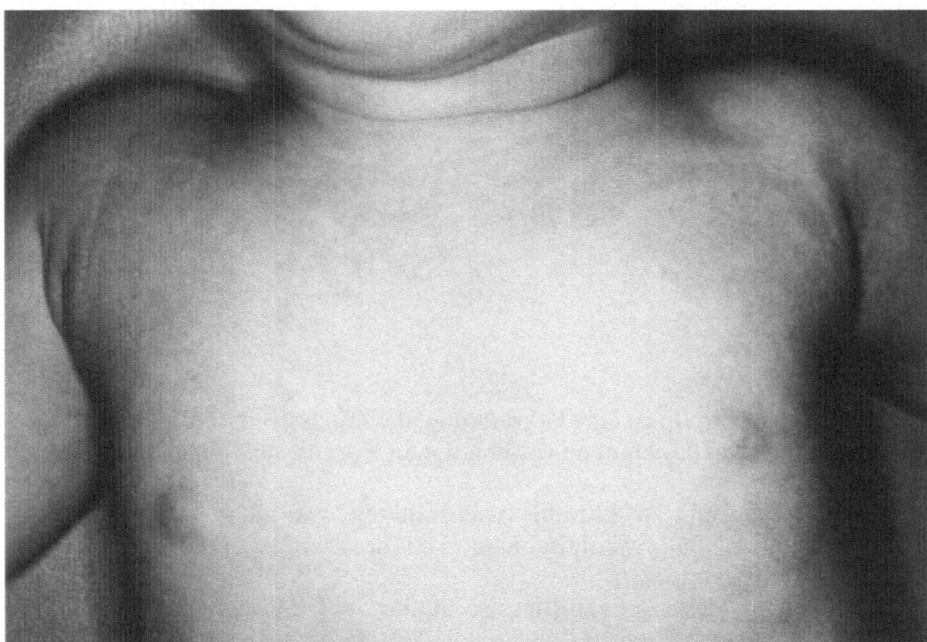

Abb. 1–3. Streifige und wirbelförmige Hypopigmentationen am Stamm und an den Extremitäten, partielle Syndaktylie am rechten Fuß

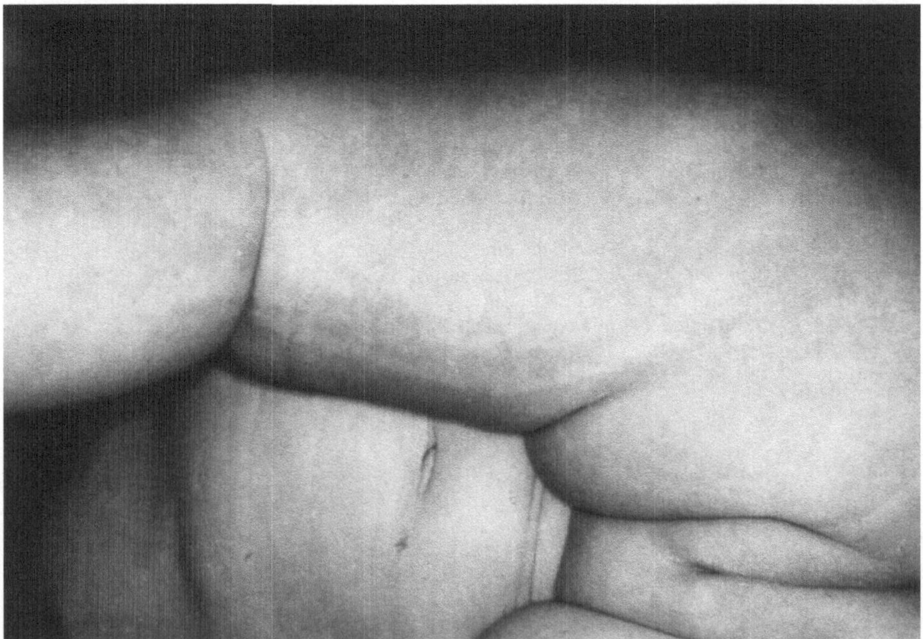

Abb. 2

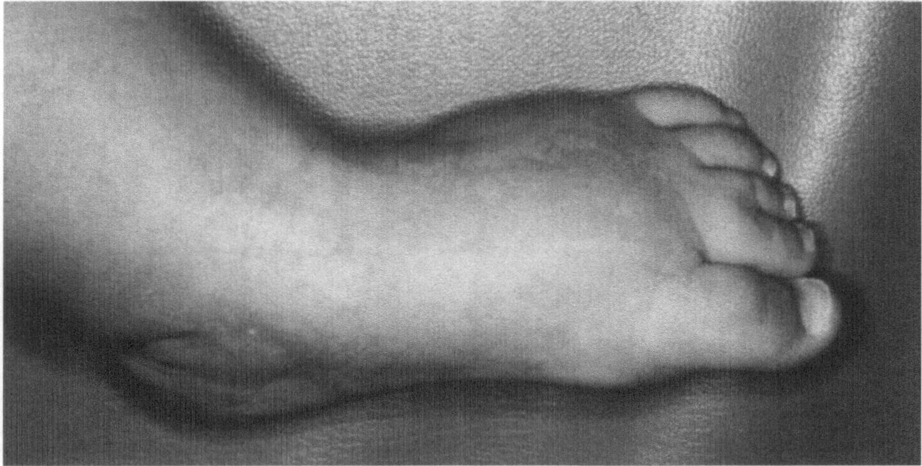

Abb. 3

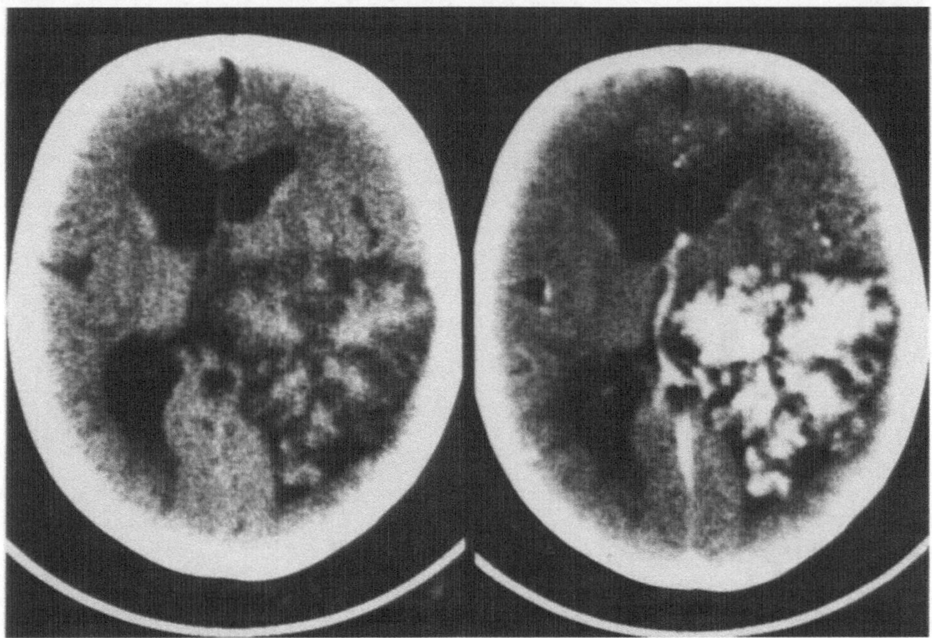

Abb. 4. CT ohne und mit Kontrast

Verlauf

Der Tumor konnte radikal operiert werden, histologisch handelt es sich um ein typisches Plexuspapillom Grad I. Postoperativ bestand eine leichte Hemiparese und Abduzensschwäche rechts.

Die Patientin begann mit 1 ½ Jahren zu laufen und zu sprechen, es bestand noch eine Makrozephalie ohne Hinweis auf Hirndruck oder Tumorrezidiv. Unter Phenobarbital traten noch einzelne partielle Anfälle mit elementarer Symptomatik auf.

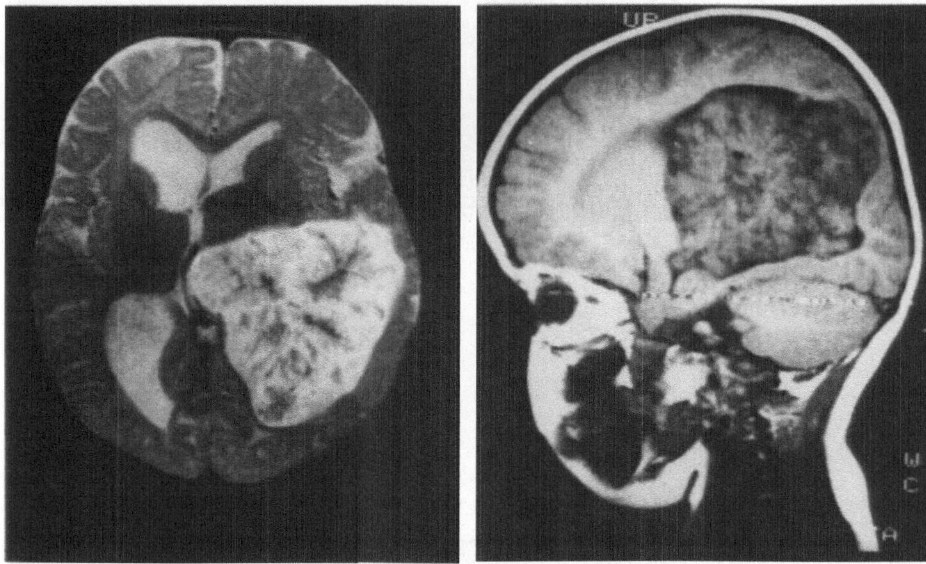

Abb. 5. MRI, T1-gewichtet sagittal, T2-gewichtet horizontal

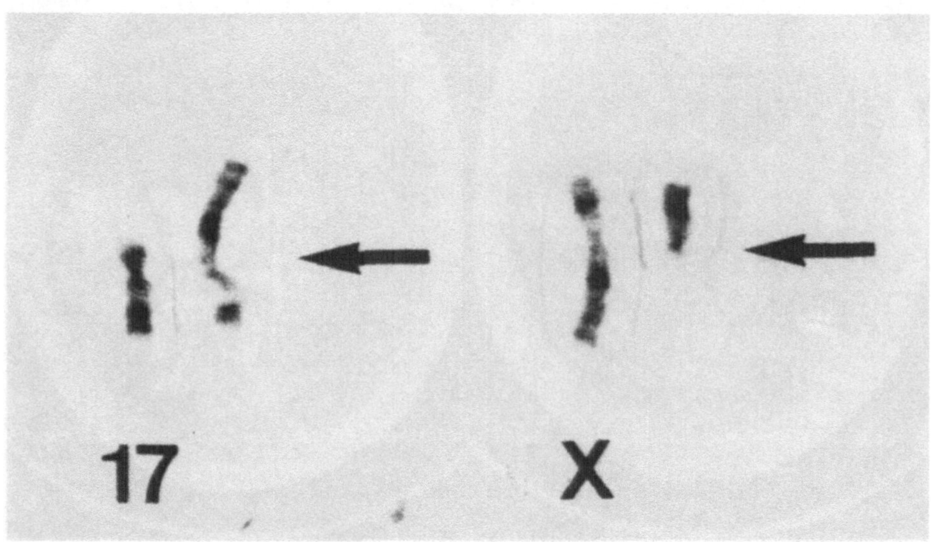

Abb. 6. X-autosomale Translokation (x; 17) (p 11; p 11)

Diskussion

Die bizarre Verteilung der Hypopigmentationen beim Ito-Syndrom entspricht den Blaschkoschen Linien und kommt dadurch zustande, daß in der frühen Embryogenese, nach X-Inaktivierung zwei Populationen von Melanoblasten mit unterschiedlichem Pigmentierungspotential von dorsal nach ventral migrieren.

Die Assozhiation von chromosomalen Veränderungen mit Pigmentstörungen wird beschrieben, doch existiert weder eine konstante Verknüpfung von bestimmten Genomveränderungen mit diesen Pigmentanomalien, noch gibt es ein Pigmentanomaliemuster, das spezifisch für eine chromosomale Störung wäre.

Daß bei unserer Patientin mit X-autosomaler Translokation – t × 17 p 11 p 11 – der X-chromosomale Bruchpunkt im Bereich des von McKusick angegebenen Incontinentia pigmenti locus liegt, ist bemerkenswert und könnte die Pigmentverteilung erklären.

Eine Migrationsstörung von Neuralleisten- und Hirnzellen im 2. Trimester der Schwangerschaft könnte eine Erklärung für das Zusammentreffen von Pigmentstörungen der Haut und strukturellen Anomalien des ZNS, in unserem Fall ein Plexuspapillom, sein.

Bei allen Patienten mit ungewöhnlicher Pigmentierung der Haut, besonders wenn zusätzlich eine psychomental-motorische Retardierung besteht, sollten daher zytogenetiche Untersuchungen aus Lymphozyten und evtl. aus Hautfibroblasten durchgeführt werden.

Desgleichen empfiehlt sich eine neuroradiologische Abklärung, wobei sich das MRI im Nachweis der oft subtilen Veränderungen des ZNS als überlegen erweist.

Das Wiederholungsrisiko ist bei unserer Patientin, da es sich um eine Spontanmutation handelt, als minimal zu betrachten.

Literatur

Camizarro CA et al. (1987) Gene for incontinentia pigmenti maps to band XP11 with an (X, 10 Qu 12) translocation. Clin Genet 32: 66–69

Donnai D et al. (1986) Diploid/triploid micoploid and hypomelanosis of Ito. Lancet I: 1443–1444

Griebel V et al. (1989) Hypomelanosis of Ito. Neuropediatrics 20: 234–237

McKusick V et al. (1986) The morbid anatomy of the human genome: agene mapping in clinical medicine.Medicine 65: 1

Rott HD et al. (1986) Hypomelanosis of Ito and chromosomal mosaicism in fibroblasts. Lancet II: 343

Sybert V P et al. (1990). Pigmentary abnormalities and mosaicism for chromosomal aberration: Association with clinical features similar to hypomelanosis of Ito. J. Pediatr. 116: 581–586